LA FACULTÉ DE MÉDECINE ET DES SCIENCES DE LA SANTÉ
DE L'UNIVERSITÉ DE SHERBROOKE

DU MÊME AUTEUR

Histoire de la gastro-entérologie au Québec, 1880-2005, Montréal, Carte blanche, 2005, 256 p.

L'Hôpital Maisonneuve-Rosemont. Une histoire médicale, Sillery, Septentrion, 2004, 175 p.

Histoire de l'Université de Sherbrooke, 1954-2004, Sherbrooke, Éditions de l'Université de Sherbrooke, 2004, 444 p.

Histoire du Collège des médecins du Québec, 1847-1997, Montréal, Éd. CMQ, 1997, 263 p.

Histoire de la Faculté de médecine de l'Université de Montréal, 1843-1993, Montréal, VLB, coll. « Études québécoises », 1993, 502 p.

Le commerce des maladies, Québec, IQRC, 1987, 152 p.

En collaboration

Goulet, D., F. Guérard, R. Lessard et A. Paradis, *L'institution médicale* (sous la dir. de N. Séguin), Coll. Atlas historique du Québec, Sainte-Foy, Presses de l'Université Laval, 1998, 193 p.

Goulet, D., F. Hudon et O. Keel, *Histoire de l'Hôpital Notre-Dame de Montréal, 1880-1980,* Montréal, VLB, coll. « Études québécoises », 1993, 458 p.

Goulet, D., et A. Paradis, *Trois siècles d'histoire médicale au Québec. Chronologie des institutions et des pratiques médicales (1639-1939),* Montréal, VLB, coll. « Études québécoises », 1992, 527 p.

Denis Goulet

LA FACULTÉ DE MÉDECINE ET DES SCIENCES DE LA SANTÉ DE L'UNIVERSITÉ DE SHERBROOKE

1966-2006

40 ans de leadership et d'innovation pour une société en santé

CARTE BLANCHE

En couverture : Jordi Bonet, *L'Homme*, 1973 © SODDART 2006.
Photographe : Robert Dumont, Faculté de médecine et des sciences de la santé de l'Université de Sherbrooke

Les Éditions Carte blanche
1209, avenue Bernard Ouest
Bureau 200
Outremont (Québec)
H2V 1V7
Téléphone : (514) 276-1298
Télécopieur : (514) 276-1349
carteblanche@vl.videotron.ca
www.carteblanche.qc.ca

Distribution au Canada
FIDES
Téléphone : (514) 745-4290
Télécopieur : (514) 745-4299

Diffusion au Canada
SOCADIS : (514) 745-4299

Dépôt légal : 3e trimestre 2006
Bibliothèque et Archives nationales du Québec
ISBN 2-89590-077-9

À la mémoire du Pr Julien Denhez et de sa fille,
la D^{re} Louise Denhez, qui ont été respectivement
professeur et diplômée de la Faculté.

Liste des acronymes

AFMUS	Annuaire de la Faculté de médecine de l'Université de Sherbrooke
APECFMMS	Association des professeurs d'enseignement clinique de la Faculté de médecine de l'Université de Sherbrooke
BFMUS	Bulletin de la Faculté de médecine de l'Université de Sherbrooke
CHU	Centre hospitalier universitaire
CHUS	Centre hospitalier de l'Université de Sherbrooke
CLSC	Centre local de service communautaire
CMQ	Collège des médecins du Québec
CRMC	Conseil de recherche médicale du Canada
CRMUS	Centre de recherche médicale de l'Université de Sherbrooke
CUS	Clinique universitaire de Sherbrooke
CUSE	Centre universitaire de santé de l'Estrie
FRSQ	Fonds de recherche en santé du Québec
PTG	Plein temps géographique
PVAFFMUS	Procès-verbal de l'Assemblée facultaire de la Faculté de médecine de l'Université de Sherbrooke
PVCACUS	Procès-verbal du Conseil d'administration de la Clinique de l'Université de Sherbrooke
PVCAUS	Procès-verbal du Conseil d'administration de l'Université de Sherbrooke
PVCDDFMUS	Procès-verbal du Cabinet du doyen de la Faculté de médecine de l'Université de Sherbrooke
PVCDFMUS	Procès-verbal du Comité de direction de la Faculté de médecine de l'Université de Sherbrooke
PVCECHU	Procès-verbal du Comité exécutif du Centre hospitalier universitaire
PVCEFMUS	Procès-verbal du Comité exécutif de la Faculté de médecine de l'Université de Sherbrooke
PVCFMUS	Procès-verbal du Conseil de la Faculté de médecine de l'Université de Sherbrooke
RAFMUS	Rapport annuel de la Faculté de médecine de l'Université de Sherbrooke
RAUS	Rapport annuel de l'Université de Sherbrooke
SAUS	Service des archives de l'Université de Sherbrooke

Remerciements

JE TIENS À EXPRIMER mes plus sincères remerciements à l'initiateur de ce projet, le doyen Réjean Hébert, pour la confiance qu'il m'a témoignée et pour m'avoir ainsi donné l'occasion de découvrir la passionnante histoire d'une faculté de médecine singulière. L'aboutissement d'un tel projet aurait été impossible sans la précieuse collaboration de la secrétaire et vice-doyenne, Jocelyne Faucher, et de la directrice des communications, Caroline Morneau, qui, par leur enthousiasme, leur efficacité et leur extrême gentillesse, ont grandement facilité toutes les étapes de sa réalisation.

J'exprime aussi ma reconnaissance à toux ceux et celles qui ont généreusement accepté de lire de longs ou de courts extraits du manuscrit — Marcel Bastin, René Beaudry, Michel Bureau, Jean de Margerie, Évelyne de Médicis, Bertrand Dumais, Gilles Faust, Juan-Roberto Iglesias, Denise Lalancette, Paul Montambault, Jean-Marc Pépin, Gilles Pigeon, Lise R. Talbot, Nicole Gallo-Payet, Paul Grand'Maison, François Lajoie, Claude Asselin, Luc Mathieu, Monique Sullivan et particulièrement à la Pre Jocelyne Faucher et au Pr Tewfik Nawar qui ont relu l'ensemble du manuscrit — et qui ont ainsi largement favorisé, par leurs judicieux conseils, son amélioration. À cet égard, j'adresse des remerciements particuliers aux médecins, professeur(e)s ou directeurs — Michel Baron, René Beaudry, Bernard Bénard, Madeleine Côté, Roger-A. Côté, Jean de Margerie, Jacques-Étienne Des Marchais, Marcel Drolet, Paul Grand'Maison, Réjean Hébert, Juan-Roberto Iglesias, Jean-Pierre Kesteman, Denise Lalancette, Étienne LeBel, Maurice LeClair, Gilles Pigeon, Normand Simoneau, Antoine Sirois, Lise R. Talbot, Hubert Wallot — qui, par le biais d'entrevues, ont contribué à préciser le contenu de cet ouvrage et à lui donner son dynamisme.

C'est avec plaisir que je souligne la formidable collaboration du service des archives de l'Université de Sherbrooke, particulièrement celle de son directeur, Frédéric Brochu, et de l'archiviste Julie Fecteau, qui ont fait preuve d'un grand professionnalisme et qui n'ont jamais ménagé leurs efforts pour faciliter nos recherches. À cet égard, un gros merci à François Landry, mon précieux assistant de recherche, qui a fait un remarquable et minutieux travail de recherche documentaire et sans qui cette entreprise n'aurait pu être menée à bon port. Un merci particulier à la vice-doyenne aux sciences de la santé, la P^re^ Lise R. Talbot, pour nous avoir si gentiment prêté un bureau. Merci aussi à mesdames Lise Casavant-Labbé et Louise Turcotte qui ont assuré, avec une grande générosité, le suivi logistique de ce projet et ont mis à notre disposition de nombreux documents administratifs. Enfin, mes remerciements à Marthe Brideau, responsable de la bibliothèque des sciences de la santé, à France Rousseau, de la direction des communications et des affaires publiques du CHUS, ainsi qu'à toutes les secrétaires et bibliothécaires qui ont facilité l'utilisation des sources administratives, médicales et biographiques.

Préface

Quarante ans de leadership et d'innovation pour une société en santé symbolise le chemin parcouru par la Faculté de médecine et des sciences de la santé de l'Université de Sherbrooke depuis l'accueil de ses premiers étudiants en 1966. Ce 40e anniversaire constitue un moment privilégié pour rendre hommage à nos bâtisseurs et à toutes les personnes qui ont façonné, de près ou de loin, le développement constant de cette faculté et qui lui ont permis de se tailler une réputation enviable au niveau provincial, national et international.

Dès sa création en 1961, ses fondateurs y ont vu une faculté de médecine différente et innovatrice, tel qu'inscrit dans le procès verbal de la première séance du Conseil de la faculté le 2 mars 1961: «La Faculté de médecine devra se distinguer par un enseignement progressif en relation avec les besoins actuels de la société.» Cette tradition d'innovation et d'arrimage social anime depuis lors les réflexions, les orientations et les prises de décision, tel que vous le verrez à la lecture de cet ouvrage.

Constatant la diversité des programmes d'études et des travaux de recherche s'y déroulant, la Faculté de médecine devient, en 2004, la Faculté de médecine et des sciences de la santé de l'Université de Sherbrooke, afin de reconnaître la richesse que procure cette diversité.

Première faculté dans l'Est du Canada à bénéficier d'un concept intégrant dans un même lieu physique l'hôpital universitaire et la faculté, elle compte aujourd'hui sur un réseau d'établissements partenaires en enseignement et en recherche concentrés principalement autour de quatre pôles, l'Estrie, la Montérégie, le Saguenay et l'Acadie, qui lui permettent d'assurer la qualité de ses programmes d'études et le développement de la recherche.

Quarante ans de leadership et d'innovation pour une société en santé, c'est la devise de notre histoire mais c'est aussi un tremplin pour nos réalisations futures.

Le doyen,
Pr Réjean Hébert, MD MPhil

Introduction

La création de la Faculté de médecine de l'Université de Sherbrooke s'inscrit dans la longue histoire de l'enseignement de la médecine au Québec, laquelle remonte au premier tiers du XIXe siècle. Jusqu'à la formation de la première école de médecine, la seule possibilité de formation consistait en une sorte de « compagnonnage » ou « cléricature » auprès d'un médecin reconnu que sanctionnaient des bureaux d'examinateurs à Montréal et à Québec. Mais ce type peu structuré de formation qui avait prévalu depuis les débuts de la Colonie est devenu, à partir du premier tiers du XIXe siècle, de plus en plus désuet[1].

Deux facteurs principaux expliquent l'amorce du déclin de ce modèle et son remplacement progressif par un régime pédagogique et clinique. D'une part, les écoles de médecine, universitaires ou indépendantes, liées à la nouvelle approche clinique de la maladie connaissent en Europe un essor considérable. Si bien qu'au Québec, la pénétration de nouvelles conceptions européennes d'enseignement et de cliniques s'accélère. D'autre part, la croissance démographique du Québec et en particulier la poussée de Montréal et Québec suscitent une hausse de candidats à la formation médicale. Réagissant à cette demande, certains médecins se regroupent afin de mettre sur pied un programme d'études complémentaire à l'apprentissage.

Dans l'histoire de l'enseignement de la médecine au Québec, l'organisation de cours théoriques et cliniques par des médecins, qui œuvrent le plus souvent en milieu hospitalier, constitue une phase intermédiaire entre la forme traditionnelle de transmission du savoir axée essentiellement sur la cléricature et le modèle universitaire moderne. Ce dernier privilégiera l'organisation structurée d'un lieu de formation où sont offerts des cours théoriques en classe et des leçons cliniques auprès du lit du malade. Ces trois modèles — cléricature, enseignement donné par un groupe de médecins sans attache institutionnelle et formation d'écoles et de facultés de médecine — cohabiteront jusqu'au milieu du XIXe siècle.

Les premières écoles de médecine

En 1823, des médecins anglophones du Montreal General Hospital (MGH) nouvellement créé — les docteurs W. Caldwell, A. Holmes, H.-P. Loedel et J. Stephenson — mettent sur pied une petite école de médecine destinée aux angloprotestants de Montréal, dénommée Montreal Medical Institution. Cette modeste école, modelée sur la prestigieuse École de médecine d'Édimbourg et qui offre un enseignement clinique au Montreal General Hospital, devient en 1829 la Faculté de médecine de l'Université McGill. Première école du genre au Canada, elle implante un modèle universitaire et clinique qui dominera l'enseignement de la médecine au Québec jusqu'aux premières décennies du XXe siècle. Est ainsi posé un premier jalon dans le processus d'institutionnalisation de la médecine en territoire québécois.

En 1843, le monopole de McGill prend fin avec la mise sur pied d'une petite école de médecine bilingue, l'École de médecine et de chirurgie de Montréal, qui deviendra, après bien des péripéties, la Faculté de médecine de l'Université de Montréal en 1920. À Québec, Sir John Doratt, inspecteur des hôpitaux, recommande, en 1845, à la suite d'une enquête du gouvernement britannique sur l'état de l'enseignement de la médecine et des conditions d'hospitalisation, l'implantation d'une nouvelle école associée à l'Hôtel-Dieu de Québec et à l'Hôpital de la Marine. L'École de médecine de Québec, qui voit ainsi le jour en 1845, deviendra la Faculté de médecine de l'Université Laval en 1854. La création de ces écoles se fait dans un contexte où la médicalisation des hôpitaux établit aussi une relation très étroite entre le médecin/professeur et l'institution hospitalière[2].

L'évolution du système hospitalier québécois, comme ailleurs dans le monde, sera favorisée par le développement de l'enseignement clinique dispensé par les facultés de médecine. Au milieu du XIXe siècle, les universités et les hôpitaux deviendront des lieux quasi exclusifs de formation médicale et de recherche pathologique.

Le Collège des médecins et le contrôle des études

Dès 1847, l'adoption de ce modèle d'enseignement médical axé sur l'université et l'hôpital, d'inspiration largement britannique, est confirmée par la loi incorporant le Collège des Médecins et Chirurgiens du Bas-Canada[3]. Cette « grande charte », ainsi la dénommait-on, conférait au Collège deux importants pouvoirs. En amont, celui de déterminer les critères d'admission aux études de médecine, et en aval, celui de fixer les conditions d'obtention du certificat de pratique : durée des études exigées, cours obligatoires, âge requis de l'aspirant, etc. Désormais, la simple cléricature n'est plus suffisante pour obtenir une licence. Le candidat est contraint de suivre pendant six mois des cours d'anatomie générale et de physiologie, d'anatomie pratique, de chirurgie, de médecine, d'obstétrique, de chimie et de pharmacie. Ce qui a pour conséquence une uniformisation des diplômes de médecine.

Les modèles européens : un rôle accru de l'enseignement clinique

Tout en conservant le mode d'apprentissage par cléricature, la « grande charte » rend obligatoire, pour la première fois, l'inscription à une faculté ou à une école de médecine. Plus important encore, les détenteurs d'un diplôme en médecine d'une université sont exemptés de l'examen périlleux qui était alors obligatoire devant un « bureau d'examinateurs » pour obtenir l'accès à la pratique. En donnant aux facultés affiliées à une université ce privilège, on marquait de façon décisive l'orientation universitaire des études de médecine. Enfin, la loi médicale de 1847 a grandement favorisé le développement de l'enseignement hospitalier en exigeant que tous les étudiants inscrits à un programme de médecine suivent des leçons cliniques d'une durée minimale de douze mois au sein d'un hôpital contenant au moins cinquante lits. Les fondements du système hospitalo-universitaire qui prévaut encore aujourd'hui étaient ainsi posés. Bref, depuis 1847, aucune école de médecine au Québec ne pouvait espérer un développement durable sans des affiliations hospitalière et universitaire[4].

C'est ainsi que la Saint Lawrence School of Medicine of Montreal, qui ouvre ses portes en 1851, disparaît quelques années plus tard faute de statut universitaire. En effet, elle ne peut accorder de licence, avec pour conséquence que ses étudiants doivent, pour accéder à la pratique, repasser des examens dans toutes les matières requises devant un comité du Collège des médecins et chirurgiens sur lequel siègent plusieurs membres de la faculté « rivale » de l'Université McGill. Même chose pour la petite École de médecine de Berthier, mise sur pied la même année par les Drs L.-H. Ferland, L.-H. Turcotte, L.-G. Moll et J.-G. Bethune, qui connaît aussi une très brève existence[5].

Autre effet de cette contrainte, les facultés de médecine joueront un rôle prépondérant lors de l'émergence des premières universités au Québec. Des facultés de médecine sont intégrées ou formées lors de la création de l'Université Laval en 1854, de l'Université Bishop en 1871, de la Succursale de l'Université Laval à Montréal en 1879, qui donnera naissance à l'Université de Montréal en 1920.

La loi de 1876 : un renforcement de la formation universitaire

À partir de la deuxième moitié du XIXe siècle, la cléricature sera donc de plus en plus marginalisée au profit d'une formation prolongée dans des écoles de médecine universitaires et dans les salles publiques des hôpitaux. Une autre importante loi, celle de 1876, adoptée sous les pressions du Collège des médecins et chirurgiens et des éditeurs de *L'Union médicale du Canada,* allonge à quatre ans la durée minimale de scolarité dans un établissement d'enseignement et abolit la cléricature. L'émergence de l'enseignement clinique et des soins en milieu hospitalier a favorisé l'amorce d'une démocratisation des soins et, dans une certaine mesure, d'une structuration de ceux-ci mieux adaptée à la demande des citoyens. En effet, la grande tradition clinique française avait le mérite de répondre à court terme aux besoins immédiats de « l'homme qui soigne ».

C'est ainsi que l'Hôpital Notre-Dame de Montréal voit le jour en 1880 en réponse aux besoins de formation clinique des étudiants de la nouvelle faculté de médecine de l'Université Laval à Montréal. En effet, jusqu'aux premières décennies du XXe siècle, la spécialisation des services médicaux offerts par les hôpitaux dans les centres urbains de Montréal et de Québec répondra à la fois à des impératifs d'enseignement clinique et aux besoins de la population.

Si l'université demeure le lieu central de la formation théorique, particulièrement dans le domaine de l'anatomie, de la physiologie et de la thérapeutique médicale, l'hôpital devient donc peu à peu le cadre privilégié et le complément essentiel d'une bonne formation pratique. La faible population du Québec et un cadre institutionnel aussi contraignant expliquent que les écoles de médecine « privées » ne se sont guère multipliées comme ce fut le cas chez nos voisins américains. Au tournant du XXe siècle, le Québec ne compte plus que trois facultés de médecine : McGill, Laval et Montréal. Cette dernière, à la suite de la fusion de l'École de Médecine et de Chirurgie de Montréal et de la Faculté de médecine de la Succursale de l'Université Laval à Montréal en 1890, obtiendra définitivement son autonomie lors de la création de l'Université de Montréal en 1920. Quant à la Faculté de médecine du Bishop's College, mise sur pied en 1871, elle avait été intégrée à l'Université McGill en 1905.

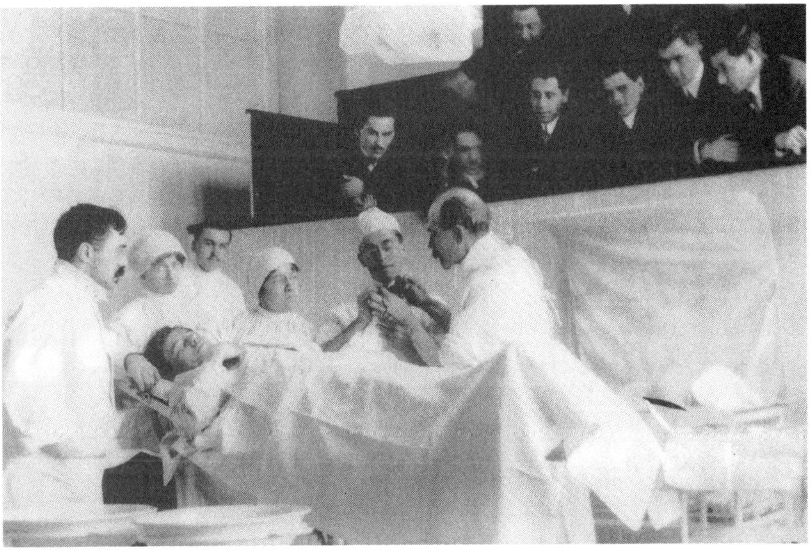

Amphithéâtre chirurgical, Hôpital Notre-Dame, circa 1910. (Archives de l'auteur)

Vers une approche biomédicale

Au cours des premières décennies du xxe siècle, le cursus de l'enseignement médical s'oriente résolument vers l'acquisition des sciences de base qui permettent aux étudiants en médecine de suivre les nouveaux développements scientifiques et technologiques de la science médicale. Cette approche — largement teintée d'un positivisme médical — repose sur l'idée que la médecine doit être envisagée comme une discipline expérimentale gouvernée par les lois de la biologie générale. Il faut en définitive orienter la formation vers la recherche et l'enseignement plutôt que vers la pratique professionnelle[6]. Les facultés doivent en conséquence promouvoir l'enseignement des sciences fondamentales, augmenter considérablement le temps alloué à la formation dans les laboratoires et embaucher des professeurs à temps plein. En somme, la formation des étudiants, après une période d'initiation aux sciences de base et aux fondements théoriques de la science médicale, est orientée vers la fréquentation régulière des laboratoires et des salles des hôpitaux. Émerge une approche biomédicale de la maladie qui deviendra dominante dans les pays industrialisés, au point qu'un célèbre médecin définira la maladie, de façon caricaturale, comme étant « le silence des organes ».

Pourtant, le développement de l'enseignement est très inégal et se reflète dans le rapport Flexner déposé en 1910, à la suite d'une enquête sur l'état des facultés de médecine aux États-Unis et au Canada. Évidemment, l'Université McGill est alors, à juste titre, classée comme la meilleure au Canada avec l'Université de Toronto. Mais les remarques de Flexner concernant les facultés de médecine de l'Université Laval à Montréal et à Québec et qui soulignent leurs nombreuses lacunes au niveau de l'enseignement des sciences de base et des sciences de laboratoire sont injustes et sont basées sur une méthodologie d'enquête fort discutable. En effet, les réformes des deux facultés de médecine francophones sont déjà entreprises. Celle de Montréal s'oriente déjà vers l'obtention d'un hôpital universitaire selon le modèle américain.

Une influence croissante du modèle américain

Plusieurs raisons expliquent la progression de l'influence américaine au détriment de l'influence européenne durant les décennies subséquentes : notamment le relatif isolement de l'Europe durant les Première et Deuxième Guerres mondiales ; l'insistance des États-Unis à vouloir standardiser les études médicales sur le continent américain ; les alléchantes subventions et les possibilités d'internat et de spécialisation offertes par les organismes américains.

Les comités d'agrément et les grands organismes subventionnaires américains ont exercé des pressions importantes pour infléchir les études médicales au Canada. Durant l'entre-deux-guerres, les facultés de médecine du Québec ont en quelque sorte été coincées entre les exigences des autorités médicales américaines et les pressions culturelles et idéologiques d'une société « distincte » dont les élites, représentées en grande partie par les professions libérales et les membres du clergé, sont encore très largement attirées par le modèle français. La Deuxième Guerre mondiale fait en sorte que les médecins québécois qui souhaitent se spécialiser se tournent vers les institutions médicales américaines, notamment vers la célèbre clinique Mayo, pour s'y former en médecine interne puis dans une surspécialité, telle que la cardiologie, la néphrologie ou la gastro-entérologie. Ce mouvement de migration temporaire, puisque la plupart reviennent pratiquer au Québec, s'accentue dans les années 1950 et 1960. Ce sont ces jeunes pionniers qui, à leur retour, poseront les bases de la médecine spécialisée et de la recherche fondamentale et clinique au Québec et qui orienteront les hôpitaux universitaires affiliés vers le développement des soins tertiaires.

La concentration des études de médecine dans les grands centres

En filigrane de cette histoire passionnante qui montre que le Québec est loin d'être en retard en médecine, se pose aussi la question de l'accessibilité générale de la jeune population des régions aux études universitaires. En effet, les coûts de résidence dans les centres de Québec et de Montréal sont jugés prohibitifs pour plusieurs candidats. Certaines régions comme Trois-Rivières et Chicoutimi souhaitent obtenir une délocalisation de certains programmes sur leur territoire, notamment en génie et en commerce. Cependant, en raison de multiples facteurs qui ont été présentés dans mon histoire de l'Université de Sherbrooke, elle est plus favorisée en obtenant la création, en 1954, de la première université en région de l'histoire du Québec.

Dès sa création et même plusieurs années auparavant, avait été envisagée la formation d'une faculté de médecine. Cette position est cohérente en regard de l'histoire des deux universités francophones au Québec qui possèdent toutes deux une faculté de droit et de médecine. Du reste, les professions libérales sont encore jugées comme étant les voies privilégiées d'une réussite sociale. Il est donc normal qu'on ne puisse alors concevoir une « université complète » sans offrir une formation dans ces deux professions. On peut cependant présumer que, dans l'esprit des pionniers et des fondateurs de l'Université, il s'agissait d'ouvrir une petite faculté de médecine qui offrirait une formation générale pour combler les besoins de soins primaires de la population estrienne, laquelle faculté établirait des affiliations avec les deux hôpitaux francophones du centre-ville de Sherbrooke. En somme, le projet d'une petite faculté de médecine avec la collaboration des ressources locales était envisageable, sinon viable.

Les hôpitaux universitaires

En effet, tout cela se produit au moment où la médecine scientifique connaît un essor sans précédent dans l'histoire humaine, où la profession médicale est fortement encadrée par des structures provinciales, nationales et panaméricaines et où les exigences pour la formation de base et surtout la formation clinique sont très élevées. Se pose alors avec plus d'acuité la

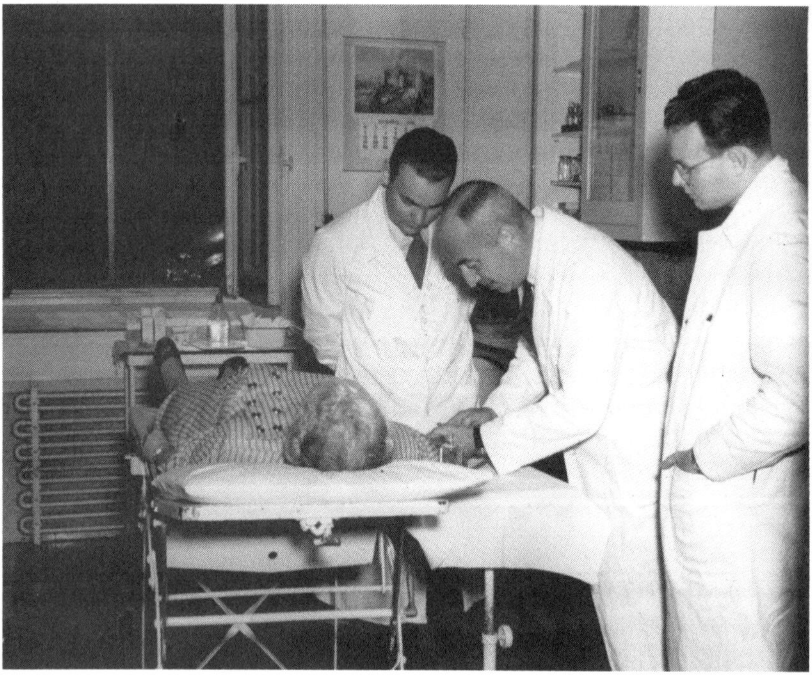

Enseignement clinique à l'Hôtel-Dieu de Québec, 1942. (Archives de l'auteur)

question de la nécessité de fonder des hôpitaux universitaires selon les modèles privilégiés aux États-Unis. Parmi ceux-ci se retrouve le modèle du centre hospitalier universitaire (CHU) parfaitement intégré et entièrement administré par les facultés de médecine. Il est vrai que cela se produit au moment où l'hospitalocentrisme, mouvement dénommé ainsi par les sociologues de la médecine et de la santé, est en plein essor. Au point que, deux décennies plus tard, avec l'accroissement fulgurant du parc hospitalier, tout le monde trouvera normal de naître et mourir à l'hôpital.

Toutefois, l'engouement pour le modèle de l'hôpital universitaire au Québec n'est pas nouveau et remonte au début du XXe siècle alors que la FMUM avait obtenu, dès les années 1920, dans le cadre de l'érection du pavillon central du campus actuel sur la montagne, la construction de trois ailes qui permettront d'aménager un important hôpital universitaire de 480 lits[7]. Mais différents problèmes conjoncturels font en sorte que les travaux s'orientent vers une autre direction.

Pendant ce temps, les trois facultés de médecine du Québec (McGill, Laval et Montréal) consolident leur réseau d'hôpitaux affiliés. L'Université

McGill peut compter, principalement, sur l'Hôpital Général de Montréal et sur l'Hôpital Royal Victoria, l'Université de Montréal sur l'Hôtel-Dieu et l'Hôpital Notre-Dame et l'Université Laval sur l'Hôtel-Dieu de Québec.

Au milieu des années 1950, le projet de construire un hôpital universitaire sur le campus de l'Université de Montréal refait surface et la direction de ce futur centre est confiée au Dr Gérald La Salle. Mais ce dernier dirige brièvement un hôpital « fantôme ». Le nouveau premier ministre, Paul Sauvé, entérine en 1959 un nouveau plan de construction du centre médical sur le campus de l'Université de Montréal. En juin 1963, une maquette d'un hôpital de quatorze étages est présentée au conseil de la Faculté de médecine. Présomptueux, le doyen annonce que la première pelletée de terre sera soulevée en mai 1964 et que le centre médical sera inauguré en 1967. Mais là encore, pour diverses raisons d'ordre politique et économique, le projet meurt dans l'œuf.

Les années 1960 : une nouvelle approche de la demande de soins

Au début des années 1960, le modèle du CHU ne fait pas l'unanimité parmi les élites de la médecine, mais il demeure très populaire. Les facultés de médecine de l'Université Laval et de McGill réclament elles aussi, en vain, leurs centres hospitaliers universitaires auprès du gouvernement. Il en va, selon plusieurs, de la qualité des futurs médecins et du développement des spécialités et de la recherche. Et il est vrai que le Québec francophone a un net besoin de ressources financières pour suivre l'évolution du savoir médical. Quant à la demande de soins, elle n'est guère prise en compte. En effet, jusqu'au milieu du XXe siècle, le législateur et le CMQ s'étaient surtout occupés à gérer l'offre de soins sans trop se préoccuper des perturbations démographiques et des besoins futurs dans les centres urbains et dans les régions rurales.

À partir des années 1960, les choses changent un peu avec l'essor des études socio-démographiques et avec les suites du babyboom qui singularise le Québec. Se pose en effet avec de plus en plus d'acuité pour les gouvernements fédéral et provincial la question de la planification des effectifs médicaux et de la répartition des médecins et des spécialistes dans les régions du Québec. Du reste, l'approche biomédicale de la santé et de la maladie qui est dominante commence à être contestée par les partisans d'une approche socio-environnementale, laquelle donnera naissance à de nouveaux modèles préventifs basés sur les déterminants de la santé. Dans la même veine, une meilleure connaissance des maladies mentales et l'apparition d'une pharmacopée modifient sensiblement l'approche des soins psychiatriques au profit de modèles plus variés d'intervention active. C'est donc dans le contexte d'une véritable « révolution tranquille » des soins de santé et des politiques sociales que se concrétisera l'idée, pour le moins saugrenue pour l'époque, de créer une nouvelle faculté de médecine dans le petit centre urbain de Sherbrooke. Et contrairement à ce que plusieurs pensent alors, cette faculté singulière, dotée du premier hôpital universitaire au Québec, ne sera pas un simple « accident de parcours ».

CHAPITRE I

La période de fondation (1961-1964)

« Un accident de parcours »

L'IDÉE DE METTRE SUR PIED une faculté de médecine dans la région de Sherbrooke a toujours été associée, de près ou de loin, aux initiatives visant à ouvrir une université à Sherbrooke. Déjà en 1948, Mgr Philippe Desranleau, évêque du diocèse de Sherbrooke, considérait que l'enseignement de la médecine serait une priorité dans l'université qu'il souhaitait ouvrir avec l'aide des Jésuites. Au début des années 1950, cette idée refait surface dans le contexte où l'Université Bishop's envisage à nouveau d'offrir une formation en médecine.

Un premier projet prématuré

La création de l'Université de Sherbrooke en 1954 réanime temporairement le projet. Bien sûr, on souhaite mieux répondre aux besoins de médecins dans la province et dans la région. Ce n'est pas là la seule motivation. Outre l'énorme prestige qu'elle lui apporterait, la création d'une telle faculté permettrait de former une université « complète », selon le vœu exprimé par Mgr Maurice O'Bready. Dès l'année suivante, lors d'une rencontre à l'Hôpital Saint-Vincent-de-Paul avec le doyen de la Faculté de médecine de l'Université de Montréal, le Pr Wilbrod Bonin, le chancelier de l'Université, Mgr Georges Cabana, lui fait part de l'intention des autorités universitaires d'ouvrir une faculté de médecine. Le Pr Bonin accueille froidement le projet, jugeant un peu saugrenue l'ouverture d'une telle faculté en région.

L'idée fait son chemin jusqu'aux fondateurs de l'Université, notamment Mgr Cabana et Me Albert Leblanc, juriste éminent et doyen de la Faculté de droit. Ce dernier s'efforce d'obtenir la collaboration des médecins de la région pour concrétiser le projet[1]. Parmi ceux-ci, il y a le

Dr Jacques Olivier qui prend l'initiative de regrouper à sa résidence, le 22 octobre 1956, les Drs Dagneau, Drolet, Chevalier, D'Etcheverry, Fortin, Lafond, Langis, Larouche, Masson et Tanguay. L'objectif de cette rencontre est de discuter de la possibilité d'ouvrir une petite faculté de médecine semblable à celle qui avait été créée en 1953 par l'Université du Vermont à Burlington. Si une petite ville comme Burlington a réussi à concrétiser un tel projet, pourquoi pas Sherbrooke ? Cependant, l'enthousiasme n'est pas au rendez-vous et plusieurs jugent la chose prématurée[2]. Néanmoins, le Dr Olivier les convainc d'appuyer un mémoire qu'il adressera au recteur, l'invitant à envisager « l'ouverture d'une faculté de médecine ».

Transmis au Conseil d'administration, le 20 novembre 1956, le mémoire fait l'objet d'une longue discussion, mais est vite relégué aux oubliettes[3]. On n'ouvre pas une faculté de médecine comme on ouvre une faculté de droit : il faut des appuis politiques et médicaux plus solides. Il est aussi vrai que le contexte économique et politique n'est pas très favorable. Les vœux de modestie prononcés initialement par les dirigeants de l'Université ne s'accordent guère, pour le moment, avec les importantes dépenses financières liées à une telle entreprise. Du reste, certaines démarches antérieures laissent penser aux membres du Conseil d'administration que le premier ministre Duplessis, malgré sa bienveillance à l'endroit de Sherbrooke, n'est pas enclin à financer une faculté de médecine ainsi que l'hôpital universitaire nécessaire à l'enseignement clinique. En matière de santé, les initiatives du gouvernement sont alors surtout orientées vers l'accroissement du parc hospitalier du Québec.

Elles font suite à un vaste programme d'aide d'Ottawa aux provinces pour la construction d'hôpitaux, ce qui ne peut qu'accroître la popularité de son gouvernement. D'ailleurs, l'argent du gouvernement fédéral répond très bien à sa politique dans le domaine hospitalier francophone : financement par le fédéral de l'immobilisation, mais présence timide de l'État québécois dans le fonctionnement des établissements. Cette philosophie d'ingérence minimale laisse le champ libre aux activités hospitalières traditionnelles, mais elle ne cadre guère avec le financement d'une faculté de médecine et l'érection éventuelle d'un hôpital universitaire.

Une seconde initiative fructueuse

Il faut attendre le tournant des années 1960 pour qu'à l'initiative de Mgr Cabana, puis de Me Leblanc, le projet soit réactivé. Est-ce le changement politique à Québec qui est à l'origine de cette réactivation ? Difficile à dire. En tout cas, le chancelier demande aux Drs Clovis Dagneau, Émile Bruneau et Jacques Sylvestre de « sonder l'opinion des doyens des facultés de médecine de l'Université de Montréal et de l'Université d'Ottawa au sujet d'une faculté de médecine ». Quant à Me Leblanc, il multiplie les démarches auprès de médecins influents de Sherbrooke et réussit à les convaincre de former un comité « provisoire en vue de l'établissement d'une faculté de médecine[4] ».

À la suite de l'expérience qu'ils ont acquise lors de la fondation de l'Université de Sherbrooke en 1954, Mgr Cabana et Me Leblanc savent bien qu'il leur faut obtenir l'appui des élites médicales locales et, ultérieurement, celui de personnalités médicales influentes sur le plan provincial. Or il n'y a pas unanimité au sein de la profession médicale de Sherbrooke. Plusieurs craignent que l'expansion de la nouvelle faculté se fasse au détriment de celle des hôpitaux de la ville. Quelques-uns pensent au contraire qu'il s'agit là d'une opportunité pour doter la province d'une première faculté de médecine en région et organisent une rencontre pour en discuter.

Les prémices de la fondation

Réunis au Club social de Sherbrooke, le 29 mars 1960, ils mettent sur pied un « comité temporaire pour l'étude de la fondation d'une faculté de médecine à Sherbrooke » composé de représentants des trois hôpitaux de Sherbrooke : les Drs Guy Bertrand, Clovis Dagneau, Gérard-L. Larouche, Gaston Masson, James-T. Quintin, Jacques Sylvestre et Jean-Pierre Tremblay. Deux jours plus tard, une réunion est tenue à l'archevêché en présence des médecins du comité, de Mgr Georges Cabana, chancelier de l'Université, et du doyen de la Faculté de droit, Me Leblanc. Même scénario que lors des prémices de la fondation de l'Université. Le 11 avril suivant, c'est au Séminaire Saint-Charles-Borromée qu'est tenue la première réunion officielle du comité temporaire en présence de Mgr Cabana, du recteur Mgr Irénée Pinard et de Me Leblanc. La présidence est assumée par le Dr Larouche, la vice-présidence par le Dr Quintin et le secrétariat par le Dr Tremblay. Pour les autorités universitaires, la cause est entendue d'avance : le comité peut travailler à la fondation d'une faculté de médecine, laquelle, cela s'entend, devra répondre « aux exigences des comités d'accréditation ». On est à ce point résolu qu'on prévoit déjà à cette fin un espace sur le campus près du chemin Sainte-Catherine[5].

Plusieurs facteurs sont à l'origine de cette réanimation. Le vent de changement insufflé par l'équipe Lesage touche aussi à l'organisation et à l'accessibilité aux soins de santé. Le ratio médecin/population (1/871) en 1960 est nettement insuffisant pour couvrir les besoins. Et, en général, toute pénurie de médecins affecte davantage les régions que les grands centres urbains. Les trois facultés de médecine québécoises, déjà surchargées, ne forment annuellement que 320 médecins. Le nouveau ministre de la Santé en poste depuis juillet 1960, le Dr Alphonse Couturier, originaire du Bas-du-Fleuve et chirurgien à l'Hôpital de Rivière-du-Loup, est sensible à cette situation. Il cumule même ses fonctions de ministre et de chirurgien, faisant la navette entre Rivière-du-Loup et Québec. Il y a aussi l'instauration de l'assurance-hospitalisation en 1959-1960 qui accroît considérablement la demande de soins hospitaliers. Le contexte semble favorable, mais rien n'est acquis d'avance. Le gouvernement a toujours la possibilité d'augmenter les capacités d'accueil des autres facultés de médecine. Il faut donc prendre les devants et insister sur la nécessité de régionaliser la formation en médecine comme cela s'était fait pour l'étude du droit.

Autre élément important, le chancelier Cabana et le recteur Pinard appuient cette initiative. Ce dernier, malgré sa discrétion, caresse de grandes ambitions pour l'Université. Mgr Pinard, qui possède un jugement solide et un fort sens de la diplomatie, est un recteur respecté par le chancelier et le Conseil d'administration[6]. Et, ce qui ne gâte rien, il ne craint pas les idées réformistes pour accélérer la modernisation de son université. Bref, il ne ménagera pas ses efforts pour appuyer la fondation et le développement de la faculté de médecine.

C'est dans ce contexte que le « comité temporaire de la Faculté de médecine » multiplie les réunions pour s'assurer de l'adhésion des trois hôpitaux de Sherbrooke, vérifier les conditions d'agrément de l'Association canadienne des facultés de médecine, demander l'assentiment du gouvernement provincial et, enfin, sonder les sources de financement du fonds de démarrage auprès d'organismes privés comme la Fondation Rockefeller et le Commonwealth Fund. Et puis les membres du comité savent pertinemment qu'ils ne peuvent fonctionner sur la base de délégation pour infléchir le gouvernement comme l'avait fait le comité de fondation de l'Université à l'époque de Duplessis : « Les temps ont changé. Il est impossible d'influencer le gouvernement actuel par des délégations. Seules seront prises en considération les demandes solidement présentées [...]. Nous sommes des amateurs dans l'organisation d'une faculté de médecine[7] », note lucidement le président du comité, le Dr Larouche. Il est vrai qu'il y a loin de la coupe aux lèvres !

D'une part, on s'inquiète, non sans raison, des lacunes cliniques des hôpitaux de la ville et de la région. Car même si un hôpital universitaire est déjà prévu, une large part de l'enseignement clinique sera donnée dans les hôpitaux locaux. Se pose dès le départ la question de leur collaboration. Ce qui, on le verra, est loin d'être gagné. D'autre part, l'incertitude du climat politique et économique à Québec fait en sorte que le comité provisoire est déjà contraint de suspendre ses travaux entre les mois de mai et d'octobre 1960. On se rend vite compte qu'il faut, avant de présenter un mémoire au gouvernement, obtenir des appuis plus solides du milieu médical.

Préséance est donc donnée à la collaboration des organismes médicaux pour étoffer le projet. On est en présence d'un monde tissé très serré, puissant et relativement fermé. Le comité provisoire sait que le contrôle de la formation et des effectifs médicaux est une corde très sensible des organisations médicales. Il n'a guère le choix de placer le projet sous l'approbation de l'Association des facultés de médecine du Canada. Un comité formé à cet effet, composé des doyens Ettinger et Lussier, respectivement des facultés de médecine de Kingston et d'Ottawa, et du vice-doyen Roger Dufresne de Montréal, endosse le projet au nom de l'Association. Convaincu que « cette façon de procéder présente une facilité de se rendre au progrès désiré[8] », on décide aussi de consulter d'autres organismes médicaux et certains professionnels de l'éducation médicale· L'initiative est heureuse. La plupart voient d'un bon œil la création d'une nouvelle faculté. C'est un écueil de moins !

À l'échelle locale aussi, les collaborations de l'Hôpital Saint-Vincent-de-Paul et de l'hôpital anglophone de Sherbrooke semblent acquises. Au secrétaire du comité provisoire, le Dr J.-P. Tremblay de l'Hôpital Saint-Vincent-de-Paul, qui s'enquiert auprès du président de la corporation du Sherbrooke Hospital, Harry E. Grundy, de la possibilité d'une future collaboration de cette institution, on l'assure que le comité « will receive the full co-operation of the Board of Governors and of the Medical Staff[9] ». Il demande aussi l'aide du Pr Roger Dufresne, vice-doyen de la Faculté de médecine de l'Université de Montréal[10]. Quant au Dr Quintin du Sherbrooke Hospital, il s'enquiert auprès du doyen de la Faculté de médecine de l'Université de Saskatchewan, le Pr J. Wendell MacLeod, des coûts d'implantation d'une telle faculté[11]. Il faut aussi se tourner vers la recherche d'appuis politiques. La chose est temporairement plus aisée que prévu. C'est ainsi que le député L.-P. Brousseau, à la suite d'une demande du secrétaire, assure le comité qu'il peut « compter sur [son] appui dans tout ce qui pourrait être à l'avantage de [la] faculté[12] ». À partir de là, le dossier évolue rapidement, trop peut-être !

Une première faculté de médecine en région

Lors d'une convocation des recteurs des universités québécoises par le premier ministre Lesage, le 6 février 1961, Mgr Irénée Pinard sonde le terrain et expose les raisons qui militent en faveur de la fondation d'une faculté de médecine à Sherbrooke. Le projet tel que présenté ne soulève aucune objection, semble-t-il, ni de la part des recteurs ni du premier ministre. Dans ce genre de démarche, on ne peut s'attendre à des réactions enthousiastes ou à des oppositions directes. En coulisse, c'est autre chose. Toujours est-il que, dès le 9 février suivant, le recteur Pinard fait adopter à l'unanimité une motion par le Conseil d'administration qui entérine « la fondation d'une faculté de médecine ». C'est la première fondation d'une faculté de médecine au Québec depuis celle de Bishop's en 1871[13]. Mesure-t-on vraiment dans quelle galère on s'est embarqué ?

En tout cas, on confie au premier doyen, le Dr Larouche, désigné pour trois ans, la tâche de procéder à sa mise sur pied. Le choix de ce médecin, fort respecté dans la région, fait l'unanimité. Diplômé en médecine de l'Université Laval en 1944, il avait servi de façon active dans l'armée canadienne en 1945 puis avait reçu une formation en médecine interne et en cardiologie à Paris de 1945 à 1947 et à Harvard en 1948. De retour des États-Unis la même année, il avait entrepris sa pratique à l'Hôtel-Dieu de Sherbrooke. Le doyen sera accompagné au Conseil exécutif des Drs Clovis Dagneau de l'Hôtel-Dieu de Sherbrooke et Paul Chevalier de l'Hôpital Saint-Vincent-de-Paul, à titre de conseillers[14]. Ces deux derniers sont aussi des médecins spécialistes influents de Sherbrooke. On juge alors que cette équipe réduite est suffisante pour mener à terme le projet d'implantation.

Quatre jours plus tard, débute une offensive médiatique qui publicise la création de la Faculté de médecine à l'Université de Sherbrooke. À l'instar de la fondation de l'Université, mais dans un tout autre contexte, il n'aura fallu qu'un an de démarches pour atteindre cet objectif. La direction de l'Université se réjouit déjà du rôle important que jouera cette prestigieuse faculté dans le développement de la cité universitaire.

Mais contrairement à l'Université qui avait reçu un appui clair du gouvernement et des élites locales, l'entreprise demeure fragile et rien n'indique encore qu'elle aboutira à quelque chose de concret. Car, dans la

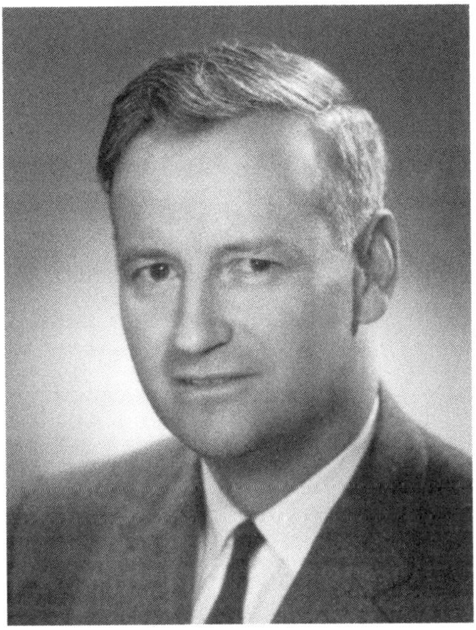

Le Dr Gérard-Ludger Larouche, premier doyen de la Faculté de médecine de l'Université de Sherbrooke, circa 1961.

région, si certains médecins sont enthousiastes, la plupart sont incrédules, sinon agacés, et se demandent ce qu'une faculté de médecine vient faire dans un petit centre urbain comme Sherbrooke. Se pose par ailleurs la difficile question de rôles respectifs que joueront les centres hospitaliers de Sherbrooke dans l'organisation de cette nouvelle faculté. Cependant, on ne peut parler encore d'une réelle opposition et la plupart attendent la suite des événements.

Les premières ébauches de la Faculté

Le Conseil de la Faculté, composé des Drs Larouche, Dagneau et Chevalier, tient sa 1re réunion le 2 mars 1961 en présence du recteur Pinard[15]. Dès le départ, on souhaite que la Faculté se distinguera « par un enseignement progressif en relation avec les besoins actuels de la société[16] ». On se fixe, par ailleurs, un double mandat : choisir le modèle d'enseignement que prendra la Faculté et analyser les coûts et les modalités de son installation sur le nouveau campus. Le Conseil d'administration de l'Université, fidèle à son approche globale dans la gestion de l'institution, impose une approche modeste. La Faculté de médecine bénéficiera certes d'un nouveau

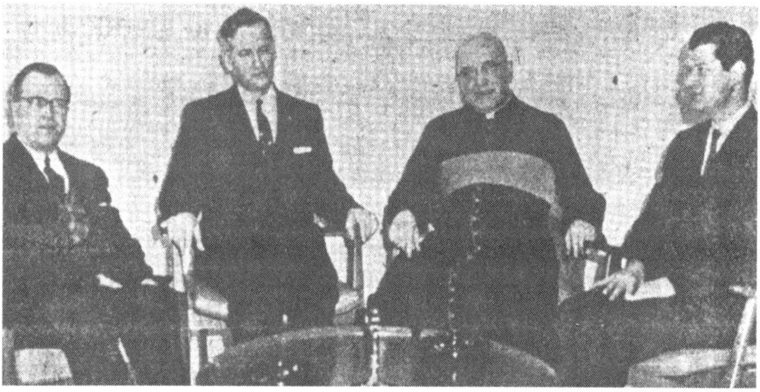

Le recteur Pinard en présence du premier conseil de la Faculté : de gauche à droite, les Drs Clovis Dagneau, Gérard-Ludger Larouche, Mgr Pinard et le Dr Paul Chevalier. (Reproduction d'une photographie de *La Tribune* du 22 février 1961)

pavillon intégré à la petite communauté universitaire, mais il est hors de question, à court terme, de construire un hôpital universitaire. La formation clinique sera dispensée, sans trop de frais additionnels juge-t-on, dans les trois hôpitaux sherbrookois. Opinion que ne partage pas le Dr Larouche.

Pour cohérente que soit cette position de la direction de l'Université, elle ne tient plus la route dans le contexte de la révolution hospitalière et clinique des années 1960. Il est désormais entendu dans la communauté médicale qu'une faculté de médecine doit posséder au moins un hôpital d'enseignement qui lui soit directement rattaché administrativement et financièrement. À cet égard, il y a alors deux modèles dominants.

Le premier, jugé idéal, est un hôpital appartenant à une université ou à une faculté et qui dépend de cette dernière pour l'administration, les soins médicaux et l'enseignement. Le second, qui est jugé très bon, est un hôpital qui est entièrement utilisé par une faculté de médecine pour l'enseignement et les soins, est administré par celle-ci, mais n'appartient pas à l'université. Selon les chantres des modèles nord-américains, on ne peut plus se contenter du seul modèle traditionnel des hôpitaux affiliés indépendants de la faculté au niveau administratif et médical. L'Association des facultés de médecine du Canada, organisme qui homologue et surveille les facultés de médecine, partage cette philosophie : « A new medical school should have a University hospital, owned and operated by the university[17]. »

D'autant que l'implantation de l'assurance-hospitalisation raréfie les patients de l'assistance publique qui ont été traditionnellement les grands pourvoyeurs de cas médicaux depuis la naissance de la clinique au XIXe siècle. Le doyen Larouche le sait fort bien. Il sait aussi que sans un modèle hospitalo-universitaire intégré, la Faculté pourra difficilement contrôler les nominations du personnel médical, l'organisation des soins médicaux, l'admission des patients et la structuration de la recherche fondamentale et clinique.

Une faculté et un hôpital universitaire « sous un même toit »

Les consultations qu'il a faites auprès des facultés de médecine au Canada et aux États-Unis et auprès des grandes organisations médicales convergent toutes vers un même modèle pour Sherbrooke : construction conjointe d'une faculté de médecine et d'un hôpital universitaire sur le campus et affiliation des hôpitaux sherbrookois pour combler les besoins d'enseignement clinique. Le Dr Larouche réussit sans trop de mal à convaincre le recteur Pinard de l'appuyer dans cette voie. Dès la seconde réunion du Conseil de la Faculté, ses collègues et le recteur « acceptent le principe de l'Hôpital universitaire[18] ». Reste à obtenir l'appui des autres dirigeants de l'Université.

Deux jours plus tard, devant le Conseil universitaire et en présence de Mgr Cabana, le Dr Larouche expose « le concept moderne d'une faculté de médecine [où] l'enseignement est centré sur les malades qui sont logés dans un hôpital universitaire[19] ». C'est le début d'une longue et difficile croisade où il doit mettre en valeur non seulement les avantages d'un hôpital universitaire, mais aussi, *a contrario*, les insuffisances des hôpitaux affiliés. Comme le souligne Roger Maltais, « cette addition n'était rien de moins qu'une mutation d'espèce : ni les espaces requis, ni les délais nécessaires, ni surtout les coûts impliqués n'étaient plus de l'ordre d'abord envisagé[20] ». Le recteur est-il vraiment conscient des conséquences économiques et politiques de cette option ?

En tout cas, Mgr Pinard est enclin à penser que « si le projet est bien expliqué, le Gouvernement préférera souscrire pour un hôpital qui rendra plus de service à la population, que pour une école de médecine comme telle[21] ». Aussi demande-t-il au Dr Larouche de rédiger un mémoire « sur la nécessité d'un hôpital universitaire » qu'il pourra remettre au premier ministre Lesage lors de sa rencontre prévue pour le 10 avril 1961[22]. Le mémoire, peu étoffé, brosse un tableau très général des avantages pédagogiques et économiques d'un tel hôpital. Rien pour convaincre le premier ministre et, surtout, le ministre de la Santé de financer rapidement une telle aventure. Du reste, le doyen et le recteur forment un duo plutôt isolé même si le Conseil de la Faculté de médecine décide que « ses efforts porteront [désormais] sur les moyens à prendre pour réaliser la construction de l'hôpital universitaire[23] ». On prévoit même l'élaboration de plans et l'embauche d'architectes-consultants. L'initiative semble prématurée. En effet, une opposition s'organise dans la communauté estrienne.

Le député de Sherbrooke, Louis-Philippe Brosseau, s'oppose avec vigueur à ce projet et accuse le Dr Larouche « d'avoir négocié ce problème en dehors de lui[24] ». Et puis, non seulement doit-il affronter la résistance des hôpitaux de Sherbrooke qui essaieront de convaincre le gouvernement d'opter pour des hôpitaux affiliés, mais même ses deux collègues du Conseil de la Faculté, les Drs Dagneau et Chevalier, souhaitent « ne pas lancer trop rapidement l'idée d'un hôpital universitaire[25] ». Ils préfèrent l'affiliation des deux hôpitaux généraux francophones de Sherbrooke comme cela s'était fait à l'Université de Montréal et à McGill.

Des solutions temporaires et nettement plus modestes sont envisagées en attendant la réalisation de ce coûteux projet. L'Université propose au doyen de loger la Faculté de médecine dans la nouvelle aile que la Faculté des sciences s'apprête à construire à l'été 1961. Quelque peu téméraire, le doyen Larouche envisage même de commencer les cours en septembre 1962[26]. On y prévoit l'enseignement de la biochimie, de l'anatomie, de l'histologie et de l'embryologie-génétique[27]. Mais une étude plus serrée des plans convainc rapidement le Conseil que les installations prévues ne respectent pas les normes minimales des organismes d'agrément canado-américains[28].

Du reste, des rencontres successives du Dr Larouche avec les Drs Jacques Genest, directeur de l'Institut de recherches cliniques de Montréal, Gérald La Salle, registraire du Collège des médecins du Québec, puis avec les doyens des facultés de médecine de McGill et d'Ottawa et, enfin, avec plusieurs professeurs de médecine aux États-Unis, le confortent dans l'idée de soutenir à tout prix la construction d'un hôpital universitaire, quitte à retarder l'ouverture de la Faculté.

De tels appuis externes sont précieux, mais encore faut-il obtenir le soutien des autorités locales. Or rien n'est encore gagné du côté de l'administration de l'Université qui privilégie des projets d'expansion pour ses autres facultés. Même s'il appuie les démarches du Dr Larouche et assiste régulièrement aux réunions du Conseil de la Faculté, le recteur Pinard lui souligne clairement qu'il « ne retardera pas le développement des autres facultés pour favoriser la médecine[29] ». De plus, probablement à la suite du lobby de certains médecins, il envisage la possibilité de transformer l'Hôtel-Dieu en hôpital universitaire. Enfin, Mgr Pinard est prêt à donner au gouvernement la Faculté de médecine si ce dernier souhaite en faire une faculté d'État. Prudente, l'administration envisage les possibilités les moins coûteuses. À moins, toutefois, que le gouvernement ne manifeste son intention de participer largement au financement de cet hôpital. Or c'est justement ce que laisse entrevoir le premier ministre Lesage lors d'une rencontre avec le recteur. Du coup, tout est possible et le Conseil d'administration de l'Université, qui souhaite saisir une telle occasion pour se doter d'infrastructures prestigieuses, opte finalement pour la construction d'un centre médical universitaire sur le campus[30]. Un autre pas important est franchi.

Lors de la collation des grades, tenue le 10 juin 1961, les plans du projet le plus ambitieux de la courte histoire de l'Université sont rendus publics par le recteur. « Le futur centre médical de l'Université de Sherbrooke. Le seul du genre au Canada », ainsi que le titre le quotidien *La Tribune*, comprendra non seulement un hôpital universitaire de 300 lits, des pavillons pour la Faculté de médecine, les laboratoires de recherche et les sciences paramédicales, mais aussi des facultés de pharmacie, « d'art dentaire », de nursing, une maison de réadaptation et, enfin, des polycliniques. La grenouille se fait plus grosse que le bœuf ! Pis encore, le consultant de la Faculté, le Pr Jacques Genest, conseille plutôt au Dr Larouche d'accroître la capacité du futur hôpital à 500 lits[31].

Cette importante décision implique toutefois que la phase d'implantation de la Faculté soit allongée. D'autant que la direction de l'Université entend faire passer la construction des pavillons de pédagogie, du centre administratif et de la bibliothèque avant celui de la médecine[32]. Pas question donc de débuter les travaux « avant 1963 et peut-être 1964 ». Du reste, alarmé de l'annonce de ce nouvel hôpital universitaire, l'Hôpital Saint-Vincent-de-Paul informe le Conseil de la Faculté qu'il est prêt à considérer une offre d'achat pour sa transformation éventuelle en hôpital universitaire[33]. L'offre est déclinée et le Dr Larouche garde le cap pour mener le projet à terme.

Dans le milieu médical, où on s'inquiète grandement de la pénurie annoncée de médecins alors même que les cohortes d'étudiants dans les deux facultés francophones sont à un niveau maximal, les appuis à la Faculté se renforcent. Le doyen de Laval, le Pr Jean-Baptiste Jobin, la considère comme « une nécessité ». Celui de Montréal, le Pr Wilbrod Bonin, l'envisage comme « un fait heureux » et, dans un geste inusité, envoie un rapport détaillé du comité de construction de son futur centre médical. Même la Commission royale d'enquête sur les services de santé invite Sherbrooke à présenter un mémoire[34]. Conforté par ces appuis, le Conseil de la Faculté, au début du mois d'octobre 1961, envisage de consulter des architectes de Chicago qui ont une longue expérience dans la construction de centres médicaux universitaires.

À l'approche de l'inauguration officielle de la Cité universitaire le 14 octobre 1961, le Conseil propose d'ériger, « bien en vue », sur le terrain projeté, un panneau portant l'inscription « Site futur de l'Hôpital universitaire et de la Faculté de médecine[35] ». Excès d'optimisme, car les choses n'allaient pas se passer comme prévu. À Québec, le ministre de la Santé cherche une solution à un problème épineux que lui avait laissé le gouvernement précédent.

Un « cadeau » inattendu : le Pavillon Saint-Georges

Fidèle au modèle traditionnel d'internement « passif » des malades mentaux, le ministre de la Santé du gouvernement de l'Union nationale, le Dr Arthur Leclerc, avait autorisé, le 23 avril 1960, soit deux mois avant les élections générales, les débuts des travaux de construction, sur le chemin Stoke au nord-est de Sherbrooke, d'un hôpital psychiatrique à haute sécurité de 1100 lits, dénommé Pavillon Saint-Georges[36]. Ce projet, dont l'origine remonte au 4 novembre 1954, avait été initié à la suite d'une recommandation du Comité d'hospitalisation du Québec qui souhaitait alors l'érection d'un « asile » de 1500 lits[37] pour combler les besoins « de prise en charge des malades mentaux ». Ce projet s'inscrit dans le programme de construction de grands hôpitaux psychiatriques lancé au début des années 1950 et qui a permis d'ériger l'Hôpital Saint-Charles-Borromée à Joliette, l'Hôpital des Laurentides à l'Annonciation et l'Hôpital Sainte-Élizabeth à Roberval. La taille du bâtiment projeté et le fait qu'on considérait, à cette époque, que ce type d'institution devait être érigé en retrait des centres urbains font en sorte que le site choisi par le comité est situé sur les vastes terrains de l'Institut Val-du-Lac dans le canton d'Ascot à quatre kilomètres et demi du centre-ville de Sherbrooke.

L'élection du gouvernement Lesage en juin 1960 et la nomination du nouveau ministre de la Santé, le Dr Alphonse Couturier, le 5 juillet suivant, modifient sensiblement le cours des événements. Deux jours après son assermentation, le ministre demande l'arrêt immédiat des travaux[38]. Il est

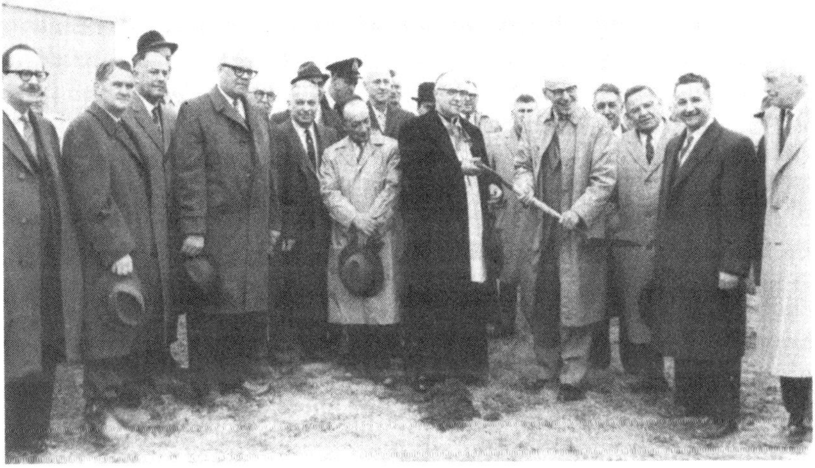

Inauguration du chantier du Pavillon Saint-Georges, le 23 avril 1960, par le ministre John-S. Bourque (première pelletée de terre) et par Mgr Georges Cabana (bénédiction), entourés de gauche à droite : Me Paul Allard (député fédéral), Jean-Paul Audet et Albert Poulin (architectes), J.-M. Jeanson (entrepreneur général), M.-L.-N. Audet (architecte), Paul Camirand (échevin), Me Maurice Delorme (président de la Corporation du Pavillon Saint-Georges), Everett Nicol, Robert Gauthier, Félix Thibault, Claude Gosselin (député provincial), M.-G.-S. Newton (entrepreneur).
(R. Maltais, *Le Centre médical de l'Université de Sherbrooke*)

vrai que ce projet « politique » est un véritable embrouillamini. Pressée par l'arrivée du scrutin, la construction de cet hôpital psychiatrique avait été amorcée par le gouvernement de l'Union nationale sans plan préconçu, sans contrôle des dépenses engagées et, pis encore, sans même que les autorités gouvernementales aient songé « à acquérir le terrain sur lequel cet hôpital doit être érigé[39] ». Au moment où le ministre Couturier intervient, l'excavation des trois ailes est terminée et les structures de béton sont coulées. Près de 500 000 $ ont déjà été investis dans le pavillon.

Du reste, la Commission d'étude des hôpitaux psychiatriques, dirigée par le Dr Dominique Bédard, contribuera à modifier sensiblement l'orientation du projet. Cette commission avait été formée peu après la publication du livre *Les fous crient au secours* rédigé par un ancien patient de l'Hôpital Saint-Jean-de-Dieu et qui contient une postface rédigée par le Dr Camille Laurin. L'auteur, Jean-Charles Pagé, y dénonce vivement les conditions d'enfermement qui ont cours dans ce genre d'institution. L'ouvrage provoque de vives réactions tant de la part des grandes centrales

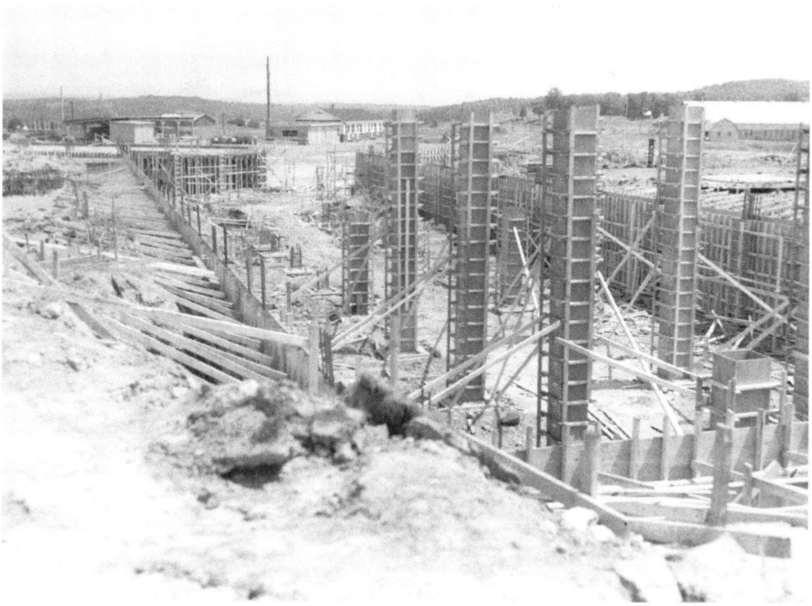

Début de la construction du Pavillon Saint-Georges, 1960. (AUS)

syndicales, du Collège des médecins que d'une quarantaine de psychiatres qui dénoncent les lacunes et les besoins des institutions psychiatriques.

Les commissaires Dominique Bédard, Denis Lazure et Charles Roberts, tous trois psychiatres, défendent des conceptions réformistes des soins psychiatriques, lesquels, selon eux, doivent être davantage axés sur des approches préventives et curatives que sur un modèle traditionnel d'hébergement passif. Il est vrai que de nouvelles médications permettent désormais aux psychiatres d'intervenir de façon plus directe et plus efficace pour soigner leurs patients. De plus, une commission américaine sur la maladie et la santé mentale venait tout juste de recommander de remplacer ces anciens hôpitaux psychiatriques par des hôpitaux de traitement actif ou de les transformer en hôpitaux pour malades chroniques. De fait, la Commission Bédard entraînera une modification des approches thérapeutiques des maladies psychiatriques, la création d'une loi de protection du malade mental et l'abandon de l'internement massif.

On comprend que dans un tel contexte, les membres de la commission soient fortement opposés au mégaprojet de Fleurimont et qu'ils souhaitent donner à ce bâtiment en construction une nouvelle vocation. Deux choix s'offrent alors au ministre : la destruction de la structure et le remblaiement du terrain ou, au contraire, la poursuite des travaux. Optant pour la seconde alternative, il autorise la reprise des travaux le 30 juillet 1961. Les plans sont à nouveau confiés aux architectes initiaux, Jean-Paul Audet et Albert Poulin, mais ils seront désormais assistés de l'architecte-conseil, Alphonse Bélanger[40]. Le 3 août, le ministre Couturier, en présence de Mgr Cabana, participe à la cérémonie de la bénédiction et de la pose de la pierre angulaire du Pavillon Saint-Georges[41]. Le lendemain, l'Institut Val-du-Lac cède le terrain où repose le Pavillon pour la somme symbolique d'un dollar.

Deux mois plus tard, soit au moment où les travaux extérieurs sont presque terminés, les commissaires de la commission Bédard, qui visitent le chantier, y découvrent un imposant édifice de dix étages. À partir de là, des rumeurs courent à l'effet qu'il sera transformé en institution pour les malades chroniques. Le ministre de la Santé, toujours « sympathique au projet de la Faculté de médecine[42] », caresse une autre idée.

À sa demande, deux membres de la commission, les Drs Dominique Bédard et Denis Lazure, rencontrent à l'hôtel Sheraton de Montréal, le 27 octobre 1961, le doyen Larouche qui est de retour d'une visite des centres médicaux universitaires de New York et de Pittsburgh[43]. Cette rencontre suit de peu celle que le Dr Larouche avait eue avec les membres de la Commission d'étude des hôpitaux psychiatriques et où il avait été convenu que le doyen préparerait un mémoire sur l'organisation de la psychiatrie dans les Cantons-de-l'Est[44]. Cette fois-ci, ils l'informent que le ministre Couturier, à la suggestion du Dr Camille Laurin, envisage la conversion du pavillon Saint-Georges en un centre médical universitaire comprenant une faculté de médecine, un hôpital universitaire et un service de psychiatrie de 250 lits intégré à l'hôpital. En clair, cela signifie que le gouvernement offre le Pavillon à l'Université de Sherbrooke. Est-ce un cadeau de Grec ? oui et non.

Une offre reçue froidement

Surpris d'une telle offre, qui contrecarre les plans initiaux, le Dr Larouche s'empresse de consulter le Pr Jacques Genest[45], véritable éminence grise et consultant « sans contrat » qui, à ce titre, doit s'occuper, en principe, « du choix du corps professoral et de l'organisation de la Faculté[46] ». Il accueille favorablement cette offre inattendue. Quant au Dr Larouche et ses collègues du Conseil de la Faculté, les Drs Dagneau et Chevalier, ils ne semblent guère enthousiastes, mais ils craignent que, dans le cas d'un refus, le pavillon « ne

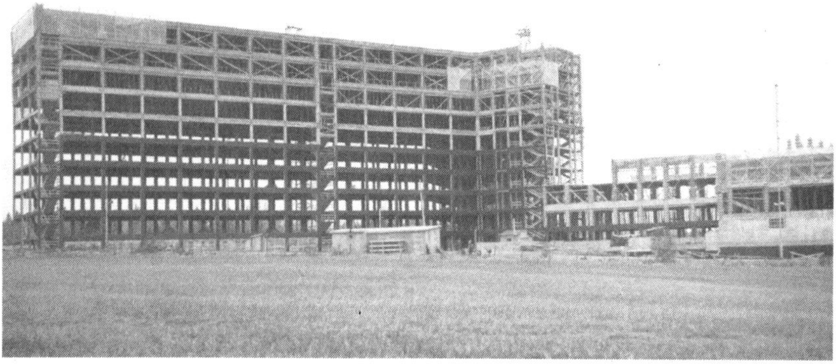

Construction du Pavillon Saint-Georges, novembre 1960. (AUS)

soit affecté à des soins généraux gérés par une autre corporation hospitalière[47] ».

L'idée d'utiliser ce pavillon n'est pas nouvelle. Déjà, en juillet 1960, le secrétaire du comité temporaire avait évoqué, dans une lettre adressée au député de Sherbrooke, la possibilité que ce pavillon puisse servir à l'enseignement clinique pour les étudiants en médecine. En conséquence, il avait demandé que soit prévu, dans les plans, « un certain nombre de lits qui pourraient être utilisés pour le traitement des cas aigus de la région[48] ». Un an plus tard, lors de la première réunion du Conseil de la Faculté de médecine, le « problème du Pavillon Saint-Georges » avait été abordé et on se proposait de rencontrer les administrateurs de la corporation qui administre l'édifice[49]. Rien, toutefois, ne laissait envisager l'occupation du Pavillon par la Faculté.

L'offre est confirmée le 9 novembre suivant lors d'une rencontre du doyen Larouche avec le ministre, puis « est discutée sous tous ses angles », le lendemain, à une réunion du Conseil de l'Université[50]. On soupèse les avantages et les inconvénients. D'un côté, on obtient un vaste édifice neuf de dix étages d'une valeur de 4 millions qui permet de négocier avantageusement les coûts de transformation et d'aménagement de l'édifice. On peut ainsi hâter l'implantation de la nouvelle Faculté. Enfin, il y a le risque que le refus de cette offre mette en péril la construction éventuelle d'un hôpital à la cité universitaire. D'un autre côté, la transformation du Pavillon Saint-Georges implique le fractionnement de la cité universitaire, l'organisation d'un second campus et le dédoublement de services. Il y a aussi les incertitudes concernant les coûts de réorganisation de l'édifice, car les architectes les évaluent à 15 millions « sans l'ameublement[51] ». Mais il y a un hic. Le ministre ne peut « régler la question financière » qui doit être discutée au Conseil des ministres. Et il risque d'y avoir de l'opposition. C'est pourquoi il avait conseillé au doyen Larouche de présenter un rapport détaillé et « explicite » sur le mode d'utilisation du pavillon, lequel doit mettre en évidence l'intérêt de l'Université dans cette question.

Les membres du Conseil d'administration de l'Université sont divisés sur cette question. Pragmatiques, Mgr Pinard, le Dr Larouche et Me Leblanc sont favorables au projet, mais on ne peut parler d'enthousiasme. D'autres y sont opposés. L'influent trésorier, l'abbé Paul Gilmore, craint que les sommes en jeu ne retardent le développement du campus principal et que ce projet ne divise l'Université. Il n'est pas le seul à penser ainsi. Le secrétaire de l'Université, l'abbé Antoine Sirois, partage cet avis. Même Mgr Pinard, qui craint « de faire erreur en divisant la Cité universitaire », tempère son appui.

Même au Conseil de la Faculté, on est divisé. Les deux conseillers du Dr Larouche, les Drs Dagneau et Chevalier, préfèrent l'implantation d'un centre médical dans la cité universitaire et s'opposent ouvertement à l'offre du ministre Couturier qui ne fait « que nuire au développement de la Faculté de médecine[52] » et à qui on reproche de ne pas connaître les besoins de la région. Inutile d'ajouter que l'atmosphère au sein du Conseil est plutôt lourde. Pis encore, des rumeurs courent à l'effet que l'Hôpital Saint-Vincent-de-Paul fait des pressions à Québec pour obtenir ledit pavillon.

Les débuts d'une longue controverse

Sur le plan local, il y a beaucoup d'opposition d'ordre politique. Le député de Sherbrooke, Louis-Philippe Brosseau, demeure fortement opposé à ce que le pavillon Saint-Georges soit utilisé par la Faculté de médecine[53]. Sur la colline parlementaire aussi les appuis sont partagés. Il faut dire que la situation est pour le moins nébuleuse. D'un côté, l'Université désire obtenir un engagement précis du gouvernement au sujet du financement du pavillon, alors que de l'autre, on répond que cette question ne sera discutée que lorsque l'Université acceptera son offre. On tourne en rond !

Temporairement, ce sont les opposants qui l'emportent. Ils profitent notamment d'une inélégance du ministre Couturier qui, de passage à Sherbrooke, n'a pas daigné se rendre à l'Université[54]. Le 21 novembre 1961, une majorité de membres du Conseil d'administration, offusqués de l'attitude du ministre et du caractère non officiel de l'offre, et compte tenu de l'opposition des Drs Dagneau et Chevalier et des complications politiques d'un projet qui « contrarie les plans de la cité universitaire », décident de rejeter la proposition du gouvernement[55].

Déçu de cette décision et isolé au sein du Conseil de la Faculté, le Dr Larouche poursuit pourtant ses consultations auprès des ministres et hauts fonctionnaires à Québec. Quant au recteur, qui considère « qu'il est bon que l'Université montre de la réticence[56] », il ne ferme pas le dossier et envisage même d'exiger une école d'agriculture en échange d'une acceptation d'une nouvelle offre du ministre. Le Dr Larouche peut aussi compter sur l'appui du consultant de la Faculté, le Pr Genest, ainsi que sur celui du Dr Bédard à Québec qui s'efforce de relancer les négociations. Il y a aussi le chancelier de l'Université, Mgr Cabana, qui est plutôt favorable à l'offre du gouvernement.

Ces appuis sont certes importants, mais on ne peut rien faire sans celui du premier ministre. Or, lors d'une réunion des recteurs tenue en décembre 1961 à Québec, Jean Lesage annonce, « à la consternation des autres recteurs » qui attendent toujours la construction de leur hôpital universitaire, qu'il donne priorité à l'Université de Sherbrooke. Autre bonne nouvelle, l'architecte-conseil, Robert G. Haselhuhn du bureau Schmidt, Garden & Erickson de Chicago, confirme la possibilité de convertir le pavillon en un hôpital universitaire[57]. Le projet, qui semblait mort-né, connaît une seconde naissance. Mais c'est pour entrer aussitôt dans un incubateur. Un haut fonctionnaire y veillera.

Le projet de Fleurimont dans les dédales de la bureaucratie

Au moment où les autorités universitaires révisent leur position, le ministre de la Santé se décharge du dossier pour le remettre au ministre de la Jeunesse, Paul Gérin-Lajoie. Ce dernier, qui prépare une importante réforme du système d'éducation, le confie à son tour à un haut fonctionnaire, Jean-Marie Martin, directeur général de l'Enseignement supérieur au ministère de la Jeunesse depuis 1961. Professeur en économie et ancien doyen de la Faculté des sciences sociales de l'Université Laval, il reçoit le mandat du premier ministre de préparer un mémoire sur la Faculté de médecine et l'hôpital universitaire. C'est une tuile de plus pour le Dr Larouche, car on sait déjà que ce fonctionnaire est opposé au projet. Selon Maltais, « l'intention profonde du ministre de la Santé était beaucoup moins de faire un cadeau à l'Université de Sherbrooke que de tuer dans l'œuf une entreprise

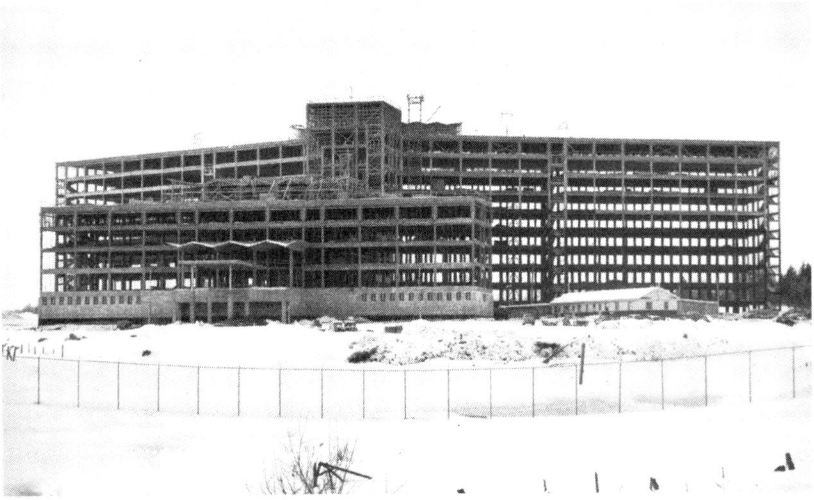

Construction du Pavillon Saint-Georges, 1961. (AUS)

malencontreuse[58] ». Il n'est pas certain que cette interprétation soit juste.

Il semble plutôt que le premier ministre Lesage et le ministre Couturier aient voulu doter la région sherbrookoise d'un hôpital psychiatrique moderne de dimension moyenne tout en offrant à la Faculté de médecine des locaux pour s'y installer et une section du pavillon pour établir progressivement un hôpital universitaire. Du reste, cette décision allait dans le sens des recommandations de la Commission d'études sur les hôpitaux psychiatriques. Dans un rapport déposé le 9 mars 1962, la commission recommandait, sans grande surprise, que « le Pavillon Saint-Georges ne soit pas affecté à un hôpital psychiatrique de séjour ». On propose, en revanche, « que des départements de psychiatrie soient créés dans les hôpitaux Saint-Vincent-de-Paul et Hôtel-Dieu [et que] soit envisagé un hôpital psychiatrique de traitement actif de 150 lits qui serait affilié ou intégré à l'hôpital universitaire[59] ». En quelque sorte, cela revenait à proposer l'établissement progressif d'un hôpital universitaire dans le Pavillon Saint-Georges tout en permettant une modernisation des soins psychiatriques pour la population régionale. On faisait ainsi d'une pierre deux coups ! Mais encore fallait-il que le projet soit viable matériellement et financièrement. On préfère aussi à Québec prendre le temps de bien sonder les parties impliquées dans ce projet et ménager les susceptibilités, car on craint de susciter aussi de profonds mécontentements à Montréal et Québec :

> Laval et Montréal réclament leur hôpital universitaire depuis très longtemps ; si Sherbrooke devait avoir le sien immédiatement, il faudrait ou bien faire encore attendre les aînés, ou bien encourir la dépense exorbitante de construire trois hôpitaux universitaires en même temps[60].

De fait, les coûts impliqués sont élevés. Une transformation « heureuse » du Pavillon Saint-Georges en hôpital universitaire est alors estimée par l'architecte de Chicago à 21 millions de dollars[61]. À l'échelle locale, le député Brousseau forme un groupe d'opposition et certains médecins insistent auprès du premier ministre afin qu'il affecte le Pavillon Saint-Georges à d'autres fins. L'entrée en jeu de Jean-Marie Martin s'inscrit dans cette politique de prudence et donne une voix en quelque sorte aux opposants du projet. Car s'il reconnaît la nécessité d'une faculté de médecine à Sherbrooke, il juge inopportun l'aménagement d'un hôpital universitaire et considère que le Pavillon Saint-Georges est un mauvais choix.

En tout cas, son rapport, déposé le 24 avril 1962, va dans ce sens. Et certains de ses arguments ne sont pas sans rencontrer ceux des opposants locaux au projet : l'université étant jeune, n'ayant pas encore atteint un calibre universitaire et ne possédant pas encore une forte tradition, il faut s'efforcer de la consolider par la construction d'une faculté de médecine sur la cité universitaire. Perçue comme une véritable locomotive de l'institution, sa présence ne pourra que renforcer les autres facultés, notamment celle des sciences. En revanche, il juge que la région de Sherbrooke n'a nul besoin d'un hôpital universitaire. Sont aussi invoqués les coûts « excessifs » de transformation du pavillon et l'opposition de certains médecins de Sherbrooke. Demeure aussi, aux yeux de cet ancien doyen de Laval, « la question la plus délicate : ne pas léser Laval et Montréal[62] ».

Aussi suggère-t-il de convertir le Pavillon Saint-Georges en hôpital provincial pour malades chroniques. Cela rencontre les vœux des deux hôpitaux francophones de Sherbrooke. Le Dr Larouche a beau multiplier les rencontres avec le fonctionnaire Martin pour le convaincre du bien-fondé du projet, rien n'y fait. Il demeure buté sur deux points : la localisation du pavillon en dehors de la cité universitaire et les coûts élevés de conversion. Cependant, une franche discussion, le 9 avril 1962, qui le met aux prises avec les Drs Genest, Larouche et Bédard, nuance quelque peu sa position. Promettant que « son rapport ne sera pas définitif », il tendra, assure-t-il, « à souligner les différents aspects du problème au gouvernement[63] ». C'est toujours ça de gagné !

Pendant ce temps, le Dr Larouche reçoit un appui important de trois membres de la Commission royale d'enquête sur les services de santé, les

Drs J.-A. MacFarlane, Wendell MacLeod et Roger Dufresne, qui sont de passage à Sherbrooke dans le cadre d'une tournée des facultés de médecine canadiennes. En présence de Mgr Pinard, des abbés Gilmore et Sirois et du Dr Larouche, ceux-ci sont unanimes à reconnaître que l'offre du Pavillon Saint-Georges par le gouvernement contient « des avantages [qui] dépassent les inconvénients[64] ». C'est un atout de plus qu'utilise le Dr Larouche pour convaincre à nouveau le fonctionnaire Martin[65]. De nouveaux appuis se manifestent aussi dans l'entourage de Paul Gérin-Lajoie, notamment de la part du Dr Jacques Gélinas qui dirige le programme d'assurance-hospitalisation et qui est un ami du ministre. Le Dr Gélinas est en faveur d'une intégration du Pavillon Saint-Georges à la Faculté de médecine. Il y a aussi le Dr Genest qui intercède auprès du ministre pour appuyer le projet[66]. Ont-ils exercé une influence sur cette question ? En tout cas, le mémoire défavorable de Martin ne convainc guère ses patrons de mettre fin à l'aventure. On l'invite plutôt à reprendre le travail et à proposer, d'une façon constructive cette fois, les moyens à prendre pour concilier les besoins cliniques de la Faculté à ceux de l'organisation d'un hôpital psychiatrique moderne.

Entre-temps, des études sur les effectifs médicaux dans la province confirment les besoins grandissants de médecins pour desservir la population. Une étude du Collège des médecins, publiée en mars 1962, montre à nouveau que le ratio médecin/individus est beaucoup trop bas et qu'il faut former davantage de médecins dans les prochaines décennies. En somme, le Collège reconnaît qu'il « est évident que la construction de la Faculté de médecine de Sherbrooke est devenue nécessaire pour l'avenir immédiat[67] ». En revanche, des rumeurs de plus en plus persistantes laissent entendre que le Pavillon Saint-Georges sera converti en hôpital pour les patients atteints de maladies chroniques. Inquiet, le Dr Larouche adresse un télégramme au premier ministre Lesage :

> Avons accepté offre du gouvernement re Pavillon Saint-Georges et attendons réponse depuis plusieurs mois. Le Pavillon Saint-Georges si utilisé comme hôpital chronique empêchera l'hôpital universitaire. Avons confiance que vous maintiendrez votre offre.

Le 1er mai 1962, le Dr Larouche rencontre Jean Lesage accompagné du ministre de la Santé et du ministre de la Famille et du Bien-être social, Émilien Lafrance, à la sortie du cabinet des ministres. La position finale de Lesage, qui rejoint celle de Gérin-Lajoie et des autres ministres, est la suivante : il faut aménager au plus vite la Faculté de médecine au Pavillon

Saint-Georges et organiser un corps professoral, quitte à retarder de deux ans la construction d'un hôpital universitaire. À très brève échéance, le reste du pavillon sera consacré à l'hôpital psychiatrique régional, quitte à ce que, par la suite, on le transforme en hôpital universitaire. Pour le Dr Larouche, c'est quasi une défaite.

La décision est reçue avec peu d'enthousiasme par le recteur Pinard qui n'engagera l'Université qu'après avoir « pris connaissance des détails[68] ». À Québec, le Dr Bédard est déçu de cette décision et insiste auprès du ministre Couturier afin qu'un hôpital universitaire soit aménagé conjointement avec l'hôpital psychiatrique. Au bureau de Jean-Marie Martin, qui est toujours en charge du dossier, deux plans sont envisagés. Le premier rejoint la position exprimée par le premier ministre. Le second envisage plutôt d'installer la Faculté de médecine à l'Hôpital Saint-Vincent-de-Paul après lui avoir légué le Pavillon Saint-Georges transformé en hôpital général et psychiatrique. Cette dernière solution ne plaît guère au doyen, mais elle donnerait satisfaction à l'un de ses deux conseillers. Leur en a-t-il glissé mot ? Rien n'est moins sûr si l'on se fie aux procès-verbaux de la Faculté qui ne font aucune mention de cette hypothèse. L'idée circule pourtant et Mgr Pinard évoque la possibilité « d'utiliser temporairement Saint-Vincent-de-Paul pour l'hôpital universitaire et de construire le pavillon de médecine sur le campus[69] ». C'est une mauvaise solution aux yeux du doyen, car elle empêchera la Faculté de recruter de bons professeurs, faute d'intégration entre la Faculté et l'hôpital.

D'un commun accord, les Drs Larouche et Bédard décident de forcer l'adoption de la première solution en insistant auprès de Martin sur la possibilité d'abaisser les coûts de construction. Or l'architecte américain consulté pour l'aménagement du pavillon, Robert Haselhunh, propose de transformer l'Hôpital Saint-Vincent-de-Paul en hôpital psychiatrique et de déménager l'Hôpital général à Fleurimont. Dans tout ce cafouillis, il y a heureusement le Pr Genest qui propose au doyen une solution « étapiste », cohérente et habile, susceptible d'entraîner l'adhésion de Martin et du gouvernement. Il propose, selon les notes du Dr Larouche, le calendrier suivant :

1962-65 Construction de la Faculté de médecine et d'un hôpital psychiatrique de 50 lits – avec facilités réduites : radiologie et utilisation des laboratoires de biochimie.

1965-67 Deux premières années des sciences de base.
Construction de l'hôpital universitaire.

1967 Ouverture de l'hôpital universitaire[70].

Selon Genest, cette « contre-proposition » adressée à Martin aurait l'avantage de « tenter de lui donner raison ». Ce qu'il semble ignorer cependant, c'est qu'à Québec, l'expression « hôpital universitaire » embarrasse le gouvernement Lesage à la suite des refus qu'il oppose toujours aux demandes de Laval et de Montréal. Du reste, on ne se montre guère pressé de résoudre le dossier et l'opposition s'étend même au sein du Conseil universitaire. En effet, deux membres fondateurs de l'Université, fort influents auprès de Mgr Cabana, le juge Desmarais et Me Desruisseaux, s'opposent à la transformation du Pavillon Saint-Georges en hôpital universitaire. La situation devient telle que le principal allié dans cette malheureuse affaire, Mgr Pinard, « se dit fatigué de tous ces problèmes[71] ». On le comprend. Les tergiversations à Québec encouragent les lobbys et multiplient les projets de toutes sortes qui divisent la communauté sherbrookoise.

Un premier comité de construction

Il faut souligner, à la décharge du gouvernement de l'époque, qu'un imbroglio juridique issu du gouvernement précédent retarde les choses. En effet, le ministère de la Santé ne peut prendre aucun engagement financier vis-à-vis de la corporation du Pavillon Saint-Georges « aussi longtemps que le terrain sur lequel est construit ce pavillon n'aura pas été acquis par le gouvernement[72] ». Or il faut attendre que l'Institut Val-du-Lac cède le terrain à la corporation du pavillon Saint-Georges, le 4 août 1961, pour que cette dernière le cède à son tour le 27 février 1962, toujours pour la somme de 1 $, au ministère de la Santé. À partir de là, ce dernier peut enfin « rectifier les irrégularités de l'administration précédente, établir de façon intelligente la base de ce projet et parfaire la construction du pavillon Saint-Georges[73] ». Certes, mais le deuxième rapport de Martin, déposé le 31 août, est tout aussi défavorable pour la Faculté. Heureusement pour le Dr Larouche, non seulement mécontente-t-il quasi tout le monde, mais son dépôt précède de peu l'annonce, le 19 septembre, d'une campagne électorale surprise.

Y a-t-il une relation de cause à effet? En tout cas, une semaine plus tard, non seulement le Conseil des ministres décide-t-il, définitivement, « de donner le Pavillon Saint-Georges à l'Université de Sherbrooke pour en faire la faculté de médecine et un hôpital psychiatrique de 200 lits[74] », mais le premier ministre écarte Jean-Marie Martin du projet pour le confier à un comité spécial de construction formé du doyen Larouche, du Dr Bédard et de Marc Picard, ingénieur au ministère des Travaux publics. Le ministre

Couturier confirme dans une lettre du 4 octobre 1962 le mandat de ce comité. C'est quasi une victoire pour le Dr Larouche qui espère ainsi « orienter l'hôpital psychiatrique dans le sens d'un centre médical avec un gros service de psychiatrie ». Fait significatif, qui montre l'étroite relation qui lie les deux hommes, le Dr Larouche en informe le Pr Genest avant tout le monde. Tous deux conviennent « qu'il est bon de ne pas trop être exigeant sur le terme hôpital psychiatrique avant les élections[75] », lesquelles sont prévues pour le 14 novembre 1962. Un hôpital peut en cacher un autre !

En effet, le comité de construction convient que « la désignation de l'hôpital psychiatrique comme un centre médical universitaire » passera « aux yeux de la population comme un hôpital général ». Il aura le double avantage « d'éviter la discrimination envers les patients psychiatriques » et de rendre l'hôpital admissible aux contributions fédérales de l'assurance-hospitalisation[76]. Dans les faits, il ne s'agira pas seulement d'un changement nominatif. Le comité décide de présenter un mémoire, rédigé par le Dr Larouche, au ministre de la Santé. Heureusement, le Parti libéral est réélu et le dossier peut suivre son cours.

Le comité de construction tient cinq réunions échelonnées entre le 16 octobre et le 4 décembre 1962. On y discute abondamment des orientations pédagogiques, médicales et psychiatriques à donner au Pavillon Saint-Georges. Dès la première réunion, on décide que ce seront les plans de l'architecte Haselhuhn de Chicago qui serviront de base à la transformation du pavillon. Dès la fin décembre, le Conseil des ministres approuve le principe d'un centre médical de 240 lits dont les coûts d'aménagement intérieur, d'ameublement et d'équipement sont évalués à 16 158 500 $[77]. Cette décision ne satisfait que partiellement le Dr Larouche qui tient absolument à ce que le futur centre réponde aux normes d'agrément de l'Association médicale canadienne qui sont d'au moins 300 lits[78]. Sur le fond, le problème est pourtant réglé. On se prépare enfin à entreprendre les travaux de construction.

On avait mis sur pied en janvier 1963 un nouveau comité « consultatif » de construction composé à ses débuts du doyen et du Dr Bernard Therrien. Se joindront par la suite les Drs Bernard Longpré et Maurice Langlois ainsi que Sr Saint-Eugène, présidente de l'Association des infirmières catholiques du Canada et directrice du nursing à l'Hôtel-Dieu[79]. Puis, à la mi-mars, le gouvernement du Québec avait choisi les architectes Alphonse Bélanger et Jean-Paul Audet de Sherbrooke, celui qui avait effectué les premiers plans, ainsi que l'architecte-conseil Gilles Larose. On avait aussi décidé que la supervision des travaux serait confiée au ministère des Travaux publics.

Quelques jours plus tard, le ministre Fortin avait confié la construction du centre médical et de la Faculté de médecine au nouveau Conseil d'administration de la Corporation du Pavillon Saint-Georges composé de Me Marcel Guy et des Drs Larouche, Longpré et Therrien[80]. Lors d'une réunion tenue le 2 avril, le comité se fixe comme objectif « de faire une œuvre fonctionnelle, originale et réussie » qui fera en sorte qu'elle soit « la faculté la plus dynamique de la province[81] ». Parole quasi prophétique !

Une étroite collaboration s'installe peu à peu entre le comité de construction et les architectes, plus particulièrement entre le doyen et l'architecte Larose. En revanche, ce n'est pas le cas entre le coordonnateur du ministère des Travaux publics et l'architecte en chef Bélanger qui sont en constant conflit. Avec pour conséquence des travaux qui marchent au ralenti. Car il avait été entendu en février 1963 que le gouvernement construirait entièrement le centre médical sans la participation de l'Université. Autant dire que le gouvernement peut retarder l'exécution des travaux et préparer les budgets sans la consulter. En effet, après trois ans de négociation avec le gouvernement, la question du financement de la Faculté de médecine n'est pas encore réglée, ni celle de la vocation du centre médical qui évolue de jour en jour.

Après avoir laissé entendre que les lits « psychiatriques non occupés » pourraient servir à d'autres patients, on pousse peu à peu pour obtenir un hôpital général de 300 lits « avec tous les principaux services ». Or cela ne peut se faire, du moins à court terme, qu'au détriment du développement des autres hôpitaux. D'autant qu'on demande au ministère de la Santé « de ne pas nuire au centre médical par l'addition de lits dans les autres hôpitaux[82] ». L'idée d'une centralisation de certains services médicaux est déjà sur la table. Se pose tout de même le problème à court terme d'une demande accrue de soins hospitaliers. Le Dr Larouche, quelque peu téméraire, rassure la population en promettant l'ouverture dans trois ans du centre médical « qui comprendra un hôpital général de 300 lits[83] ». Mieux encore, il obtiendra que le futur centre médical ait une capacité de 319 lits, ce qui rendra la Faculté éligible aux agréments[84].

Une pénurie de lits au centre-ville de Sherbrooke

Alors que les choses s'annoncent ainsi, le projet ne fait toujours pas l'unanimité dans la région. Le manque de ressources hospitalières à Sherbrooke est de plus en plus aigu et plusieurs intervenants jugent prioritaire l'agrandissement des hôpitaux du centre-ville. La Chambre de commerce de

Sherbrooke avait formé au printemps 1962 un sous-comité, sous la présidence de Denis Tremblay, chargé d'étudier la pénurie de lits d'hôpitaux. Le quotidien *La Tribune* s'en fait aussi l'écho : « Tous les projets d'agrandissement des hôpitaux sherbrookois sont à un point mort à cause de la préséance que le gouvernement accorde à l'hôpital universitaire[85]. »

De fait, les listes d'attente ne cessent de s'allonger, les hôpitaux sont débordés et les infirmières sont mal logées. Plusieurs médecins craignent donc que le centre médical entrave les projets d'agrandissement des hôpitaux locaux. L'Hôpital Saint-Vincent-de-Paul et l'Hôtel-Dieu suggèrent de convertir le Pavillon Saint-Georges en hôpital pour convalescents. La position de la plupart des médecins est claire et cohérente : la solution au problème de pénurie de ressources hospitalières doit avoir préséance sur celle du Pavillon Saint-Georges. C'est dans ce contexte que le Dr Larouche est invité à faire partie du Conseil d'administration de l'Hôpital Saint-Vincent-de-Paul. Il pourra ainsi faire entendre le point de vue de la Faculté et « faire admettre le besoin d'un bon hôpital universitaire ». Un brin optimiste, mais pas naïf : il sait le sujet « délicat[86] ».

Heureusement pour la Faculté, le ministre du Travail et député de Sherbrooke, Carrier Fortin, calme un peu le jeu en annonçant, le 30 octobre 1963, la construction pour le printemps suivant de la résidence-école d'infirmières tant réclamée par l'Hôtel-Dieu de Sherbrooke[87]. Mais il faut aussi convaincre la population que « le Centre médical de l'Université de Sherbrooke va réduire les listes d'attente des hôpitaux, va créer de nouveaux emplois et contribuer au prestige de la cité[88] ». Peut-être, mais dans combien de temps ? Car les choses vont très lentement.

La démission du Dr Larouche

L'Hôtel-Dieu, qui n'entend pas baisser les bras, enclenche, en octobre 1963, une campagne de presse pour réclamer de nouveaux lits. Parallèlement avec les médecins de l'Hôpital Saint-Vincent-de-Paul, ils poursuivent leur lobby pour obtenir un nouvel hôpital pour convalescents au pavillon Saint-Georges. Une véritable compétition s'installe entre les hôpitaux et la Faculté. Un mois plus tard, invité au bureau médical de l'Hôpital Saint-Vincent-de-Paul, le Dr Larouche reçoit les doléances des médecins. Il en ressort un climat de méfiance non seulement envers la Faculté, mais aussi envers l'Université et l'Hôtel-Dieu. Certes, ils se disent en faveur de la Faculté de médecine, mais pas au détriment de leurs demandes légitimes de rénovation de leur hôpital. On craint par ailleurs qu'ils soient écartés de la Faculté et que la nomination des chefs de service soit teintée de partisanerie. Au même moment, les relations s'enveniment entre le Dr Larouche et le Dr Chevalier, au point que ce dernier menace de démissionner du Conseil de la Faculté.

Pis encore, le dossier du Centre médical, dont les plans de construction sont achevés, revient à nouveau sur le bureau du haut fonctionnaire Martin, toujours directeur de l'enseignement supérieur au ministère de la Jeunesse. Celui-ci soulève à nouveau la question du financement du centre médical et souligne que c'est au ministère de la Santé d'en assumer la totalité des coûts. Or il n'est plus sûr que ce dernier ministère acceptera cette solution et il faudra à nouveau négocier avec Martin, « qui, au fond, s'est toujours montré un adversaire de la médecine à Sherbrooke[89] », pour obtenir une contribution de son ministère. C'en est trop pour le doyen Larouche.

Dans une lettre adressée au recteur Pinard, le 4 mars 1964, où il expose la situation difficile de la Faculté — contrôle bureaucratique du projet, absence de prévision budgétaire, financement inadéquat pour l'organisation interne, désintérêt du Conseil d'administration vis-à-vis de la construction de la Faculté, hostilité croissante de la population —, il recommande, d'une part, que l'Université abandonne « totalement et définitivement le projet du Pavillon Saint-Georges » et, d'autre part, qu'elle retarde de cinq à six ans le développement de la Faculté de médecine afin de l'installer dans la cité universitaire. Deux jours plus tard, il présente sa démission. La bureaucratie gouvernementale et le manque de ressources financières de l'Université auront eu raison du médecin fondateur.

Pendant trois ans, le Dr Larouche avait consacré toutes ses énergies à l'aménagement conjoint d'une faculté de médecine et d'un hôpital universitaire. Ses nombreuses tournées dans les centres médicaux universitaires américains l'avaient convaincu de cette nécessité, peu importe qu'elle soit logée sur le campus principal ou ailleurs. Pragmatique, prudent et conciliant, et malgré son inlassable dévouement et ses vibrants plaidoyers en faveur d'une faculté de médecine dotée d'un hôpital universitaire, il n'a pas réussi à briser le scepticisme de ses collègues et à rallier à sa cause les opposants.

On comprend, dans un tel contexte, qu'il devait composer avec les élites médicales locales et qu'il lui était difficile de proposer de nouveaux modèles d'enseignement et une nouvelle organisation des soins. Idem pour le bassin de recrutement des futurs professeurs dont l'horizon se limitait surtout aux sphères locale et régionale. C'est pourquoi on songeait à recruter des médecins pratiquant à la campagne[90]. Enfin, dès le départ, la Faculté avait été contrainte de limiter ses ambitions et s'était fixée comme objectif de former des médecins de pratique générale « avec un entraînement spécial en obstétrique et en pédiatrie[91] », alors que la médecine spécialisée est en plein essor.

En somme, la Faculté de médecine n'est à ce moment-là qu'un vague et modeste projet, emmêlé dans les rivalités hospitalières, dans les dédales politiques et bureaucratiques pilotés par certains fonctionnaires peu enthousiastes, et en butte à l'impossibilité d'obtenir l'adhésion unanime des élites médicales de la région. À parcourir le journal du Dr Larouche, on se rend compte que son enthousiasme des premières années a laissé place peu à peu à un sentiment de lassitude. Le Pavillon Saint-Georges était vraiment alors un cheval de Troie.

CHAPITRE II

Une Faculté de médecine au service de la population

De l'arrivée providentielle du P^r La Salle à l'ouverture officielle, 1964-1967

C'EST DANS UN CONTEXTE DIFFICILE que les autorités universitaires doivent choisir un nouveau doyen, lequel devra non seulement avoir les nerfs solides, mais saura aussi susciter un nouvel enthousiasme dans la région. Car la question de l'orientation du Pavillon Saint-Georges prend des tournures émotives. Et pas seulement à Sherbrooke. Sur la colline parlementaire, lors d'une séance de l'Assemblée législative tenue le 6 avril 1964, la question des crédits et de la mission à accorder à ce pavillon suscite des débats houleux au point qu'on en vient même « aux gros mots, aux invectives, aux attaques personnelles et aux qualificatifs nettement antiparlementaires[1] », note le courriériste de *La Tribune*. Les deux partis s'accusent de patronage dans l'octroi des contrats. Bref, ce dossier est pour le moins délicat et le futur doyen devra naviguer dans des eaux tumultueuses.

Étant donné la couleur politique de ce dossier, il paraît préférable de nommer un doyen qui sera plus près du parti au pouvoir que de l'opposition. Quelques médecins de Sherbrooke sont probablement envisagés pour prendre la relève du Dr Larouche, mais il semble qu'aucun n'ait été intéressé à relever ce défi. Du reste, étant donné les oppositions qui proviennent des deux hôpitaux francophones de Sherbrooke, il vaut mieux désigner un médecin de l'extérieur, de grande réputation de préférence, qui aura les coudées franches.

Il semble que le choix du nouveau doyen se soit fait d'une façon quasi fortuite. En effet, selon le témoignage du principal intéressé, c'est le

Dr Dominique Bédard qui, lors d'une conversation impromptue avec le Dr La Salle sur l'avenir de la Faculté et sur le choix du futur doyen, évoque la possibilité que ce dernier puisse poser sa candidature auprès de la direction de l'Université. Il est vrai qu'il est le candidat tout désigné pour redresser la situation.

Un nouveau doyen : le Pr Gérald La Salle

Médecin influent aux idées plutôt avant-gardistes, le Dr La Salle possède une grande expérience de l'administration médicale et de la gestion hospitalière[2]. Après avoir fait ses études de médecine à Laval et avoir exercé quelque temps la médecine, il se spécialise à Toronto en administration hospitalière en 1951 et devient directeur adjoint de l'Hôpital Royal Victoria de Montréal. Élément important, le Dr La Salle avait été chargé, au début des années 1950, de la direction des travaux d'organisation et d'élaboration de l'hôpital universitaire que la Faculté de médecine de l'Université de Montréal projetait d'ériger. Malgré l'échec de ce projet, il avait acquis là une précieuse expérience qui lui servira à Sherbrooke[3]. C'est à ce moment que le Dr La Salle élabore la création, en 1956, de l'Institut supérieur d'administration hospitalière de l'Université de Montréal, futur département d'administration de la santé de la Faculté de médecine, et en assume la direction. Là aussi, cette expérience lui sera précieuse. L'année suivante, il participe à la fondation de l'Association des hôpitaux du Québec et en assume la direction générale. Il avait aussi collaboré à la Commission fédérale d'enquête Favreau sur l'Assurance-hospitalisation.

Esprit critique et fougueux, le Dr La Salle, qui accède en mars 1961 au poste de registraire du Collège des médecins du Québec (CMQ), ne craint pas de dénoncer le conservatisme de certains de ses collègues et joue un rôle important dans l'émergence d'un esprit de réforme au sein de cet organisme au début des années 1960[4]. Grâce à l'intercession du Dr Bédard, l'Université de Sherbrooke a l'opportunité de recruter un doyen combatif, doté d'une grande crédibilité dans les milieux médicaux et politiques, et qui ne craint pas, à l'occasion, de bousculer l'ordre établi. La Faculté en a bien besoin.

Autre avantage, le Dr La Salle connaît la situation à Sherbrooke. Consulté à quelques reprises par le Dr Larouche sur l'aménagement de la Faculté, sur son programme et sur l'opportunité d'établir l'hôpital universitaire au Pavillon Saint-Georges, il avait suivi de loin cette aventure[5]. Il sait que la situation est difficile. Aussi, même s'il juge intéressante l'offre

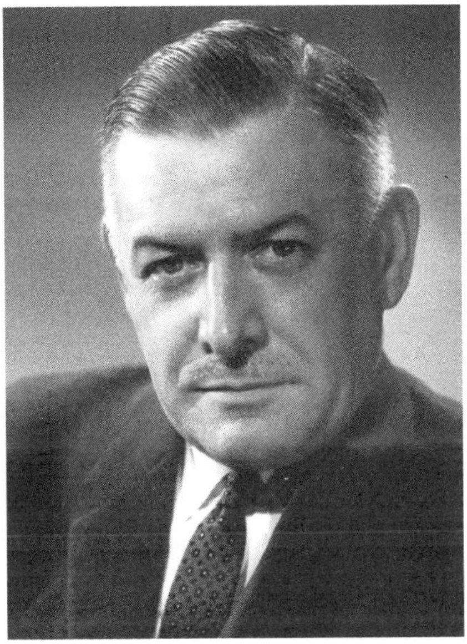

Le Pr Gérald La Salle, deuxième doyen de la Faculté de médecine. (AUS)

de l'Université, il n'accepte le poste qu'à la condition expresse qu'il puisse cumuler à la fois les fonctions de doyen de la Faculté de médecine et de directeur de l'hôpital universitaire. Méfiant à l'endroit d'une administration fortement centralisée, il demande aussi une entière liberté en matière de déplacements et une grande marge de manœuvre dans l'embauche du personnel: « je veux faire ce que je veux, je veux engager qui je veux, je veux aller où je veux sans avoir à demander la permission[6] ». Voilà des conditions qui font sourciller la plupart des membres du Conseil d'administration. Mais le dossier de la Faculté de médecine est jugé essentiel au développement de l'Université.

Dans l'espoir qu'il puisse redresser la situation rapidement, on acquiesce de bonne grâce à ses demandes[7] et le 1er octobre 1964, l'Université retient officiellement les services du Pr La Salle. Il démissionne sept jours plus tard de son poste de registraire du Collège. Mais, comme le souligne Maltais, « on ne déplace pas du jour au lendemain une grande maisonnée de neuf enfants » et le Pr La Salle, en attendant son installation à Sherbrooke, entreprend son mandat à Montréal et navigue entre les deux villes.

Le nouveau doyen profite alors des importantes transformations qui surviennent au sein de l'appareil étatique. La création du ministère de l'Éducation le 13 mai 1964 et, surtout, la nomination de Germain Gauthier, originaire de Sherbrooke, au poste de directeur général de l'Enseignement supérieur en remplacement de Jean-Marie Martin qui se retrouve président du Conseil supérieur de l'Éducation récemment fondé est une bonne nouvelle pour le nouveau doyen. De plus, le ministre de la Santé, le Dr Couturier, est un de ses amis et il ne prévoit pas trop d'embûches à ce niveau. Enfin, certaines recommandations de la Commission Hall, qui souligne le besoin d'une nouvelle faculté de médecine au Québec et qui invite le gouvernement fédéral à payer la moitié des coûts de construction des nouvelles facultés de médecine au Canada, favorisent la progression du dossier. Outre Sherbrooke, la Commission Hall fait aussi référence à la Faculté de médecine de MacMaster qui est en voie de naître. Et on prévoit, non sans raison, qu'un fonds fédéral sera mis sur pied pour aider les provinces à financer ces nouveaux établissements.

Dès son entrée en fonction, le docteur La Salle sait qu'il lui faudra agir rapidement sur plusieurs fronts : instauration d'un programme d'études prédoctoral cohérent et innovateur, embauche du personnel universitaire, coordination des stratégies de financement par les ministères, définition des objectifs du centre médical et de son programme d'enseignement. Voilà certes des tâches essentielles à l'organisation d'une faculté de médecine et de son hôpital universitaire. La priorité du nouveau doyen est pourtant tout autre.

Une aide opportune de la fondation Kellogg

Contrairement à son prédécesseur qui n'avait guère mis l'accent sur la recherche de fonds externes pour la Faculté, le Pr La Salle s'efforce, de son bureau du CMQ, de doter la Faculté d'un fonds privé de lancement qui aura le double avantage de lui assurer une certaine indépendance vis-à-vis des autorités gouvernementales et des autorités médicales locales et d'accroître le capital de prestige d'une institution naissante. Aussi fait-il appel à la fondation W. K. Kellogg de Battle Creek au Michigan qui lui avait déjà octroyé un montant de 75 000 $ pour démarrer l'Institut supérieur d'administration hospitalière de l'Université de Montréal[8]. Ce n'est pas la première fois que la Faculté s'adresse à cette importante fondation. Le Pr Larouche, qui songeait à se rendre à Battle Creek, avait vainement tenté d'obtenir, à la suggestion du Pr La Salle, une subvention pour défrayer les coûts de ses nombreux déplacements[9]. Cependant, le nouveau doyen est plus ambitieux et surtout plus persévérant.

Son approche est prudente, car il sait que la fondation Kellogg n'a pas de programmes spécifiques pour l'aménagement des facultés de médecine et qu'elle avait limité ses subventions à l'établissement de programmes universitaires en sciences médicales de base[10]. Le Pr La Salle n'est pas homme à être désarçonné par ce genre de contraintes. Aussi fait-il appel au directeur de la division de médecine et de santé publique, le Dr Matthew Kinde, qui montre une certaine ouverture à l'octroi de fonds de démarrage. Ce dernier, qui avait déjà reçu une demande d'octrois du Dr Larouche, connaissait l'existence de la Faculté. Au moment où le Dr La Salle est encore en négociations avec les autorités de l'Université sur les termes de sa nomination, il lui rend visite en août pour lui demander certains conseils sur l'orientation de la Faculté et le sensibilise à ses besoins immédiats.

Un mois plus tard, sachant que la fondation ne prévoit d'aide que pour les écoles offrant un cours de deux ans, le Pr La Salle adresse une lettre au Dr Kinde pour demander « if the Foundation would contribute during the organizational stage to the salaries of key full-time personnel ». Déjà, il ébauche un plan de recrutement qui consiste « for the first year, of two associates, one in the basic sciences and the other in the clinical field[11] ». Durant la seconde année, le nombre de médecins à temps plein serait haussé à sept. Par la suite, le financement serait assuré par les ministères de la Santé et de l'Éducation. Bref, c'est un fonds de démarrage pour les deux premières années d'enseignement qu'il souhaite obtenir de la fondation. La demande est bien reçue.

Dans une lettre datée du 26 octobre 1964, le Dr Kinde demande qu'on lui envoie un dossier étoffé sur la Faculté et l'Université de Sherbrooke. Reçu positivement le 30 novembre, il se rend à Sherbrooke les 5 et 6 janvier 1965 pour finaliser la demande avec le Pr La Salle. Le 29 mars suivant, une lettre de la fondation Kellogg confirme qu'elle accorde une somme de 332 525 $, répartie sur deux ans, « for the procurement of a highly qualified nucleus of staff to finalize the planning and initiate the operation of the medical school[12] ». Cet octroi est assorti d'une condition : l'Université devra verser à la Faculté, la deuxième année, une somme de 128 875 $. Le Pr La Salle se voit donc assurer d'un budget de près de 500 000 $. De cette somme, 50 000 $ serviront à l'acquisition de volumes et de documents pour la bibliothèque, unité indispensable pour la Faculté. Une partie de l'octroi de la fondation servira aussi à financer les innombrables déplacements du nouveau doyen qui visitera à peu près toutes les facultés de médecine importante en Amérique et en Europe.

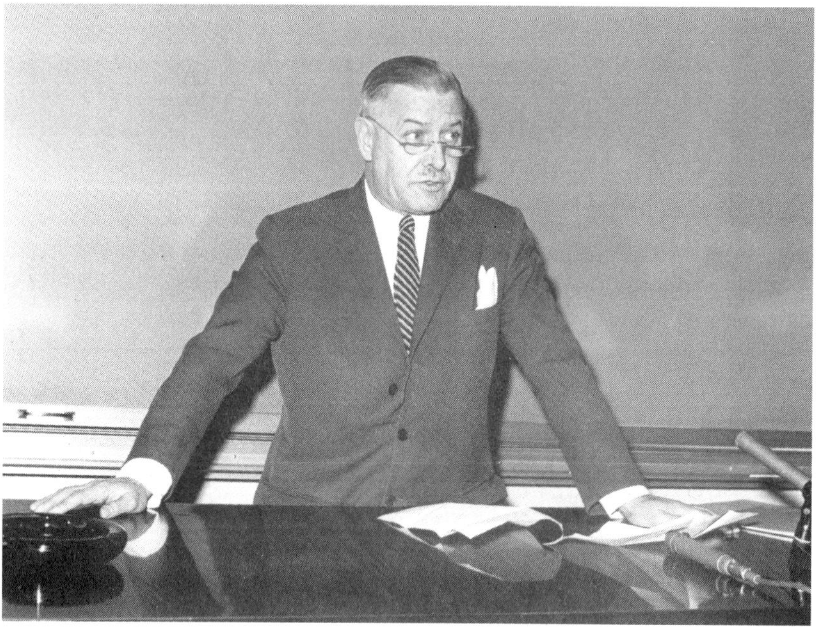

Le Pr Gérald La Salle à son bureau, Faculté de médecine, 1966. (AUS)

C'est un beau coup pour celui qui n'en est qu'à cinq mois de mandat. D'autant que c'est la première fois que la fondation Kellogg subventionne une faculté de médecine. L'annonce de cet important octroi crée tout un émoi dans la région. « Cadeau princier à la Faculté de médecine », titre *Le Journal de Sherbrooke*[13]. À Québec, la nouvelle « fait le tour du Cabinet des ministres en peu de temps ». Cet octroi a-t-il été le point tournant de l'organisation de la Faculté, comme le souligne le D^r^ La Salle[14] ? En tout cas, il améliorera les relations de la Faculté avec le gouvernement et les élites régionales. Autre point important, cette entrée de fonds facilitera le recrutement des premiers professeurs qualifiés et l'organisation du programme[15].

Le Rapport Parent, une douche froide pour la Faculté

Entre-temps, à l'automne 1964, il est désormais acquis que la Faculté et l'hôpital universitaire seront intégrés au Pavillon Saint-Georges. Mais encore faut-il que l'Université de Sherbooke conserve son statut initial qui lui permet de décerner des diplômes de maîtrise et de doctorat. Or, dans la foulée des réformes dans le domaine de l'éducation au Québec, la deuxième partie du rapport de la Commission Parent, remis au gouvernement le 20 novembre 1964, recommande que les universités à vocation « régionale » soient fortement encouragées à se limiter, pendant quelques années, aux programmes de 1er cycle déjà implantés « et à ne pas accepter d'étudiants au-delà de ce niveau ». Cette recommandation concerne Sherbrooke, Bishop's et Sir George Williams. Cela reviendrait à placer ces trois institutions implicitement dans la catégorie des « universités à charte limitée ». En conséquence, seules les trois grandes universités — Montréal, Laval et McGill — seraient « autorisées à développer leurs programmes d'études avancées[16] ».

Même si l'Université de Sherbrooke n'a que quelques programmes aux cycles supérieurs, l'adoption d'une telle recommandation signifie l'abandon de tout développement de la recherche et, surtout, l'impossibilité d'ouvrir une faculté de médecine. Le Pr La Salle s'en inquiète auprès du premier ministre. Heureusement, il ne s'agit que d'une tempête dans un verre d'eau. Le premier ministre Lesage, qui appuie toujours la Faculté de médecine, ne partage pas les idées de la Commission sur cette question et l'Université de Sherbrooke conservera ses programmes d'études avancées. Mieux encore, il encourage le Pr La Salle à poursuivre ses efforts pour « produire des médecins dans le plus bref délai possible[17] ».

La reprise des travaux du Pavillon Saint-Georges

Cependant, à la fin de l'année 1964, les travaux ne sont guère avancés. Tout au mieux, pense-t-on, deux ailes contenant la bibliothèque, les salles de cours, l'auditorium, les écoles de nursing et des disciplines paramédicales seront achevées en septembre 1965. Selon les prévisions les plus optimistes, l'échéance de la fin des travaux du centre médical tourne autour de 1967. Pourtant, en juin 1965, le doyen, avec l'accord des autorités universitaires, décide que l'ouverture des cours aura lieu dès l'automne de l'année suivante. Pourquoi avoir ainsi précipité l'échéance ? Il y a trois raisons à cela.

Primo, le Conseil du Trésor vient tout juste d'autoriser le ministre des Travaux publics, René Saint-Pierre, à consacrer 3 millions de dollars pour compléter les travaux d'aménagement intérieur du Pavillon Saint-Georges[18]. Or le Pr La Salle craint que l'exécution finale des travaux, en raison de la hausse des coûts, soit constamment reportée. La méfiance se nourrit du passé. Secundo, le premier versement de la fondation Kellogg,

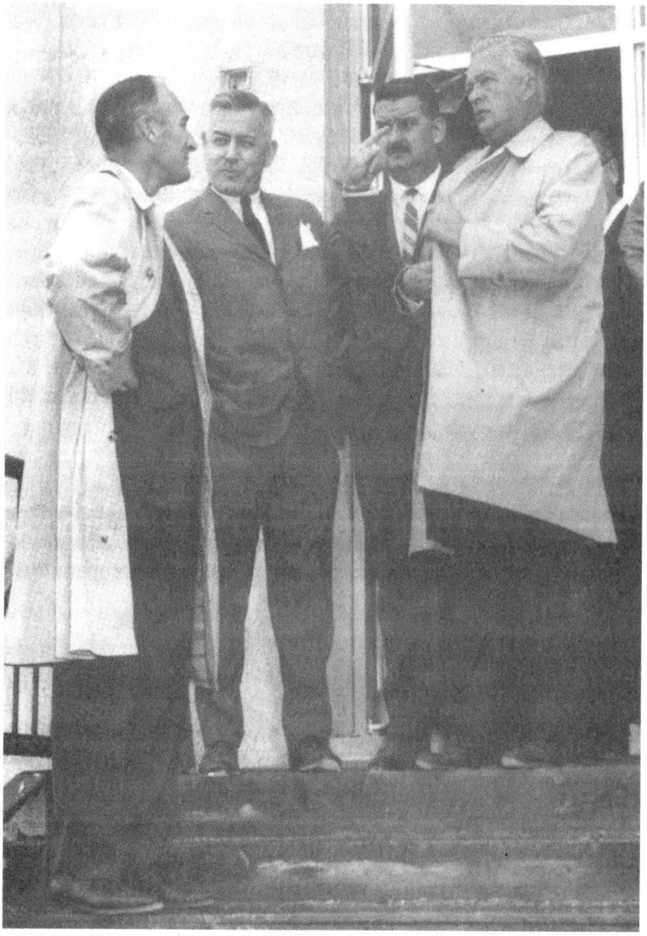

À l'une des entrées du Centre médical, de gauche à droite, le ministre de la Voirie, Bernard Pinard, le doyen Gérald La Salle, le président de la Corporation du Pavillon Saint-Georges, John Dunn, et le premier ministre, Jean Lesage.
(R. Maltais, *Le Centre médical de l'Université de Sherbrooke*)

reçu le 1er mai 1965, implique que la période de subvention débute le 1er juin suivant pour se terminer le 31 mai 1967. Il faut donc hâter les préparatifs d'ouverture de la Faculté. Tertio, c'est une question de stratégie. Elle est simple, mais efficace. L'arrivée d'une première cohorte d'étudiants installée dans les locaux disponibles aura deux effets importants: elle rendra impératif l'achèvement du pavillon de médecine pour la rentrée suivante et celui de l'hôpital universitaire pour les futurs étudiants de troisième année. Comme le souligne de belle façon Mgr Maltais, « par le mouvement imprimé à une seule pièce, l'engrenage [aura fait] bouger toute la machine[19] ». Il faut tout de même la collaboration de Québec et les augures semblent favorables.

Le 29 juin 1965, on procède à la constitution juridique de l'hôpital universitaire sous le nom de « Clinique de l'Université de Sherbrooke ». On pourra ainsi bénéficier des prestations du Service provincial de l'assurance-hospitalisation et des subventions de la Caisse fédérale d'aide à la santé. Le 16 août suivant, on forme le premier Conseil d'administration de la Clinique présidé par le nouveau recteur de l'Université, Mgr Maltais, et composé de Mgr Pinard, de l'abbé Gérald Paul Gilmore, du P^{r} La Salle et de Claude Poulin[20].

Coïncidence heureuse, le premier ministre Jean Lesage, de passage à Sherbrooke dix jours plus tard pour inaugurer l'autoroute de l'Estrie, annonce que la Faculté de médecine recevra ses premiers étudiants en septembre 1966. Cependant, jugeant qu'il « vaut mieux procéder par évolution rapide que par révolution fracassante[21] », la Faculté devra se contenter de 25 à 30 étudiants. Après tout, Lesage n'est-il pas le père de la Révolution tranquille ! C'est aussi vraisemblablement lors de sa visite du Pavillon Saint-Georges qu'il promet au docteur La Salle l'octroi de fonds pour la construction des deux ailes de l'hôpital. Mieux encore, le gouvernement libéral accordera, quelques mois plus tard, un octroi spécial de 237 610 $ pour l'embauche de personnel et l'achat d'équipement[22].

De nouveaux conseillers au service d'une conception nouvelle de la formation

S'assurer de posséder les infrastructures nécessaires est une chose, établir un programme académique novateur et recruter des professeurs compétents et enthousiastes en est une autre. Car il n'est nullement question dans l'esprit du doyen d'ouvrir une faculté de médecine traditionnelle et de s'adjoindre des collègues conservateurs. Et c'est là précisément, au-delà des pénibles péripéties politico-administratives, que se joue la vocation initiale de la Faculté.

À cette fin, le doyen La Salle avait décidé de tenir au Manoir Hovey de North-Hatley, les 28 et 29 juin 1965, un congrès réunissant les doyens de treize facultés de médecine du Canada et des États-Unis récemment établies sur la scène médicale. C'est une première au Canada et une belle occasion pour la Faculté de médecine de Sherbrooke de mettre à profit l'expérience de ses consoeurs. Pendant deux jours, ceux-ci présentent les problèmes qu'ils ont rencontrés à l'ouverture de leur faculté et échangent sur les nouvelles approches pédagogiques qu'ils ont implantées. Nul doute que certaines idées ont été retenues par le Pr La Salle[23].

Fort de son expérience médico-hospitalière, le Pr La Salle connaît bien les faiblesses de la médecine québécoise de l'époque qui est essentiellement orientée vers la clinique et qui néglige la recherche scientifique, faute de moyens. Héritée d'une longue tradition clinique et fortement imprégnée des modèles européens, la médecine doit s'ouvrir vers une meilleure articulation entre les recherches fondamentale et clinique et vers la disparition de certaines frontières disciplinaires artificielles. Dans les années 1960, et grâce aux efforts de pionniers tels que les docteurs Penfield, Cantero, Genest, Selye, Beck, la recherche est en émergence dans les grands hôpitaux montréalais. Mais la formation médicale n'a pas encore emboîté le pas avec le même rythme et la plupart des jeunes médecins intéressés à une spécialisation et aux activités de recherche sont contraints de se rendre dans les grands centres médicaux américains, tels que la Clinique Mayo ou l'Université Johns Hopkins, et européens.

Du reste, alors qu'en Amérique du Nord la médecine spécialisée est en pleine expansion, les hôpitaux universitaires et les facultés de médecine francophones tardent à établir de solides programmes de spécialisation. Les rivalités entre les hôpitaux affiliés et les tensions qui ponctuent les relations de ces hôpitaux avec les facultés de médecine affaiblissent les programmes de résidence qui ne sont pas toujours bien structurés. Et puis les jeunes chercheurs, cliniciens ou fondamentalistes, étant trop souvent considérés comme des marginaux au sein de l'espace hospitalier, ne reçoivent pas toujours les locaux et l'équipement nécessaires.

Au niveau prédoctoral, les programmes sont trop axés sur les cours magistraux dans de grands amphithéâtres, attribuent un rôle plutôt passif aux étudiants et n'accordent pas assez de place au raisonnement et à la pratique[24]. Aux yeux du Pr La Salle, il n'est pas question de reprendre ce modèle. Il lui faut innover à la fois sur le fond et la forme et, par conséquent, proposer une nouvelle structure de fonctionnement et un nouveau programme médical. Et il entend bien élargir la formation médicale à des perspectives liées aux sciences de la santé. Dès l'année 1965, son idée est arrêtée : la Faculté « comportera un institut de médecine sociale où les praticiens de demain pourront s'initier aux implications sociologiques, psychologiques et même économiques de leur art[25] ».

Il sait bien, toutefois, qu'il ne peut tout faire seul: « [...] je n'étais pas clinicien, je n'étais pas fondamentaliste, le seul domaine où j'aurais pu me tirer d'affaire était du côté de la médecine sociale[26]. » Il lui faut aussi du renfort pour la planification et l'aménagement du futur hôpital. L'octroi de la fondation Kellogg, qui permet de défrayer ses déplacements et d'assurer les premiers salaires, facilite le recrutement d'une nouvelle équipe de direction à la Faculté de médecine. Et il a un art particulier pour convaincre les meilleurs candidats, leur brossant un tableau très avantageux de la situation, multipliant les promesses et les assurant qu'ils pourront disposer de tous les éléments nécessaires pour mettre sur pied une faculté hors du commun.

Le recrutement des Prs Beauregard, LeClair et de Mme Côté

Habilement, il sait mettre l'accent sur les possibilités inédites qu'offre un hôpital universitaire rattaché à la Faculté. Car il connaît bien les tensions qui règnent à l'Hôpital Notre-Dame où de jeunes cliniciens fraîchement émoulus des hôpitaux universitaires américains souhaitent, en vain, sa conversion en hôpital universitaire. Il sait aussi qu'à la Faculté de médecine de l'Université de Montréal, il y a quelques professeurs qui sont insatisfaits du conservatisme qui y règne. Aussi réussit-il à convaincre deux professeurs de clinique médicale de cette faculté, le Dr Jean-Marie Beauregard puis le Dr Maurice LeClair, respectivement en juin et en novembre 1965, à se joindre à lui[27]. Ce sont des recrues de calibre.

Le Pr Beauregard, d'origine franco-américaine, avait obtenu un doctorat en médecine de l'Université de Montréal en 1945 de même qu'une licence ès sciences (biologie) de la même université en 1948. L'année suivante, il effectue un stage en médecine clinique au Massachusetts General Hospital affilié à l'Université Harvard. En 1951 il devient chef du département de médecine de l'Hôpital de Verdun et, en 1958, professeur titulaire et vice-doyen à l'Université de Montréal. Le Pr La Salle choisit le Pr Beauregard « pour ses grandes qualités intellectuelles », son expérience de l'enseignement clinique et son ouverture d'esprit. Il sait qu'en lui confiant le poste de vice-doyen à l'enseignement, il se donne toutes les chances de mettre en place un programme unique au Québec.

Quant au choix du Pr LeClair, qui avait obtenu en 1958 une maîtrise en science médicale à la réputée clinique universitaire Mayo de Rochester puis était devenu vice-doyen à la Faculté de médecine de l'Université de

Montréal en 1965, il est fondé sur son expérience clinique et, conséquemment, sur sa capacité à favoriser, d'une part, l'intégration des sciences cliniques et fondamentales et, d'autre part, la disparition des frontières disciplinaires. De fait, imprégné du modèle de la clinique Mayo où toutes les spécialités sont présentes, où les activités de recherches sont très poussées et où le virage ambulatoire est déjà une réalité[28], le Pr LeClair, qui avait joint, à son retour, les rangs de l'Hôpital Notre-Dame, a vite compris qu'il ne pourrait introduire les éléments principaux d'un tel modèle dans une institution qui repose sur une longue tradition et demeure très hiérarchisée. Pourquoi pas à Sherbrooke alors[29] ? Mais il pose une condition au Pr La Salle : il faut établir un système de distribution des revenus qui sera équitable pour les cliniciens et les fondamentalistes[30]. La forme n'est pas encore arrêtée, mais le principe est accepté par le doyen. De même, il espère favoriser l'implantation, dès l'ouverture de la Faculté, de la plupart des spécialités, et participer étroitement à l'élaboration des cliniques externes « sur le modèle de Mayo[31] ». Mais tout cela n'est encore qu'à l'état d'ébauche.

Une autre recrue importante, qui occupait un poste d'adjointe à la direction de l'Hôpital Royal Victoria, Mme Madeleine-L. Côté, avait été la deuxième à joindre les rangs de la Faculté en octobre 1965 peu avant le Pr LeClair. Embauchée à titre d'adjointe au doyen et responsable de la planification de l'hôpital universitaire, elle constitue un autre élément clé du petit noyau de pionniers qui assureront le démarrage de la Faculté[32]. Elle avait obtenu, en 1960, un diplôme de deuxième cycle à l'Institut supérieur d'administration hospitalière de l'Université de Montréal puis avait occupé, jusqu'à sa nomination à Sherbrooke, le poste d'adjointe à la direction de l'Hôpital Royal Victoria. Elle jouera un rôle majeur dans l'organisation du futur hôpital sherbrookois et dans l'intégration des entités administratives hospitalière et facultaire. Dès son arrivée, elle se joint, à titre de secrétaire puis de directrice adjointe de la Clinique universitaire, au comité de direction composé des Prs La Salle, Beauregard et LeClair. La première réunion de ce nouveau comité est vraisemblablement tenue le 1er décembre 1965. Au même moment, s'ajoute un autre pionnier, le Dr Jules Lamarre, professeur à l'Université de Saskatchewan, qui prend la direction du département de psychiatrie.

L'arrivée des nouveaux conseillers permet enfin de fixer, après plusieurs tentatives, les orientations de la Faculté. Les Prs La Salle, Beauregard et LeClair y travaillent ensemble. Et quel trio visionnaire ! Le 13e projet, rédigé le 28 décembre 1965, est non seulement ambitieux et cohérent, mais il suit les grandes réformes de l'enseignement de la médecine tout en posant les semences de ce qui fera la marque de la Faculté dans les décennies suivantes. Parmi celles-ci, on retrouve déjà les lignes de force qui caractériseront le modèle pédagogique. Bien sûr faut-il « inculquer aux étudiants des notions scientifiques de base » et les familiariser à la clinique médicale, mais on souhaite aussi « les habituer à raisonner scientifiquement », « leur donner des habitudes de vie intellectuelle » et leur inculquer « le sens des responsabilités sociales ». En somme, on considère « que les habitudes de l'esprit et le raisonnement scientifique sont aussi importants que l'acquisition et l'accumulation des connaissances ». Toutes choses qui paraissent banales à un lecteur d'aujourd'hui, mais qui, dans le contexte de l'époque, s'avèrent alors drôlement avant-gardistes.

Outre la formation médicale, ces pionniers prévoient établir des programmes d'internat et de résidence dans la plupart des spécialités, offrir des programmes de formation continue pour les médecins de la région, former le personnel paramédical, favoriser l'intégration de l'enseignement médical et paramédical, développer la recherche dans les sciences cliniques, fondamentales et sociales, abolir progressivement les frontières disciplinaires et, pour répondre aux objectifs d'une solide formation médicale, rapprocher le clinicien et le fondamentaliste[33]. Riche programme qui illustre cette formidable synergie qui unit les trois pionniers de la Faculté. De tels objectifs, complémentaires au demeurant, paraissent très avant-gardistes en territoire québécois et anticipent à bien des égards les grandes orientations que prendra la médecine canadienne dans les prochaines décennies. Bien sûr, on ne réinvente pas la roue. De telles réformes sont en cours dans certaines facultés de médecine nord-américaines. Il n'en demeure pas moins qu'elles sont singulières en territoire québécois et marginales en territoire canadien.

Quelques rappels historiques permettront de bien saisir la portée de ces objectifs. Au Québec comme en bien d'autres endroits, le modèle pédagogique proposé axé sur un certain auto-apprentissage ne se généralisera qu'à la fin des années 1970 ; idem pour les programmes d'éducation médicale continue[34] et l'approche sociale de la médecine et de la santé ; enfin, l'émergence de structures interdisciplinaires souples et l'intégration de l'enseignement paramédical et médical ne se généraliseront que dans les années 1980.

Les premières ébauches du plan d'organisation clinique

À partir du moment où est prise la décision d'ouvrir la Faculté en septembre 1966, il faut accélérer le recrutement des professeurs. Et le choix de certains candidats reflète les ambitions élevées du comité de direction. On lorgne vers de jeunes chercheurs en sciences fondamentales qui pourront prodiguer, en collaboration avec les cliniciens, un enseignement de pointe aux premières cohortes et qui seront susceptibles de démarrer des projets de recherche. Le Pr LeClair joue à cet égard un rôle important et il s'efforce de recruter de jeunes spécialistes francophones en provenance de plusieurs provinces canadiennes, des États-Unis, d'Europe et d'Amérique latine. Mais encore faut-il s'assurer de pouvoir leur offrir des revenus intéressants. Le concept que favorise La Salle d'une Faculté de médecine avec son hôpital et ses facilités d'enseignement et de recherche sous un même toit implique aussi la mise en place d'un mode de rémunération semblable à celui qui prévaut dans certaines facultés de médecine américaines et canadiennes avant-gardistes[35].

Depuis les années 1950, celles-ci avaient instauré le Geographic Full Time (GFT) — Plein-temps géographique (PTG) — qui permet d'engager, à l'instar des départements de sciences fondamentales, des professeurs de carrière à temps plein dans les départements cliniques. Responsable de la direction, de la coordination et de l'application du programme d'enseignement, le professeur PTG, dégagé de l'obligation de faire de la clinique privée ailleurs que dans l'hôpital universitaire, peut exercer un meilleur contrôle sur le travail des étudiants tout en œuvrant en clinique et en participant à des activités de recherche. En contrepartie, il accepte un plafonnement de ses revenus, notamment ceux d'origine clinique.

Ce modèle de rémunération est en vogue dans certaines facultés de médecine nord-américaines depuis l'après-guerre et s'implante peu à peu, sous diverses formes, dans plusieurs facultés de médecine au Canada. Parmi celles qui ont d'importants hôpitaux affiliés, comme c'est le cas de McGill, Toronto ou Montréal, certaines sont intéressées à implanter des postes PTG pour s'assurer que les professeurs cliniciens ne sacrifient pas leurs intérêts académiques (enseignement et recherche) au profit d'une pratique clinique plus lucrative. C'est le cas de l'Université de Montréal qui, depuis les années 1950, avait créé des postes de PTG, mais sans les généraliser à l'ensemble des professeurs cliniciens, sans élaborer une politique claire à ce propos et, surtout, sans mettre en place une répartition des honoraires[37]. Avec pour conséquence qu'on n'avait établi aucun plafond

LE PLEIN-TEMPS GÉOGRAPHIQUE (PTG) ET LE PLAN D'ORGANISATION CLINIQUE D'UNE FACULTÉ DE MÉDECINE

En 1966, le statut de professeur clinicien à temps plein, dit *Plein-temps géographique (PTG),* traduction de *Geographic Full Time (GFT),* est innovateur au Québec. Il commençait depuis quelques années à s'implanter aux États-Unis et au Canada anglais, notamment dans les nouvelles facultés de médecine à Hamilton (Ontario), Calgary (Alberta) et St-Johns (Terre-Neuve). Le statut *PTG* indique que le professeur clinicien exerce sa profession exclusivement dans un milieu approuvé par la faculté et que tous ses honoraires sont versés dans un fonds commun contrôlé par le doyen. Ce fonds assure une partie de la rémunération des PTG, l'autre partie provenant de l'université ou d'organismes de recherche. Il sert aussi à financer certaines activités académiques sous le contrôle de l'université. Cette structure organisationnelle, approuvée et souhaitée par les gouvernements et les universités, est connue aujourd'hui comme le *plan d'organisation clinique* d'une faculté de médecine. Les avantages d'un tel plan sont, d'une part, qu'il permet à la faculté de limiter l'activité clinique de ses professeurs à ce qui est requis par l'enseignement, la recherche et les besoins du milieu (tels qu'établis par le doyen) et, d'autre part, qu'il réduit le risque que le professeur clinicien consacre trop de temps à la clinique au détriment de ses autres responsabilités académiques. En 2006, bon nombre des facultés de médecine nord-américaines, surtout les plus anciennes, n'ont pas de plan d'organisation clinique, non pas qu'elles n'en voient pas les avantages, mais parce que les professeurs cliniciens en poste refusent que leur faculté contrôle leurs activités et leurs rémunérations. Au Québec, le *plan d'organisation clinique* de la Faculté, mis en place dès les débuts de celle-ci, est encore aujourd'hui cité en exemple[36].

de revenus et aucune délimitation des tâches liées à des objectifs précis[38]. C'est ainsi que les P^rs^ La Salle, Beauregard et LeClair se sont retrouvés en quelque sorte frustrés « par l'absence de progrès à Montréal ». La Faculté de médecine de Sherbrooke offrait donc une opportunité de concrétiser un nouveau modèle de rémunération et de pratique. Mais encore faut-il en élaborer une formule viable et cohérente et ne pas répéter les erreurs des « vieilles facultés ».

L'arrivée du Pr Jean de Margerie

C'est là qu'entre en jeu une nouvelle recrue qui jouera un rôle important dans l'élaboration du plan d'organisation clinique de Sherbrooke. Le Pr LeClair, avec la recommandation du président du Conseil de recherche médicale du Canada, le Dr Malcolm Brown, avait appris que le Pr Jean de Margerie, ancien boursier Rhodes et détenteur d'un Ph. D. d'Oxford en Angleterre où il avait travaillé au Nuffield Laboratory of Ophtalmology, faisait carrière depuis 1960 à l'Université Queen's à Kingston, à titre de PTG. À l'occasion d'un symposium à cette université, en octobre 1965, le « triumvirat » La Salle-Beauregard-LeClair l'invite à se joindre à eux pour démarrer la Faculté et pour diriger le département d'ophtalmologie à titre de professeur titulaire. Il trouve emballant le défi d'aider à fonder une faculté réceptive aux innovations structurelles et pédagogiques, particulièrement au Québec francophone. L'offre est intéressante mais il est heureux à Kingston où ses activités en enseignement, en clinique et en recherche sont bien établies[39]. Rapidement, les échanges portent sur le statut de PTG qu'il a toujours privilégié et qu'il possède depuis 1960 à Kingston. Pour ses interlocuteurs, l'expérience du Pr de Margerie est précieuse et peut permettre d'éviter de possibles faux pas.

En effet, le système de PTG à Queen's n'est que partiel et quelques départements cliniques refusent toujours de l'adopter, ce qui crée de nombreux problèmes. Afin d'éviter à Sherbrooke de difficiles négociations avec les éventuels candidats de même qu'avec les départements, les quatre interlocuteurs s'entendent sur la nécessité d'adopter à Sherbrooke le système du PTG dès les débuts pour tous les cliniciens candidats à un poste de professeur à plein temps[40] et pour l'ensemble des disciplines cliniques. Reste à ébaucher une formule-cadre pour établir, ne serait-ce que temporairement, le mode de rémunération. Mais la tâche la plus urgente pour le Pr La Salle, outre l'avancement des travaux d'aménagement, demeure le recrutement de la première cohorte de professeurs.

Du renfort à la Faculté : de nouveaux professeurs

Jusqu'à l'automne 1966, une dizaine de nouveaux professeurs se joignent à la petite équipe. Outre le Pr de Margerie qui était entré officiellement en fonction le 1er juillet 1966 à titre de professeur titulaire et de directeur du service d'ophtalmologie, on procède aussi à l'embauche, à l'été 1966, du Pr Louis-Paul Dugal, détenteur d'un Ph. D. en pharmacologie et qui obtient

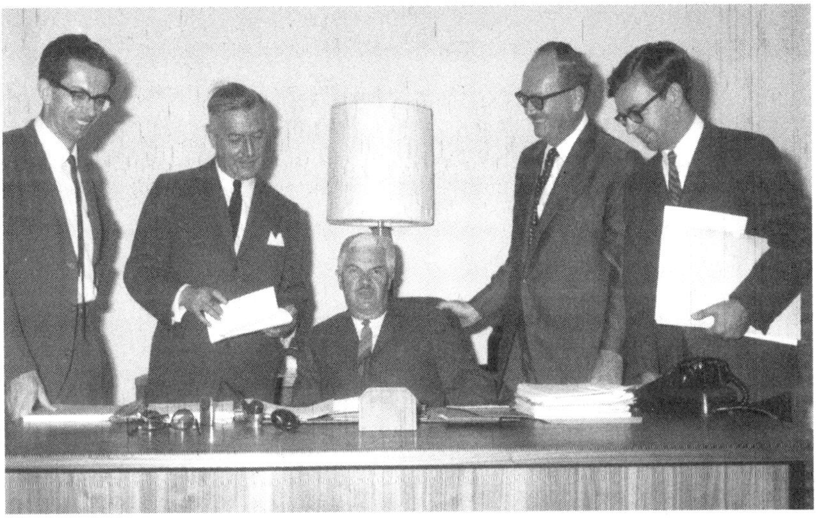

De gauche à droite, les P[rs] Jean de Margerie, Gérald LaSalle, Roger Dufresne, Jean-Marie Beauregard et Thomas Boudreau, décembre 1966. (AUS)

le poste de professeur titulaire et de directeur du département des sciences fondamentales[41]. Cependant, cette dernière nomination n'est que temporaire, car il cède son poste à un autre vice-doyen de la Faculté de médecine de l'Université de Montréal, le Pr Aurèle Beaulnes.

Ce pionnier de la pharmacologie au Québec francophone qui avait travaillé en Angleterre auprès du Pr Robert Furchgott, futur prix Nobel (1998), avait démarré, à son retour, à la fin des années 1950, le premier programme de pharmacologie et fondé le Département de pharmacologie de l'Université de Montréal[42]. On lui confie, en juin 1966, la présidence du comité du programme, la responsabilité des sciences fondamentales et la direction du département de pharmacologie. Le Pr Beaulnes amorcera les activités de ce département qui deviendra l'un des fleurons de la Faculté. Le Pr Dugal devient alors vice-doyen responsable de la recherche scientifique et président du comité des études supérieures composé des P[rs] Beaulnes, LeClair et de Margerie[43].

Un autre vice-doyen de la Faculté de médecine de l'Université de Montréal, le Pr Roger Dufresne, joint la Faculté en septembre 1966. Clinicien gastro-entérologue à l'Hôpital Notre-Dame et spécialiste en éducation médicale « considered one of the leading medical educators of this country[44] », le Pr Dufresne, qui avait siégé en 1962 sur le comité spécial de l'enseignement médical de la Commission royale d'enquête sur les services de santé, avait pris position en faveur de la Faculté de médecine de l'Université de Sherbooke[45]. Malgré les attentes, les contributions des Prs Dugal et Dufresne demeureront tout de même minimes dans la mise en forme du programme. Du reste, le premier quittera rapidement la Faculté pour occuper un poste à la direction de l'Université alors que le second apportera surtout, par ses réalisations antérieures, un certain prestige à la Faculté naissante et sera nommé, l'année suivante, directeur de l'enseignement postuniversitaire et chargé des relations publiques de la Faculté[46].

Le Pr Paul Gagnon, détenteur d'un Ph. D. de Laval, accepte le poste de professeur titulaire de pathologie[47]. En pédiatrie, le Pr Victor Marchessault se joint à la Faculté en 1966, mais la nomination ne sera officialisée que l'année suivante[48]. S'ajoutent, en pneumologie, un jeune couple, les Prs Douglas Massey et Gisèle Fournier, à titre de professeurs adjoints. Cette dernière est associée en 1966 à la Faculté en même temps que son mari, mais elle prend un congé sabbatique et n'entrera officiellement en fonction qu'un an plus tard. Titulaire d'une maîtrise en science de McGill, elle est la première femme médecin à occuper un poste à la Faculté[49].

Toujours en 1966, le Pr LeClair poursuit son maraudage à l'Hôpital Notre-Dame et convainc le Pr Constant Papageorges de mettre sur pied le département de physiatrie. Le Pr La Salle avait offert le poste de professeur titulaire de chirurgie au Dr Paul Chevalier, chef de ce service à Saint-Vincent-de-Paul, homme très compétent, bon entrepreneur et leader dans son milieu. C'est lui qui avait accompagné le Dr Larouche dans la période de fondation de la Faculté. La démarche est intéressante, car elle permettrait de rapprocher les médecins de la ville avec le petit groupe « d'étrangers » de la Faculté. Mais ce dernier, qui est en total désaccord avec le mode de rémunération, refuse le poste.

Un effort de recrutement de fondamentalistes

Cependant, en sus du recrutement des professeurs cliniciens, il faut aussi s'efforcer d'attirer des fondamentalistes pour enseigner les sciences de base en formation prédoctorale et surtout pour développer la recherche et les études avancées. L'embauche de ce type de professeurs remplit aussi un autre objectif plus prosaïque : répondre aux préoccupations de certains chercheurs qui craignent l'isolement et qui, avant d'accepter l'offre d'emploi de la Faculté, s'assurent que les Prs La Salle, LeClair et Beauregard, qui n'avaient aucune activité de recherche, s'efforcent de recruter des professeurs orientés vers cet important secteur. C'est le cas du premier chercheur recruté par la Faculté, le Pr de Margerie, qui n'aurait jamais quitté l'Université Queen's sans cette police d'assurance[50]. Aussi le Pr La Salle lui fait-il part du recrutement prochain d'un biophysicien et de quelques autres chercheurs.

Au printemps 1966, s'ajoute donc à l'équipe un chercheur en biophysique : le Pr Marc Lavallée qui devient professeur agrégé. Son cheminement est pour le moins impressionnant : après un doctorat en médecine, il fait des études de premier cycle en physique, une maîtrise en pharmacologie et un doctorat en biophysique à l'Université de la Californie du Sud. Esprit original, bon pédagogue et rigoureux, il sera l'un des premiers, à la suite du Pr de Margerie, à mettre en place d'intenses activités de recherche sur un créneau peu développé à ce moment, la biophysique. En poste à l'Université de Montréal, les Prs La Salle et LeClair lui promettent tout l'équipement nécessaire à ses recherches et il accepte de déménager son laboratoire à Sherbrooke. C'est une perte pour la Faculté de médecine de l'Université de Montréal, car le départ du Pr Lavallée démembre complètement ce volet en émergence. D'autant qu'il est convenu qu'il entraînera à Sherbrooke « les membres de son équipe y compris les étudiants qui travaillent présentement en vue de l'obtention des grades de maîtrise en biophysique[51] ». Il sera épaulé par un jeune chercheur diplômé de l'Université de Heidelberg, le Pr Otto Schanne, qui devient professeur adjoint de biophysique.

À l'été, la Faculté compte donc six professeurs titulaires (LeClair, Beauregard, de Margerie, Dufresne, Dugal et Gagnon), deux professeurs agrégés (Lavallée, Papageorges) et deux professeurs adjoints (Schanne, Massey). Le plan d'organisation clinique des PTG que l'on fait miroiter porte ses premiers fruits. Mais on ne gagne pas à tous les coups. Loin de là !

Certains se montrent intéressés, mais décident finalement de refuser l'offre qui leur est faite. C'est ainsi qu'on annonce la venue d'un Ph. D. de l'Université Brown, qui occupera le poste d'assistant-professeur en biologie moléculaire, ou encore d'un Ph. D. de McGill à la direction du laboratoire de génétique médicale. Annonce prématurée, car aucun des deux ne viendra à Sherbrooke. On lorgne aussi vers un médecin québécois détenteur d'un Ph. D. de Stockholm, mais sans succès. Le recrutement n'est pas aussi aisé que prévu : « Il faut en moyenne en contacter dix pour en recruter un[52] », note avec dépit le Pr LeClair. Même ceux qui acceptent l'offre de la Faculté, sauf de rares exceptions, se convainquent qu'ils feront une période d'essai de quelques années. La présence d'un programme d'études intégré et la perspective de vivre dans un petit centre urbain ne font pas l'envie de tous.

Sur ce dernier point, le Pr La Salle sait bien qu'il est parfois plus difficile de convaincre les épouses que les médecins eux-mêmes. Aussi leur fait-il miroiter la possibilité d'utiliser une limousine et même de construire un héliport pour les médecins et leurs épouses qui désirent se rendre à Montréal[53]. Il avait un sens inné du marketing !

Une première occupation du « Pavillon Saint-Georges »

En cette période de démarrage où tout est quasi à l'avenant, les quelques membres de la Faculté peuvent enfin emménager, le 28 avril 1966, dans l'Aile I du Pavillon où les installations demeurent modestes. Celle-ci contient les bureaux des nouveaux professeurs, un salon pour les étudiants et un casse-croûte au sous-sol. Elle accueille aussi, temporairement, les laboratoires des sciences fondamentales ainsi que la clinique de psychiatrie du Pr Lamarre qui y reçoit ses premiers patients externes en juillet 1966. S'y installe aussi, au rez-de-chaussée, le Pr de Margerie qui y possède son bureau, son laboratoire ainsi que sa salle d'examen où il accueille ses patients à partir du mois d'août de la même année. Ce dernier avait rapatrié à Sherbrooke Roméo Harris, photographe oculaire qu'il avait embauché à Kingston et

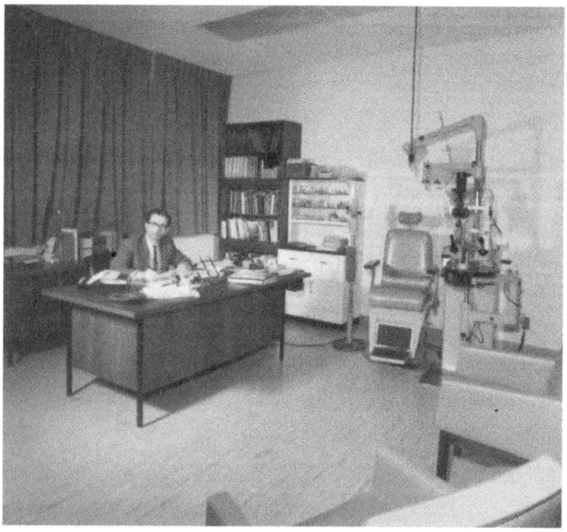

Bureau et salle d'examen en ophtalmologie du Pr Jean de Margerie, aile I du CHUS, automne 1966. (Archives du Pr Jean de Margerie)

LA BIBLIOTHÈQUE DU CENTRE HOSPITALIER UNIVERSITAIRE

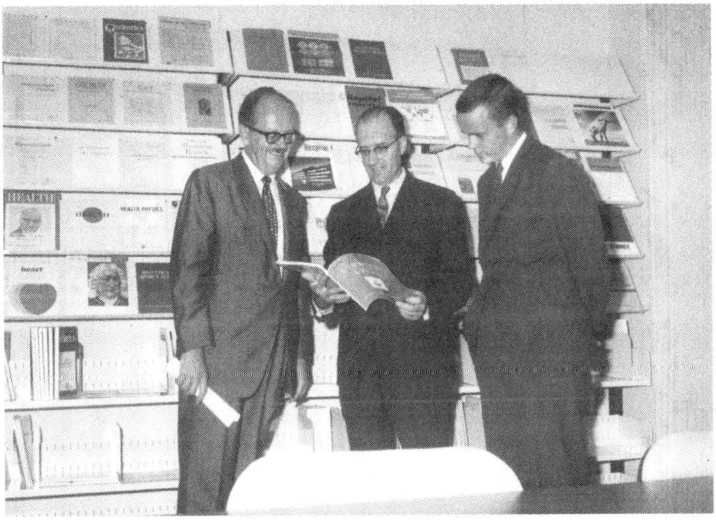

Le Pr Jean-Marie Beauregard en compagnie du directeur de la bibliothèque, Germain Bélisle, et d'un étudiant, 6 septembre 1966. (AUS)

Peu après la fondation de la Faculté, le doyen Larouche conclut une entente avec le bibliothécaire Germain Bélisle afin qu'un espace soit réservé à la bibliothèque de la Faculté des sciences pour y aménager temporairement les premières collections de la Faculté de médecine. Il lui confie aussi le mandat de planifier l'organisation de la future bibliothèque en prévision de la construction de l'hôpital universitaire sur le campus et lui accorde les fonds nécessaires (500 $ en 1961-62 ; 1500 $ en 1962-63 et 2500 $ en 1963-64) pour amorcer modestement la collection médicale. On compte par ailleurs sur les dons des institutions pour garnir quelque peu les rayons. En 1965, la bibliothèque est logée au rez-de-chaussée de la Bibliothèque centrale de l'Université et reçoit son premier budget d'acquisition qui s'élève à 150 000 $. En juin, elle compte déjà près de 8000 volumes. On procède par ailleurs à l'embauche des premiers membres du personnel, mais c'est toujours M. Bélisle qui est chargé de son organisation. C'est au mois de mai suivant que la bibliothèque de la Faculté aménage dans ses locaux du Pavillon Saint-Georges où elle occupe deux étages de l'aile avant. Des salles spéciales pour l'étude des journaux médicaux, la présentation de groupe ainsi que des salles de rédaction pour les professeurs et les étudiants sont aménagées. En septembre 1967, grâce à un budget d'acquisition de 135 000 $, elle hausse sa collection à 25 000 volumes et est abonnée à plus de 1000 périodiques. « Toutes les revues médicales importantes y sont reçues régulièrement », note fièrement le Pr La Salle lors de l'inauguration officielle en 1967. Il est vrai que des efforts considérables ont été faits pour doter la Faculté de la documentation nécessaire à son fonctionnement. Entre 1965 et 1969, sous la direction de M. Bélisle, près d'un demi-million de dollars est affecté au budget d'acquisition, ce qui la place au 2e rang après la Faculté de médecine de Dalhousie. La croissance de la collection est constante : en 1969, elle compte 23 100 monographies et 20 500 périodiques. Évidemment, à ce niveau, elle ne peut rivaliser avec les anciennes facultés et se classe, en 1968, au 10e rang sur les 13 facultés que compte le Canada. Fait étonnant pour un lecteur d'aujourd'hui, la bibliothèque est alors ouverte 24 heures par jour et 7 jours par semaine, bien qu'il n'y ait, par moment prolongé, aucune surveillance. Or, note le directeur, « il n'y a à déplorer qu'un pourcentage de perte très minime ». Autre élément d'une autre époque, « il est possible d'y fumer comme à la maison puisqu'il y a des cendriers partout ». Tout est donc mis en œuvre afin que « chacun s'y sente à l'aise ».

qui devient ainsi l'un des premiers techniciens de laboratoire, sinon le premier, de la Faculté. C'est donc dans l'Aile I que se tiennent les premières activités cliniques et de recherche par des professeurs à temps plein[54].

Quant à l'aile II, elle est à peu près achevée au début de l'été 1966 et elle loge la bibliothèque, sous la responsabilité facultaire du Pr Beauregard. Dirigée par Germain Bélisle, qui s'occupe aussi de celle de la Faculté des sciences, elle est déjà bien pourvue en documentation grâce à l'octroi de la fondation Kellogg qui a permis l'achat de volumes et de nombreux abonnements à des périodiques spécialisés.

L'aile II abrite aussi un vaste auditorium de 307 sièges, quatre amphithéâtres de 106 places, l'administration de la Faculté, toujours au même endroit aujourd'hui, et le centre audiovisuel, qui est devenu indispensable avec l'évolution des technologies de l'information.

La remise des deux premières ailes « en toute propriété », est officiellement annoncée le 28 août 1966 par le sous-ministre de la Santé, le Dr Roch Boivin. Il est toutefois entendu qu'advenant que ces ailes ne servent plus aux fins pour lesquelles elles sont remises, « elles devront retourner au ministère[56] ». Quatre autres ailes demeurent à construire. Deux sont prévues pour septembre 1967 : l'aile III servira de carrefour réunissant le futur hôpital à la Faculté et l'aile IV permettra l'aménagement

LE SERVICE AUDIOVISUEL DE LA FACULTÉ DE MÉDECINE

Avec le démarrage des activités de recherche et en prévision de l'ouverture prochaine de la Clinique universitaire, la Faculté doit se doter d'un service audiovisuel pour faciliter le travail des chercheurs, des pathologistes et des chirurgiens. C'est le Pr de Margerie qui est chargé de recruter celui qui mettra sur pied un tel service. Son premier choix se porte sur un jeune photographe, Gilles Carles, mais ce dernier décline l'invitation. C'est alors qu'il fait appel, en novembre 1966, au fondateur de l'École des photographes médicaux du Québec, Jean Rossano, alors à l'emploi de l'Hôpital Laval et de l'Institut de cardiologie de Québec, pour dénicher un bon candidat. Cependant, au fil de la discussion, le Pr de Margerie lui propose de prendre cette fonction à Sherbrooke. La proposition l'intéresse : « Faisant un peu d'aviation, un dimanche après-midi je piquai mon vol sur Sherbrooke. Dans cette féerie de montagnes qui d'en haut ressemblent un peu à la Suisse, je distinguai alors quasiment perdu dans ces montagnes un gros champignon blanc, c'était la Faculté de médecine. C'était très impressionnant et pendant le retour vers Québec, le goût de l'aventure s'infiltrait en moi... Après mûre réflexion, [...] je pris la décision de venir à Sherbrooke. » En février 1967, il démarre, dans les locaux prévus pour la chapelle, un service audiovisuel « de grand luxe » qui sera doté de l'équipement le plus sophistiqué[55].

de classes, des laboratoires multidisciplinaires d'enseignement et de recherche et des animaleries[57]. Quant aux ailes V et VI, elles sont destinées au futur hôpital toujours en construction.

Quelques petits changements surviennent aussi au sein du comité de direction. En août 1966, c'est le Pr Boudreau qui remplace Mme Côté au secrétariat du comité de direction de la Faculté qui s'élargit alors à huit membres. Spécialiste en économie médicale, il avait travaillé avec le Pr La Salle au Collège des médecins du Québec à partir de 1961. Ce dernier le convainc de venir à Sherbrooke et l'embauche en juin 1966. Détenteur d'une maîtrise en science économique de l'Université Laval, le doyen compte sur lui pour définir et préciser les approches sociomédicales du futur programme de médecine. En effet, le Pr La Salle avait déjà prévu que la structure de la Faculté sera originale et qu'elle sera divisée en trois divisions : sciences cliniques, sciences fondamentales et médecine sociale. Le Pr Boudreau sera aussi nommé, en septembre, directeur adjoint de la Clinique universitaire, titre qu'il partage avec Mme Côté[58] jusqu'à ce que celle-ci soit promue, en décembre 1967, au poste de directrice générale[59].

COMITÉ DE DIRECTION DE LA FACULTÉ (8 AOÛT 1966)

Gérald La Salle, doyen
Jean-Marie Beauregard, vice-doyen
Louis-Paul Dugal, vice-doyen
Maurice Le Clair, directeur de la division des sciences cliniques
Roger Dufresne, directeur de la division de médecine sociale
Aurèle Beaulnes, directeur de la division des sciences fondamentales
Madeleine-L. Côté, directrice adjointe de la Clinique de l'Université de Sherbrooke
Thomas-J. Boudreau, secrétaire

Vers l'adoption du premier plan de pratique

Maintenant que la Faculté compte quelques membres de plus et que l'ouverture des cours est de plus en plus probable, le Pr La Salle confie aux Prs LeClair et de Margerie la tâche d'élaborer un modèle sur lequel on pourra préciser le mode de rémunération des professeurs cliniciens. À la demande du doyen La Salle, le Pr de Margerie avait soumis, dès l'automne 1965, un document à ce sujet[60]. Celui-ci, quelque peu modifié, servira de base aux discussions qui s'annoncent dans l'enceinte de la Faculté. Même si les structures d'encadrement prendront quelques années à être définies, il est déjà établi que la Faculté de médecine de Sherbrooke « sera la première au Canada à compter tout son personnel médical à plein temps, à la fois en recherche, en enseignement et en clinique[61] ». De fait, aucun n'aura de cabinet privé, même « s'il leur sera loisible de recevoir des patients dirigés à la clinique externe du futur centre médical par les médecins de la région[62] ». Quant au Pr LeClair, il proposera, dès février 1966, qu'un « pool » d'honoraires soit créé « pour chaque département[63] » afin de permettre une répartition d'éventuels « surplus » entre cliniciens et non-cliniciens.

En fonction de ces concepts initiaux, les premiers recrutements de cliniciens PTG auront forcément un effet d'entraînement qui permettra de solidifier les assises d'un modèle de rémunération totalement nouveau au Québec. De fait, en juillet 1966, les cinq professeurs cliniciens de la Faculté (les Prs La Salle et Beauregard, cliniciens non pratiquants, et les Prs LeClair, de Margerie et Lamarre, cliniciens actifs) sont tous des PTG convaincus. De même que les sept directeurs de départements qui discuteront activement du plan d'organisation clinique à l'automne 1966. Déjà le principe du PTG est acquis, de même que la nécessité d'une collecte centralisée des honoraires générés par les PTG, qui constituera ce qu'on appelle alors un « pool ». Demeurent à préciser les modalités de fonctionnement et d'utilisation de ces honoraires tout en tenant compte des aspects légaux et fiscaux.

C'est ce à quoi s'emploie, de juillet 1966 à l'automne 1967, le comité des directeurs de départements composé des P^rs^ LeClair (président), de Margerie (secrétaire) et du Pr Lamarre. La base des discussions est un document préparé par le Pr de Margerie, daté du 30 juin 1966, où il propose, entre autres, un système centralisé de perception d'honoraires « contrôlé par les cliniciens plein-temps avec la collaboration de l'Université[64] ». Lors d'une réunion des chefs de département clinique, tenue le 12 juillet suivant, on s'entend sur l'utilité de « plafonner le revenu du clinicien plein-temps » notamment pour « limiter de façon concrète le danger que "l'appât du gain" nuise à un département dans la poursuite de ses fins académiques[65] ». On évoque par ailleurs l'idée que les surplus soient versés au département qui les a produits.

De telles discussions se font évidemment sous l'autorité du doyen La Salle, qui suit les délibérations à distance, mais il ne partage pas l'objectif de confier aux départements la gestion des surplus[66]. En effet, il espère que l'Université deviendra propriétaire de l'hôpital universitaire, qu'elle recueillera ainsi les honoraires des professeurs plein-temps et qu'elle les redistribuera par la suite à la Faculté. Il évoque donc, sans plus, la possibilité de verser des salaires pour les PTG qui proviendraient en partie de l'Université et en partie de l'hôpital dont ils seront les employés. Cependant, cet espoir ne se concrétisera jamais en raison de décisions gouvernementales.

Quant au P^r^ LeClair, fort de son expérience à la Clinique Mayo et désireux de réduire l'écart de salaire entre cliniciens et non-cliniciens, il envisage la possibilité qu'une partie des salaires provienne d'un « pool » généré par les honoraires des cliniciens PTG auquel les non-cliniciens auront également accès. Selon le témoignage du P^r^ LeClair, l'organisation d'un tel « pool » avait été « une des conditions, peut-être la seule » qu'il avait posées au P^r^ La Salle : « Ça, si vous n'êtes pas d'accord avec ça, ne pensez pas à moi[67]. »

La base philosophique de ce raisonnement repose sur l'idée qu'un fondamentaliste vaut bien un clinicien universitaire. En revanche, la charge de travail peut varier considérablement d'une catégorie à l'autre, le clinicien étant tenu de faire des gardes de nuit ou de répondre à des urgences. Aussi prévoit-on, afin d'éviter d'éventuelles frictions, que ces derniers obtiennent des primes, et cela, à la discrétion du doyen[68]. Tout de même, dans un système médical où un chirurgien gagne deux fois plus qu'un interniste et que le revenu de ce dernier est le double d'un fondamentaliste, cet audacieux pool mis en place par la Faculté constituerait une véritable « socialisation de la médecine ».

Selon ce modèle proposé par le Pr LeClair, les cliniciens seront tenus dans l'ignorance concernant leur contribution au pool : « Il me semble important d'insister sur le fait que chaque individu ne sache pas le montant d'argent qu'il amène à la Faculté dans une année[69]. » Au contraire, le Pr de Margerie prône plutôt un système transparent comme celui de Kingston où les cliniciens sont informés de leur contribution et où les rémunérations sont réparties sous l'autorité du doyen entre les PTG, selon des plafonds prédéterminés convenus avec celui-ci. S'il y a mésentente sur la forme, tous deux sont cependant d'accord sur la nécessité d'établir un système cohérent de perception d'honoraires et de partage des surplus[70]. Certains évoquent aussi la possibilité de promouvoir ce système de rémunération plafonnée auprès des médecins en pratique privée qui seront invités, à temps partiel, à encadrer des étudiants, notamment dans les hôpitaux de Sherbrooke. Rapidement cette idée, jugée irréaliste, est abandonnée.

Cependant, l'utilisation des surplus générés par les cliniciens PTG pour offrir des bourses salariales complémentaires aux professeurs non cliniciens de la Faculté fait consensus. À la condition toutefois que ceux-ci acceptent en contrepartie la contrainte de verser dans le pool facultaire tous les revenus autres que salariaux qu'ils pourraient générer. Enfin, il est acquis que l'Université devra chapeauter, directement ou par l'intermédiaire du doyen, la gestion de ce système innovateur pour le Québec.

À sa réunion du 1er décembre 1966, le comité des directeurs des départements cliniques propose au doyen La Salle, par l'entremise du Pr LeClair, les lignes directrices qui feront la force du plan d'organisation clinique des PTG de la Faculté. Assistent à cette importante réunion les Prs LeClair, Lamarre, Marchessault, Papageorges, Tremblay et de Margerie. Ainsi recommande-t-on que l'échelle des salaires de base des PTG soit conforme à celle en vigueur à l'Université et qu'un revenu supplémentaire provenant du pool d'honoraires s'ajoute au salaire universitaire pour atteindre un revenu plafonné établi individuellement par le doyen[71]. À la condition toutefois que ce dernier consulte « le chef de département concerné ». Adoptant la position du Pr LeClair, le comité recommande que les PTG ne soient pas tenus « au courant des recettes personnelles totales pour services aux patients[72] ».

On insiste par ailleurs pour que l'Université garantisse « l'emprunt nécessaire pour assurer l'atteinte des plafonds ». Il faut par ailleurs éviter les erreurs de gestion et on confie au Pr de Margerie la tâche d'organiser « un service adéquat de comptabilité, défrayé par le fonds des cliniciens », en collaboration avec un comptable agréé et en consultation avec le fisc. Il faut aussi gérer les éventuels excédents « au-delà des plafonds et des dépenses professionnelles légitimes ». À cette fin, on décide qu'ils seront répartis à des fins universitaires par un comité formé du doyen, des directeurs des trois divisions (sciences cliniques, sciences sociales et médecine sociale) et de deux directeurs, respectivement d'un département clinique en médecine et en chirurgie. Afin de parer d'éventuels problèmes, ces derniers ne seront nommés que pour une période d'un an, « chaque département [ayant son représentant] à tour de rôle[73] ». Quant à la présence des directeurs des divisions des sciences fondamentales et des sciences médico-sociales au sein de ce comité, elle implique que le système de plafonnement de revenu s'appliquera également aux professeurs de ces divisions.

Déjà à sa réunion du 12 juillet 1966, le comité des directeurs des départements cliniques avait confié au Pr de Margerie le mandat « d'établir un système centralisé de perception d'honoraires pour les professeurs cliniciens après consultation avec le doyen[74] ». En vain toutefois, car ce mandat demeurera inopérant par décision du doyen La Salle qui avait jugé alors que la chose était inopportune[75].

En effet, ce système de « communisme volontaire » est envisagé comme une solution temporaire par le Pr La Salle, car il espère toujours que l'Université deviendra propriétaire du futur hôpital et qu'elle répartira l'ensemble des sommes perçues sous forme de salaires[76]. De plus, il respecte une décision du Conseil de direction de l'Université à l'effet que tous les problèmes concernant les honoraires des pleins-temps doivent relever d'un comité spécial constitué du recteur, du vice-recteur aux affaires administratives, du doyen, du chef de médecine et du chef de chirurgie[77]. En attendant que le Conseil de direction de l'Université n'émette des directives, il confie au Pr LeClair le soin de diriger un système temporaire de collection de comptes[78]. Ainsi donc, d'autorité, le Pr LeClair demeure, pour un temps indéterminé, le seul responsable de la surveillance d'un système centralisé de perception qui demeure embryonnaire.

Mais au-delà de ces ambiguïtés issues d'un contexte d'incertitudes, le plan de rémunération est en germe. Or s'il est très mal perçu par plusieurs cliniciens des hôpitaux de Sherbrooke ainsi que par de nombreux collègues de Montréal, il constitue en revanche pour certains un attrait important :

« Arriver dans un milieu où il y avait un étalement des gains entre les fondamentalistes et les cliniciens de façon à favoriser un lien [entre eux] était attirant[79]. »

Les premières ébauches d'un régime pédagogique singulier

Le recrutement accéléré de plusieurs cliniciens PTG et de fondamentalistes, favorisé espère-t-on par un plan de pratique unique au Québec, vise naturellement à former une forte équipe professorale qui sera « le fer de lance du système facultaire de formation médicale[80] ». Car la petite équipe du Pr La Salle mijote l'instauration d'un ambitieux programme qui se démarquera lui aussi sensiblement des modèles adoptés par les autre facultés de médecine du Québec.

À partir des grandes orientations tracées par le Pr La Salle, c'est au Pr Beauregard, le pédagogue du groupe, qu'est confiée la tâche d'élaborer les lignes directrices du programme. En cela, il reçoit l'aide du Pr Boudreau qui apporte à la Faculté son expertise et sa fougue pour élargir les approches de la santé.

C'est ainsi qu'émerge, en pleine précipitation, un programme novateur de formation médicale qui sera axé, non seulement sur les connaissances cliniques et les connaissances scientifiques qui les sous-tendent, mais aussi sur la compréhension des phénomènes sociaux qui déterminent en partie l'état de santé de la population. Cette approche globale était alors prônée par les milieux progressistes nord-américains. Mais le tout n'est encore qu'à l'état d'ébauche.

On mise par ailleurs sur le futur hôpital universitaire où l'activité clinique servira non seulement à offrir au patient des soins « exemplaires » mais aussi à remplir des objectifs de formation et éventuellement de développement de la recherche. Projet innovateur et ambitieux qui exigera toutefois d'immenses efforts de la part des premiers cliniciens en une période où le système de formation en médecine au Québec ne prépare pas les candidats à assumer de telles tâches d'enseignement. Est aussi prévue la mise en place d'un programme conjoint de formation qui permettra à l'étudiant ayant conservé un dossier scolaire au-dessus de la moyenne à la fin de sa première année d'études de poursuivre simultanément une formation en médecine et une maîtrise en science. En effet, puisque le programme doctoral sera l'équivalent du baccalauréat ès science, il pourra être bonifié en maîtrise ès science, si les candidats suivent des cours gradués et effectuent une recherche présentée par un mémoire. Cette initiative permettra d'encourager l'orientation de certains candidats vers la recherche. Ce sera le cas, nous le verrons, de plusieurs gradués dans les prochaines décennies.

À ces grands idéaux pédagogiques qui marqueront la première période historique de la Faculté, il faut greffer une approche pragmatique et concrétiser les objectifs du programme, ce qui n'est pas une mince affaire. Elle se complique du fait que la plupart des nouvelles recrues, qui doivent terminer leur contrat ailleurs, ne sont pas encore établies à Sherbrooke. Le comité est donc formé de médecins sans grande expérience pédagogique. Or le Dr Kinde de la Fondation Kellogg se montre pointilleux à cet égard et reproche, non sans raison, au Pr La Salle que la Faculté n'ait pas « sur place un plus grand nombre de fondamentalistes et de cliniciens pour tracer le programme d'études[81] ». Il faut, en effet, délaisser les idées générales et accoucher d'un programme détaillé, quasi quotidien, des cours et des travaux des étudiants. C'est pourquoi on avait convié, dès le 15 mars 1966, plusieurs médecins de l'extérieur à assister à la première réunion du « comité du curriculum[82] ». Parmi ceux-ci, la plupart seront embauchés par la Faculté au printemps et à l'été 1966.

L'admission des premiers étudiants

En prévision de l'ouverture de la Faculté, le Pr Beauregard avait fait une tournée de conférences dans la région pour inviter les étudiants à poser leur candidature. Après avoir minutieusement fixé les normes d'admission, c'est le comité de direction qui procède à la sélection des candidats. Initialement, on décide de n'en accepter que seize, mais ce nombre peu élevé engendre la rumeur que la Faculté ne sera pas en mesure d'ouvrir ses portes en septembre. « Ouvrira… ouvrira pas… la Faculté de médecine de l'Université de Sherbrooke ? » titre le quotidien *La Tribune*[83]. L'affaire se rend jusqu'à l'Assemblée législative où un député de l'opposition, mécontent, brandit la lettre de refus de son fils et laisse entendre que l'Université n'est pas en mesure de démarrer les activités de la Faculté. Devant cette embarrassante situation, on décide de rassurer le gouvernement et d'augmenter les admissions à 24, puis à 32 étudiants[84]. La contestation d'un étudiant refusé, fils d'un médecin de la région, met aussi la Faculté dans l'embarras, mais le comité maintient sa décision.

Imposée par opportunisme politique, l'admission de la première cohorte d'étudiants dès septembre 1966 est une initiative pour le moins téméraire. Comme le rappelle le Pr de Margerie, « c'était une chose pour la direction de décréter le lancement du programme de formation et une autre pour les professeurs de l'actualiser sur le terrain[85] ! » De fait, la Faculté ne compte qu'une poignée de professeurs et ne dispose de locaux utilisables que dans l'Aile I et une petite partie de l'Aile II. Elle devra, en outre, répondre rapidement à un encadrement clinique exigeant alors même que la collaboration des cliniciens dans les hôpitaux francophones de la Ville de Sherbrooke est marginale, sinon hostile. Le Pr La Salle le sait bien, mais il n'est pas homme à reculer devant de tels obstacles, quitte à résoudre les problèmes à la pièce. Le processus de recrutement suit donc son cours.

LISTE DE LA PREMIÈRE COHORTE D'ÉTUDIANTS INSCRITS AU PROGRAMME DE MÉDECINE À L'AUTOMNE 1966

André Asselin
Chantal Beaudet
Donald Blanchette
Daniel Blouin
Jacques Boucher
Richard Boudreau
Marcel Bouvier
Laurent Camiré
Yves Claprood
Pierre Croteau
Robert Dussault
Maurice Ferron
Bertha Gardner
Richard Gosselin
Mireille Lajoie
Léo La Salle
Jean-Pierre Lavallée
Jean Lemonde
Denis Lepage
Albert Leroy
Louise Lessard
Jean Meunier
Paul Montambault
François Morin
Jean Perrault
Claude Roberge
Marek Rola-Pleszczynski
François Roy
André Senikas
Jacques Simard
Gilles Sorel
René Tremblay

Parmi les trente-deux candidats admis, la moitié proviennent des Cantons-de-l'Est, dont huit de Sherbrooke. Au moins six d'entre eux — Blouin, Boucher, Claprood, Lepage, Montambault et Rola-Pleszczynski — feront carrière comme PTG à la Faculté. Initialement, le Pr La Salle ne prévoyait pas, pour cette cohorte, l'admission des candidats de sexe féminin. Offusquée de cette exclusion, Mme Côté menace de démissionner si l'on ne laisse pas la place à des femmes qui sont de même calibre que les hommes[86]. De bon cœur, le doyen ne s'immisce pas dans les décisions du comité d'admission et laisse la porte ouverte aux candidates. Quatre d'entre elles sont admises : Mireille Lajoie, Louise Lessard, Bertha Gardner et Chantal Beaudet. Elles ne l'ont pas volé, car, pendant quelques années, on appliquera une règle non écrite qui consiste à retrancher aux candidates quelques points à leur dossier de candidature[87]. Toutes les universités font cela. Autres temps, autres mœurs ! Cependant, la Faculté de médecine de l'Université de Sherbrooke sera la première au Québec à abolir cette politique discriminatoire. Il demeure que la médecine est un monde d'hommes à cette époque. À tel point que sur la liste des professeurs embauchés par la Faculté en 1966, le seul médecin qui ne reçoit pas la mention docteur est une femme, qu'on désigne plutôt comme « Mlle Fournier ». Politesse d'un autre âge ? C'est possible.

L'ébauche du premier programme d'études

Peu avant l'ouverture de la Faculté, on met fébrilement la dernière main sur la préparation du programme. À cette fin, le Pr Beauregard se rend au Center for the Study of Medical Education de l'Université de l'Illinois à Chicago de juin à août 1966 où il effectue un stage en pédagogie médicale. Le Pr Beauregard y conforte ses idées par rapport aux méthodes éducatives déjà prévues et c'est là qu'il fixe les objectifs généraux de la Faculté, particulièrement ceux qui concernent l'enseignement « sous-gradué », et les présente au groupe de stagiaires : « J'ai tenu compte dans la rédaction finale approuvée par le docteur George Miller de toutes les données les plus modernes de la philosophie et de la taxonomie en enseignement médical[88]. » Ce dernier, directeur du Centre et pionnier de la pédagogie médicale, avait écrit un ouvrage remarqué intitulé *Teaching and Learning in the Medical School*[89]. D'après le témoignage du Pr Beauregard, le programme de « sciences médicales sociales » envisagé par la Faculté l'a fortement impressionné. Ce stage inaugure en quelque sorte entre les institutions médicales de l'Illinois et de la Faculté une filiation philosophique qui se poursuivra deux décennies plus tard.

Cependant, le modèle dominant retenu par le Pr Beauregard est issu de la Faculté de médecine de la Case Western Reserve University à Cleveland[90]. Cette faculté, très originale, avait adopté au milieu des années 1950 un programme tout à fait singulier qui consiste à enseigner la médecine par système — neurolocomoteur, endocrinien, pulmonaire ou cardio-vasculaire — plutôt que par discipline isolée — cardiologie, biochimie, neurologie ou anatomie — comme cela se fait dans toutes les facultés de médecine en Amérique du Nord. Les P^{rs} La Salle et Beauregard ont retenu ce modèle où « tous les spécialistes intéressés à un système particulier de l'organisme seront réunis en un groupe d'études[91] ». Elle devient ainsi la deuxième faculté de médecine en Amérique du Nord, et certainement la première au Canada, à adopter ce modèle avant-gardiste. McMaster, qui reçoit ses premiers étudiants en 1969, le mettra en pratique à son tour[92].

Cependant, ce n'est pas la première fois que l'Université Western Reserve est proposée comme modèle pédagogique à la Faculté. En effet, déjà au printemps 1961, le doyen Larouche avait visité cette faculté et avait souligné que « l'enseignement se fait par système en y intégrant toutes les différentes disciplines[93] ». Quelques mois plus tard, le directeur de l'Association des facultés de médecine américaine, le Dr Lee Powers, avait fortement suggéré au doyen Larouche d'établir « le système d'enseignement médical de Western Reserve à Cleveland[94] ». Il ne semble pas que ce dernier ait privilégié cette approche par la suite.

À partir de celle-ci, le Pr Beauregard élabore un programme d'enseignement accompagné de méthodes pédagogiques qui sont étonnantes pour l'époque. En cela, il rejoint les idéaux défendus par le Pr La Salle : « l'ère des grandes leçons académiques, des monologues ou de l'enseignement unilatéral a pris fin ici[95] ». Tous deux misent en effet sur l'éducation active : certains cours seront donnés en petits groupes où alternent l'enseignement théorique et l'enseignement pratique. Des techniques variées d'enseignement sont prévues : séminaires, colloques, travail bibliographique, projection de films. Les étudiants seront logés dans « un laboratoire polyvalent, ouvert 24 heures par jour et 7 jours par semaine, contenant 16 élèves où chacun aura sa table de laboratoire et son pupitre individuel pouvant recevoir sa bibliothèque et son microscope[96] », où sera donné une partie de l'enseignement.

Fait inusité, on souhaite que ce ne soit plus l'étudiant qui se rende dans les classes, mais les professeurs « qui se déplacent vers l'étudiant ». S'il n'en tenait qu'au Pr Beauregard, tous les cours seraient ainsi donnés en petit groupe dans les laboratoires. Dans les faits, ce sera moins révolutionnaire. S'il est vrai que les étudiants profiteront de ces laboratoires et que c'est le démonstrateur qui viendra à eux, la plupart des cours, de forme magistrale, se donneront dans les quatre petits amphithéâtres, logés aux deux premiers étages de l'aile IV, que les étudiants appelleront « les cuvettes ».

Des stages cliniques en milieu rural seront aussi organisés pour initier les étudiants aux avantages et aux inconvénients « de la pratique loin des grands centres ». On souhaite ainsi favoriser la rétention des diplômés dans la région. La mise sur pied d'un département de « sciences médicales sociales », qui répondra à l'évolution récente des concepts de santé et de maladie vers l'étude des facteurs sociaux, économiques et environnementaux, permettra, souhaite-t-on, d'élargir la formation des étudiants au-delà des modèles biomédicaux classiques. On pourra ainsi « informer la société des progrès de la médecine et des moyens à sa disposition pour conserver ou recouvrer la santé[97] ». En conformité avec cette orientation réformiste, on décide, contrairement à une tradition bien établie, « que les diplômes décernés par la Faculté de médecine ne [seront] accompagnés d'aucune mention[98] ». Enfin, les grands idéaux formulés par les P^rs La Salle, Beauregard et LeClair seront affichés dans un grand cadre et trôneront pendant de nombreuses années dans le hall d'entrée de la Faculté. Selon le témoignage de certains étudiants de l'époque, cela aura pour effet d'accroître leur motivation.

ENCADRÉ ORNANT LES MURS DU HALL D'ENTRÉE DE LA FACULTÉ DE MÉDECINE

(Année 1960)
Université de Sherbrooke
Faculté de médecine
Objectifs de l'enseignement

I

Tout autant que l'acquisition d'une formation scientifique solide, l'étudiant doit prendre conscience des aspects sociaux et économiques de la médecine.

Dans une époque d'évolution sociale rapide, l'étudiant doit être capable de s'adapter aux changements dus au jeu des forces sociales et économiques qui affectent le cours de sa carrière future. Les problèmes de la Médecine communautaire, de la haute qualité des soins médicaux, les problèmes humains posés par les malades sont aussi importants que les mécanismes fondamentaux de la maladie elle-même.

II

L'auto-enseignement, telle doit être la caractéristique de nos étudiants pendant et après leur cours de Médecine. La mémorisation traditionnelle de données innombrables doit faire place au raisonnement scientifique appuyé sur une grande honnêteté intellectuelle et une forte discipline personnelle. L'auto-enseignement devra devenir une habitude et se continuer tout au long de la carrière de nos étudiants.

Nous fournirons à l'étudiant toutes les facilités intellectuelles, matérielles ou techniques qui lui permettront d'aller, par lui-même et suivant son intérêt, au-delà des connaissances minimales exigées de lui.

III

L'étudiant devra développer une attitude et un jugement capables de lui permettre de saisir tous les aspects et toutes les facettes des problèmes qu'il rencontrera. Les méthodes d'enseignement multidisciplinaires concourront à développer cette attitude.

IV

Par une gamme variée d'options de cours électif, de temps libre, notre étudiant devra se différencier suivant son intérêt propre dès la première année du cours de Médecine. Cette différentiation en chercheurs, enseignants, administrateurs, praticiens spécialisés, médecine de famille, devra être partiellement complétée après les quatre années de cours de Médecine.

Une approche divisionnaire au service de la formation des étudiants

Les objectifs de formation médicale prédoctorale étant ainsi définis, on s'efforce de les arrimer à l'organisation administrative de la Faculté. Ainsi, puisque le comité de direction juge essentiel « que le contenu des cours échappe aux dictats des disciplines individuelles », on met sur pied deux structures innovatrices dont la facture est pluridisciplinaire.

La première est la formation d'un comité « responsable des contenus cognitifs, de savoir être et de savoir faire » auquel se greffent des sous-comités pour les contenus détaillés. La seconde, qui est au service de la première, repose sur trois grands volets, lesquels constituent les unités académiques et administratives majeures de la Faculté : la Division des sciences fondamentales dirigée par le Pr Beaulnes qui regroupe les départements de sciences fondamentales facultaires et cliniques, la Division des sciences cliniques dirigée par le Pr LeClair qui regroupe les départements et services cliniques traditionnels tant facultaires qu'hospitaliers et la Division des sciences sociomédicales (médecine sociale) sous la direction du Pr Dufresne[99]. Ce modèle divisionnaire diffère sensiblement des autres facultés du Québec qui sont basées sur des structures départementales. Il suscitera la curiosité de quelques facultés de médecine, notamment celles des Universités Memorial et McMaster qui l'adopteront, et de l'Université de Calgary[100].

La plus originale est certes la Division des sciences sociomédicales, qui comprendra les départements d'épidémiologie, des sciences du comportement et de médecine communautaire. Elle se voit confier comme objectifs « d'enseigner aux futurs médecins les aspects sociaux de la médecine et d'analyser les caractéristiques des besoins médicaux à l'échelle des Cantons-de-l'Est[101] ». Par là, on marque dès le départ le souci de la Faculté d'adapter la formation des étudiants en médecine aux caractéristiques régionales et provinciales.

LA FORMATION MÉDICALE PRÉDOCTORALE

La création, dès 1966, des trois divisions — sciences cliniques, sciences fondamentales et sciences médico-sociales — a eu comme effet immédiat la création de comités et sous-comités multidisciplinaires responsables d'établir le programme des études, tant en regard de son contenu axé sur les systèmes corporels (et non sur les disciplines cliniques), de la répartition du temps alloué et des responsabilités des enseignants. Ainsi disparaissait le diktat traditionnel des départements des sciences fondamentales et cliniques sur le contenu des enseignements de type magistral, en faveur d'un contenu de formation décidé par des comités pluridisciplinaires et axé sur les seules connaissances scientifiques générales essentielles à la compréhension des phénomènes cliniques. Dans les faits, les cliniciens étaient appelés à répondre aux demandes des comités en précisant les contenus en sciences fondamentales pertinentes aux problèmes cliniques physiologiques et pathologiques, et en éliminant tout ce qui n'était pas directement applicable. Les fondamentalistes étaient alors invités à compléter les enseignements en présentant aux étudiants les notions scientifiques d'ensemble qui transcendent et relient les systèmes cliniques. Pour faciliter cette approche, l'étudiant occupait toute l'année sa station en laboratoire polyvalent d'enseignement et les enseignants se déplaçaient vers ces laboratoires plutôt que l'inverse. Quant à la formation spécifiquement clinique, elle s'acquérait auprès des patients. Par exemple, en laboratoire d'ophtalmologie, les ophtalmologistes de Sherbrooke encadraient les étudiants de première année pour l'apprentissage de notions préparatoires à leurs stages dans cette discipline[102].

Certes on a élaboré le canevas principal de la Faculté, mais il y a tant de choses à régler qu'on n'a pas encore adopté officiellement les règlements pédagogiques régissant les conditions d'admission et d'obtention du doctorat en médecine. De même, la rédaction des grands objectifs poursuivis par la Faculté et son futur hôpital sera encore sur la planche à dessin à l'automne 1966. S'inspirant « des annuaires des facultés nord-américaines », le Centre hospitalier universitaire visera « quatre objectifs majeurs : l'éducation médicale, la recherche fondamentale, clinique et socio-économique, les soins aux malades et le service à la collectivité[103] ». Bref, la Faculté de médecine est un véritable « work in progress ».

Sur la scène médicale locale, certains médecins observent avec scepticisme les préparatifs de la Faculté et se demandent ce qu'elle vient faire dans une région aussi peu peuplée. Excentrée et dirigée par des spécialistes de tous les horizons, elle dérange. Certains ne pardonnent pas à ces médecins « étrangers » d'avoir « noyauté » la Faculté[104]. D'autres perçoivent le mode de rémunération des professeurs cliniciens comme « une socialisation de la médecine » et une concurrence déloyale qui va à l'encontre d'une longue tradition médicale libérale. Celle-ci, qui prend ses racines au milieu du XIXe siècle lors de la création du Collège des médecins, défend la primauté du droit des médecins à recevoir des honoraires pour leurs actes cliniques et rejette toute forme de salariat auquel le système de rémunération des PTG est comparé. Cette inquiétude de plusieurs médecins est aussi avivée par les rumeurs d'« étatisation » de la médecine qui, dans la foulée de la mise sur pied de la Commission Castonguay-Nepveu, courent à Québec.

Heureusement, le recrutement ultérieur, même si difficile, de certains médecins de la ville permettra à la Faculté d'améliorer quelque peu ses liens avec la communauté médicale régionale. Mais même ceux-ci se demandent s'ils ont bien fait de s'embarquer dans cette galère[105]. Certains de leurs confrères sur le campus de Fleurimont pensent de même.

Une période d'incertitude : le retour de l'Union nationale au pouvoir

Au moment où on s'affaire à préparer la rentrée étudiante, un changement de régime se produit au Québec. Contre toute attente, Daniel Johnson réussit à mener ses troupes de l'Union nationale au pouvoir. Le 5 juin 1966, son parti, dans une lutte serrée, fait élire 56 députés contre 51 pour les libéraux. Paradoxalement, le vainqueur n'obtient que 40,9 % des suffrages contre 47,2 pour les vaincus. Cette mince victoire explique par ailleurs que le nouveau parti au pouvoir s'efforce de poursuivre les grands objectifs de la Révolution tranquille. Du reste, le premier ministre est un homme modéré et est sensible aux attentes des Québécois.

Cette défaite surprise des libéraux crée un certain désarroi à la Faculté. Le doyen La Salle, qui avait été très proche du Parti libéral, craint que les unionistes retardent les travaux de construction de l'hôpital. D'autant qu'ils annoncent qu'ils couperont certaines dépenses annoncées dans le budget Lesage avant les élections et qu'ils rogneront sur les projets de construction. Cependant, la marge du nouveau gouvernement est mince, car on ne peut toucher aux travaux liés à l'Exposition universelle qui se tiendra à Montréal en 1967. Heureusement, pour diverses raisons, la Faculté de médecine de Sherbrooke ne sera guère perdante dans ce jeu politique.

Lorsqu'il était sur le banc d'opposition, Daniel Johnson a toujours appuyé la Faculté et il poursuivra la politique de soutien amorcée par Jean Lesage. D'autant que la secrétaire de la Faculté, Madeleine Côté, entretient des liens très étroits, quasi familiaux, avec le premier ministre. Elle est depuis plusieurs années la meilleure amie de Reine, l'épouse de Daniel Johnson. Lorsque le Pr La Salle lui avait fait une offre d'embauche en 1965, après avoir fait ses études en administration hospitalière et un stage à l'Hôpital Royal Victoria, elle s'était inquiétée de la viabilité du projet, notamment en raison des élections qui s'annonçaient. Cependant, Johnson, alors chef de l'opposition, l'avait assurée que quoiqu'il arrive, le projet d'hôpital universitaire « va marcher[106] ».

De plus, Mgr Cabana avait été le directeur spirituel de Johnson, qui était originaire d'Acton Vale, et ils étaient restés bons amis. Et puis, on peut compter sur l'appui du ministre Claude Gosselin, dont le fils Richard amorce ses études à la Faculté. C'est un atout de plus. Quant au nouveau ministre de la Santé, Jean-Paul Cloutier, originaire de Montmagny, il comprend les besoins des régions en matière de santé. Voilà pour les considérations liées aux influences politiques. Demeure la question financière. Or le gouvernement fédéral fait adopter, le 27 juin 1966, la loi C-199 qui constitue la Caisse d'aide à la santé dotée d'un fonds de 500 millions de dollars et qui est destiné aux provinces qui souhaitent construire ou rénover des établissements de formation en santé. Bref, malgré les inquiétudes et à force de démarches et de jeux d'influence, le nouveau gouvernement soutiendra la poursuite des travaux[107]. De fait, à la fin décembre 1966, on annoncera qu'un budget de 5,5 millions de dollars est réservé à l'achèvement des ailes III, IV et V[108].

L'inauguration des premiers cours

Après cinq ans de péripéties, on se prépare enfin à la cérémonie d'ouverture qui se déroule modestement le 6 septembre 1966. C'est la première faculté de médecine à ouvrir ses portes au Canada depuis celle de l'Université d'Ottawa quelque vingt ans plus tôt. Malheureusement, ce n'est pas celui qui avait fortement soutenu cette aventure, Mgr Pinard, qui préside cette cérémonie. Après dix années à la direction de l'Université, il avait été remplacé, le 1er juin 1965, par Mgr Roger Maltais, ancien doyen de la Faculté des arts. Le nouveau recteur ne manque pas de souligner l'importance de l'événement dans la courte histoire de l'Université. Mais il lui faudra gérer l'unité de l'institution. Tâche d'autant difficile que le campus de Fleurimont est relativement autonome avec sa bibliothèque, déjà bien garnie, sa cafétéria et ses chambres d'étudiants.

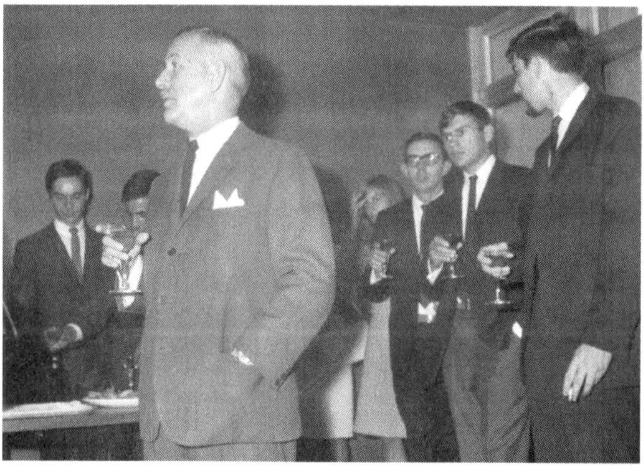

Inauguration de la Faculté de médecine. Le Pr Gérald La Salle en compagnie des premiers étudiants inscrits à la Faculté de médecine, 6 septembre 1966. (AUS)

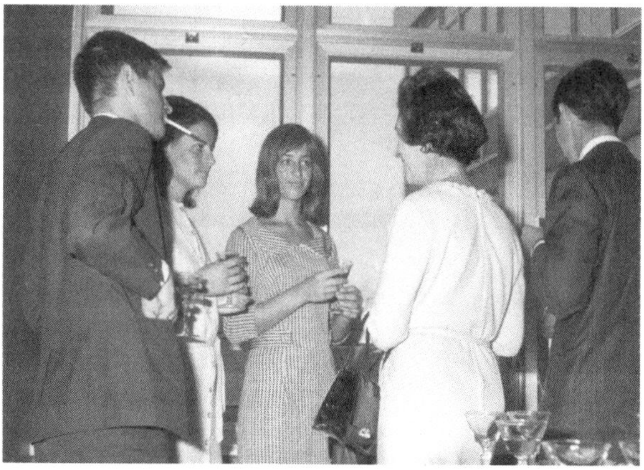

Inauguration de la Faculté de médecine. Quelques-uns des premiers étudiants et étudiantes inscrits à la Faculté de médecine en compagnie de Mme Madeleine Côté, 6 septembre 1966. (AUS)

L'ouverture de la Faculté, malgré le climat difficile lors de sa gestation, est bien reçue à l'échelle régionale. Le quotidien *La Tribune* ne tarit pas d'éloges à son endroit. Programme révolutionnaire ! Enseignement avant-gardiste ! se plaît-on à répéter. À l'échelle provinciale, elle est reçue sans grands bruits. Il faut dire que ce n'est pas une inauguration officielle et qu'on n'a pas encore trop publicisé l'affaire. À Québec, le doyen de la Faculté de médecine de l'Université Laval, le Pr Rosaire Gingras, l'accueille avec chaleur, souhaitant au Pr La Salle « un succès sans réserve » et lui offrant sa collaboration[109].

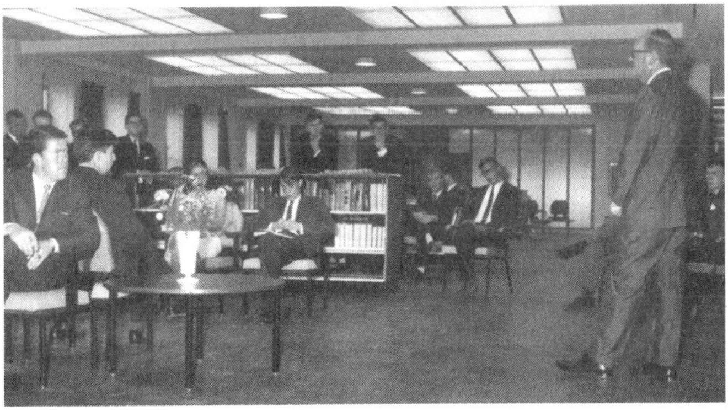

Inauguration de la Faculté de médecine. Le Pr Jean-Marie Beauregard s'adressant aux étudiants, 6 septembre 1966. (Archives du Pr Jean de Margerie)

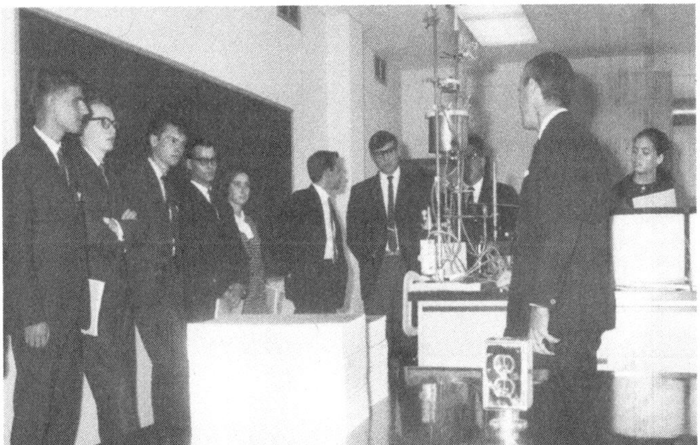

Inauguration de la Faculté de médecine. Un groupe d'étudiants dans un laboratoire d'enseignement, 6 septembre 1966. (AUS)

Autre jalon important, six jours après l'ouverture de la Faculté, le Conseil de direction de l'Université décide que l'expression « Centre médical », habituellement utilisée pour désigner conjointement la Faculté de médecine et la Clinique universitaire, est désormais remplacée par « Centre hospitalier universitaire » (CHU). Cette dénomination est en effet plus conforme aux deux vocations.

LA VIE ÉTUDIANTE PENDANT LES PREMIÈRES ANNÉES DE LA FACULTÉ

Pendant les premières années qui ont suivi l'ouverture des cours, plusieurs étudiants logeaient à la Faculté même. Ces chambres furent ensuite occupées par les internes et les résidents de garde.

Toutes les filles logeaient sur le même étage. Elles avaient accès à une cuisine dans laquelle trônait un réfrigérateur, une machine à laver et une sécheuse. N'ayant pas de cuisinière, chacune s'était procuré un poêlon électrique. Combien de fois les fusibles ont-ils sauté ! Que de joyeuses réunions pendant lesquelles on profitait de l'heure du souper pour relaxer ! Aussi, une promenade le long de l'étang aux crapauds en avant de la Faculté nous donnait l'oxygène et l'énergie nécessaires avant une longue soirée d'étude. De 1966 à 1969, l'accès à une chambre pour la somme de 30 $ par mois (entretien inclus) et la possibilité de cuisiner les repas ont permis à plusieurs étudiantes à revenus modestes de passer à travers cette période. À cette époque, aucun transport en commun ne la desservait. Une fois par semaine nous partagions un taxi qui, pour la somme de 2 $, nous conduisait à l'épicerie Steinberg de la rue Frontenac pour l'approvisionnement de la semaine.

Les garçons avaient aussi leurs chambres réparties sur deux étages. C'était la vie de collège : bien peu de distractions à part une table de billard occupée presque jour et nuit et un seul téléviseur. C'est pourquoi ils ne manquaient pas une occasion de se distraire en concoctant des mauvais coups à l'étage des filles. Ainsi, un samedi matin, alors qu'un haut dignitaire d'Ottawa visitait la Faculté, à la résidence des filles, il fut entouré de dizaines de souris blanches envahissant tout le plancher. Ces dernières avaient été subtilisées aux laboratoires de recherche par on ne savait qui…

Il s'agissait certainement d'une des rares facultés de médecine du Canada situées en pleine campagne. Des fenêtres de la bibliothèque, on apercevait les vaches des fermiers des alentours qui nous rappelaient notre localisation pour le moins inusitée. En hiver, on chaussait nos raquettes à la porte de la Faculté pour une promenade dans les champs devenus aujourd'hui l'arrondissement de Fleurimont. En été, on s'endormait avec le coassement des crapauds. Les trois premières années de la Faculté ont accueilli respectivement 34, 46 et 48 étudiants, puis le nombre a atteint la soixantaine pour les trois années suivantes, avant de grimper à plus de cent. Ce petit nombre d'étudiants, de surcroît résidant sur place, a permis une proximité unique avec les professeurs. Ces derniers partageaient tout leur temps avec les étudiants, incluant l'heure du midi dans une minuscule cafétéria. Dans les salles de cours (cubicules), les professeurs nous interpellaient par nos prénoms et les cours étaient parfois donnés en anglais puisque plusieurs d'entre eux arrivaient directement des États-Unis. Ce qui était particulièrement attirant à Sherbrooke c'était les cours horizontaux (enseignement par système) par opposition aux cours verticaux (enseignement par discipline) donnés dans les autres universités québécoises[110].

Pour la session de septembre 1966, il n'y a qu'une poignée d'enseignants sur place : les Prs LeClair (hématologue), Lamarre (psychiatre), Beaulnes (pharmacologue), Boudreau (économiste), de Margerie (ophtalmologiste), Dufresne (médecine et médecine sociale), Gagnon (pathologiste), Lavallée (biophysicien), Massey (pneumologue), Papageorges (physiatre) et Schanne (biophysicien), dont certains ne sont arrivés que quelques jours avant le début des cours. Tous ont hérité de charges administratives lourdes en plus de l'encadrement des étudiants et de l'enseignement. Quant au Pr Louis-Paul Dugal, qui est arrivé en avril, ses charges sont purement administratives. C'est dire que cette équipe doit prendre les bouchées doubles et souvent improviser, sous la direction plus ou moins éloignée du vice-doyen Beauregard. Pour suppléer aux lacunes d'enseignants, on fait appel à des collègues de Sherbrooke, Montréal ou Québec qui viennent pour un jour ou deux.

L'ambiance qui règne à la Faculté relève quasi du folklore. Son éloignement du centre-ville (4 km) et de la Cité universitaire (8 km) n'est guère propice aux distractions. L'effet d'isolement est par ailleurs accru par l'absence de transport en commun desservant la Faculté et par un accès non pavé. Du reste, le chemin de campagne qui enjambe la rivière sur un pont de bois et l'absence de raccordement au réseau d'aqueduc, qui nécessitent des camions-citernes qui font la navette avec Sherbrooke pour assurer l'approvisionnement en eau, ajoutent à la sobriété des installations. En revanche, il y a aussi la démesure d'un bâtiment de dix étages qui contient à peine une cinquantaine de personnes et est situé sur « un immense chantier entouré d'une haute clôture métallique solidement cadenassée et

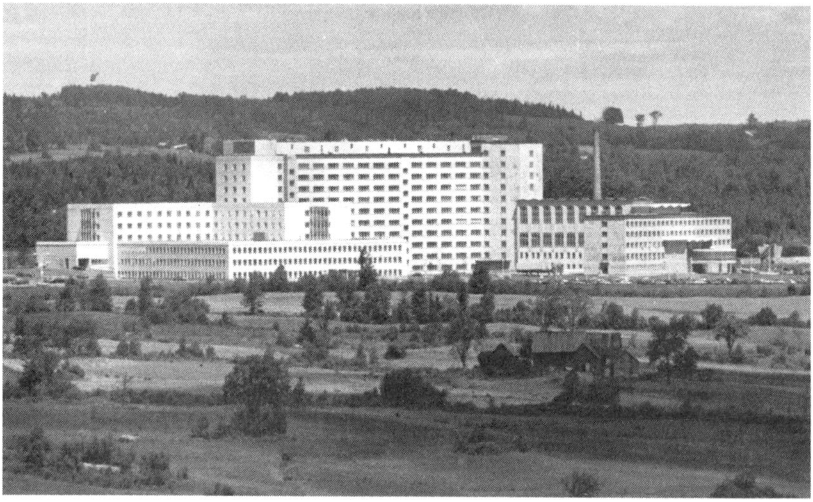

Le Centre hospitalier universitaire comprenant la Faculté de médecine et la Clinique de l'Université de Sherbrooke, 1966. (AUS)

dont l'unique ouverture est flanquée d'un poste de contrôle[111] ». L'absence de tout aménagement paysager ajoute à la froideur de l'environnement extérieur immédiat. En revanche, la vue sur la campagne environnante est très belle. Outre les rencontres amicales et quelques rares sorties, l'emploi du temps des professeurs et des étudiants est essentiellement consacré aux activités universitaires.

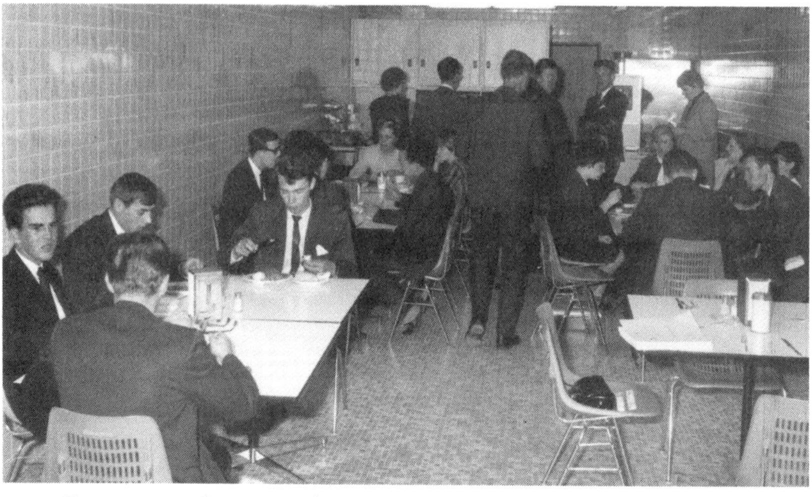

Casse-croûte, aile I, Centre hospitalier universitaire, décembre 1966. (AUS)

Ce relatif isolement et les difficultés d'organisation sont en partie compensés par l'esprit familial qui prévaut au sein de la Faculté et qui facilite les contacts plus étroits entre les professeurs et les étudiants de même que l'intégration des nouveaux venus. Les repas sont pris en commun dans le petit casse-croûte de l'aile I et l'atmosphère amicale qui y règne fait quelque peu oublier la « simplicité » de la bouffe. Les visites cliniques dans les hôpitaux de la ville permettent aussi aux étudiants de « changer d'air ».

LA VIE UNIVERSITAIRE DES ÉTUDIANTS DANS LES PREMIÈRES ANNÉES

Dans les premières années de la Faculté, les frais de scolarité des étudiants sont de 465 $. Ils doivent se procurer « une trousse de dissection » et sont libres de se procurer eux-mêmes leur microscope. On exige qu'ils soient bilingues, car on tolère que les professeurs étrangers, qui ne maîtrisent pas encore le français, puissent enseigner en anglais pendant leurs deux premières années d'embauche.

Initialement, le système pédagogique et l'organisation des espaces d'enseignement ont été conçus pour 256 étudiants, c'est-à-dire pour des cohortes de 64 étudiants répartis, pour chacune des années de formation, dans quatre salles d'étude de 16 étudiants. Conformément au plan adopté par les P^rs La Salle et Beauregard, chaque étudiant possède une « loge » qui contient son bureau et son « espace-laboratoire polyvalent » où il travaillera toute l'année. C'est là qu'à l'occasion les professeurs donnent certains cours.

Dans l'organisation de l'enseignement, les étudiants ont beaucoup moins d'heures de cours que dans les autres facultés. Ils ont cependant des programmes de lecture et se regroupent dans la salle d'études ou ailleurs pour discuter du contenu des livres obligatoires et en faire des résumés. Le travail d'équipe est rapidement devenu une règle. En 1re et 2e années, les professeurs posent, de façon magistrale, des problèmes cliniques, les présentent en détail aux étudiants dans la salle d'étude et les associent à des problématiques liées aux sciences fondamentales. Semblable au système qui sera adopté par l'Université McMaster en Ontario, cette formule pose les prémisses d'un modèle pédagogique, l'apprentissage par problèmes, qui est toutefois fort différent sur le plan méthodologique de celui qui sera adopté dans les années 1980.

Le programme de la première année d'étude, conforme au modèle d'enseignement par système, est largement axé sur la biologie cellulaire et tissulaire. Seront aussi abordées, comme le souligne le Pr Beauregard, « la science de la génétique et l'étude du sang et de la peau ». Tout au long des deux premières années, les étudiants seront aussi initiés aux problèmes sociaux et économiques de la médecine, à « l'art et à la technique de l'examen clinique » ainsi qu'à une sphère particulière de la recherche fondamentale. Pour la seconde année, on prévoit qu'ils étudieront « les systèmes et les appareils de l'organisme humain, avec l'aide non seulement des fondamentalistes, mais aussi des cliniciens ».

Au tout début, certains professeurs se débrouillent mieux que d'autres avec de petits groupes. Le cours de biophysique donné par le Pr Marc Lavallée est le plus redouté. Rigoureux et exigeant, il pose de nombreuses questions aux étudiants et, par cette insistance, il arrive à leur faire saisir ce qu'ils comprennent ou non. En revanche, l'auto-apprentissage crée une certaine anxiété, car les étudiants se demandent ce qu'ils doivent savoir avant chaque cours.

Les petits amphithéâtres, surnommés « cuvettes », servent aux démonstrations magistrales, qui sont peu nombreuses, et on fait aussi appel « aux méthodes dynamiques d'enseignement » qui consistent à la fois à l'utilisation de l'audio-visuel et à l'organisation de colloques ou séminaires. On projette même de mettre en place un circuit interne de télévision qui pourrait éventuellement permettre de transmettre en direct une intervention chirurgicale. Le mercredi est consacré aux cours « électifs » que les étudiants apprécient particulièrement.

Dès la première année, tous les vendredis matin, les étudiants se rendent à la clinique, ce qui stimule leur motivation. D'autant qu'ils sont déjà affublés du titre de docteur devant les patients par leurs professeurs qui les vouvoient. Cette habitude vise à marquer la responsabilité qui accompagne leur rôle, les incite au respect et à la politesse et, en définitive, stimule leur motivation. Les étudiants apprécient l'approche par système qui, dès la première année, est en vigueur, même si l'enseignement des sciences fondamentales est dominant. Ainsi, dans le cas du diabète, on leur apprend à interroger les patients, à chercher le syndrome, puis à en rechercher la cause. Ils reçoivent aussi un enseignement en sociologie et en économie médicale par les P^{rs} Dufresne et Boudreau.

Dans l'ensemble, les relations entre les étudiants et les professeurs sont cordiales, mais elles sont quelque peu ternies par la vogue « des cheveux longs et des barbes » et par certaines tenues vestimentaires « relâchées » qui émergent à la fin des années 1960. Il est vrai qu'un véritable choc des générations, dont mai 68 est le symbole, se produit alors en Amérique et en Europe. Certains jeunes professeurs s'en amusent alors que d'autres, notamment les P^{rs} La Salle et LeClair, sont passablement irrités par ce qu'ils considèrent comme un laisser-aller. En revanche, le P^{r} LeClair appréciait la participation des étudiants aux activités administratives ou autres de le Faculté. C'est sous son décanat que des représentants des étudiants sont admis au Conseil de la Faculté, ce qui facilite les relations avec la direction[112].

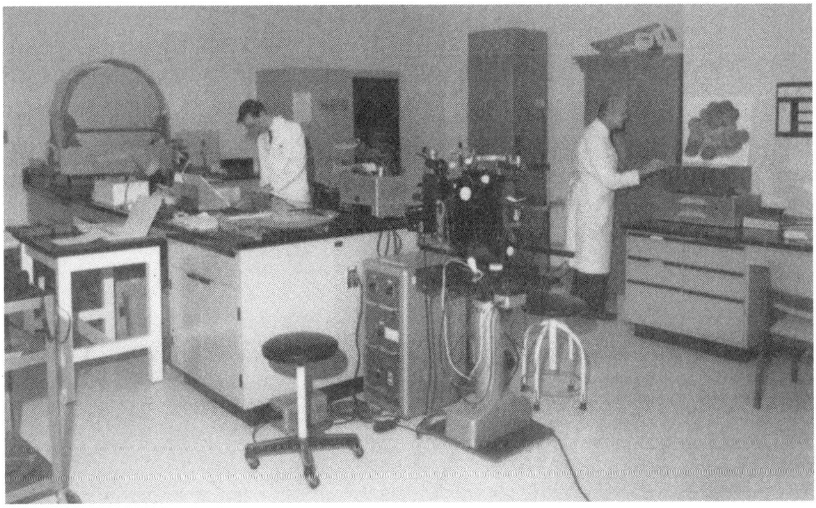

Laboratoire de recherche en ophtalmologie du Pr de Margerie, hiver 1966.
On y aperçoit le photographe Michel Hamel et le technicien Roméo Harris, 1966.
(Archives du Pr Jean de Margerie)

Déjà, en cette session d'automne, les premières activités de recherche sont en cours. C'est grâce au Pr de Margerie qui, après avoir transféré de l'Université Queen's ses fonds de recherche du Conseil de recherche médicale du Canada, sa colonie de singes et ses appareils de laboratoire, avait lancé, dès son arrivée à l'été 1966, les premières recherches de l'histoire de la Faculté[113]. À partir de là, il poursuivra de façon ininterrompue, jusqu'à ce qu'il accepte de lourdes tâches administratives en 1973, ses travaux sur « les rétinopathies associées à l'hypertension artérielle et au diabète sucré », ou encore sur « les effets de l'âge sur la vascularisation rétinienne[114] ». Après avoir ouvert au même moment une clinique de soins externes en ophtalmologie, il devient le premier professeur de la Faculté à cumuler la triple fonction de professeur, chercheur et clinicien.

Il est suivi de peu par les P^rs Lavallée et Schanne qui mettent en place des activités de recherche en biophysique. On ne possède même pas l'animalerie nécessaire pour fournir les cobayes. Qu'à cela ne tienne ! On peut, en attendant, pour les recherches en biophysique, utiliser les chats qui rodent autour du campus. C'est du moins ce que certains témoins de l'époque affirment.

Au-delà de l'anecdote ou de la légende urbaine, cela montre que tout est encore à l'avenant et qu'en certaines occasions, la débrouillardise et l'initiative personnelle l'emportent sur la planification. Il faut le plus souvent « couper court aux palabres, prendre des initiatives et des décisions rapides et préparer les interventions professorales en catastrophe[115] ». Alors que certains se consacrent exclusivement à des tâches d'ordre pédagogique, d'autres cumulent les tâches cliniques, administratives et de recherche[116]. On répondait quasiment au slogan célèbre de l'année 1968, « soyons réalistes, demandons l'impossible ». C'est, en effet, un beau défi que les pionniers de l'époque ont réussi à relever.

Les premiers règlements pédagogiques

Alors que le Pr LeClair voit au recrutement de nouveaux spécialistes, le Pr Beauregard soumet les premiers règlements pédagogiques. Adoptés le 6 décembre 1966, ils fixent les conditions d'admission, la durée des études, les modes d'évaluation et les normes de promotion et d'échec. Là aussi la Faculté se distingue de ses consœurs. Le programme de quatre ans est le plus court au Canada et les élèves admis sont les plus jeunes au Québec, ce qui ne manque pas de poser un défi pour les professeurs. Bien sûr, on exige de tous les candidats « qu'il parlent couramment le français », qu'ils possèdent, avant l'apparition des cégeps, le grade de bachelier ès sciences ou ès arts et que le programme d'études suivi « atteste une formation scientifique suffisante pour aborder les études médicales ».

Plus curieuse pour un lecteur d'aujourd'hui, mais typique de l'esprit humaniste qui prévaut à la Faculté, est cette mention à l'effet que le candidat doit posséder « une culture générale étendue ». Quant à l'évaluation des étudiants, elle se fait de deux façons. La première, plus classique et qui s'adresse aux cohortes des 1re et 2e années, consiste à donner des examens périodiques et finaux (écrits, oraux, pratiques ou cliniques), alors que la seconde, plus avant-gardiste, est la remise, pour les étudiants de 3e et 4e années, de rapports des professeurs cliniciens qui apprécient « les connaissances, l'habileté et les aptitudes exigées d'un médecin[117] ».

Autre point important, il faut améliorer la compréhension du programme par les professeurs et assurer une meilleure cohésion de l'enseignement. C'est dans cette optique qu'est organisé un colloque qui les réunit à Magog, les 18 et 19 novembre 1966, à l'auberge La Lanterne, où on discute « des buts de l'enseignement de la médecine, de la structure de la Faculté, des méthodes d'enseignement et des méthodes d'évaluation de l'étudiant[118] ». D'autres rencontres de ce genre, à la suite notamment de la création de l'Assemblée des professeurs de la Faculté en 1967[119], seront organisées dans les années suivantes. Facilitée par ses dimensions modestes, la Faculté s'efforce de créer une collégialité lors de ces rencontres, ce qui marque aussi une volonté d'éviter les lourds rapports hiérarchiques qui prévalent dans les facultés traditionnelles.

Pendant qu'on s'affaire à assurer un démarrage harmonieux de la Faculté, le Pr La Salle, fidèle à lui-même, mijote de nombreux projets de développement, notamment en ce qui regarde les sciences « paramédicales ». Il s'efforce en vain de convaincre le Conseil universitaire d'autoriser les démarches pour créer des écoles de physiothérapie, de technologie médicale, de radiologie et de nursing. Par ailleurs, il souhaite que l'École d'archives médicales, affiliée depuis 1958 à la Faculté des arts et installée à l'Hôpital Saint-Vincent-de-Paul, s'établisse dès que possible à la Clinique. Le Pr La Salle va trop vite et l'Université, avec ses faibles moyens, ne peut le suivre dans cette voie.

La planification de la prochaine session et, surtout, l'approche de l'inauguration officielle de la Faculté, font en sorte qu'il n'y aura pas de relâche pour la période des fêtes. Une réunion du comité de direction est même convoquée le 28 décembre 1966 ! En revanche, un bel optimisme règne à la Faculté. Pour cette première session, l'équipe du Pr La Salle a accompli un travail colossal et on est même prêt à recevoir des représentants de l'American Medical Association, de l'Association of American Medical Colleges et de l'Association des facultés de médecine du Canada pour une visite d'agrément. Celle-ci aura lieu les 29 et 30 mai 1967[120]. On a encore du temps pour s'y préparer.

Vers une grandiose inauguration officielle

L'inauguration officielle est une belle occasion pour attirer l'attention de toute la province et même du pays sur cette petite faculté encore méconnue. Le Pr La Salle n'entend pas lésiner sur les moyens. Diplomatie oblige, il faut faire en sorte que l'Université et la Faculté soient mises en évidence sans se porter ombrage mutuellement. Chacun aura donc sa journée ; le vendredi est consacré à la Faculté (inauguration, vin d'honneur et buffet) et le samedi à l'Université (colloque, dîner, collation des grades et réception)[121].

Fidèle à la tradition francophile de l'élite médicale canadienne-française, le doyen La Salle, qui n'est jamais à court d'idées, propose habilement au recteur Maltais d'inviter deux éminents Français : le Pr Robert Debré, président de l'Académie de médecine de France, et son fils, Michel Debré, ancien premier ministre et alors ministre des Finances. Le doyen avait déjà établi de solides relations avec le Dr Debré lors de ses séjours en France. Cet éminent pédiatre est un homme d'avant-garde en matière de formation médicale et avait été l'un des grands responsables de la réforme, qui porte son nom, de la formation médicale en France. Ce choix est donc cohérent et s'inscrit dans la philosophie d'innovation de la Faculté. Le second l'est tout autant, mais pour des raisons de politique interne. En effet, un colloque, qui a pour thème « Inflation et croissance économique », est prévu le lendemain de l'inauguration par la Faculté d'administration. Au père revient la tâche de présider l'inauguration, et au fils, celle de présider le colloque. De plus, des doctorats honorifiques leur seront décernés. La Faculté de médecine et l'Université y trouvent ainsi leur compte. Le Pr La Salle n'a guère de peine à convaincre les Debré d'accepter l'invitation. Leur arrivée provoque un grand écho dans la presse canadienne, ce qui fait une belle publicité pour l'institution !

L'inauguration « solennelle » a lieu le 13 janvier 1967 à 15 h 30 au grand amphithéâtre du Centre hospitalier universitaire. La 13e faculté de médecine au Canada amorce officiellement ses activités un vendredi 13 ! Est-ce un hasard ? En tout cas, l'un des intervenants le remarque. La cérémonie ne manque pas de faste et elle contraste avec la modestie des deux institutions. Parmi les nombreux dignitaires universitaires et politiques, sont présents des représentants prestigieux de la scène médicale provinciale et nationale : le président et le registraire du Collège des médecins et chirurgiens du Québec, quasi tous les doyens des facultés de médecine du Canada, la doyenne de la Faculté de nursing de l'Université de Montréal, le vice-doyen de l'École d'hygiène de Montréal, le directeur de l'Institut de microbiologie, les directeurs généraux de l'Hôpital Royal Victoria et de l'Hôpital Général juif, les présidents de l'Association médicale canadienne, du Conseil de recherche médicale du Canada, de la Fédération des omnipraticiens, le directeur général de l'Association des facultés de médecine du Canada, etc. En somme, quasi tous les organismes médicaux importants sont représentés.

Encore une fois, le Pr La Salle a fait des miracles. Jamais ne reverra-t-on une telle abondance de dignitaires pour l'inauguration d'une institution médicale. Parmi le concert d'éloges qui sied à ce genre d'événement, c'est le nouveau ministre de la Santé, Jean-Paul Cloutier, qui a le ton le plus juste et qui décrit le mieux les caractéristiques qui distinguent cette jeune faculté de ses consœurs québécoises :

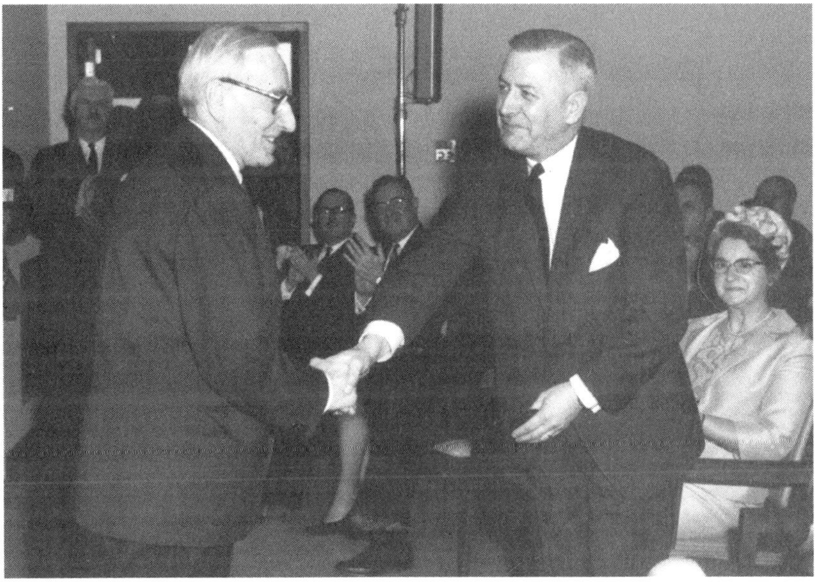

Le Pr Robert Debré et le Pr Gérald La Salle lors de l'inauguration officielle de la Faculté de médecine, 13 janvier 1967.

> D'abord, c'est cet esprit d'équipe, ce travail, cette conviction avec laquelle on est en train d'édifier cette œuvre, et sans cette conviction, je pense qu'on n'en serait pas rendu à cette étape d'inauguration de la Faculté de médecine. J'y ai remarqué également cette audace qui caractérise toute cette œuvre. On est définitivement ici à l'avant-garde dans le domaine de l'enseignement de la médecine[122].

« Conviction », « esprit d'équipe », « audace » sont de fait les leitmotive de cette équipe de pionniers. Manifestement, le ministre est bien informé des orientations de la Faculté. Est-ce un effet des relations constantes et étroites de Mme Côté avec le premier ministre ? C'est probable. En tout cas, le ministre Cloutier les assure que le développement de la Faculté est « un projet prioritaire » et que le centre hospitalier ne souffrira d'« aucun retard indu[123] ». De fait, le ministre Cloutier tient ses promesses et cinq jours plus tard, par un Arrêté en conseil, le gouvernement alloue plus de 5,5 millions de dollars au parachèvement de la Faculté et du centre hospitalier[124]. Quant au doyen La Salle, il ne manque pas de présenter avec fierté les caractéristiques singulières de la Faculté[125].

Sept jours plus tard, une journée porte ouverte destinée au personnel non enseignant attire plus de 150 personnes. L'attrait de la Faculté se poursuit bien au-delà et, tout au long du trimestre d'automne 1967, les dignitaires se succèdent : les doyens des facultés de médecine de Tours, de Lille et de Clermond-Ferrand ainsi que plusieurs professeurs venus des « vieux pays ». Nul doute que la venue des deux dignitaires français a eu un large écho en France.

Avec l'inauguration de la Faculté de médecine, l'Université de Sherbrooke est désormais perçue, selon les standards de l'époque, comme étant quasi « complète ». Cette modeste université régionale, dotée de deux spacieux campus, possède désormais les atouts nécessaires pour se tailler une place originale dans le réseau de l'enseignement universitaire québécois. Et sa faculté de médecine jouera un rôle déterminant dans l'atteinte de cet objectif.

CHAPITRE III

Une intense période de démarrage

1967-1969

DURANT LES ANNÉES 1967 ET 1968, la Faculté de médecine met en place les éléments structuraux nécessaires pour assurer un fonctionnement régulier de son enseignement et pour amorcer des activités soutenues de recherche. Après avoir pris possession de son aile d'enseignement et de recherche en septembre 1967, où sont situés les laboratoires « polyvalents » des étudiants, les espaces de recherche des professeurs et des étudiants gradués[1], le comité de direction crée divers comités chargés de veiller au bon déroulement de ses activités quotidiennes. Une telle délégation est heureuse, car le doyen, toujours en effervescence et qui ne tient pas en place, multiplie les voyages et ne cesse d'ajouter de nouveaux projets pour la Faculté. Il faut pourtant consolider les acquis.

L'équipe qui entoure le Pr La Salle est bien consciente qu'il faut sortir de la précipitation, sinon de l'improvisation, notamment en ce qui concerne le nombre d'admissions ainsi que la durée, l'organisation « chronologique » et le contenu des cours. Un comité formé à cette fin, composé des Prs Beaulnes, de Margerie, Gagnon, Boudreau et d'un nouveau venu, le Pr Bernard Perey (professeur titulaire et directeur du département de chirurgie générale depuis 1967), a toute la latitude voulue pour améliorer le programme d'enseignement. Il est vrai qu'on prévoit une nouvelle cohorte de 64 étudiants pour l'automne 1967 et que des correctifs doivent y être apportés. On est un peu trop optimiste, il n'y en aura que 46[2]. Mais cela on l'ignore et on avait procédé, pendant l'année 1967, à l'embauche de vingt-cinq nouveaux professeurs, spécialistes pour la plupart. C'est une bonne nouvelle, car leurs collègues en ont plein les bras[3].

Du renfort à la Faculté

Parmi les professeurs titulaires, outre le Pr Perey, on embauche les Prs Pierre-C. Tremblay en obstétrique-gynécologie et René Huyghues-Despointes, détenteur d'un Ph. D. en biochimie. Un poste de professeur agrégé est confié au Pr Guy Lamarche qui est non seulement un chercheur en physiologie expérimentale, mais aussi un excellent professeur et un théoricien de la pédagogie médicale. Dès son arrivée, on lui confie la direction du département de physiologie. Le secteur de la biophysique est sensiblement renforcé par l'arrivée des Prs Elena Ceretti et Wolfgang Seufert.

Un autre poste de professeur agrégé est confié au Pr Jean-Marc Pépin en médecine interne. L'arrivée du Pr César Galeano, qui restera en poste jusqu'à son décès en 1990, inaugure le secteur de la physiologie. L'hématologie fait son entrée à la Faculté avec l'embauche du Pr Bernard Longpré ainsi que l'anatomie et la biologie cellulaire avec le Pr Normand Brière. Le secteur de la biochimie bénéficie aussi de l'arrivée d'un jeune biochimiste titulaire d'un Ph. D., Liat Tan.

Parmi les nouveaux venus, il faut souligner l'arrivée du Pr René Beaudry, spécialiste en médecine interne et pionnier de la gastro-entérologie en Estrie, qui fera toute sa carrière à la Faculté[4]. En stage à la Clinique Mayo depuis 1963, le Pr Maurice LeClair le contacte en 1966 pour lui offrir un poste de professeur à Sherbrooke. C'est une précieuse acquisition. Outre ses activités cliniques, le Pr Beaudry jouera un rôle important dans la gestion financière de la Faculté.

En 1967, l'octroi d'un poste en cardiologie au premier doyen de la Faculté, le Pr Larouche, marque une volonté de rapprochement avec l'un de ses fondateurs. D'autres recrues locales, à titre de professeurs agrégés, permettent d'améliorer quelque peu les liens qui unissent la Faculté avec les hôpitaux de Sherbrooke. La plupart de celles-ci proviennent de la Polyclinique de Sherbrooke qui avait été mise sur pied, à l'instigation du Dr Marcel Drolet, par un groupe de cliniciens en 1959, probablement la première clinique multidisciplinaire au Québec, et où tous les médecins partageaient leurs dépenses[5]. Ils étaient favorables au système de rémunération mis en place à la Faculté.

Pionnier de la pratique de groupe, le Dr Drolet avait participé à la première initiative en 1952 pour mettre sur pied une faculté de médecine à Sherbrooke. Après s'être spécialisé en médecine interne aux États-Unis, il s'était joint au département de médecine interne de l'Hôpital Saint-Vincent-de-Paul en 1955 puis à la Polyclinique et enfin à la Faculté en 1967. S'ajoutent aussi cinq autres de ses membres, les Prs Maurice Langlois, Jean-Marc Pépin (médecine interne), Léonard Langlois (pédiatrie)[6], Bernard Thérien (pédiatrie) et Bernard Longpré (hématologie) qui se joignent à la Faculté en octobre 1967, ce qui permet d'établir un nouveau pont avec les pionniers de la période Larouche. En effet, ces deux derniers avaient été, tout au long de l'année 1963, des membres actifs du comité de construction chargé de transformer le Pavillon Saint-Georges en centre médical universitaire. Il faut un certain courage pour ces médecins qui savent bien que leurs confrères du centre-ville leur rendront la vie difficile.

Le Pr Drolet sera nommé sur le comité d'admission des étudiants en médecine et en deviendra rapidement le président. Il assumera pendant longtemps cette charge délicate où il devra composer avec certaines pressions qui s'exercent en faveur de certains candidats[7]. Le Pr Thérien deviendra secrétaire de la Faculté et membre de l'exécutif de la Clinique de l'Université de Sherbrooke et de la Corporation des cliniciens. Quant au Pr Léonard Langlois, il sera élu président du bureau médical de la Clinique et fondateur de la première unité de médecine familiale[8]. Le Pr Pépin, qui sera vice-doyen aux activités professionnelles de 1978 à 1982, occupera, ainsi que ses collègues Langlois et Longpré, différentes fonctions au sein de la Faculté et du CHUS et ils seront parmi les membres fondateurs de la Société des médecins. Les Prs Pépin et Langlois en assumeront la présidence. Bref, bien intégrés, tous joueront un rôle actif au développement de la Faculté.

Les premiers objectifs du Centre hospitalier universitaire

Avec l'embauche des professeurs, l'ouverture de la Clinique demeure une priorité et même si l'achèvement des travaux des ailes V et VI est plus lent que prévu, il faut au plus vite en définir les grandes orientations. Misant sur la présence du plus grand nombre de spécialités possibles et sur une intense collaboration des unes avec les autres, on s'efforce d'aménager la Clinique de manière à ce que les spécialités connexes — urologie et néphrologie, gastro-entérologie et chirurgie générale par exemple — partagent un même étage de l'édifice. Là aussi c'est un travail d'équipe.

Pendant que le Pr La Salle et Mme Côté révisent quasi quotidiennement les plans de l'hôpital avec la collaboration de l'architecte Larose afin d'assurer une véritable coordination, sinon une intégration des services sur chaque étage, le Pr Beauregard, qui écrit tous les textes importants

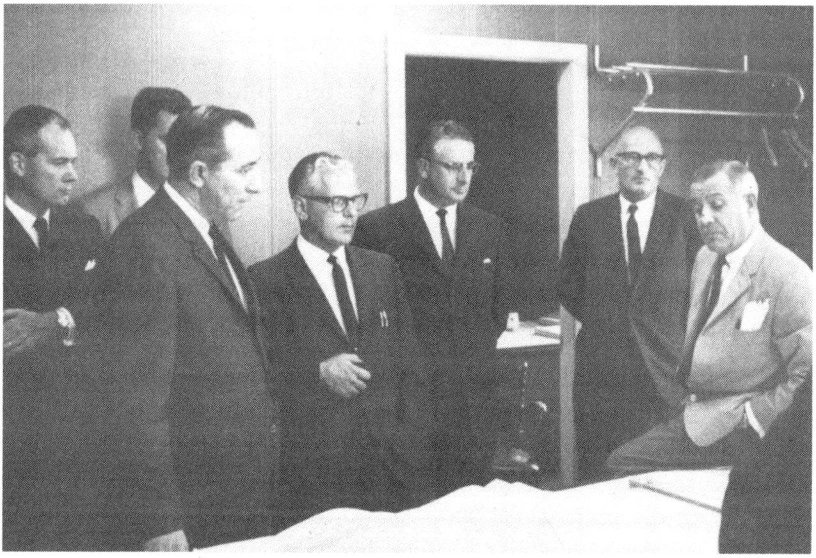

Discussion sur les plans de la Clinique universitaire. De gauche à droite : le Pr Aurèle Baulnes, Georges-P. Côté, ingénieur (caché), Armand Russell, ministre des Travaux publics, Robert Ouellet, ingénieur, M. Lavoie, député de Wolfe, Pierre Brisson, ingénieur, le doyen Gérald La Salle. (AUS)

concernant la structuration et les orientations de la Faculté[9], rédige le texte de synthèse sur les quatre objectifs fondamentaux du centre hospitalier. Ils rejoignent grosso modo ceux de la Faculté : « la formation médicale, la recherche fondamentale, clinique et socio-économique, les soins aux malades et le service à la collectivité[10] ».

Outre les énoncés généraux étayant chacun de ces objectifs, le Pr Beauregard insiste de façon significative sur le fait que cet hôpital devra offrir un milieu propice « où l'étudiant, par sa participation active, apprend[ra] les principes fondamentaux applicables à toute la science médicale, développe[ra] un jugement raisonné et critique, basé sur la méthode et la preuve expérimentale et utilise[ra] ces principes [...] avec sagesse, éthique et humanitarisme ». Quant au chercheur en milieu hospitalier, par son « enthousiasme communicatif », son « esprit critique » et son « honnêteté exemplaire », il complétera le travail du professeur. C'est quasi le syncrétisme du réformisme médical américain et du modèle clinique français.

Évidemment, l'application « des moyens les plus modernes » et la recherche clinique permettront aussi d'offrir de meilleurs soins aux patients. Enfin, le futur centre devra préparer des médecins « engagés » prêts à offrir des services « où la prévention joue[ra] un rôle primordial[11] ». De tels objectifs reprennent certes, à quelques variantes près, ceux énoncés par les défenseurs des hôpitaux universitaires américains. Cependant, on y ajoute des éléments réformistes et une importante touche humaniste qui en font un modèle quasi inédit dans le monde de l'enseignement médical nord-américain. Dès lors, le Pr Beauregard juge nécessaire que ces ambitieux objectifs soient « révisés et réévalués constamment d'une façon critique », non seulement par le corps professoral, mais aussi par les étudiants. C'est un autre bel exemple de l'ouverture d'esprit qui règne dans cette jeune faculté.

Cependant, si une certaine collégialité s'installe, le P^r La Salle entend bien conserver le leadership de la Faculté. Une anecdote permettra d'illustrer à la fois le climat qui règne à la direction, l'ascendant qu'exerce Mme Côté sur le doyen et certains traits de caractère qui le caractérisent[12]. Alors que ce dernier étudie les plans d'un étage de l'hôpital en compagnie du P^r LeClair et de Mme Côté, il constate qu'une porte est malencontreusement placée près de la salle d'opération. Surpris et irrité d'un tel emplacement qui risque de bloquer une partie du corridor menant à cette salle, il élève le ton, s'indigne de l'incompétence de l'auteur de cette idée stupide, demande son nom et exige quasi son renvoi. Le P^r LeClair feint d'ignorer le nom du coupable alors que Mme Côté, d'un ton calme, lui répond que le responsable est un certain P^r La Salle, doyen de son état. Un silence glacial règne alors dans la pièce jusqu'à ce que, les yeux rivés sur le plan, il rétorque : « Eh bien ! après tout, l'emplacement de cette porte n'est pas une si mauvaise idée[13] ! » Cette anecdote montre aussi que le doyen, spécialiste de la question, accorde une attention minutieuse à l'élaboration des plans de l'hôpital. Ceux-ci sont dirigés de main de maître par l'architecte Gilles Larose, en collaboration avec le doyen et la directrice adjointe.

De petites initiatives prises à la session d'automne 1967, telles que la mise en place d'un service de publicité sous la direction du Pr Dufresne, qui fait aussi la tournée des collèges pour recruter les meilleurs candidats aux études médicales, l'attribution des postes de technicien pour les laboratoires ou encore le changement de la couleur officielle de la Faculté du bleu au rouge, annoncent que la phase de démarrage de la Faculté tire à sa fin. Au comité de direction, on embauche un secrétaire administratif, Thomas de H. Pogany, qui sera remplacé, trois ans plus tard, par Normand Simoneau[14]. La Faculté se taille aussi lentement une place au sein de la direction de l'Université. La nomination du Pr Dugal au vice-rectorat à l'administration en est le premier jalon[15].

Une intense période d'organisation

D'autres changements surviennent parmi le personnel de direction : le Pr Lamarche obtient la direction de la Division des sciences fondamentales, en juillet, à la suite de la démission du Pr Beaulnes et de son départ de la Faculté[16]. C'est le Pr Boudreau qui dirige, depuis septembre 1967, la Division de médecine sociale à la suite du Pr Dufresne qui se consacre exclusivement à la mise sur pied du département « d'enseignement médical permanent ». Ce choix est judicieux, car le Pr Boudreau est, en quelque sorte, le père du volet social à la Faculté de médecine. Cet économiste brillant, qui deviendra sous-ministre à Ottawa[17], possède une forte personnalité et ne craint pas de défendre, avec vigueur, l'ouverture de la médecine vers une approche sociale, au risque de froisser ses collègues et les fonctionnaires du ministère de la Santé.

Il est par ailleurs un excellent pédagogue et les étudiants, qui reçoivent pour la première fois des cours de sociologie et d'économie médicale, adorent ses cours. Dès son arrivée à la barre de la division, il prône la mise

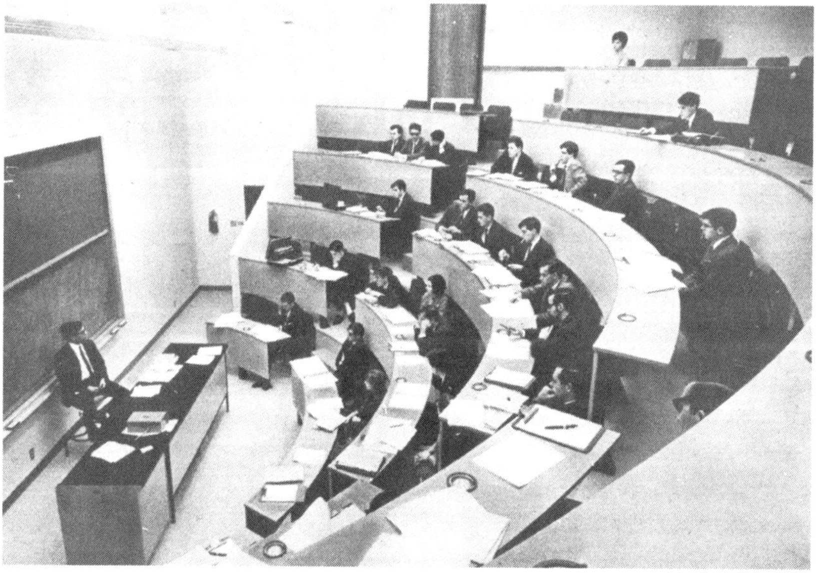

« La première faculté de médecine au Québec à donner des cours en sciences économiques et sociales. Ces derniers sont sous la direction du professeur Thomas Boudreau, économiste. Cette intéressante innovation souligne l'importance que l'on accorde aux aspects socio-économique de la médecine », *Le Magazine de La Presse*, 4 mars 1967. (AUS)

en place de trois départements — sciences du comportement, épidémiologie et médecine communautaire —, mais l'Université hésite à s'engager dans cette voie[18]. Mis en place en 1968, ils ne seront reconnus qu'en septembre de l'année suivante.

Le décès prématuré du Pr Beauregard

Le programme mis en place en 1966-1967 pour l'enseignement des matières de base fait certes l'objet d'une constante réévaluation, mais il fonctionne assez bien. Malheureusement, le père de ce programme, le Pr Beauregard, meurt subitement le 16 octobre 1967 à l'âge de 47 ans. Au comité de direction, on est consterné. Le Pr La Salle, qui perd son premier collaborateur, lui rend un hommage bien mérité :

> Notre Faculté vient de subir sa plus pénible épreuve depuis sa fondation. [...] Jean-Marie Beauregard charmait tous ses compagnons de travail par sa douceur, sa distinction et son intelligence. J'ai perdu un collaborateur de toute première valeur [...]. Il a marqué notre Faculté qui, je l'espère, le lui rendra en restant fidèle à ses conceptions très élevées de l'enseignement médical[19].

Paradoxalement, son décès constitue pour certains une forte motivation à poursuivre l'œuvre entreprise. C'est qu'on décide d'exposer le corps du Pr Beauregard au salon de la Faculté. Or lorsque la dépouille arrive au campus, et sans aucune planification de la direction, « tous les étudiants sans exception s'étaient mis en ligne » pour l'accueillir. À ce moment, le Pr LeClair, ému par cet hommage spontané, a eu cette pensée : « Quand même, ces gens-là vont faire de bons médecins plus tard[20]. » Quelques jours plus tard, on décide de créer le Fonds Beauregard puis, en décembre 1967, les Conférences Beauregard. C'est le Pr LeClair qui prend la relève comme vice-doyen et le Pr Perey qui accède à la direction des sciences cliniques.

De nouveaux règlements généraux

Peu après ces changements à la direction, le Conseil de l'Université entérine les structures proposées par le comité de direction de la Faculté. Il est désormais entendu qu'elles reposeront officiellement sur les trois grandes divisions proposées et qu'elles seront composées des départements qui regroupent les professeurs « qui se consacrent à une seule ou même discipline ou à des disciplines connexes[21] ».

Cela signifie aussi que le rôle provisoire joué par le comité de direction tire à sa fin et qu'il devra laisser sa place au Conseil de la Faculté qui tiendra sa première réunion le 15 novembre 1967. Ce n'est, en principe, qu'un changement nominatif. Car avec une telle structure, l'organisation administrative de la Faculté ne peut reposer sur celle déjà établie par l'Université, laquelle prévoit que tous les directeurs de département en fassent partie. Dans un tel cas, le Conseil se retrouverait avec un nombre trop élevé de membres pour le rendre efficace.

Aussi décide-t-on que le Conseil sera formé d'un noyau composé du doyen, du vice-doyen, du secrétaire et des directeurs de division. Ceux-ci s'adjoindront « au moins quatre et au plus huit professeurs de la Faculté, dont au maximum cinq directeurs de département » et un représentant de la Clinique de l'Université. Cette formule a l'avantage d'offrir une certaine souplesse dans le choix des conseillers. Pour le moment, on décide de ne nommer que le minimum requis. Quatre nouveaux médecins — les P^rs^ de Margerie, Lavallée, Marchessault et Lamarche — se joignent au comité de direction, qui compte désormais dix membres.

Les premiers développements de la recherche

Pendant qu'on procède à ces transformations administratives, la Faculté est en plein essor, non seulement au niveau pédagogique, mais aussi au niveau des activités de recherche. Le Pr de Margerie poursuit ses recherches cliniques en ophtalmologie de même que le Pr Lavallée qui poursuit ses travaux sur une nouvelle technologie médicale : les microélectrodes pour explorer les fonctions électro-physiologiques des cellules. Quant au Pr Schanne, il s'oriente vers l'étude de certains processus cellulaires.

D'autres activités ne tardent pas à émerger avec l'arrivée de jeunes chercheurs boursiers ou de professeurs ayant obtenu des subventions de recherche en biochimie, en pathologie, en physiologie, en médecine et en médecine sociale. Il faut dire que ce n'est pas la place qui manque dans l'immense édifice du chemin Stoke et quelques chercheurs y voient une possibilité unique d'obtenir les locaux de recherche qu'ils réclament en vain dans leurs anciennes facultés. Déjà, en novembre 1967, les octrois et les bourses de recherche s'élèvent à 225 826 $. C'est beaucoup et peu en même temps.

Parmi les nouveaux chercheurs recrutés par le P^r^ LeClair, il y a le Pr Bernard Bénard qui, après avoir passé deux ans de perfectionnement en endocrinologie au Massachusetts General Hospital et au MIT, accepte, en

1967, de rapatrier à Sherbrooke sa bourse de recherche du CRMC. Le Pr Bénard avait donc eu la chance de participer activement aux travaux de la Thyroid Unit, centre réputé en endocrinologie. Dès son arrivée à Sherbrooke à titre de professeur adjoint, il installe temporairement un modeste laboratoire d'endocrinologie au 3e étage de l'aile II et y poursuit ses études sur la glande thyroïde. Lorsque l'aile IV sera terminée, il sera le premier à y enménager[22]. Il fallait une forte dose de détermination en un contexte où les travaux de construction ne sont pas achevés et où chacun se retrouve isolé dans son laboratoire : « quand je suis arrivé, je me suis assis sur une chaise avec un bureau devant moi et il n'y avait rien dans le laboratoire. Il a fallu tout monter », témoigne le Pr Bénard.

Sur le plan clinique, il reçoit la collaboration du Pr Maurice Langlois, endocrinologue de l'Hôpital Saint Vincent-de-Paul, qui se joint à la Faculté la même année. Le Pr Bénard convainc un chercheur italien qu'il avait connu à Boston, le Pr Diego Bellabarba, de venir le rejoindre en 1968. Tous deux deviendront rapidement les chercheurs les plus réputés au Québec en ce domaine[23].

De son côté, le doyen La Salle, fidèle à son habitude, voit grand et n'hésite pas à solliciter les fondations et les grandes compagnies. Il fait

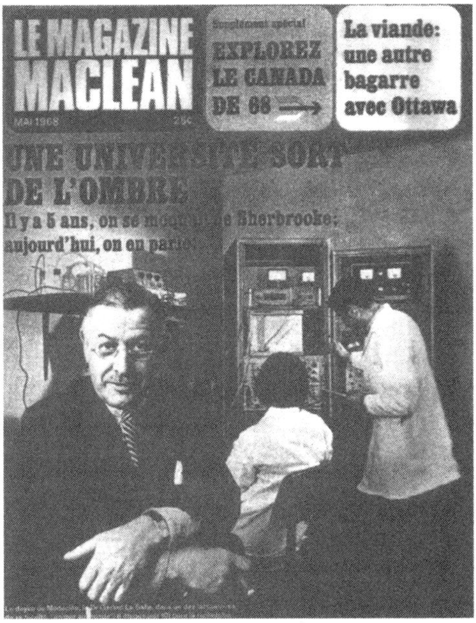

Page couverture du magazine *Maclean*, édition de mai 1968. (AUS)

appel à la Fondation McConnell pour financer une chaire de recherche de 100 000 $ qu'il souhaite confier au Pr LeClair. Ce n'est qu'un début, car il en veut six: « deux pour chacune des trois divisions de la Faculté[24] », et adresse une demande similaire à Bell Canada[25]. Au total, ses demandes s'élèvent à près d'un million de dollars ! Cependant, il sait à l'occasion se montrer économe. Dans une lettre adressée au vice-recteur Dugal, il se plaint que les frais de déplacement autorisés par l'Université sont excessifs. Aussi lui fait-il remarquer, avec une pointe d'ironie, qu'« à ce rythme, il me faudra faire de petits lavages pour payer les professeurs avant longtemps[26] ».

Enfin, pour clore ce bilan, on s'apprête à lancer les activités d'enseignement continu, lesquelles, dans la phase initiale, n'étaient pas une priorité. Il faut cependant compter sur l'intérêt du recteur pour un secteur qui peut rencontrer certaines visées pastorales. En effet, à l'automne 1967, le recteur Maltais informe le doyen qu'il porte un grand intérêt aux problèmes soulevés par l'alcoolisme et qu'en conséquence, « il accueillerait favorablement tout projet de la Faculté de médecine dans ce domaine[27] ». En réponse à cette demande, un cours de formation continue sur la prévention et le traitement de l'alcoolisme est mis sur pied pour le printemps 1968. On ne peut toujours être à l'avant-garde ! Rappelons qu'à partir des années 1910, le clergé québécois avait lancé de grandes campagnes de propagande antialcoolique dont la rhétorique était davantage basée sur la morale et la peur que sur l'éducation et qu'il avait fréquemment fait appel aux médecins pour les épauler dans cette lutte. Cependant, les cours de la Faculté sur ce thème auront une portée essentiellement éducative.

Les premières ébauches de l'enseignement clinique

Bref, si dans l'ensemble tout va mieux que prévu, on doit désormais orienter les efforts vers la structuration de l'enseignement clinique[28]. À cet égard, bien des problèmes demeurent à régler. Dans une lettre adressée au recteur, datée du 6 mars 1967, le Pr La Salle dénonce, avec amertume, les lenteurs des architectes et des ingénieurs à parachever l'hôpital[29]. Refrain déjà entendu ! Pis encore, le montant accordé pour le matériel n'est que de 700 000 $ alors que c'est plus d'un million dont on a besoin. En conséquence, l'aménagement du laboratoire de fonction respiratoire stagne. De telles embûches provoquent l'ire du bouillant doyen qui ne se gêne guère pour exprimer son mécontentement au sous-ministre de la Santé à Québec, le Dr Jacques Gélinas. Ce dernier est inondé de lettres et d'appels téléphoniques où le Pr La Salle se plaint des « blocages de réquisitions » ou encore le supplie « de mettre la hache dans toutes ces procédures inutiles, encombrantes et décourageantes[30] ». Ses démarches portent fruit : « ça va mieux pour les équipements », note-t-il laconiquement un mois plus tard.

En attendant que l'hôpital soit achevé, le Pr La Salle avait demandé aux Prs Fernand Tanguay et Clovis Dagneau d'ouvrir des unités d'enseignement clinique respectivement à Saint-Vincent-de-Paul et à l'Hôtel-Dieu de Sherbrooke. Des professeurs PTG s'intègrent temporairement aux hôpitaux de Sherbrooke. Déjà à l'été 1967, il y en a six qui sont répartis comme suit : les Prs Massey et Beaudry à l'Hôtel-Dieu, les Prs Marchessault et Perey au Sherbrooke Hospital, le Pr Lamontagne à Saint-Vincent-de-Paul et, enfin, le Pr de Margerie qui opère dans les trois hôpitaux[31]. À l'instar de quelques-uns de ses collègues, le Pr Beaudry, peu après son arrivée, doit mettre à contribution sa formation de « généraliste » des pathologies internes, pratiquant la gastro-entérologie bien sûr, mais aussi la cardiologie et l'endocrinologie dans les hôpitaux de la région[32]. Si les relations avec l'Hôtel-Dieu et le Sherbrooke Hospital sont généralement bonnes, ce n'est pas le cas du dernier. Le doyen déplore en effet l'instabilité des relations de l'Hôpital Saint-Vincent-de-Paul avec la Faculté.

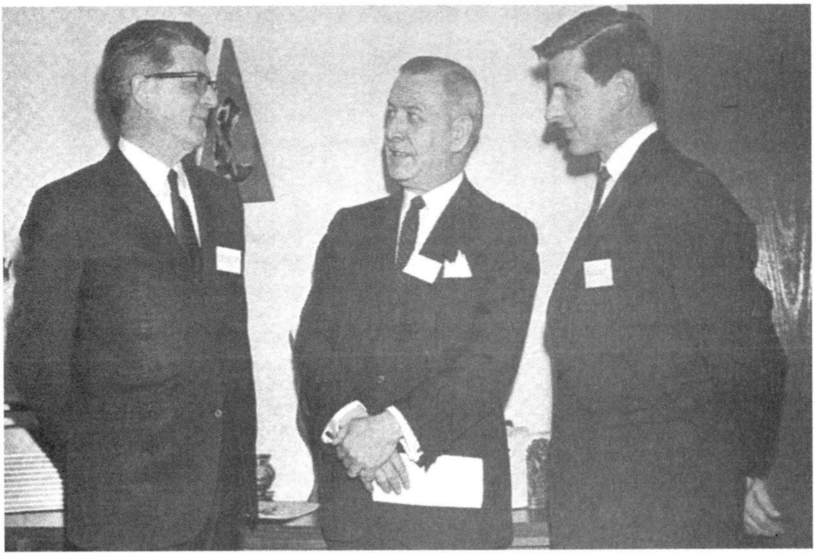

Inauguration des unités d'enseignement clinique à l'Hôtel-Dieu. De gauche à droite : Roger Larose, président du CA de l'hôpital, Gérald LaSalle, doyen de la Faculté de médecine, Victor Marchessault, professeur en pédiatrie, circa 1967 (SHS, Fonds Université de Sherbrooke). (AUS)

Dans un contexte où on est en présence de cohortes d'étudiants en 1re et 2e années, où la Clinique de l'Université de Sherbrooke est toujours en construction et où les effectifs en PTG sont très insuffisants, le problème est majeur. Le doyen LeClair décide donc de mettre sur pied un comité de trois personnes composé des Prs Dagneau, Chevalier et de Margerie, ce dernier agissant comme président. Ce comité reçoit comme mandat d'explorer la possibilité d'accroître la participation des médecins de la Ville aux charges d'enseignement et permettre l'accès à leurs patients.

Très rapidement, il apparaît que le docteur Paul Chevalier, qui représente les médecins de l'Hôpital Saint-Vincent-de-Paul, rejette toute collaboration et refuse même de contresigner le rapport final des délibérations. Quant au docteur Clovis Dagneau, qui représente l'Hôtel-Dieu et ses médecins, il offre une timide collaboration, contresigne le rapport final, mais laisse toutefois à chaque médecin le soin de gérer son niveau de collaboration.

En revanche, les relations de la Faculté avec le Sherbrooke Hospital sont beaucoup plus cordiales. En étroite relation avec McGill, partageant une conception plus ouverte de l'organisation des soins spécialisés, moins divisés que leurs collègues francophones et, surtout, se sentant moins menacés par une perte éventuelle de patients, la plupart des médecins de cet hôpital voient d'un bon œil l'émergence du centre hospitalier universitaire. Parmi ceux-ci, le Dr Quintin, qui avait été sur le comité des fondateurs de la Faculté au début des années 1960, ne ménagera pas ses efforts pour établir une bonne collaboration entre les deux institutions[33]. Mais l'enseignement devant être en français, cet hôpital ne peut compenser les résistances des deux autres hôpitaux francophones.

On comprend que l'ouverture du centre hospitalier universitaire est attendue avec impatience par les membres de la Faculté. D'autant qu'il y a un impératif économique. En effet, l'embauche de nombreux cliniciens PTG en 1968 exige de nouvelles sources de revenus sous forme d'honoraires que les activités cliniques à l'hôpital pourront combler.

La Faculté de médecine, qui avait décidé d'accueillir prématurément ses premiers étudiants dans l'espoir d'exercer une pression supplémentaire pour l'achèvement du Centre hospitalier universitaire, doit fournir aux premières cohortes d'étudiants une formation clinique intensive au plus tard à partir du printemps 1968. Mais les pièces du casse-tête ne sont pas toutes en place. Les ailes V et VI ne seront pas terminées pour cette échéance. Aussi faut-il utiliser les espaces disponibles pour mettre sur pied des cliniques temporaires. Quelques-unes existent déjà. On organise aussi quelques unités d'enseignement cliniques dans les hôpitaux de Sherbrooke. Les premiers étudiants admis à la Faculté peuvent ainsi, en attendant l'ouverture de l'hôpital universitaire, recevoir une formation pratique.

Quelques bouleversements à la direction de la Faculté

Le doyen La Salle, qui vient tout juste de quitter la direction de l'hôpital, est remplacé officiellement, comme prévu, le 1er janvier 1968, par Mme Côté qui devient la directrice générale de la Clinique de l'Université de Sherbrooke[34]. Le choix est judicieux, car Mme Côté avait largement contribué

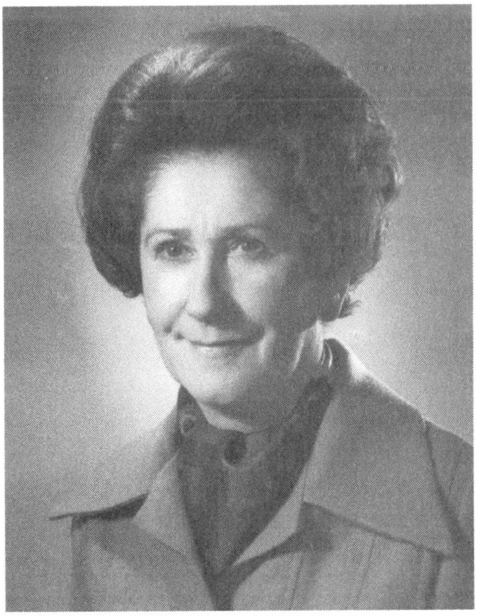

Mme Madeleine L. Côté, directrice générale de la Clinique universitaire de Sherbrooke, circa 1968. (AUS)

aux travaux d'aménagement de l'hôpital depuis son arrivée en 1965 et elle possède les compétences administratives et, surtout, la force de caractère pour diriger cette difficile et inédite entreprise en territoire québécois. On le verra, la direction d'un hôpital universitaire n'est pas une sinécure, particulièrement dans un contexte où il n'y a aucune tradition en ce sens.

Un putsch à la direction de la Faculté

À peine trois mois après qu'il ait quitté la direction de l'hôpital, une autre tuile s'abat sur le Pr La Salle. Trop occupé à multiplier les contacts, et toujours entre deux valises, il ne se préoccupe guère des problèmes de gérance quotidienne de la Faculté, ce qui ne tarde pas à créer un mécontentement du côté des professeurs. Toujours enclin à élaborer de grands projets pour sa Faculté, il ne voit pas venir la fronde qui s'organise autour de lui. Un groupe de médecins influents, même s'ils reconnaissent que le Pr La Salle avait accompli avec brio et avec une énergie remarquable sa mission de démarrage de la Faculté, constatent, probablement avec regret, qu'il ne possède pas les qualités nécessaires pour continuer à assurer sa direction quotidienne. Du reste, cela ne l'intéresse guère, tout occupé qu'il est à superviser la construction du Centre médical, à visiter des centres médicaux américains ou européens, ou encore à préparer pour la prochaine décennie les développements futurs de la Faculté. En conséquence, plusieurs problèmes urgents demeurent sans solution. Or la cohésion de cette jeune faculté, composée de professeurs récemment embauchés et qui ne sont guère enracinés dans la région, est essentielle pour assurer sa pérennité. Un bon climat de travail et d'études permettra de conserver les meilleurs éléments.

Plusieurs en viennent donc à la conclusion qu'il faut, de toute urgence, mettre en place un nouveau doyen, impliqué quotidiennement dans les affaires administratives et soucieux de résoudre rapidement les problèmes, grands et petits. Malgré ses immenses qualités, ce n'était pas le cas du Pr La Salle. Ayant été reconduit pour trois ans en avril 1967, il lui reste encore deux ans de mandat. Informé de la fronde qui se forme autour de lui, il s'enquiert de l'attitude à prendre auprès du Pr LeClair.

Le vice-doyen, conscient des lacunes du Pr La Salle, lui conseille de présenter sa démission[35]. Probablement informé de ce qui se trame à la Faculté, le recteur, en reconnaissance de son attitude digne et des immenses services qu'il a rendus à la Faculté, lui ouvre une voie de sortie honorable en lui offrant, le 3 avril 1968, le poste de vice-recteur aux disciplines de la santé avec comme mandat de trouver du financement pour le CHU et l'Université. La décision est difficile, mais le 9 avril il accepte tout de même avec élégance de quitter la direction de la Faculté et est nommé le lendemain à son nouveau poste[36]. Il y sera beaucoup plus à l'aise pour poursuivre sa tâche d'ambassadeur de la Faculté.

Le départ du Pr La Salle marque la fin d'une étape cruciale de la courte histoire de la Faculté. Cet homme fougueux, qui est de la race des bâtisseurs, est aussi un redoutable promoteur qui sait défendre les idées les plus avant-gardistes, sinon les plus saugrenues. Doté d'une formidable énergie, il rencontrait ses collègues immédiats — LeClair, Côté et, parfois, Boudreau — quasi tous les soirs à sa résidence où il exprimait « une idée à la minute ». L'ennui, comme souligne Mme Côté avec affection, c'est que chacune prendrait « un an à se réaliser ». N'empêche que sans lui, il est fort probable qu'il « n'y aurait jamais eu de Faculté de médecine à Sherbrooke[37] ».

Un nouveau doyen : le Pr Maurice LeClair

Le poste de doyen est confié au Pr LeClair qui entre en fonction le 16 mai 1968[38]. Son intense implication dans le démarrage de la Faculté en faisait certes l'un des meilleurs candidats. Car on a besoin d'un administrateur pragmatique et d'un clinicien aguerri qui connaît quasi tous les rouages de l'enseignement et de la recherche. De plus, le Pr LeClair possède un large

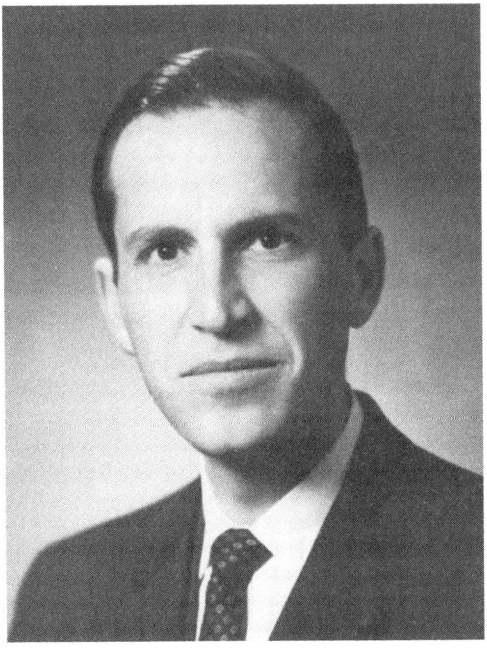

Le Pr Maurice LeClair, troisième doyen de la Faculté de médecine, 1968. (AUS)

réseau de connaissances dans le milieu médical nord-américain et il pourra accélérer le recrutement de spécialistes dont les besoins sont criants.

Au moment où le nouveau doyen entre en fonction, la Faculté de médecine compte vingt-sept départements répartis dans les trois divisions : sciences cliniques (15), sciences fondamentales (7) et médecine sociale (5). Les postes à combler sont nombreux et le recrutement intensif des professeurs occupe une grande partie du temps du comité de direction. À cette époque, et après le « Vive le Québec libre » du général de Gaulle en 1967, la volonté de rapprochement entre le Québec et la France ouvre des perspectives de recrutement de scientifiques français. La Faculté, qui a de grands besoins, est la plus intéressée des quatre facultés québécoises à accueillir des enseignants et des chercheurs de France ou d'Europe. En termes de recrutement, on se partage les tâches : le P^r^ LeClair s'occupe de celui des professeurs, Mme Côté des infirmières et du personnel de laboratoire, et le Pr Dufresne, des étudiants.

À l'été 1968, les arrivées des nouveaux professeurs et chercheurs sont massives. Quasiment pas une semaine où on n'ait à accueillir des médecins venus de tous les horizons possédant des diplômes de Turin, de Louvain, de Paris, de Bruxelles, de Syracuse, de Heidelberg, de Dusseldorf, de Bombay ou de Montevideo. En juillet, août et septembre, les Basora, Brindle, Bounous, Bellabarba, Ramon-Moliner, Zuardi, de Verteuil, Regoli, Trias et Souadjian ajoutent un peu de couleur ethnique à la région sherbrookoise. Au total, la Faculté accueille cinquante nouveaux professeurs. En ce domaine, c'est l'année la plus faste de son histoire[39]. Et puis, beaucoup d'entre eux sont de jeunes spécialistes, ce qui porte à quarante ans la moyenne d'âge des professeurs, certainement la plus basse au Québec. Pourtant, la tâche n'avait pas été facile et on s'était heurté à des obstacles imprévus : allocations de déménagement trop basses, application tatillonne des règlements de l'immigration et réticences du Collège des médecins à émettre les certificats de spécialistes et les permis de pratique.

Les efforts de recrutement pour la Division des sciences fondamentales dépassent largement la scène nationale. Peu cependant acceptent de venir à Sherbrooke. Tout de même, se joignent un couple de chercheurs en microbiologie, les P^rs^ Pierre et Danielle Bourgaux, qui jetteront les bases de cette discipline à la Faculté et y exerceront d'intenses activités de recherche. Il y a aussi le Pr Domenico Regoli, formé en Italie et en France, qui dirigera l'équipe de recherche en pharmacologie, secteur qui connaîtra sous sa direction scientifique un rayonnement exceptionnel. Un autre français d'origine, le Pr François Lamy, qui possède un Ph. D. du réputé

Massachusetts Institute of Technology, accepte de quitter son poste de professeur à l'Université de Pittsburgh pour rejoindre le Pr Huyghues-Despointes au département de biochimie. À peine trois ans après son arrivée, il prendra la direction de ce département. Durant ces années critiques pour le développement de la Faculté, le Pr Lamy recrutera la majorité des professeurs du département.

Parmi les nouveaux venus, on retrouve, dans la Division des sciences cliniques, le Pr Maurice Héon, de l'Université Laval, qui accepte la direction de la neurochirurgie, le Pr Antoni Trias du Victoria General Hospital d'Halifax qui prend la direction de l'orthopédie accompagné de son collègue Jorge Basora, les Prs Gustavo Bounous et Ghislain Devroede en chirurgie, Roger de Verteuil en psychiatrie. Une troisième femme, la Pre Véronique Susset, physiatre, obtient un poste de professeur agrégé. Une recrue des États-Unis, le Pr Domenico Dilenge, neuroradiologiste, avait quitté en 1968 l'institut de radiologie de l'Université de Washington pour diriger le nouveau département de radiologie diagnostique. Italien d'origine, le Pr Dilenge avait fait ses études de médecine à Naples puis avait exercé la médecine en France[40].

En pédiatrie, le Pr Bernard Lemieux, membre dès son arrivée à la Faculté de l'exécutif du Réseau de médecine génétique du Québec créé en 1969, s'orientera vers la neuropédiatrie et deviendra un acteur majeur dans le développement de la génétique à la Faculté, notamment au niveau de la médecine préventive. Se joint aussi en 1968 un jeune oncologue de l'Hôtel-Dieu de Montréal, le Pr Étienne LeBel. Le doyen LeClair souhaite développer la radiobiologie à la Clinique et il offre à ce jeune spécialiste en médecine nucléaire la possibilité d'ouvrir le premier département du genre au Québec. À prime abord, il se montre réticent, mais l'admiration qu'il a pour le Pr LeClair l'incite à quitter Montréal pour Sherbrooke. D'autant que le doyen lui promet qu'il aurait carte blanche : « pas de limite de postes, pas de limite de budget, pas de limite d'espace[41] ». Une telle offre ne se refuse pas !

Tous les professeurs mentionnés ci-haut feront un long séjour à la Faculté et contribueront grandement à son développement. Ce n'est pas le cas de toutes les recrues. Se posera, en effet, dans les années suivantes, un problème de rétention des professeurs. C'est ainsi que le département de radiologie perd, en deux ans, trois radiologistes sur quatre. Dix ans plus tard, seulement vingt des cinquante professeurs de la cuvée 1968 sont encore à la Faculté. Ce qui implique des efforts constants pour combler les places vacantes. Les « oiseaux de passage », fort nombreux, ont peine à s'adapter à

LES DIFFICULTÉS DU RECRUTEMENT DE PROFESSEURS AUX DÉBUTS DE LA FACULTÉ

Recruter des généralistes et des spécialistes comme professeurs cliniciens PTG, statut alors inconnu au Québec, et les retenir pour faire carrière en FMUS était une tâche difficile : on leur offrait une rémunération moindre qu'en pratique privée, on restreignait leur indépendance et on leur proposait la responsabilité d'un programme de formation inédit et innovateur qu'aucun n'avait connu pendant sa propre formation. En contrepartie, on leur offrait un beau défi qui fut relevé avec brio par ceux qui demeurèrent à la Faculté. En termes de recrutement, pour les dix premières années d'activités de la Faculté, c'est l'année 1968 qui est la plus fructueuse avec l'embauche de 50 nouveaux professeurs suivie des années 1970 (49) et 1969 (48). Cependant, les données suivantes illustrent les difficultés de rétention des professeurs recrutés au cours des premières années. Ainsi, seulement 20 des 50 professeurs embauchés en 1968 et 39 des 97 professeurs embauchés en 1969 et 1970 étaient encore en poste onze ans plus tard. En somme, la moyenne de rétention pour cette période n'était que de 40 %. On peut imaginer la perte de temps, pour toutes les instances de la Faculté, découlant d'une telle instabilité de son corps professoral et du fardeau supplémentaire assumé par la direction et par les professeurs les plus persévérants[42].

la « culture originale » de la Faculté et succombent au maraudage de certaines facultés. Parmi ceux-ci, on retrouve quelques professeurs qui n'attendent que leur visa pour les États-Unis pour quitter Sherbrooke[43].

D'autres, au contraire, appréciaient leur fonction à la Faculté, mais se sont vu offrir un poste qu'ils ne pouvaient refuser. Et même s'ils ne sont demeurés que quelques années, ils ont laissé une contribution importante. C'est le cas du Pr Albert Nantel, embauché en 1968 à titre de professeur adjoint au département de pharmacologie à la Faculté. Il avait fait des stages de recherche en pharmacologie à l'Université Emory d'Atlanta et à McGill. C'est lui qui prend alors en charge les laboratoires polyvalents des étudiants et veille à ce que ceux-ci disposent de l'équipement et du matériel nécessaires à leur formation[44]. Il se fait aussi remarquer pour ses travaux en toxicologie, au point qu'on lui offre en 1972 le poste de directeur du Centre régional de toxicologie au Centre hospitalier de l'Université Laval. À partir de là, il amorce une contribution remarquable au développement de la toxicologie au Québec.

DIRECTEURS DE DÉPARTEMENT (1969)

DIVISION DES SCIENCES CLINIQUES	
Chirurgie générale	Bernard Perey
Chirurgie cardio-vasculaire et thoracique	Sheldon O. Burman
Chirurgie plastique et reconstructive	Gérald Rheault
Gynécologie-obstétrique	Pierre C. Tremblay
Neurochirurgie	Maurice Héon
Médecine	Maurice LeClair
Ophtalmologie	Jean de Margerie
Orthopédie	Antoni Trias
Pédiatrie	Victor Marchessault
Psychiatrie	C.-Jules Lamarre
DIVISION DES SCIENCES FONDAMENTALES	
Anatomie	Théodore-F. Lévêque
Biochimie	René Huyghues-Despointes
Biophysique	Marc Lavallée
Microbiologie	Pierre Bourgaux
Pathologie	Paul-M. Gagnon
Pharmacologie	Domenico Regoli
Physiologie	Guy Lamarche
DIVISION DE MÉDECINE SOCIALE	
Épidémiologie	Louis Munan
Sciences du comportement	Richard Béland
Médecine communautaire	Roger-R. Dufresne

Les contacts plus étroits qui se nouent avec la France permettent à la Faculté de faire connaître ses approches pédagogiques et ses structures originales, lesquelles ne manquent pas de susciter rapidement la curiosité, sinon l'envie de leurs collègues d'outre-mer. Déjà en 1969, des médecins français invitent une délégation de Sherbrooke composée, entre autres, des P^rs^ LeClair, Lavallée et de Margerie à faire la tournée des facultés de médecine de Dijon, de Lyon, de Marseille, de Poitiers et de Tours. On pourra ainsi profiter de l'occasion pour favoriser, dans l'avenir, le recrutement de professeurs, l'émergence de projets de recherche conjoints ou de collaborations académiques. Le P^r^ LeClair confie au Pr de Margerie la coordination du recrutement en France dans le cadre des accords de coopération franco-québécois, rôle qu'il assumera jusqu'à la fin des années

1970[45]. Parmi les professeurs recrutés de France, il y a le Pr Bernard Ménanteau de Reims qui est accueilli avec soulagement en 1974 au département de radiologie diagnostique.

On doit, sur un autre front, préparer l'ouverture prochaine de la Clinique universitaire. Il faut donc affecter les professeurs aux postes de direction des départements et services, embaucher des secrétaires et le personnel de soutien et accélérer l'achat de l'équipement scientifique, ce qui n'est pas une mince tâche pour un hôpital de cette taille[46]. Au sein de la Faculté, plusieurs secteurs d'activités demandent des réajustements constants. Sur le plan administratif, le doyen LeClair accepte d'élargir la composition du comité exécutif au profit des étudiants qui comptent désormais quatre représentants — Raynald Laprade, Jacques Simard, Raymond Ste-Marie et Hubert Wallot — alors que les internes et résidents ont leur représentant, le Dr Jean Mailhot.

De la Corporation des cliniciens à la Société des médecins

Le doyen LeClair, à son début de mandat, vise deux priorités : le recrutement de professeurs, surtout cliniciens, et la création du Plan d'organisation clinique des PTG. Le système de « pool » mis en place par les Prs La Salle et LeClair en 1966 qui répartissait les gains des cliniciens et chirurgiens à tous les professeurs PTG n'avait pas encore pris une forme définitive au moment de la nomination du nouveau doyen. Et pourtant, la mise en place d'un système de perception centralisée était devenue impérieuse avec l'embauche, en 1967, de nouveaux cliniciens PTG, dont huit avaient une pratique bien établie à Sherbrooke[47].

Le Pr LeClair, à défaut de pouvoir déléguer une autorité quelconque, avait retenu les services de Georges Pigeon, comptable, et de Suzanne Rousseau, secrétaire, pour amorcer la perception centralisée. Il avait aussi convoqué tous les cliniciens PTG, au nombre de treize, à une réunion tenue le 12 septembre 1967. On avait décidé alors de confier la « bonne administration » de la perception des honoraires à un comité composé des Prs de Margerie (président), Marcel Drolet et Constant Papageorges.

Le 14 septembre suivant, le Pr LeClair avisait le doyen La Salle qu'il ne serait bientôt « plus responsable de la surveillance de cette perception[48] ». Mais ce dernier, toujours pour les mêmes raisons, avait bloqué à nouveau l'initiative sans pour autant remettre en cause les recommandations du comité des directeurs de départements cliniques sur le plan de l'organisation clinique et sur l'utilisation d'éventuels surplus.

Or, de 1966 à 1968, l'absence de structures, l'impossibilité d'assurer la rémunération prévue, l'opposition larvée des deux grandes fédérations des médecins du Québec et des cliniciens des autres universités à ce système de « communisme volontaire », à laquelle s'ajoutent une certaine incompréhension du système, avaient rendu très difficile le recrutement de cliniciens. Pis encore, plusieurs, parmi ceux que l'on a réussi à recruter pendant cette période, avaient quitté la Faculté peu après leur embauche. Ce système de rémunération est loin de faire l'unanimité à la communauté médicale.

Du reste, le plan d'organisation clinique se butait aux hésitations de l'Université à s'impliquer financièrement dans sa gestion et au refus du doyen La Salle de trancher la question. À la fin de l'année 1967, loin de générer des surplus, les cliniciens PTG criaient famine et réclamaient des subsides pour se rapprocher de la rémunération plafonnée promise ! Il devenait de plus en plus apparent que l'Université hésitait à participer financièrement dans un tel projet.

Avec l'arrivée du P^r^ LeClair au décanat, cette question devient un dossier prioritaire. En effet, l'arrivée de nouveaux cliniciens entre 1967 et 1968 impose la création d'une nouvelle structure qui pourra faire les emprunts nécessaires pour défrayer les salaires en attendant que la clinique ouvre ses portes. Il confie au Pr Bernard Perey, son successeur, la direction de la Division des sciences cliniques, la tâche de trouver une formule adéquate et de former un comité à cette fin.

À partir du canevas tracé par les directeurs des départements cliniques à la fin de l'année 1967, le comité dirigé par le Pr Perey procède sans tarder aux consultations comptables, fiscales, légales et administratives afin de mettre en place un plan d'organisation clinique pour la perception des revenus d'honoraires des cliniciens PTG, leur mise en commun dans un pool et leur répartition. On décide aussi que la rémunération totale individuelle, incluant le salaire universitaire, sera plafonnée comme convenu avec le doyen. Ce pool prévoit cependant, à la discrétion du doyen, l'attribution de bourses salariales complémentaires pour les collègues non cliniciens. En effet, ceux-ci, comme les cliniciens PTG, seront tenus d'y verser tout revenu autre que salarial. Quant aux surplus qui pourront être générés, ils serviront à financer des dépenses académiques jugées nécessaires par le doyen. Enfin, on exige toujours qu'un secret absolu entoure les rémunérations plafonnées individuelles.

Ce plan est original et, quoique le plafonnement des revenus proposé par le P^r^ LeClair soit inspiré du système en vigueur à la Clinique Mayo où les cliniciens sont salariés, il n'est nullement issu de ce modèle. Malgré les réticences d'aucuns quant au manque de transparence du système et la possibilité de certains départs de collègues mécontents, le comité Perey et le doyen LeClair maintiennent le cap et, avec l'accord de l'Université qui conserve un rôle de surveillance et de collaboration, le plan d'organisation clinique est officiellement lancé, le 6 juin 1968, avec la requête pour obtenir des lettre patentes pour une corporation regroupant « les cliniciens du Centre hospitalier universitaire Inc.[49] ».

Présidée par le Pr Bernard Perey, cette corporation regroupe alors les vingt-deux signataires de la requête à titre d'actionnaires. Avec l'aide de son bras droit, le Pr Bernard Thérien, le président met en marche un secrétariat et négocie en juin 1968 un emprunt de 80 000 $ grâce auquel on espère « tenir le coup jusqu'à l'automne [1968][50] ». Le 30 décembre 1968, la Corporation obtient un prêt de 500 000 $ de la Banque de Montréal pour un terme de trois ans et qui est endossé par l'Université et par les actionnaires pour défrayer les arrérages de rémunération accumulés depuis 1965 (297 000 $) et pour payer les honoraires de l'année 1969 (évalués à 300 000 $)[51]. Cet endossement collectif était la condition pour que l'Université cautionne un emprunt de cette importance. Il y a pourtant un hic.

Les sommes que la Corporation perçoit et administre sont des honoraires professionnels, ce qui, dans l'état de la fiscalité de l'époque, est inusité. Il n'existe alors aucune jurisprudence au Canada dans ce domaine. Or puisque seuls des médecins peuvent pratiquer la médecine, la

LISTE DES SIGNATAIRES DE LA REQUÊTE DU 6 JUIN 1968
POUR LES LETTRES PATENTES DE LA CORPORATION

René Beaudry	Gérard Ludger Larouche
Bernard Bénard	Maurice LeClair
Léo Cousineau	Bernard Longpré
Jacques Crépeau	Victor Marchessault
Jean de Margerie	Douglas Massey
Marcel Drolet	Constant Papageorges
Guy Lamarche	Jean-Marc Pépin
Jules Lamarre	Bernard Perey
Albert Lamontagne	Gérald Rheault
Léonard Langlois	Bernard Thérien
Maurice Langlois	Pierre C. Tremblay

Corporation, en tant que personne fictive, est en situation irrégulière. Il faut donc la remplacer par des médecins associés liés par un contrat de société. C'est ainsi que prend naissance, en novembre 1969, la Société des médecins du Centre hospitalier universitaire de Sherbrooke qui regroupe soixante-quatorze cliniciens PTG[52].

Dès lors, la Corporation se transforme en compagnie de gestion dont la Société utilise les services pour l'administration courante des affaires[53]. La direction de la Société est composée d'un exécutif de six membres, dont fait partie le doyen, qui fixe la part maximale que chaque clinicien peut recevoir du fonds commun et de l'assemblée des sociétaires. Il est désormais entendu que tous les professeurs à plein temps cèdent intégralement tous leurs honoraires et revenus professionnels et professoraux, « de quelque source qu'ils proviennent », à la Société[54]. Et, fait inédit au Canada, cela inclut les cachets pour des conférences, les bourses pour une découverte ou les brevets d'activité professionnelle.

Dès l'année 1970, l'emprunt est haussé à 600 000 $, car la Société des médecins ne réussit pas à mettre en place le système comptable nécessaire à la facturation des patients de sorte que les comptes à recevoir sont énormes. Rappelons qu'avant l'adoption du régime d'assurance-maladie, les patients devaient payer leurs examens médicaux. Un fort pourcentage des comptes est donc en souffrance, ce qui constitue un manque à gagner de plus de 400 000 $[55]. Avec la nouvelle gratuité des soins, personne ne veut payer et la tâche de recouvrement s'avère quasi impossible. En revanche, avec l'instauration de la nouvelle formule de paiement et grâce au nouvel adjoint du doyen, le comptable Normand Simoneau embauché en décembre 1969, on s'efforce d'améliorer la perception des fonds, ce qui permet de rembourser rapidement les emprunts[56]. En poste jusqu'en 1973, il contribuera à mettre en place de solides bases comptables au sein de la Corporation et entreprendra par la suite, on le verra plus tard, une longue carrière à la direction du CHUS.

La création du Centre de recherche médicale de l'Université de Sherbrooke (CRMUS)

Cette formule unique du partage des revenus entre les cliniciens et les chercheurs permettra aussi de favoriser le développement de la recherche. Car se pose évidemment le problème de l'imposition des surplus éventuels de la Société issus du plafonnement des revenus. Il faut bien mettre cet argent quelque part et s'assurer que les ministères du Revenu de Québec et d'Ottawa n'imposent pas d'impôts supplémentaires aux cliniciens PTG qui sacrifient en quelque sorte leurs honoraires pour le bien commun de la Faculté. Pour contrer ce retour de fonds de la Société aux ministères du Revenu, on décide de créer le Centre de recherche médicale de l'Université de Sherbrooke (CRMUS), corporation autonome sans but lucratif, établie officiellement le 3 décembre 1969. Dix jours plus tard, une requête en incorporation est adressée aux autorités gouvernementales avec la signature, cette fois, du recteur Maltais, du vice-recteur La Salle, des Prs Mignault, Côté et L. Langlois, du comptable Pierre Comtois, de l'avocat Pierre-C. Fournier et du fiscaliste Raymond-G. Décary[57].

Désormais, tous les surplus annuels de la Société des médecins seront versés au CRMUS, ce qui permet, sur avis du doyen, de financer des activités d'enseignement et de recherche et d'offrir des bourses salariales aux non-cliniciens. Cependant, à ses débuts, la capitalisation de fonds, qui n'est que de 10 %, demeure limitée[58]. Tout de même, c'est un gage pour l'avenir, car une dizaine d'années plus tard le CRMUS connaîtra, après quelques remaniements, une orientation nouvelle qui lui permettra une capitalisation spectaculaire.

À la suite de la création de la Société des médecins et du CRMUS, on décidera, lors de l'Assemblée des professeurs du 29 novembre 1971, d'adopter officiellement « un principe identique de rémunération globale »

PRÉSIDENTS DE LA SOCIÉTÉ DES MÉDECINS DE L'UNIVERSITÉ DE SHERBROOKE

Bernard Perey	1968 - 1969
Jean-Marc Pépin	1970
Fred Brindle	1971 - 1973
David Nathan	1974 - 1975
Jacques Poliquin	1976
Jean Reiher	1977
René Beaudry	1978 - 1980
Théodore Tahan	1981 - 1983
Maurice Langlois	1984 - 1987
Michel Carmel	1988 - 1990
André Plante	1991 - 1994
Jacques Boucher	1995 - 1997
Claude Lemoine	1998 - 2001
Daniel Tessier	2002 - 2005
Stéphane Tremblay	2006 -

pour tous les professeurs à plein temps de la Faculté, pour les cliniciens qui relèvent de la Société et pour les fondamentalistes qui relèvent du CRMUS. Elle comprend une rémunération de base — composée d'un traitement universitaire auquel s'ajoutent des honoraires fixes pour les premiers et des bourses fixes de « potentiel de recherche » pour les seconds —, un supplément de revenus et des bénéfices. C'est la Société qui plafonnera le revenu de chacun « en fonction de sa compétence, de ses tâches, de son rang académique » et de quelques autres facteurs « que le doyen évalue et fixe après de multiples consultations[59] ». Certes, ce mode de rémunération en mécontente quelques-uns, mais, dans l'ensemble, il sera bien accepté.

C'est ainsi qu'est mis sur pied au tournant des années 1970 un plan d'organisation innovateur qui est le premier au Canada à impliquer tous les cliniciens PTG d'une faculté de médecine. Ce plan, quelque peu transformé, mais toujours en vigueur aujourd'hui, servira de référence pour les autres facultés de médecine. Cette formule inédite et avant-gardiste permettra, comme le souligne Maltais, de soutenir le pari d'une pratique professionnelle de groupe « compatible avec les exigences d'une carrière universitaire à temps complet[60] ». Or cette mise en commun de tous les revenus provenant de la rémunération à l'acte par les médecins à temps complet de la Clinique sera préconisée, vingt ans plus tard, par le ministère de la Santé et des Services sociaux du Québec :

> Pour favoriser l'intégration de l'enseignement, de la recherche et de la fonction clinique, le ministère entend encourager les universités, les hôpitaux et les médecins associés à l'enseignement à mettre en commun les revenus provenant de la rémunération à l'acte, pour se les redistribuer ensuite sous forme de rémunération fixe[61].

Évidemment, dans les années 1970, avec les hausses de revenus des médecins spécialistes depuis la mise en vigueur de l'assurance-maladie, cette formule de partage des revenus en irritera quelques-uns, notamment les chirurgiens, qui constateront les écarts considérables qui se creusent rapidement entre leur rémunération et les honoraires perçus par leurs collègues de Montréal ou de Québec. Craignant à juste titre des départs massifs dans certains secteurs de la Faculté, et ce, même si les rémunérations offertes par le milieu sont intéressantes[62], la direction décidera de modifier quelque peu la répartition des revenus au profit de bonus accordés aux disciplines les plus menacées. Le beau rêve de l'égalitarisme que d'aucuns caressaient au début de la Faculté se brisera sur les écueils d'une féroce réalité économique. En revanche, c'est une question de justice pour les cliniciens.

L'essor de la recherche fondamentale et clinique

Après une phase de démarrage plutôt timide où les activités de recherche étaient surtout concentrées dans les départements d'ophtalmologie et de biophysique, les recherches cliniques et fondamentales prennent des orientations diverses au gré des intérêts des médecins et des fondamentalistes.

À défaut d'un budget de recherche important et d'une tradition dans ce domaine, la Faculté possède néanmoins trois atouts majeurs pour attirer de jeunes et prometteurs chercheurs : d'immenses espaces (140 000 pieds carrés) pour aménager les laboratoires, une contiguïté des cliniciens et des chercheurs, un hôpital universitaire contrôlé par la Faculté et un mode de rémunération par « pool » qui assure des compléments de revenus aux chercheurs non cliniciens. La présence d'une division inédite en sciences fondamentales constitue aussi un élément intéressant pour de jeunes chercheurs. C'est ainsi que de nombreux fellows attachés à de grandes universités américaines et à d'importants centres de recherche biomédicale et plusieurs détenteurs de Ph. D., dans divers secteurs de la médecine expérimentale, acceptent des postes à la Faculté entre 1964 et 1970.

Grâce aux efforts de recrutement, la Faculté possède déjà en 1969 un noyau impressionnant, dans le contexte de l'époque, de chercheurs qualifiés en sciences fondamentales. Parmi ceux-ci, nombreux sont ceux qui possèdent un Ph. D., que ce soit en biochimie (7), en biophysique (5) ou en pathologie (4), en anatomie (3), en ophtalmologie (1) et en néphrologie (1). Ces chercheurs ont cependant leurs exigences et la Faculté de même que l'Université font de leur mieux pour faciliter l'organisation de groupes de recherche et répondre à la demande d'équipement de haute technologie. À tel point qu'on peut dire que certains fondamentalistes possèdent quasiment un statut privilégié au sein de la Faculté.

À peine deux ans après l'ouverture, le bilan de la recherche est impressionnant. La division des sciences fondamentales compte déjà vingt-trois projets de recherche, cinq étudiants de 2e cycle et huit de 3e cycle. Parmi les directeurs de recherche dans cette division, il y a les Drs Normand Brière, Jean Hugon et Aimée Reuter (pathologie), Marc Lavallée, Otto Schanne et Wolf Dieter Seufert (biophysique), Guy Lamarche et César Galeano (physiologie), Domenico Regoli (pharmacologie) et François Lamy (biochimie).

Les sciences cliniques, retardées quelque peu par l'attente de l'ouverture de la Clinique, en comptent tout de même dix-neuf alors que la médecine sociale, qui n'en est qu'à ses débuts, a entrepris trois projets[63]. Le département de médecine domine avec neuf projets grâce, entre autres, aux efforts des P^rs^ Raymond Losito, Douglas Massey, Domenico Regoli, Diego Bellabarba et Léo Cousineau. Quant au département de chirurgie, il en compte six dirigés notamment par les P^rs^ Antoni Trias, Bertrand Scalabrini, Ghislain Devroede et Roch Lapointe. En ophtalmologie, le Pr de Margerie assume la direction de deux projets de recherche.

Certaines activités sont à mettre au profit des subventions qu'ont apportées les chercheurs. Pour les nouvelles subventions, elles s'élèvent à 578 126 $ en 1968-1969 et proviennent surtout des conseils de recherche médicale du Canada et du Québec. D'autres sont financées par des fondations diverses. L'année suivante, la Faculté double la mise avec une augmentation de 513 000 $ pour un total d'un million de dollars ce qui constitue la moitié des subventions de recherche obtenues par l'Université[64]. En terme d'étudiants (206), elle est pourtant la plus petite faculté de l'Université, derrière la théologie qui compte 246 étudiants. De fait, comme le montre le graphique A, à chaque année universitaire depuis 1966-1967, la Faculté double ses subventions, dépasse la Faculté des sciences et devient la plus performante de l'Université. Elle ne perdra plus jamais cette position de tête.

Cependant, à l'échelle nationale, elle est encore loin derrière plusieurs facultés de médecine. Ce qui se comprend. Les jeunes chercheurs ne peuvent compter sur une tradition laissée par leurs aînés comme c'est le cas aujourd'hui. Tout est à faire et rien ne repose encore sur des bases solides. Au point qu'il faut refaire les demandes tous les ans. Avec le temps, ce sera aux trois, puis aux cinq ans. Et les renouvellements seront plus faciles.

Aussi, malgré des résultats encourageants, on juge que le nombre de subventions refusées est trop élevé en regard de la qualité des chercheurs recrutés par la Faculté. Le Conseil, préoccupé par cette question, constate que la faute en incombe trop souvent aux demandeurs qui, malgré leur compétence et la pertinence des projets proposés, se montrent négligents. Certains présentent des curriculums incomplets ou, pis encore, envoient des demandes imprécises[65]. Bref, il faut mieux encadrer les candidats et leur offrir un meilleur soutien. On avait aussi créé, l'année précédente, un secrétariat central de recherche qui a pour tâche d'assister les chercheurs pour les demandes de fonds. Il faut aussi les informer de la « culture interne » des grands organismes subventionnaires, qui ont des préférences

Fonds de recherche obtenus par les facultés de médecine, des sciences et des sciences appliquées de l'Université de Sherbrooke, 1966-1970

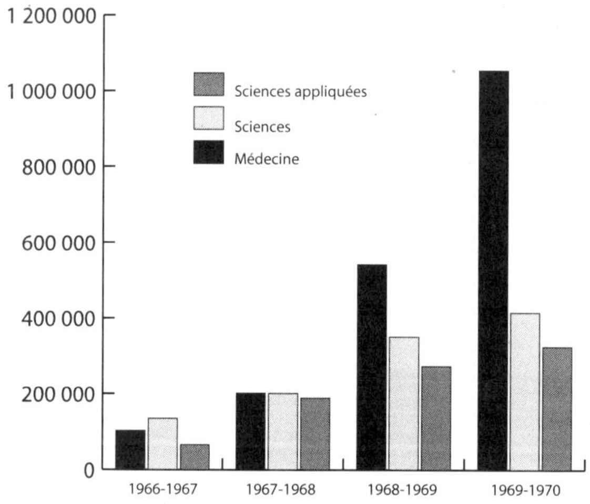

de forme et de fond. Il est vrai que la jeune Faculté n'a pas encore obtenu ses lettres de noblesse auprès de ceux-ci. Ce qui la rend vulnérable au lobby exercé par les grandes facultés de médecine qui accaparent des secteurs entiers de recherche. C'est le cas de McGill qui voit d'un très mauvais œil l'implantation des recherches en endocrinologie par les Prs Bénard et Bellabarba[66].

Le Pr LeClair, qui est vice-président du Conseil de recherche médicale du Canada (CRMC), veille au grain et multiplie les rencontres avec les autorités de cet important organisme afin de sonder le terrain sur les thèmes « en vogue » et mieux orienter les demandes de recherche. Les démarches du Pr LeClair permettent d'embaucher, en septembre 1969, trois « associés de recherche » du CRMC, les Prs Bounous, Weiss et Lechène.

Autre encouragement à la recherche, la Faculté avait créé le 1er août 1968 un nouveau poste de vice-doyen à la recherche attribué au Pr Lavallée. Fidèle à la philosophie défendue par la Faculté, celui-ci est chargé de stimuler les approches multidisciplinaires, de favoriser les intégrations interdépartementales et de développer une politique générale de recherche.

Les premiers regroupements varient selon l'orientation de la recherche. Les uns, à portée modeste, sont liés à une technique, comme par exemple le « club de microscopie électronique » qui implique une participation des départements d'anatomie, de biophysique, de microbiologie et de biophysique, ou « l'équipe informatique » qui regroupe des ingénieurs, des mathématiciens et des épidémiologistes ; d'autres sont liés à un noyau départemental ou à une division, comme c'est le cas du « groupe de médecine sociale spécialisée dans les problèmes régionaux de santé publique qui comprend des économistes, des sociologues et des épidémiologistes ». Au département de biophysique, où les efforts de recherche fondamentale sont les plus poussés à la fin des années 1960, un groupe composé de quatre médecins, d'un biologiste, d'un chimiste, de cinq physiciens, de deux ingénieurs en électricité, d'un biologiste et des trois électroniciens a mis sur pied des projets de recherche communs sur les microélectrodes et les membranes.

Ces initiatives qui relèvent de certains concours de circonstances ou de certaines affinités électives sont précieuses en cette phase de démarrage. Il faut cependant assurer une meilleure coordination de la recherche fondamentale et clinique, comme c'est le cas lorsque le Pr Lavallée propose d'orienter une partie du recrutement, non seulement en fonction de l'enseignement, mais aussi vers « la mise sur pied d'équipes multidépartementales de recherche dans le domaine cardiovasculaire et les aspects immunologiques de problèmes de transplantation et de cancer[67] ».

Vers une ouverture de la Clinique de l'Université de Sherbrooke

Pendant que la Faculté de médecine intensifie ses efforts pour développer la recherche fondamentale et clinique, la Clinique en est encore à une phase préparatoire. Rappelons que jusqu'en 1973, le Centre hospitalier universitaire (CHU) désignait l'ensemble composé de la Faculté de médecine et de la Clinique de l'Université de Sherbrooke (CUS).

Le Conseil d'administration composé de neuf membres[68], parmi lesquels on retrouve les Prs La Salle, LeClair et Perey, le recteur Maltais et Mme Côté, ne manque pas de boulot. Car les événements s'enchaînent rapidement. Après avoir formé, le 25 mars 1968, le premier bureau médical du futur hôpital, on s'affaire à organiser une cérémonie qui annonce l'ouverture prochaine de la Clinique. Son organisation est confiée initialement au Pr La Salle, mais ce dernier, trop occupé, passe bientôt le flambeau à celle qui l'a toujours assisté, Mme Côté.

Cette cérémonie est un peu curieuse. En effet, à la suite du changement de vocation du pavillon, on avait décidé de retirer le coffret de plomb qu'on avait scellé dans la pierre angulaire le 3 août 1961[69]. C'est donc la pose de la « deuxième » pierre angulaire que préside, le samedi 8 juin 1968, le

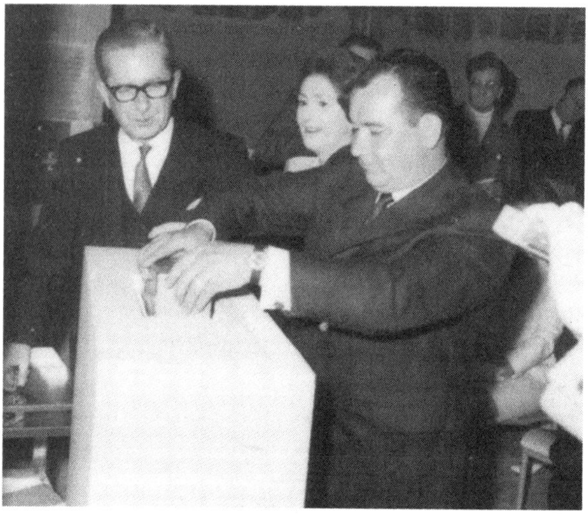

Insertion du coffret dans la pierre angulaire de la Clinique universitaire par le maçon Claude Breton en présence du premier ministre Daniel Johnson et de Madeleine Côté, 8 juin 1968. (Archives de Mme Madeleine L. Côté)

premier ministre Daniel Johnson. En outre, c'est le monde à l'envers : on inaugure officiellement la Clinique médicale avant son ouverture alors qu'on avait ouvert la Faculté avant son inauguration. Certes, on est heureux de cet événement symbolique, mais on n'est pas encore prêt à accueillir les premiers patients.

Afin de répondre à la demande de patients pour l'enseignement, on organise, à la suite de la psychiatrie et de l'ophtalmologie, de nouvelles cliniques externes au début de septembre 1968, en médecine, en chirurgie, en pédiatrie et en obstétrique-gynécologie. On utilise à cette fin des locaux de l'aile I où on aménage quatre salles d'examens « grâce à la collaboration des cliniciens [les P^rs^ Drolet, M. Langlois, L. Langlois et Pépin] qui avaient prêté à la Faculté leurs tables d'examen et autre matériel[70] » issus de la Polyclinique de Sherbrooke. Ces petites cliniques ainsi que les unités d'enseignement organisées dans les hôpitaux du centre-ville permettent de donner aux étudiants, notamment à ceux de 2e et 3e années, la formation pratique nécessaire. On en profite pour recruter de nouveaux professeurs en obstétrique-gynécologie : c'est le cas des P^rs^ Réal Lafond et André Trudel de l'Hôtel-Dieu de Sherbrooke[71] et du Pr Jean-Guy Lehoux, qui amorcera la recherche en ce domaine. Il sera appuyé par le Pr Denys Cloutier qui se joint au département en 1969[72].

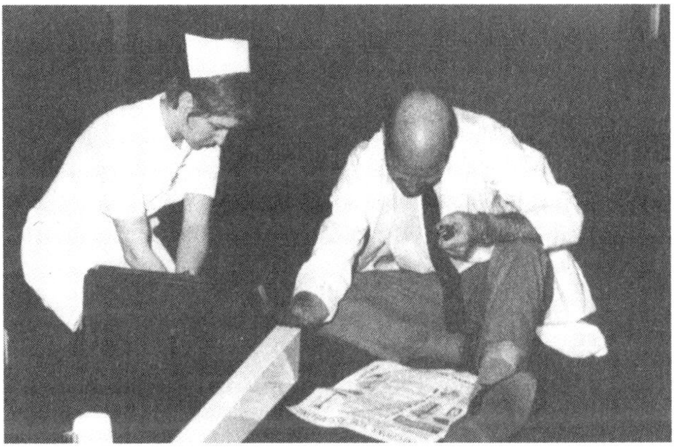

Le président du Comité d'ouverture de la Clinique universitaire, Fred Brindle, et l'infirmière Madeleine Gobeil « procèdent à l'assemblage d'un appareil », 1968. (R. Maltais, *Le Centre médical de l'Université de Sherbrooke*)

En prévision de l'ouverture prochaine de la Clinique et pour faciliter la tâche de la directrice générale, le bureau médical met sur pied un « comité d'ouverture de l'Hôpital » présidé par le Pr Fred Brindle, directeur du département d'anesthésie, assisté des Prs Maurice Héon et Léo Cousineau. Ce comité, qui prend en main la surveillance et le contrôle des installations médicales, doit décider de l'emplacement des instruments, de la disposition de l'équipement électrique, de l'aménagement des salles d'opération, bref de veiller à ce que tout soit fonctionnel le plus rapidement possible pour les services médicaux de l'hôpital. La tâche est telle qu'il leur faut obtenir du soutien à d'autres niveaux.

Autre jalon important de cette histoire, le gouvernement, par deux arrêtés en Conseil datés du 14 août 1968, consent à se départir du terrain « avec les bâtisses dessus construites » du campus de Fleurimont. L'Université obtient, pour la somme symbolique d'un dollar, un terrain de trois acres sur lequel on s'apprête à construire la résidence des étudiants alors que la Corporation de la Clinique achète, le 20 août, pour la même somme symbolique, le reste du terrain, les bâtiments et les dépendances[73]. Afin de financer ce capital impressionnant qu'on vient d'acquérir, la Clinique, sur la demande du gouvernement, emprunte sur le marché des obligations dix millions de dollars pour rembourser les emprunts bancaires et « défrayer les coûts de la mise en place des services hospitaliers[74] ».

La Faculté devient donc en quelque sorte locataire de la Clinique, désormais propriétaire de tout le Centre hospitalier universitaire. Il est vrai

PREMIERS MEMBRES DU BUREAU MÉDICAL DE LA CLINIQUE UNIVERSITAIRE (1968)

René Beaudry (gastro-entérologie)
Bernard Bénard (endocrinologie)
Danielle Bourgaux (microbiologie)
Gustavo Bounous (chirurgie générale)
Léo Cousineau (hématolologie)
Jacques Crépeau (médecine interne)
Jean de Margerie (ophtalmologie)
René-H. Despointes (biochimie)
Roger de Verteuil (psychiatre)
Ghislain Devroede (chirurgie générale)
Marcel Drolet (médecine nucléaire)
Paul-M. Gagnon (pathologie)
Marc Gervais (néphrologie et pédiatrie)
Maurice Héon (neurochirurgie)
Guy Lamarche (physiologie)
Jules Lamarre (psychiatrie)
Léonard Langlois (pédiatrie)
Maurice Langlois (médecine interne)
Roch Lapointe (chirurgie générale)
Jean-Claude Larose (pathologie)
Gérard Larouche (cardiologie)
Maurice LeClair (médecine interne)
Bernard Longpré (hématologie)
Victor Marchessault (pédiatrie)
Douglas Massey (cardiologie)
Constant Papageorges (médecine communautaire)
Jean-Marc Pépin (médecine interne)
Bernard Perey (chirurgie générale)
Gérald Rheault (chirurgie plastique)
Jacques Saint-Laurent (psychiatrie)
Bernard Thérien (pédiatrie)
Pierre-C. Tremblay (obstétrique-gynécologie)
Antoni Trias (orthopédie)

que la transformation du Pavillon Saint-Georges avait été entièrement financée par le ministère de la Santé. Et puis, cela est perçu comme une mesure transitoire, car on mise encore sur la possibilité d'obtenir la fusion juridique des deux institutions. Cela ne se passera pas comme prévu et, cinq ans plus tard, soit le 29 mai 1973, on sera contraint de passer un contrat d'affiliation des deux institutions.

Afin d'accélérer les préparatifs, on met sur pied, en octobre 1968, le comité spécial pour l'ouverture de la Clinique, véritable *Task Force* présidée par le P^{r} La Salle et composée des P^{rs} LeClair, Perey et Mme Côté, qui est chargé de « résoudre sur-le-champ tous les problèmes que pourrait susciter la décision d'ouvrir l'Hôpital en janvier 1969 ». Et ils sont nombreux ! En octobre 1968, on en est encore à l'attribution des tâches pour organiser les services et les départements.

Le service d'urgence est confié au Pr Gérald Rheault, le service de chirurgie au Pr Perey, les consultations externes au Pr Langlois, le service de psychiatrie au Pr Lamarre, la pédiatrie au Pr Marchessault, le service de médecine au Pr Pépin, les laboratoires et la radiologie au Pr Léo Cousineau, le service du nursing au Pr Louis-Philippe Lejeune et la pharmacie à Raymond Rouleau. On est même contraint de faire appel à l'Hôpital Royal Victoria afin qu'il prête une diététiste « pour mettre sur pied le service d'alimentation[75] ». On s'affaire aussi à organiser le bureau médical et ses nombreux comités, à recruter le personnel de soutien, etc. Et puisqu'il n'y a pas de système d'aqueduc qui alimente le campus, il faut construire un immense réservoir et les conduites d'eau nécessaires[76]. C'est dire le niveau de précipitation et de fébrilité qui règne en ces lieux.

On trouve tout de même le temps d'organiser les « Colloques du CHU » qui se tiennent en novembre à la Faculté. Ces réunions visent, entre autres, à faire en sorte que « tous ceux qui œuvrent dans le CHU réalisent qu'il s'agit bien d'un centre d'enseignement, où les frontières entre la Faculté et l'hôpital n'existent pas[77] ». En revanche, le P^{r} LeClair doit mettre un frein aux initiatives de certains professeurs qui s'intéressent peut-être de trop près à l'aménagement de la Clinique. Ainsi écrit-il une lettre à l'architecte Larose où il l'enjoint de ne recevoir les professeurs « que s'ils sont porteurs d'une autorisation écrite du doyen[78] ».

Commence aussi un « rituel qui se renouvellera à chaque réunion du Conseil d'administration », note ironiquement le recteur Maltais : la présentation d'une facture des derniers équipements payés par l'Université et que la Clinique doit rembourser[79]. Le 12 novembre 1968, elle est de 233 340 $, un mois plus tard elle s'élève à 333 026 $. De telles factures illustrent les efforts du Pr Beaudry, qui est en charge de la planification de l'achat de l'équipement médical, pour aménager adéquatement la Clinique[80]. On n'a guère le choix, car les étudiants de 3e année poussent les autorités vers une ouverture « aussi précoce que possible[81] ».

Certains postes médicaux stratégiques, tels que la direction des laboratoires cliniques, demeurent à combler. C'est le Pr LeClair qui s'en charge et il fait appel à un jeune pathologiste franco-américain de Boston, le Pr Roger Côté, qui prend la direction des laboratoires en octobre 1968[82]. Ce dernier occupera plus tard le poste de secrétaire de la Faculté et jouera un rôle majeur dans le processus d'informatisation des laboratoires puis au niveau de la classification internationale des maladies. En microbiologie, les laboratoires sont dirigés par le Pr Pierre Bourgaux.

On a beau allonger les journées de travail et accélérer l'embauche du personnel et les travaux d'aménagement, la *Task Force* est contrainte, sept jours avant la réception du premier patient, d'admettre que « la médecine, la chirurgie et la pédiatrie ne seront pas prêtes à recevoir des patients avant le 18 février[83] ». Ce sera le département de psychiatrie, et c'est quasi ironique en regard de l'histoire du Pavillon Saint-Georges, qui aura l'honneur d'ouvrir le premier ses portes aux patients.

Un projet devenu réalité : « Une faculté et un hôpital sous le même toit »

Après de nombreuses tergiversations politiques et financières, la Clinique universitaire accueille finalement ses premiers patients le 14 janvier 1969. Comme le note avec ironie Mgr Maltais, « après huit ans de préparatifs sous trois doyens, deux directeurs généraux, deux recteurs et deux chanceliers, l'ouverture de cet Hôpital marquait enfin… la fin… des débuts… du Centre médical universitaire de Sherbrooke[84] ». La Faculté de médecine de l'Université de Sherbrooke devient ainsi la première « à l'est de Saskatoon[85] » à posséder un hôpital universitaire intégré sur son campus.

Pendant qu'on accueille les premiers patients au service de psychiatrie, de nombreux travaux demeurent à réaliser alors même qu'on doit faire face à des défauts de fonctionnement dans les services d'eau et d'électricité. Pis encore, en février 1969, le directeur du Comité des désastres déplore déjà six petits incendies. Ce sont les aléas des démarrages précipités. Les activités administratives et médicales se mettent progressivement en place.

Le « comité de régie interne du CHU », qui deviendra le comité exécutif, est formé le 18 mars et la première réunion se tient six jours plus tard. La composition du comité reflète bien la volonté d'exercer une union de fait entre la Faculté et la Clinique. Présidé par le doyen, il est composé du vice-doyen, des trois directeurs de division et de la directrice générale

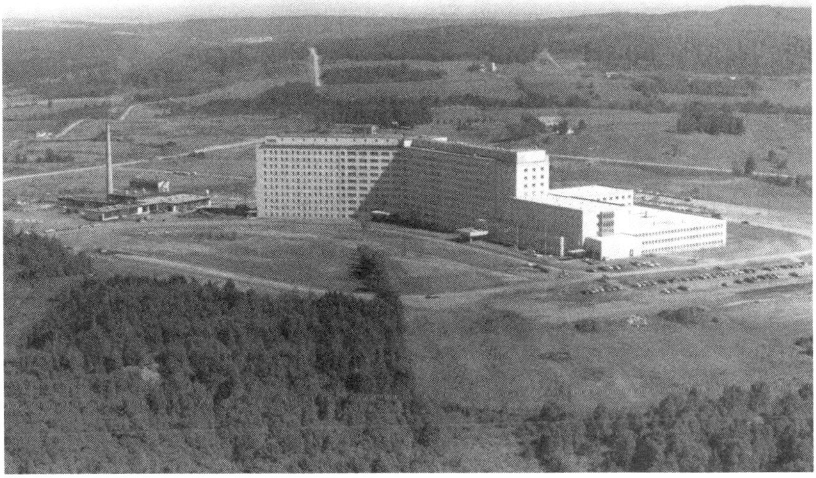

Le campus Est (Fleurimont), 1969. (AUS)

de la Clinique. Et afin d'assurer l'unité de direction nécessaire à son bon fonctionnement, ce sont les mêmes personnes qui assumeront les directions des départements hospitaliers et facultaires. Même chose pour les services. Pas question donc de diviser les postes au risque qu'un directeur de département hospitalier ne barre la route à une décision du directeur de département facultaire[86].

Au 1er mai, on procède à l'ouverture du bloc chirurgical majeur, du département de pédiatrie puis de la salle d'urgence[87]. Le lendemain, on procède à la première intervention chirurgicale. Comme c'est toujours le cas dans ce genre de circonstances médiatisées, l'intervention est mineure. Il s'agit d'une biopsie du sein effectuée par le chirurgien Bernard Perey, assisté du Pr Maurice Héon, de l'anesthésiste Fred Brindle et de l'infirmière Noëlline Ménard. Quatre jours plus tard, c'est le bloc chirurgical mineur qui est mis en activité, suivi le 17 août du département d'obstétrique. Les blocs opératoires ont ceci de particulier qu'ils possèdent des fenêtres, évidemment scellées, ouvertes sur le paysage. Comme le souligne, de façon colorée, un témoin de l'époque, « le chirurgien et ses assistants, même s'ils ne contemplent pas la campagne environnante, le fermier qui rentre son foin, les troupeaux qui paissent [...], n'ont plus le fameux complexe du sous-marin des équipes chirurgicales travaillant dans des locaux fermés[88] ».

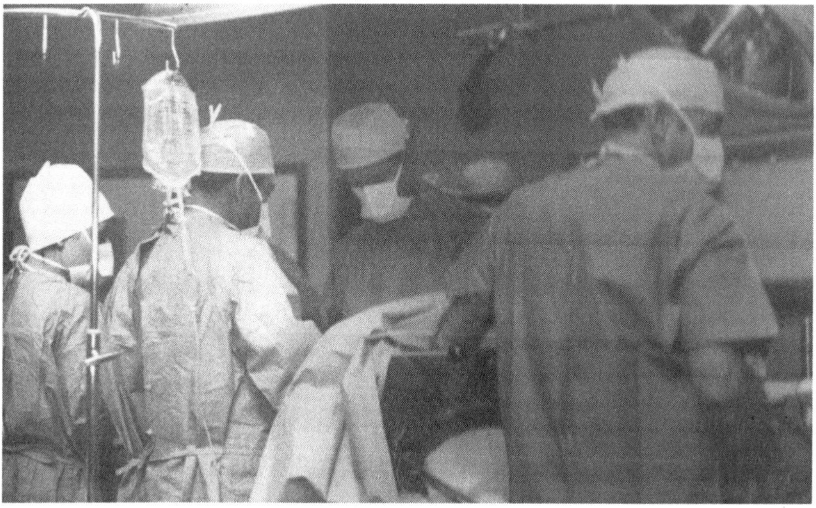

Première intervention chirurgicale à la Clinique universitaire (biopsie du sein) le 2 mai 1969 par le chirurgien Bernard Perey assisté du Pr Maurice Héon, de l'anesthésiste Fred Brindle et de l'infirmière Noëlline Ménard. (AUS)

Dans cet hôpital d'une capacité de 432 lits, et qui comptera 1500 employés, le cinquième de l'espace est réservé à l'enseignement et à la recherche[89]. Les médecins ont donc l'opportunité d'exercer, dans un même lieu, un triple rôle: celui d'enseignant, de clinicien et de chercheur. Ce modèle hospitalo-universitaire favorise les activités de recherche et la formation de spécialistes. Parmi les 125 professeurs PTG de la Faculté, 80 cliniciens pratiquent dans l'hôpital. Tous n'ont qu'un seul bureau et il est au CHU. Ainsi, « chaque spécialité possède un bloc particulier fait de nombreux bureaux de médecins qui ont été bâtis sur le modèle de ceux existant à la Clinique Mayo fait d'un box de déshabillage, d'un bureau, d'une table d'examen et d'une salle d'enseignement[90] ». En acceptant d'y exercer sa profession, il accepte, en même temps qu'il doit renoncer « à l'individualisme traditionnel de sa profession », de pratiquer une « médecine de groupe[91] ».

En traçant les plans de l'hôpital avec Mme Côté et après avoir visité de nombreux hôpitaux et centres de recherche, le Pr La Salle avait exigé qu'il y ait une nouvelle intégration des unités de soins. Ainsi, les regroupements disciplinaires sont modifiés et sont en partie inspirés de la Clinique Mayo. Par exemple, on a regroupé médecine et chirurgie cardiaque, qui sont des disciplines différentes, mais on a séparé la radiologie diagnostique et la radiothérapie. On souligne par ailleurs l'importance du département de médecine physique et de réhabilitation « qui est probablement le plus vaste existant [...] au Canada dans un hôpital ».

Autre caractéristique, il n'est plus question que le chef de département parle « de son matériel, de ses lits, de son personnel », mais, au contraire, on souhaite favoriser une flexibilité des ressources au gré des nécessités. Ainsi, l'équipement coûteux, tels les microscopes électroniques, n'est la propriété d'aucun département ; c'est le service de coordination de la recherche qui l'affecte aux départements et qui définit les priorités. En somme, selon un professeur de l'époque, le leitmotiv est le suivant : « nous voulons que chaque département soit au service des hommes et non point les hommes au service du département[92] ».

Quant aux étudiants, ils pourront enfin avoir accès à un enseignement clinique mieux structuré. Et ils sont de plus en plus nombreux à souhaiter y faire leur formation en médecine. Pour la première année d'activités de l'hôpital, les chiffres sont modestes : outre les étudiants en formation pré-médicale, on accueille 25 internes et résidents et 33 étudiants de 2e et 3e cycles. Dès l'année académique suivante, on quadruple le nombre d'internes et de résidents (100) et on double celui des étudiants gradués (75). Il faut dire que la Faculté avait triplé ses effectifs au 1er cycle, passant de 82 à 220 étudiants. Malgré tout, on ne se bouscule pas aux portes...

Alors qu'on s'efforce de recruter le personnel infirmier nécessaire à la mise en route de l'hôpital, peu d'infirmières qualifiées postulent pour

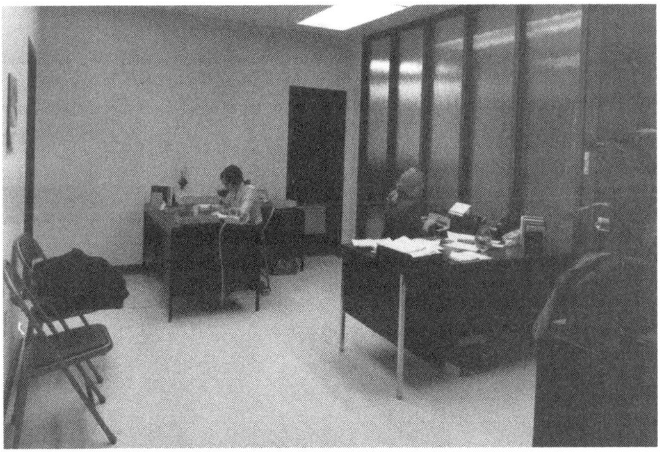

Secrétariat du bureau de la directrice générale de la Clinique universitaire, 1967. (Archives de Mme Madeleine L. Côté)

obtenir les nombreux postes offerts[93]. La pénurie d'infirmières dans la Province, l'éloignement du centre-ville et le gel des salaires à l'échelle provinciale ne favorisent pas leur embauche. Du reste, la fameuse école de nursing qui devait accompagner l'évolution de la Clinique n'est encore qu'un projet. Tout de même, on espère en recruter suffisamment pour ouvrir 200 lits à la fin de septembre 1969[94]. Les difficultés de recrutement du personnel infirmier sont telles qu'on devra retarder l'ouverture de certains services et fermer plusieurs lits pendant l'été 1970. Madame Côté fera même appel au P^r^ LeClair, qui avait laissé sa fonction de doyen à l'hiver 1970 pour occuper le poste de sous-ministre fédéral de la Santé, afin qu'il « fasse débloquer la procédure de l'immigration en faveur des infirmières belges[95] ».

Afin de coordonner les nombreuses activités de l'hôpital qui s'accroissent à un rythme effréné, un comité de régie interne de la Clinique — qui regroupe la directrice générale et les directeurs des soins médicaux, des soins infirmiers, des finances et des services auxiliaires — est mis sur pied en juin 1969[96]. L'initiative est certes nécessaire, mais certains membres sont déjà débordés par leurs multiples tâches, notamment le Pr Perey qui hésite à y siéger. Déjà à la fin de l'année 1969, sous la coordination de ce dernier, à qui on a confié le poste de directeur médical, les services de diagnostic et presque toute la gamme des spécialités médicales et chirurgicales sont en activité[97].

Il faut dire que l'ouverture des cliniques externes de l'Hôpital monopolise une grande part des activités avec plus de 150 consultations par jour alors qu'on n'admettra, pour la première année d'opération, « qu'au-delà de 2000 patients[98] ». C'est peu en raison de l'ouverture tardive de plusieurs départements. Cela reflète tout de même un problème d'intégration de la Clinique dans le paysage hospitalier de Sherbrooke. La population en général est plutôt réticente à se rendre dans cet hôpital « de recherche » et de soins ultraspécialisés et plusieurs craignent, à tort, de faire l'objet d'expérimentation. Il faudra une certaine période d'adaptation avant que la population régionale ne comprenne les fonctions d'un hôpital universitaire. Et puis, il y a aussi la proximité des hôpitaux du centre-ville et l'habitude de la population à s'y faire traiter.

Cependant, à la direction des soins infirmiers, c'est quasi la chaise musicale. Après un mandat de quelques mois, la première directrice, Carmen Gauthier, quitte son poste. On l'offre à une infirmière qualifiée, mais elle décline l'invitation. Finalement, c'est Lise-Marie Audette qui en prend la direction et qui assure enfin une certaine stabilité à cette importante fonction[99]. En pleine période de rodage, c'est essentiel !

À la direction du personnel aussi, il y a une période de flottement. Le premier titulaire est rapidement contraint de démissionner et est remplacé par Henri Cazeault qui demeure en poste jusqu'en 1974[100]. Autre problème, l'embauche du personnel non enseignant est difficile, car il relève de deux bureaux distincts, celui de la Faculté et celui de la Clinique. En apparence, il y a une dualité des fonctions administratives. Mais est-ce vraiment le cas ? Pas si sûr ! Il n'y a pas égalité entre les deux unités. La structure administrative est ainsi faite que, du moins jusqu'en 1972, c'est la Faculté qui gouverne l'hôpital et c'est le doyen qui est « à toutes fins utiles le gestionnaire en chef ». De fait, dans le rapport annuel de la Faculté de 1971-1972, on retrouve la mention « doyen et directeur du CHU ». Le Comité de régie interne, qui devient le comité exécutif du CHU en 1971, est composé de sept représentants de la Faculté et de quatre représentants de la Clinique[101]. Avec une telle représentation, les objectifs de l'hôpital ne sont-ils pas ainsi subordonnés à ceux de la Faculté ? Il semble bien que oui.

COMITÉ EXÉCUTIF DU CENTRE HOSPITALIER UNIVERSITAIRE 1971-1972

Doyen	Jean de L. Mignault, M.D.
Vice-doyen	Gilles Pigeon, M.D.
Secrétaire	Théodore-F. Lévêque, Ph.D.
Directeur de la division des sciences cliniques	Victor Marchessault, M.D.
Directeur de la division des sciences fondamentales	Marc Lavallée, M.D.
Directeur de la division de la médecine sociale	Claude A. Lanctôt
Directrice générale de la Clinique de l'Université de Sherbrooke	Madeleine-L. Côté, M.A.H.
Adjoint administratif au doyen	Normand Simoneau, C.A.
Assistant-directeur de la Clinique de l'Université de Sherbrooke	Pierre-Paul Mercier, C.A.
Directeur médical de la Clinique de l'Université de Sherbrooke	Gilles Bédard, M.D.
Directeur des services auxiliaires du Centre hospitalier universitaire	Marc Gagnon, Ing. p.

De fait, au début surgissent quelques frictions. Les besoins de l'un ne répondent pas toujours à ceux de l'autre. Plus globalement, se pose aussi le problème d'appartenance du personnel dans les deux unités. C'est ce que révèle une remarque anodine de l'exécutif de l'hôpital à propos de « l'index téléphonique », lequel « consacre trop la dualité du CHU ». Aussi propose-t-on qu'à l'avenir, lors des décisions prises par l'exécutif du CHU, « l'intégration et l'unification de la Faculté de médecine et de la Clinique de l'Université de Sherbrooke deviennent un objectif prioritaire à poursuivre[102] ».

Les travaux de construction de l'hôpital ne sont pas encore terminés que, déjà, de nouveaux travaux sont en cours sur le campus. En août 1969 débute la construction de la résidence des étudiants qui pourra accueillir « à prix modique » 144 locataires. C'est heureux, car on manque de place dans les locaux temporaires aménagés dans une aile de la Faculté et certains étudiants sont contraints de se trouver des logements hors campus. Demeure aussi le problème de l'accès au campus. Les routes sont à peine carrossables et le service de transport en commun est nettement déficient. Le permis de la compagnie d'autobus de Sherbrooke ne s'étend pas au-delà de la ville. C'est donc une petite entreprise n'ayant que quelques vieux autobus qui dessert l'hôpital et la Faculté, avec pour conséquence des temps d'attente très longs qui varient entre une et trois heures entre chaque navette. Les départs du centre-ville se font du terminus, angle King et Grandes-Fourches[103]. Or la mise en place d'une meilleure infrastructure prendra beaucoup de temps, ce qui n'incite guère les patients à se rendre à Fleurimont. Beaucoup préfèrent encore les hôpitaux de Sherbrooke, d'accès plus commode.

À ce propos, après deux ans de difficiles négociations, des contrats d'affiliation sont signés le 2 octobre 1969 avec le Sherbrooke Hospital, l'Hôtel-Dieu et l'Hôpital Saint-Vincent-de-Paul dans le grand salon de la Faculté de médecine[104]. C'est un pas dans la bonne direction, même si certains médecins de la ville, notent les auteurs du premier rapport d'agrément de la Faculté déposé en 1970, perçoivent toujours « the new medical school as a very serious threat to their prestige and perhaps, eventually, their incomes[105] ». L'ouverture de la Clinique n'arrange guère les choses.

Un premier agrément pour la Clinique

Peu avant l'ouverture de l'hôpital, la directrice générale, Mme Côté, avait effectué des démarches afin d'obtenir la première évaluation du Conseil canadien d'agrément des hôpitaux. Après une visite du Dr Stanley H. Knox, la Clinique obtient son agrément, pour une période limitée, ce qui est normal pour un hôpital en voie d'organisation. Son rapport est plutôt élogieux et il félicite les autorités pour la célérité avec laquelle ils ont aménagé le centre médical. Il est vrai que, malgré quelques problèmes d'organisation, la Clinique possède des installations et de l'équipement qui font l'envie de leurs collègues de Montréal. Beaucoup reste à faire toutefois pour répondre aux exigences d'un agrément complet de cinq ans. Pendant ce temps, la Faculté se prépare à recevoir la seconde visite d'agrément de l'Association canadienne des Facultés de médecine. Elle est aussi sur la voie de décerner ses premiers diplômes de médecine. La phase de démarrage tire à sa fin.

CHAPITRE IV

Le double décanat du Pr Gilles Pigeon : une période de consolidation (1970-1979)

AVEC L'OUVERTURE de son centre hospitalier universitaire, la Faculté de médecine repose sur des bases plus solides et elle peut désormais envisager l'avenir avec optimisme. Les difficiles périodes de fondation et de démarrage des activités pédagogiques et cliniques sont terminées. Il lui faut maintenant consolider ses acquis en ces domaines avant de s'engager dans de fastidieux et coûteux projets.

Au début des années 1970, alors que la Faculté peut atteindre enfin sa vitesse de croisière au niveau de l'enseignement, la Clinique est encore dans une période de rodage qui demande presque des miracles de la directrice générale, laquelle, avec un dévouement remarquable, parcourt l'hôpital et voit presque à tout. Or, tout occupée à gérer la croissance rapide de la demande de soins, la Clinique doit aussi s'adapter au grand vent de changement et de démocratisation qui affecte l'ensemble du domaine de la santé. L'accès universel aux soins médicaux favorisera à moyen terme son développement.

Lorsque survient la grève des médecins spécialistes, en pleine Crise d'octobre 1970, pour dénoncer certaines réformes en cours où on accuse le ministre des Affaires sociales de vouloir imposer le salariat aux médecins, la Clinique universitaire est épargnée. Des représentants de la Fédération des médecins spécialistes du Québec organisent des réunions dans les amphithéâtres de la Faculté pour dénoncer le projet du ministre Castonguay. Sans succès. En effet, les médecins de la Faculté de médecine font bande à part et refusent un arrêt de travail, ce qui ne manque pas de soulever l'ire de la Fédération. L'attitude, pourtant cohérente, des professeurs cliniciens de la Faculté leur vaudra une longue inimitié de la Fédération qui ne prise guère non plus le plan de pratique. Au point que la Faculté n'y aura aucun membre dans les instances de la Fédération jusqu'au milieu des années 1980[1]. La position des professeurs n'améliore guère les relations avec leurs collègues spécialistes des hôpitaux du centre-ville qui les accusent de manquer de solidarité. Plusieurs étudiants qui ont une orientation très sociale — Hubert Wallot, Roch Bernier, Juan-Roberto Iglesias — se prononcent contre la grève.

Dans l'ensemble, il y a eu plus de peur que de mal, quoi qu'en disent les détracteurs de l'intervention de l'État dans la rémunération des médecins. Tous les chiffrent concordent en ce sens. Dans les années qui ont suivi l'adoption de la « castonguette », tous les médecins spécialistes ont bénéficié d'une hausse substantielle de leurs revenus.

Autre réforme importante, la loi 65 remplace les offices régionaux des affaires sociales par des conseils régionaux de la santé et des services sociaux (CRSSS) qui obtiennent un pouvoir étendu sur l'organisation des soins en région. La Clinique universitaire n'obtient que deux sièges sur cet important conseil qui compte près de vingt-cinq membres. De ce fait, l'hôpital universitaire perdra un peu de son autonomie au profit toutefois d'une meilleure planification des soins, ce qui à long terme le favorisera sur l'échiquier régional. Mais ce n'est pas le cas à court terme. La formation du Conseil régional de Sherbrooke, dirigé par Albert Painchaud, crée donc un palier intermédiaire entre le ministère et l'Hôpital qui ne plaît guère à la direction. Or la Clinique avait des portes d'entrée privilégiées au ministère, notamment en raison de son statut particulier de centre universitaire[2]. Autre problème, le directeur du Conseil régional, qui vise à ce que les soins soient bien répartis dans la région, accordera toutefois une oreille très attentive aux médecins de la ville.

Quant à la création des centres locaux de service communautaire (CLSC) et des départements de santé communautaire (DSC) dans les grands hôpitaux au début des années 1970, elle permettra d'arrimer les objectifs sociomédicaux de la Faculté avec ceux du ministère des Affaires sociales. En somme, malgré quelques aléas d'ordre administratif, la Clinique universitaire, qui avait anticipé certaines réformes du ministre Castonguay, sortira confortée de ce tourbillon qui balaie le monde de la santé.

Vers une période de transition

Au moment où débutent ces réformes, deux événements marquent une transition importante de la Faculté de médecine. Après avoir obtenu un agrément provisoire en 1968, elle est désormais mûre pour recevoir une seconde visite du Liaison Committee on Medical Education (LCME). Cette fois-ci, avec l'ouverture de l'hôpital universitaire, on vise un plein agrément de cinq ans. La chose est importante, car il y va du prestige de la Faculté à travers l'Amérique du Nord. Rappelons que si les facultés de médecine du Canada bénéficient d'une très large autonomie au sein des universités, elles sont tout de même soumises à un encadrement très serré par les grands organismes médicaux nord-américains. Et cela remonte à très loin.

Depuis déjà un siècle, on avait élaboré des mesures de standardisation de l'enseignement de la médecine. Nulle faculté ne pouvait s'en écarter sans risquer de se voir retirer un agrément qui pouvait avoir des conséquences désastreuses pour la faculté fautive. Tout au long du xxe siècle, des comités formés de médecins canadiens et américains visitent les facultés et leur prodiguent éloges, conseils, recommandations et réprimandes. Il y a peu de secteurs où les contrôles et les exigences sont historiquement aussi élevés. Ce modèle possède le double avantage d'assurer aux étudiants des programmes d'études cohérents jugés conformes à des standards élevés et de soumettre les facultés à des processus réguliers d'autocritique et de remise de bilans. En revanche, il a le double inconvénient de favoriser une approche conservatrice privilégiant davantage l'approche biomédicale que médico-sociale, et de contrôler les facultés trop enclines aux innovations pédagogiques. Heureusement, depuis les années 1960, les comités d'agrément se montrent plus ouverts aux nouveaux modèles d'enseignement de la médecine axés sur les nouvelles technologies de l'information et sur l'auto-apprentissage. Sherbrooke n'est donc pas pénalisée pour son avant-gardisme.

Présidé par le Dr Georges James du Mount Sinai Hospital de New York, le comité évalue, du 23 au 25 février 1970, l'organisation de la Faculté. Elle s'en tire fort bien. Les visiteurs sont impressionnés par les progrès accomplis depuis deux ans, notamment par la qualité du corps enseignant, par l'organisation des laboratoires et par les possibilités offertes par la Clinique. Comme le souligne le P^r LeClair, la Faculté a passé « l'examen avec très grande distinction[3] ». De fait, elle reçoit non seulement un plein agrément pour une période de cinq ans, mais le président du comité, qui en a vu bien d'autres, souligne que « c'est la première fois qu'il assiste à un départ aussi rapide et aussi spectaculaire[4] » d'une faculté de médecine. Voilà à la fois une belle reconnaissance du travail effectué par les pionniers et un formidable encouragement à ceux qui ont pris la relève.

En effet, le départ inattendu du P^r LeClair, qui est nommé sous-ministre de la Santé à Ottawa en janvier 1970, marque la fin d'une époque.

Cette nomination est en partie une conséquence de sa présence au sein du Conseil d'administration du Conseil des recherches médicales du Canada où l'excellence de son travail attire l'attention du gouvernement Trudeau. Du reste, il entretient des relations amicales avec le ministre Lalonde. Bonne décision pour Ottawa, mais inopportune pour la Faculté qui perd le dernier lien direct avec les premiers concepteurs de la Faculté. Sans sa contribution exceptionnelle pour mettre en place le plan d'organisation clinique des professeurs cliniciens PTG et pour doter la Faculté de spécialistes et de chercheurs hautement qualifiés, la destinée de la Faculté serait moins enviable.

Parmi les dernières initiatives à mettre sur son bilan, il y a sa volonté d'établir des collaborations avec les facultés des sciences et des sciences appliquées. C'est ainsi qu'est concrétisée par le Conseil d'administration de l'Université, peu après son départ, la mise en place d'un programme conjoint en génie biomédical avec la Faculté des sciences appliquées[5]. Cette première collaboration inaugure une série d'initiatives du genre. On le constate, le P^r^ LeClair laisse un bel héritage. Il laissera aussi sa marque à Ottawa en participant, à titre de coauteur, à la rédaction du document *Nouvelle perspective de la santé des Canadiens*, publié en 1975 par le ministère de la Santé nationale et du Bien-être social, encore reconnu aujourd'hui comme une contribution majeure en matière d'élaboration de politique de soins de santé. Pour la toute jeune faculté, il s'agira là d'une des premières influences directes qu'un de ses anciens exercera sur le monde de la santé au Canada.

Le bref décanat du Pr Jean de L. Mignault

En remplacement du P^r^ LeClair, on choisit le Pr Jean de L. Mignault qui prend la direction de la Faculté le 1er avril 1970. Ce cardiologue, recruté en 1968, était devenu, l'année suivante, le directeur du département de médecine. Originaire de Sherbrooke, il avait reçu une formation spécialisée en cardiologie expérimentale et clinique à la Cleveland Clinic Fondation de 1953 à 1956, puis était devenu professeur agrégé à l'Université de Montréal en 1963[6]. Au moment où la Faculté entreprend le troisième volet de sa courte histoire, elle a besoin d'un homme de la trempe du Pr Mignault, personnage charismatique qui est fort respecté à la fois par les professeurs et les étudiants. Ces derniers lui témoigneront leur reconnaissance en l'honorant, à plusieurs reprises, du titre de « professeur de l'année » tout au long de sa carrière à la Faculté.

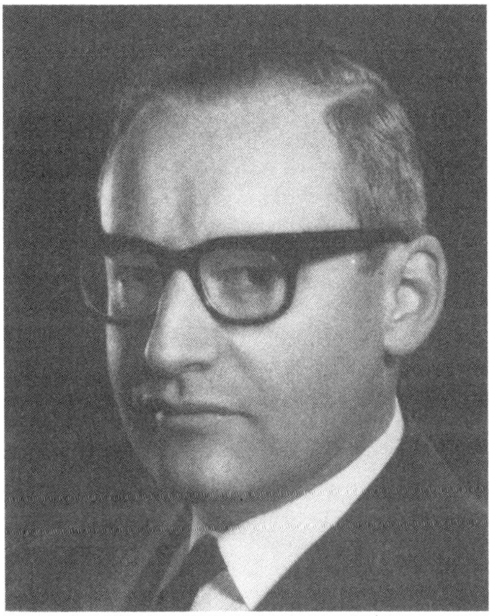

Jean de L. Mignault, quatrième doyen de la Faculté de médecine, 1968. (AUS)

C'est une équipe renouvelée qui prend alors la direction de la Faculté. Plusieurs routiers de la première heure — les P^{rs} de Margerie, Héon, Lamarche, Lamarre, Marchessault — quittent le Conseil, les uns pour relever de nouveaux défis ailleurs, les autres pour se consacrer pleinement à leurs activités d'enseignement et de recherche. De l'exécutif précédent, seuls demeurent le Pr Pigeon, qui conserve son poste de vice-doyen, et les P^{rs} Lavallée et Perey. Au secrétariat, on retrouve le Pr Bernard Thérien. Sur le Conseil siègent toujours quatre étudiants et un représentant des internes et résidents[7]. Bonne nouvelle pour les étudiants du campus Est, la résidence leur est maintenant accessible.

Autre événement qui scande cette transition, l'Université décerne, le 24 octobre 1970, ses premiers diplômes aux vingt-neuf finissants de la Faculté parmi lesquels on retrouve trois Ph. D. en biophysique (Jean-Pierre Caillé, obtenu en 1969, Simon Gagné et Raynald Laprade), une maîtrise en biochimie (Bernard Delorme) et vingt-six doctorats en médecine. Près du quart d'entre eux feront leur carrière à la Faculté.

La collation des grades, cérémonie symbolique importante, revêt cette fois une saveur particulière. Pour souligner l'événement, on décide d'accorder des doctorats honorifiques à trois médecins qui avaient participé, de près ou de loin, à l'ouverture de la Faculté. Le premier récipiendaire est

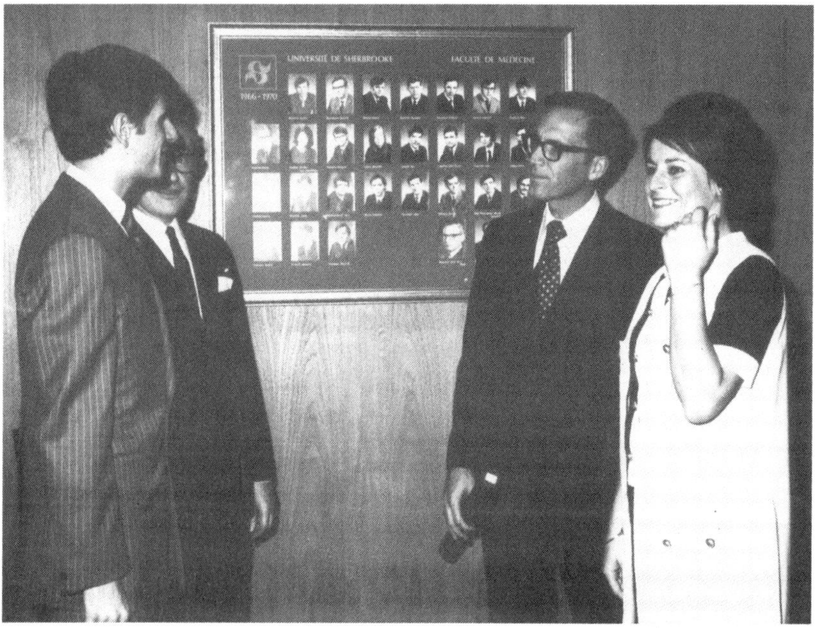

Le président, Marek Rola-Pleszczynski, et la vice-présidente de la promotion 1970, Bertha Gardner, présentent la mosaïque des premiers diplômés de la Faculté de médecine de l'Université de Sherbrooke au doyen Jean L. Mignault et au sous-ministre de la Santé nationale, le Dr Maurice LeClair, 1970. (AUS)

PREMIÈRE PROMOTION POUR LE GRADE DE DOCTEUR EN MÉDECINE (1970)

André Asselin
Donald Blanchette
Daniel Blouin
Jacques Boucher
Richard Boudreau
Laurent Camiré
Yves Claprood
Pierre Croteau
Bertha Gardner
Richard Gosselin
Mireille Lajoie
Léo La Salle
Jean-Pierre Lavallée
Jean Lemonde
Denis Lepage
Louise Lessard
Jean Meunier
Paul Montambault
François Morin
Jean Perrault
Claude Roberge
Marek Rola-Pleszczynski
François Roy
André Senikas
Jacques Simard
René Tremblay

le Dr Christian de Duve de l'Université Rockefeller de New York, futur prix Nobel de médecine en 1974, pour sa collaboration au recrutement des médecins; le second est le Dr Thomas-James Quintin, du Sherbrooke Hospital, pour sa collaboration « amicale et efficace avec la Faculté[8] » et enfin, le troisième revient au Dr LeClair, qui venait tout juste de quitter la Faculté. Cette double cérémonie marque la fin de la période héroïque et tumultueuse des pionniers pour faire place à une phase de consolidation sous la gouverne de bâtisseurs prudents. Certes a-t-on encore de grands projets de développement, mais les décisions précipitées de quelques-uns au coin d'une table sont chose du passé, cela au profit d'une délégation des pouvoirs qui favorise l'esprit d'équipe et la concertation dans les décisions qui orientent les destinées de la Faculté.

Le nouveau doyen, qui a l'honneur de présider la première collation des grades, entreprend son mandat avec prudence et annonce dans son programme qu'il s'efforcera de « consolider le travail de ses prédécesseurs[9] ». Il sait qu'il lui faudra agir avec prudence, car la tâche qui l'attend n'est pas une sinécure. La Faculté et son hôpital universitaire ont pris des dimensions imposantes et ils ne sont guère faciles à gérer. Aussi a-t-il longuement hésité avant d'accepter cette fonction, et encore, il ne l'a acceptée que « pour un mandat seulement ». C'est lui qui avait piloté la structuration du département de médecine et recruté une équipe de médecins, dont il est très fier et qu'il ne changerait « avec aucun hôpital[10] ».

Sous le décanat écourté du Pr LeClair, les besoins en enseignement clinique avaient nécessité l'embauche de nombreux professeurs : de 1968 à 1970, leur nombre s'accroît de 89 à 154 pour une hausse de 73 %. Le recrutement des cliniciens a été progressivement plus aisé, ceux-ci étant motivés par la perspective de faire de la recherche clinique dans un hôpital universitaire qui jouit d'une grande autonomie. Il y a pourtant des problèmes qui naissent de ces recrutements massifs. Le doyen se plaint en effet « que les directeurs de département embauchent sans passer par la filière normale[11] », c'est-à-dire sans passer par les directeurs de division et par le Conseil de la Faculté. Sans lésiner sur les compétences, c'est là un moyen des directeurs de département de signifier qu'ils souhaitent jouer un rôle actif dans le développement de la Faculté et qu'ils n'entendent pas être chapeautés par des directeurs de division. Des changements dans la régie interne de la Faculté iront bientôt dans ce sens.

Parmi les professeurs embauchés par la Faculté en 1969 et 1970, s'ajoutent quelques femmes — Danielle Raymond-Tremblay (1969), Jitka Vobecky (1970), Éveline de Médicis (1970), France Bessette (1971) — qui font en sorte que la Faculté de médecine de Sherbrooke compte, en comparaison avec les autres facultés de médecine québécoises, un nombre élevé de professeures, ce qui est peu courant à une époque où la médecine était encore un fief masculin. Parmi ces pionnières, la P^re^ France Bessette est la première femme à avoir obtenu un Ph. D. (biophysique) à l'Université de Sherbrooke[12].

LA CLINIQUE L'ODYSSÉE

Fondée par deux étudiants de la Faculté de médecine, Jack Sternlieb et Yves Talbot, la Clinique l'Odyssée, dénommée familièrement la « Clinique des jeunes », ouvre ses portes rue Laurier en 1970. Cette clinique est issue en partie du modèle de cliniques pour les gens moins bien nantis qui émerge dans les grands centres urbains. Les deux fondateurs avaient fait des stages respectifs à la clinique Jeanne-Mance à Montréal et à la clinique Fairfax à Los Angeles. Une enquête sur les besoins des jeunes de 15 à 21 ans, menée dans le cadre d'un cours de médecine communautaire en collaboration avec le département d'épidémiologie, avait permis de cerner les problèmes de santé de ce groupe qui relevaient alors davantage de problèmes liés aux relations familiales et scolaires que de la consommation de drogues. Un projet est présenté à la direction de la Faculté qui accepte d'y souscrire à la condition que les actes médicaux soient placés sous la responsabilité du département de pédiatrie alors dirigé par le Pr Marchessault. Une maison est louée à la Commission scolaire de Sherbrooke et la clinique ouvre ses portes en juin 1970.

Financée par le ministère fédéral de la Santé, la Ville de Sherbrooke et la Fédération des étudiants de l'Université de Sherbrooke, la clinique, qui est un lieu de rencontre et d'interventions sociale, psychologique et juridique, offre plusieurs services gratuits aux jeunes de 15 à 21 ans : éducation, information, soins médicaux et recherche sur les besoins des jeunes. Non seulement y retrouve-t-on des étudiants en médecine et quelques professeurs, notamment le Pr Jacques Souadjian, qui, à titre bénévole, offrent des consultations gratuites, mais aussi des étudiants de la Faculté de droit qui y offrent des informations juridiques et des bénévoles en service social, notamment Marielle Laforce qui y œuvre de façon régulière. À partir de 1971, un coordonnateur, Robert Charbonneau, y travaille à plein temps. L'idée est généreuse, quelque peu avant-gardiste, et préfigure certaines missions des Centres locaux de services communautaires. De fait, la

Clinique s'éteint au moment où le CLSC de Sherbrooke ouvre ses portes à l'automne 1973.

Il y aussi les exigences toujours croissantes des programmes d'études pré et postgraduées ainsi que celui des études avancées. À cela s'ajoutent l'accroissement des activités de recherche, le recrutement de professeurs et les rapports variables avec les médecins et les hôpitaux de la ville. Si quelques tiraillements sans grandes conséquences naissent aussi entre le doyen et certains directeurs de division et de département, ils semblent plus sérieux en ce qui regarde les relations de la Faculté avec certains membres de la Clinique universitaire. Dans une lettre adressée à Mme Côté, le Pr Mignault se plaint des mauvaises dispositions des cadres de l'hôpital à l'égard de la Faculté, lesquels « pensent pouvoir bien mieux administrer le Centre ». Il lui faudra donc aplanir ces difficultés temporaires. Heureusement, l'entente avec la directrice générale demeure très bonne, ce qui facilite la collaboration du décanat et de la direction de l'Hôpital. Idem, quelques années plus tard, pour le nouveau directeur général, Normand Simoneau, qui s'efforcera de faire admettre chez le personnel, et même chez les cadres, que la Clinique est avant tout un centre universitaire et que « les ressources doivent être mises à la disposition de l'enseignement[13] ». De fait, plusieurs membres du personnel avaient bien de la difficulté à accepter l'autorité des directeurs des départements.

LE CENTRE SPORTIF DE LA FACULTÉ DE MÉDECINE DE L'UNIVERSITÉ DE SHERBROOKE

Dans un contexte où l'Université de Sherbrooke lance une vaste campagne de souscription (Opération Univestrie) pour se doter d'un imposant centre sportif au campus principal, le doyen Mignault entend bien doter la Faculté d'une infrastructure semblable quoique plus modeste. Il fallait éviter que les étudiants du campus Fleurimont ne fassent la navette entre les deux campus pour leurs activités sportives. Il confie le dossier au Pr Drolet qui obtient la collaboration la Société des médecins. On entreprend la construction du centre sportif en mars 1974 au coût de 600 000 $. Il ouvre ses portes en octobre 1974 au grand bonheur des étudiants qui obtiennent ainsi leur gymnase avant même leurs confrères du campus ouest.

Le nouveau doyen est aussi préoccupé par les aspects pédagogiques de la formation médicale. Les nombreux contacts qu'il avait établis avec les étudiants avant son entrée en fonction l'avaient sensibilisé à certaines lacunes du programme d'études mis en place par ses prédécesseurs. Certes, le modèle pédagogique était un fleuron de la Faculté, mais il en vient à la conclusion qu'il faut procéder à une courageuse évaluation de son efficacité et en dresser un premier bilan. Il partage tout de même les grands objectifs pédagogiques de la Faculté et s'oppose à tout retour aux méthodes traditionnelles qu'il désigne avec mépris comme étant une forme « de bourrage de crâne ». En tout cas, un tel exercice ne peut manquer de susciter des débats, sinon de vives oppositions, entre les partisans du modèle initial et ses détracteurs.

Pour les premiers, il était trop tôt pour juger des résultats et il fallait simplement y apporter quelques ajustements. Pour les seconds, il fallait tout revoir depuis les débuts : les critères d'admission, les méthodes d'enseignement, les modes d'évaluation, la répartition des heures de cours et la combinaison des disciplines. Et puis, l'originalité de la démarche par auto-apprentissage, l'abondante utilisation de l'audiovisuel, l'institutionnalisation du temps libre ont-elles toujours donné les résultats escomptés ? Pas si sûr, affirment certains.

L'exercice lancé par le nouveau doyen risque de remettre en cause une partie de l'âme même de la Faculté. Il en confie la responsabilité au Pr Lamarche qui est chargé de rédiger un mémoire sur cette importante question. Véritable théoricien de la formation médicale, qui avait à peu près tout lu sur cette question et avait rencontré plusieurs spécialistes américains en ce domaine, le Pr Lamarche est alors, sans aucun doute, la personne la mieux qualifiée et la plus rigoureuse pour effectuer ce genre d'évaluation. Et puis, il n'y a nul risque que cet esprit avant-gardiste propose « de jeter le bébé avec l'eau du bain ».

Son analyse de la situation est lucide : certes, il y a eu une trop grande précipitation, sinon une improvisation, dans les réformes qui ont été adoptées et qu'on peut mettre sur le compte de l'enthousiasme bien légitime des pionniers de la Faculté. Cependant, le problème ne tient pas tellement à la philosophie de base qui préside à ces réformes, mais plutôt au fait que certaines approches pédagogiques sont trop radicales pour être comprises de tous : « la motivation était grande, mais l'incompréhension du sens profond des réformes l'était aussi pour plusieurs[14] ». Le mémoire de soixante pages, bien étoffé, qui pose bien les problèmes, mais qui ne propose aucune « solution ferme », décontenance et irrite le recteur Maltais. Manifestement, il n'est guère en faveur des idéaux philosophiques mis en place à la Faculté et défendus par le Pr Lamarche. Plusieurs questions sont, en effet, soulevées par le rapport. Comment évaluer l'étudiant? Quel est le bon dosage d'enseignement magistral, d'audiovisuel, de séances de laboratoire, de cours électifs et de simple loisir?

En substance, le Pr Lamarche propose, malgré les inconvénients et les doutes que cela suscite, de poursuivre dans la voie amorcée par les pionniers de la Faculté. En ajoutant toutefois une nuance de taille: il faut trouver le juste dosage d'enseignement magistral, d'autoformation, de séances de laboratoire ou de cours électif, et cela à partir d'une meilleure compréhension des objectifs globaux du programme. En somme, il faut faire en sorte que les professeurs obtiennent le bagage pédagogique nécessaire pour mener à bien ce type de formation. L'idée est juste, sinon avant-gardiste, et sera reprise plusieurs années plus tard. Mais le contexte s'y prête mal.

Le Conseil reçoit le mémoire avec prudence, plaide pour la continuité et s'efforce «d'obtenir le meilleur rendement possible des éléments en place». Désavoué par le doyen Mignault qui se charge lui-même de la préparation du programme, le Pr Lamarche quitte, en juin 1970, son poste de directeur de la division des sciences fondamentales pour se consacrer à l'enseignement et à la recherche. Cet excellent pédagogue, cultivé, brillant et très apprécié des étudiants, poursuivra quatre ans plus tard sa carrière de chercheur et de réformateur à la Faculté de médecine de l'Université de Montréal. Son départ à la direction de la division est suivi, en octobre, par celui du Pr Perey qui laisse la direction de la division des sciences cliniques, puis au printemps 1971 par celui du Pr Boudreau, qui abandonne la direction de la division de médecine sociale. Y a-t-il un lien causal direct entre ces trois démissions et la réforme des structures de la Faculté que mijote le doyen? En tout cas, une nouvelle page de l'histoire de la Faculté est en voie d'être tournée.

En filigrane de ce premier débat sur la formule pédagogique qui agite la Faculté, se pose en effet la question délicate de conserver ou non les trois divisions initiales censées favoriser l'intégration des sciences fondamentales, cliniques et sociales. La maturation du programme, pensent certains, exige que l'on revienne à une structure départementale. Un premier mouvement est fait dans ce sens. Dans le but d'assurer une nouvelle délégation des responsabilités administratives, lesquelles étaient jusqu'alors dévolues aux membres du Conseil, notamment aux directeurs de division, le doyen Mignault crée sept nouveaux postes de coordonnateur répartis comme suit: enseignement prédoctoral, enseignement aux internes et aux résidents, études de 2e et 3e cycles, enseignement continu, soins médicaux, planification du centre et administration des budgets.

Une telle réforme n'est pas une mauvaise idée dans la perspective d'une croissance rapide des cohortes étudiantes et des activités pédagogiques et cliniques. Elle a pourtant, selon certains, ses inconvénients. En créant ce nouveau réseau administratif, il court-circuite les itinéraires familiers qui permettent de constantes et faciles allées et venues vers le bureau du doyen et des directeurs de division. Il met aussi fin à une certaine collégialité des rapports décisionnels qui permettent un équilibre de la place accordée à chacune des trois divisions dans la structuration des programmes et l'organisation des soins. Aux yeux de certains, en mettant en péril la structure fondatrice de la Faculté, axée sur les trois grandes divisions, on attaque le fondement même du modèle sherbrookois. Toutefois, un événement imprévu et malheureux retarde la réforme en cours.

Victime d'une crise cardiaque au printemps, le Pr Mignault doit abandonner prématurément, le 23 août 1971, la direction de la Faculté. Une triste tradition se poursuit : depuis la création de la Faculté, tous les doyens ont quitté leur fonction en cours de mandat. Après une période de convalescence, il reprendra ses fonctions de professeur titulaire au département de médecine, poste qu'il occupera jusqu'en 1989. C'est heureux pour les étudiants, qui apprécient sa vivacité et sa capacité de synthèse[15] et le considèrent alors, avec les P^rs^ Galeano et Gérard-E. Plante, comme l'un des meilleurs professeurs de la Faculté[16]. À un point tel que les étudiants qui avaient instauré des prix « citron » et « orange », lui décernent la mention éloquente d'« orange perpétuelle[17] ».

L'arrivée du doyen Gilles Pigeon

Après avoir assuré comme vice-doyen une longue période d'intérim durant la maladie du doyen Mignault, le Pr Pigeon devient, le 10 novembre 1971, le cinquième doyen depuis la fondation de la Faculté en 1961. Il sera non seulement le premier à terminer son mandat, mais il en fera deux consécutifs. Cette longévité inédite à la tête de cette fougueuse Faculté, parfois indisciplinée, reflète les qualités de leader et de conciliation du nouveau doyen.

Néphrologue de formation, il avait terminé sa spécialisation à la Yale University School of Medicine de 1960 à 1962, puis était devenu professeur adjoint en 1964 à la Faculté de médecine de l'Université de Montréal où il s'était joint à son premier mentor, le Dr Jean-Marie Beauregard. C'est le P^r^ LeClair, qui lui reconnaissait de grandes qualités, qui avait fortement insisté pour qu'il vienne le rejoindre à Sherbooke. Après quelques hésita-

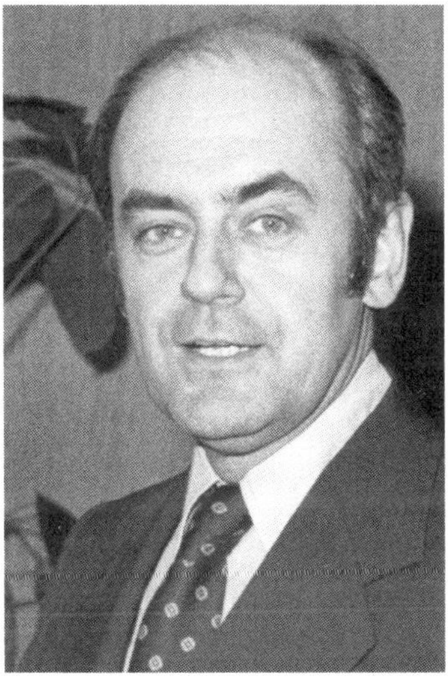

Gilles Pigeon, cinquième doyen de la Faculté de médecine, 1969. (AUS)

tions, le Dr Pigeon avait décidé de quitter son poste à l'Hôpital général de Verdun et de prendre le « risque » de joindre les rangs de la Faculté, en 1969, à titre de professeur titulaire et de directeur du nouveau service de néphrologie[18]. Sa venue tient à deux facteurs principaux.

À l'instar de plusieurs de ses collègues, il appréciait le plan de pratique adopté par la Faculté et la formule originale de PTG. Déjà, à Montréal, il espérait qu'on adopterait un système semblable d'étalement des gains entre les fondamentalistes et les cliniciens de façon à favoriser un lien plus étroit entre eux. Le second tient au volet social qu'avaient adopté le Pr La Salle et le Pr Boudreau. Le Pr Pigeon était en faveur de cette ouverture sur la communauté, laquelle constituait trop souvent une lacune dans l'enseignement prodigué dans les autres facultés[19]. À cet égard, le Pr Rodrigue Johnson, titulaire d'un Ph. D. en sociologie de l'Université de Paris, est sans doute, dans les années 1970, l'un des professeurs qui, au niveau de l'approche sociale de la médecine, a le plus marqué la Faculté[20].

Reprenant le credo de son prédécesseur, le Pr Pigeon s'efforcera aussi de consolider les acquis de la Faculté tout en la dotant de structures facultaires efficaces pour assurer une croissance qu'il souhaitait harmonieuse, à défaut d'être sereine. Sa philosophie était basée sur une conception « taylorienne où chacun remplit son rôle, chacun remplit sa fonction et chacun recueille ses bénéfices[21] ». Il sait aussi que la tâche de doyen n'implique pas uniquement le travail d'un individu, mais la collaboration d'une équipe. Et, à l'instar des directeurs d'hôpitaux qui devront suivre des cours de perfectionnement en administration hospitalière, il entend bien acquérir de nouvelles compétences en gestion. Or l'Association des Facultés de médecine américaines offre aux nouveaux doyens une formation en gestion à la Sloan's School of Management du MIT. Il s'inscrira en 1973 au programme *Executive Development Seminar,* où il se retrouve en compagnie des doyens de jeunes facultés de médecine nord-américaines[22].

Dès le début de son mandat, le Pr Pigeon décide que les priorités de la Faculté seront révisées au début de chaque année du calendrier, ce qui n'était pas le cas auparavant. Ce faisant, il marque le pas vers la mise en place de principes de gestion largement axés sur la planification à court et moyen terme. Le Pr Pigeon a bien des qualités, mais pas celle de l'improvisation. Du reste, il sait bien que les modes de gestion «familiale» des années de démarrage ne répondront plus à la croissance qui s'annonce tant au niveau des cohortes d'étudiants et de professeurs qu'à celui des activités de recherche et professionnelles. Mais avant de modifier les modes de gestion, il entend poursuivre la réforme administrative souhaitée par le Pr Mignault, réforme à laquelle, du reste, à titre de vice-doyen de 1969 à 1971, il avait largement participé. Ses objectifs se situent à deux niveaux: l'abolition des divisions et la fusion des cadres administratifs de la Faculté et de la Clinique.

À la recherche d'une nouvelle unité administrative

Dans le contexte des négociations qui entourent la fameuse loi 65 et qui laissent entrevoir la possibilité d'un nouveau partage des pouvoirs entre la Faculté et l'Hôpital, au profit de la première, le Pr Pigeon souhaite mettre en place «une nouvelle dynamique administrative [...] tenant de la délégation fonctionnelle sans abdication et de la collégialité». Une réforme, en somme, qui tout en respectant la courte tradition de la Faculté, évite toute précipitation et favorise la consultation des parties impliquées. C'est ainsi que pendant des mois sont discutées à tous les niveaux — Conseil, départements, groupe d'étudiants — les modalités d'une réforme qui met en cause non seulement l'organigramme de la Faculté, mais aussi celui de l'hôpital. Une hypothèse circule alors: la Clinique universitaire (Faculté et hôpital) sera sous la gouverne d'une administration unitaire dirigée par le doyen, lequel sera assisté de quatre conseillers à l'enseignement, aux affaires administratives, à la recherche et aux activités professionnelles.

Depuis l'arrivée du Pr La Salle, on entretenait l'hypothèse que l'hôpital universitaire serait, dans un avenir rapproché, entièrement intégré sur le plan administratif à la Faculté. Toutefois, la Loi sur les hôpitaux avait court-circuité ce projet et obligeait les autorités administratives à considérer le secteur hospitalier, qui relève du ministère de la Santé, comme une entité distincte du secteur universitaire, qui relève du ministère de l'Éducation. À Québec, on invoquait l'idée que les responsabilités des deux ministères devenaient ainsi plus claires. C'est ce qui explique que le gouvernement, en 1968, avait donné les immeubles du Centre hospitalier à la Clinique plutôt qu'à l'Université. Si cela procurait certains avantages administratifs, il en découlait aussi des inconvénients pour la Faculté qui se retrouvait avec des structures administratives parallèles et distinctes et dont les objectifs n'étaient pas nécessairement concordants, ce dont se plaignaient les « vieilles » facultés par rapport à leurs hôpitaux affiliés. Déjà sous le décanat de LeClair, on souhaitait que les ministères de la Santé et de l'Éducation acquiescent à l'idée que la Clinique devienne propriété de l'Université de façon à mettre en place une structure administrative unifiée[23].

Peu avant que le Pr Pigeon ne devienne officiellement doyen, il assumait alors l'intérim, on souhaitait corriger cette situation, jugée absurde, en obtenant de Québec un amendement « qui permettrait à la Faculté, par le biais de l'Université, de posséder et d'administrer un hôpital universitaire. Et pourquoi pas, après tout ? Puisque c'est le premier hôpital universitaire au Québec, on a toutes les raisons de croire, avec l'arrivée du ministre Castonguay en 1970, qu'une ouverture est possible pour « permettre une intégration totale de la Faculté de médecine de l'Université de Sherbrooke et de la Clinique [...] en une seule entité[24] ».

À cette fin, une délégation — composée de Mgr Maltais, du Pr Pigeon, de Mme Côté et des Prs Richard Béland, Victor Marchessault, Jules Lamarre et Claude Lanctôt — se présente à l'Assemblée nationale le 25 novembre 1971 dans le cadre de la commission permanente des Affaires sociales. C'est le recteur Maltais qui, à titre de président du Conseil d'administration de la Clinique, introduit la requête du CHUS, mais c'est le vice-doyen Pigeon qui en fait la présentation : en substance, on demande que des dispositions soient inscrites dans la loi 65 afin de permettre l'intégration juridique demandée.

La demande est rejetée par le ministre Castonguay qui tient mordicus au statu quo. Et ce, pour trois raisons : primo, il tient à s'assurer que les services offerts par la Clinique « soient adaptés le plus possible aux besoins de la population» et craint qu'un représentant de la population soit exclu du Conseil d'administration; secundo, il souhaite que les futurs médecins reçoivent «un enseignement qui est adapté le plus possible aux modes de distribution des soins tels qu'on les rencontre dans tous les autres centres»; tertio, il estime nécessaire que son ministère puisse «identifier clairement les coûts, les contributions qui vont à chaque secteur» lié à l'enseignement, aux soins et à la recherche. Le ministre Castonguay, échaudé par la grève des médecins spécialistes, entretient une méfiance manifeste envers le corps médical. Et puis, en filigrane, il y a toujours cette idée qui trotte dans la tête d'un ministre, à l'effet que ce qu'il donne à l'un, il devra le donner à l'autre. McGill avait fait une démarche similaire. Malgré ce premier échec, on garde tout de même espoir d'infléchir le ministre pour le cas particulier de Sherbrooke. Celui-ci avait en effet laissé entrevoir la possibilité d'introduire «des mécanismes un peu plus souples que ceux prévus dans le bill 65, pour faciliter [...] le fonctionnement quotidien des deux institutions[25]».

Un mois plus tard, le doyen Pigeon, lors d'une présentation à l'Assemblée des professeurs, réaffirme que la Clinique universitaire entre «dans une période de consolidation» qui doit s'orienter «vers le travail d'équipe». Or précisément, une retraite est organisée à Val-David, les 10 et 11 février 1972, où se regroupent les cadres de la Faculté et de la Clinique[26]. Après une évaluation critique de l'organisation du Centre, on présente deux propositions. La première est à l'effet que le doyen devienne de facto le directeur général du Centre, ce qui revient à créer un poste de doyen-directeur général (DDG). Il n'y aurait donc plus cumul, mais fusion des deux postes, ce qui assurerait une unité de direction pour les deux entités. C'est d'ailleurs ce que recommandait le LCME lors de la visite d'agrément de 1968. La chose paraît d'autant plus aisée qu'un obstacle éventuel à ce projet avait été levé avec l'annonce de la démission de Mme Côté qui avait décidé de quitter sa fonction de directrice générale le 17 mars 1972 pour accepter un poste de cadre au ministère de la Santé à Ottawa. Cette pionnière est largement appréciée par la direction de la Faculté et nul n'aurait été à l'aise avec l'idée de la déloger de son poste.

La seconde proposition, qui découle de la précédente, envisage la mise en place d'une direction par délégation dans quatre grands secteurs: l'enseignement, la recherche, les services professionnels et les services administratifs. Soumise au Conseil d'administration de la Clinique, cette proposition est reçue timidement comme «une formule plausible».

La porte est néanmoins ouverte pour la soumettre à nouveau à Québec alors que le ministre des Affaires sociales avait mis en consultation publique de nouveaux règlements découlant de la loi 65. Le 25 août, la Clinique de l'Université de Sherbrooke en profite pour utiliser à ses fins le règlement qui stipule « qu'une même personne peut être directeur général de plus d'un établissement hospitalier[27] ». Puisque tel est le cas, pourquoi ne pas ajouter l'amendement suivant : « ou être membre de la direction d'une faculté de médecine ou des sciences de la santé[28] ». La démarche est habile, mais elle soulève « de vigoureuses protestations ». Au point que les règlements, promulgués en novembre 1972, ne contiennent pas l'amendement suggéré. C'est un DG, et non un DDG, qu'on devra nommer en janvier 1973[29]. Comme le souligne Maltais, à défaut d'une unité acquise par voie législative, on devra établir une cohésion entre partenaires autonomes, comme on l'avait fait depuis les débuts.

À la suite du départ de Mme Côté en mars, c'est son assistant, Pierre-Paul Mercier, alors directeur des finances, qui prend la relève par intérim jusqu'à ce que le Conseil d'administration désigne Normand Simoneau, alors adjoint administratif du doyen, au poste de directeur général de la Clinique à partir du 16 avril 1973[30]. Ce dernier s'occupait de la comptabilité de la Faculté ainsi que de la Société des médecins[31]. Cette nomination est perçue par certains comme une opération « déguisée » de la Faculté pour obtenir la gestion de la Clinique. Ce n'est certes pas le cas, mais le nouveau directeur général jouera un rôle très positif dans le développement harmonieux des deux entités.

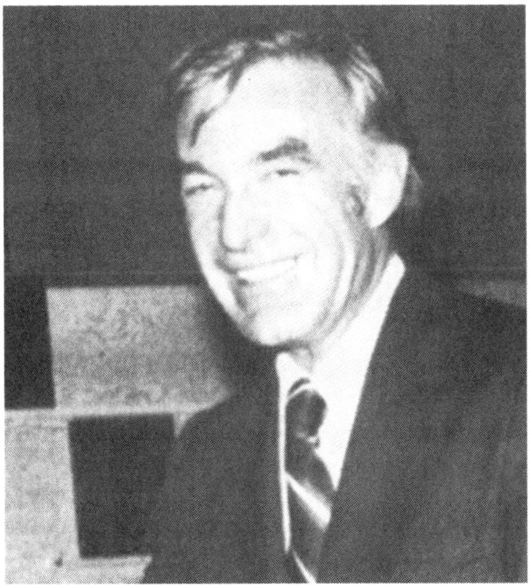

Normand Simoneau, directeur général du CHUS, circa 1971. (AUS)

Avec la démission de Mme Côté, la Clinique universitaire perdait le dernier membre actif du petit groupe de l'année 1964. Épuisée, elle ne pouvait plus soutenir les lourdes responsabilités qui lui enlevaient toute possibilité de mener une vie normale. À l'annonce de sa démission, plusieurs membres de la Faculté, notamment les Prs Pigeon et Marchessault, lui rendent un vibrant hommage et soulignent ses efforts pour « réaliser l'unité de l'institution » dans un contexte où « la difficulté de définir clairement les responsabilités de la direction médicale par rapport à celles de la division facultaire des sciences cliniques a exigé [son] étroite collaboration et son appui constant au triple objectif de l'Hôpital[32] ». L'implication, le dévouement et la force de caractère de Mme Côté laisseront un souvenir indélébile à la Faculté.

À la suite de la nomination de Simoneau, et étant entendu dans le cadre de la loi 65 que l'hôpital est autonome, des changements sont apportés aux structures de direction. Il faut, en effet, « transformer le Conseil d'administration, puis affilier la Clinique à l'Université et, finalement, arrêter un plan de régie interne[33] ». Le nouveau Conseil compte désormais quinze membres qui représentent tous les groupes associés au fonctionnement de l'institution[34]. Quant au plan d'affiliation de la Clinique à l'Université, « les termes d'un engagement mutuel calqué sur celui que l'Université avait conclu en 1969 avec les hôpitaux de Sherbrooke » sont conclus le 19 mai 1973[35]. Rappelons qu'en vertu de la Loi sur les services de santé et les services sociaux, la Clinique est une corporation autonome qui la distingue de la Corporation de l'Université et de la Faculté[36]. Le plan de régie interne est plus difficile à établir, en raison notamment des difficultés que pose la double fonction des cliniciens du Centre qui sont à la fois professeurs et médecins et donc qui dépendent de deux unités administratives. Pour bien départager ce qui relève de l'aspect budgétaire par rapport à l'aspect professionnel, ce dernier point relevant du directeur médical, on crée le nouveau poste de directeur des services hospitaliers qui est confié, le 5 février 1974, à Claude-H. Paré[37] et on remplace le poste de directeur médical par celui de directeur des services professionnels qui est confié au Pr Jules Gosselin. Enfin, le Conseil d'administration de la Clinique de l'Université de Sherbrooke modifie sa raison sociale, en février 1974, qui devient le Centre hospitalier universitaire de Sherbrooke (CHUS), dénomination qui deviendra familière dans la région.

De tels remaniements avaient aussi fait en sorte que le comité exécutif de la Clinique universitaire était remplacé, en juillet 1973, par un comité de coordination entre la Clinique et la Faculté. Dans les faits, ce comité ne compte que deux membres, le directeur général et le doyen, qui se rencontrent lors de réunions statutaires hebdomadaires[38] : « on se rencontrait à toutes les semaines pour parler de nos problèmes communs et trouver les solutions[39] », rappelle Simoneau. À l'occasion, se joint le directeur des soins infirmiers ou un vice-doyen de la Faculté pour discuter d'une question précise. En somme, les deux institutions sont condamnées à s'entendre dans la poursuite d'objectifs différents, mais complémentaires. La longue carrière de Simoneau à la direction générale de la Clinique facilitera les relations entre les deux entités administratives et les rencontres hebdomadaires se poursuivront jusqu'à sa retraite, vingt-six ans plus tard.

Cependant, cette intégration « unique au Canada » des activités académiques et de la pratique médicale » constitue toujours « pour le public une source de confusion ». Aussi, on ne manque aucune occasion de rappeler que si l'Hôpital et la Faculté demeurent « deux entités juridiques distinctes, elles partagent une préoccupation majeure et globale : l'amélioration de la qualité des soins dispensés à la population et le progrès des sciences de la santé[40] ».

Vers une importante réforme interne de la Faculté

À la Faculté de médecine, la tentative de réforme lancée par le doyen Pigeon s'est donc heurtée aux aléas de la politique québécoise en matière de santé. S'il n'est plus question de créer un poste de DDG, lui et ses collègues, après maintes consultations, reprennent l'idée lancée par le Pr Mignault d'abolir les trois grandes divisions laissées en héritage par les Prs La Salle, LeClair et Beauregard au profit de la création d'une structure fonctionnelle composée de trois vice-décanats liés aux études, à la recherche et aux activités professionnelles[41], lesquels chapeauteront les unités départementales.

La direction, appuyée par une majorité de professeurs, pense que les trois divisions sont devenues obsolètes. Avec l'ouverture de la Clinique, chacune d'elle se retrouve isolée physiquement, les cliniciens dans leur hôpital, les fondamentalistes dans leur laboratoire situé dans l'aile IV et la médecine sociale dans une autre aile de la Faculté. Bref, comme le souligne avec humour le Pr Pigeon, « les trois divisions divisaient[42] ». Du reste, son séjour de formation en gestion aux États-Unis l'avait convaincu, reprenant une règle du fonctionnalisme, « que la forme doit être au service de la fonction, et non l'inverse ». Or, précisément, les fonctions principales de la Faculté ne sont-elles pas l'enseignement, la recherche et les activités professionnelles ? Le nouveau doyen et son cabinet ont donc jugé qu'il est temps, en regard de la maturation des programmes et de la croissance des effectifs professoraux et étudiants, d'adopter une forme plus souple et plus décentralisée. Pour la première fois, on s'oriente donc vers le même modèle départemental disciplinaire que les autres facultés, mais à la différence, pour conserver l'héritage des années antérieures, que les comités décisionnels des programmes de formation médicale et leurs sous-comités demeurent pluridisciplinaires, avec pour conséquence majeure qu'ils ne relèvent pas des départements.

Selon Maltais, cette transformation importante n'est « que la reconnaissance tardive d'une situation que la Faculté avait toujours vécue en dépit de l'encadrement artificiel des "divisions"[43] ». En outre, toujours selon Maltais, l'interdisciplinarité s'établira désormais « par la libre décision des spécialistes intéressés ». Peut-être ! Difficile de dire aujourd'hui, même avec le recul, ce qui est à mettre au rayon des profits et des pertes. D'autant que la fusion de certains départements encouragera, par une approche multidisciplinaire, la formation de groupes de recherche.

Il demeure que la démarche est audacieuse et décevra certains professeurs et anciens étudiants, car les divisions avaient constitué l'une des fiertés de la Faculté en une période où, on l'a vu, les approches sociales de la santé n'étaient guère à la mode et où on souhaitait rapprocher les sciences cliniques des sciences fondamentales. Certains se posent des questions : a-t-on vraiment accordé le temps nécessaire à cette structure originale pour qu'elle puisse donner des résultats concrets ? Quant à l'interdisciplinarité, les trois divisions visaient à créer une culture de collaboration dans les activités de recherche. Est-ce le cas avec les fusions départementales ?

Dans le cas de la division de la médecine sociale, il est vrai que cette structure inédite avait porté ses fruits en initiant chez certains étudiants une orientation sociale dans leur pratique professionnelle. C'est le cas des Drs Bernier, Iglesias, Wallot, Michel Lorrain et autres. Or ce volet social sort apparemment perdant dans ce nouvel organigramme. Il perd non seulement son statut administratif, « mais son nom même dispar[aît] de la carte[44] ». Certes, mais les départements des sciences du comportement, d'épidémiologie et des sciences de la santé communautaire sont maintenus. À la décharge de la direction de l'époque, cette modification répond à une recommandation du comité d'agrément en 1970 à l'effet que la division de médecine sociale doit s'orienter davantage vers la médecine préventive et clinique.

L'abolition des trois divisions étant entérinée par le Conseil d'administration de l'Université en 1973, le changement structurel est finalisé à la rentrée d'automne avec la nomination officielle des trois nouveaux vice-doyens recommandés par le doyen Pigeon : les P^rs Lavallée aux études, de Margerie à la recherche et Perey aux activités professionnelles. De tels choix, parmi lesquels on retrouve deux pionniers de la recherche à la Faculté, marquent la volonté du doyen Pigeon d'assurer une continuité avec les orientations antérieures. La nomination du Pr de Margerie tient en partie au fait que, depuis 1969, il occupe diverses fonctions importantes au CRMC. Le doyen lui accorde la plus grande latitude, ce qui marque aussi sa volonté de déléguer ses responsabilités en matière de recherche — qui, dans les aléas des réformes antérieures, a été quelque peu négligée. De fait, les vice-doyens se retrouvent avec des pouvoirs plus importants que les anciens chefs de division. Au total, la Faculté de médecine se retrouve donc avec trois vice-décanats et vingt-quatre départements.

De nouveaux modèles de gestion

Cette réforme importante s'accompagne aussi d'un « très grand effort » pour améliorer la gestion dans l'ensemble de la Faculté[45]. Le stage de formation du doyen à la Sloan's School of Management et sa participation, en 1975, avec les membres du cabinet du doyen au Institutional Development Seminar qui se tient à Reston en Virginie sous les auspices de l'American Association of Medical Colleges (AAMC)[46] lui avaient permis de nouer des liens plus serrés avec des membres de cette association. Ceux-ci convainquent le doyen de faire appel à un consultant en gestion : Francis Edwards, qui est vice-président de Louis Allen & Associates, une firme internationalement reconnue de consultants en gestion d'entreprises basée à Palo Alto. C'est ce dernier qui, de concert avec le cabinet, met en place le système *Management by objectives and results* dans la Faculté. Ce processus de réforme administrative donnera naissance, à la fin des années 1970, aux ERGAP, petit acronyme inventé par le doyen Pigeon qui résume les quatre volets dominants de la Faculté : Enseignement, Recherche, Gestion et Activités professionnelles[47].

Dans l'esprit du doyen et de son cabinet, il ne s'agit pas seulement de modifier les structures, mais aussi de faire sorte que tous les membres de la Faculté fassent l'apprentissage « d'une gestion professionnelle basée sur les principes de la Planification, de l'Organisation, du Leadership et du

Contrôle (évaluation)», lesquels sont résumés par un autre acronyme, POLC. Ces principes ont été appliqués à tous les niveaux de la Faculté et particulièrement dans la gestion de l'éducation, de la recherche et des activités professionnelles : « c'est ainsi que les directeurs se sont mis à gérer comme ça leur département et ont enseigné aux étudiants comment on gérait la prise en charge d'un malade[48] », témoigne le Pr Pigeon. S'amorce ainsi une autre importante phase de consolidation de la Faculté.

Elle s'accentue par ailleurs avec l'émergence de l'Assemblée des chefs de départements et de services, qui constitue en quelque sorte un « advisory group » pour le doyen et permet de donner aux directeurs une voix importante dans la mise en place des politiques de la Faculté. En retour, ceux-ci deviennent un véhicule important de communication entre la direction et les membres de la Faculté. Même si cette structure n'apparaît pas officiellement dans l'organigramme administratif, elle jouera un rôle important dans les années à venir.

Les réformes administratives mises en place par le doyen s'inscrivent donc dans un plan d'ensemble en continuité avec les nouvelles structures qui suivent l'abolition des trois divisions. Déjà en 1975, le LCME, dans son rapport d'agrément, soulignait le leadership du doyen dans l'organisation administrative de la Faculté :

> The organizational structure is based on sound management principles. It is apparent that there is more flexibility within the organization than first appears and the Dean has wisely and effectively developped a systematic consultation and communicative approach to policy issues which give the widest acceptance and support for new programme within the faculty [...][49].

En conclusion, les membres de la commission se disent « particulièrement impressionnés par la minutie, la prudence et l'imagination dont a fait preuve le doyen Pigeon en mettant sur pied ces nouvelles structures administratives[50] ». Le doyen et ses collègues poursuivront leurs efforts en ce sens.

Une fusion de départements

L'importante restructuration rencontre tout de même quelques difficultés, car on a prévu certains regroupements départementaux, certes pour rationaliser les services communs et optimiser l'utilisation des espaces disponibles, mais aussi pour favoriser une meilleure intégration de l'enseignement et encourager la formation de groupes de recherche multidisciplinaires. Cela ne se fait pas sans résistances, surtout lorsqu'on propose la fusion de trois départements.

C'est le cas des départements de physiologie, de pharmacologie et de biophysique qu'on se propose de réunir. Les deux premiers acceptent, non sans réticences, de joindre leurs effectifs. C'est un mariage qui semble logique en regard de leur champ connexe d'activités. En revanche, le département de biophysique, par une lettre signée des Prs Wolf Seufert, Otto Schanne, Jean-Pierre Caillé, France Bessette et Elena Ceretti, exprime un net refus de la fusion « telle que proposée[51] ». Une rencontre du doyen avec le directeur du département de biophysique scelle, à l'amiable, l'issue du débat : tous deux conviennent que la fusion n'aura pas lieu[52].

La fusion qui donne naissance au nouveau département de physiologie et de pharmacologie, dirigé par le Pr Gérard-E. Plante, est recommandée par le Conseil de la Faculté, le 19 août 1973, et entérinée par le Conseil d'administration de l'Université le 17 septembre suivant[53]. Cependant, la greffe prend mal. La rencontre des sciences cliniques et des sciences fondamentales, aux intérêts souvent divergents, n'est pas aussi aisée que prévu. Ni l'enseignement sous-gradué, ni l'enseignement gradué n'ont été favorisés par la fusion et chaque groupe conserve sa pleine autonomie. Idem en recherche où l'approche multidisciplinaire n'est pas encouragée[54]. Deux ans plus tard, tous conviennent que la fusion est un échec. En conséquence, le Pr Plante et ses collègues, les Prs Galeano, Heisler, Park et Regoli « jugent que l'expérience de la fusion constitue un échec et souhaitent un retour à la situation administrative antérieure[55] ». Il est plus facile de refuser une fusion que d'en défaire une. Il leur faudra attendre neuf ans avant que leur vœu soit exaucé. Cependant, pour anodin qu'il paraisse, cet événement révèle des malaises plus profonds au sein de la Faculté qui divisent les fondamentalistes et les cliniciens. Cette histoire n'est pas un long fleuve tranquille.

Les premiers ont bénéficié, dans l'enthousiasme des débuts, de certaines facilités pour embaucher le personnel, acheter l'équipement et aménager les locaux que certains jugent « parfois au-delà de leurs besoins ». Or cette situation rend la tâche difficile aux directeurs de département qui ont à redistribuer ces facilités. En revanche, plusieurs fondamentalistes vivent dans un état d'insécurité qui tient aux politiques d'austérité des organismes subventionnaires et du caractère instable des systèmes de bourses de recherche. Ils reprochent aux cliniciens de s'accaparer une grande part des rémunérations. Rien en somme pour apaiser les tensions, si ce n'est le doigté avec lequel le doyen Pigeon réussit à maîtriser la situation. Heureusement, ce ne sont pas tous les départements qui connaissent ce genre de problèmes.

En effet, le regroupement des départements d'épidémiologie, des sciences du comportement et de médecine communautaire est plus aisément accepté. La naissance du département « des sciences de la santé communautaire[56] », en novembre 1975, issu des trois départements ci-haut mentionnés, et à la suite de la création du département de médecine de famille, s'inscrit dans une conception plus cohérente de la santé. Il permet de mettre en commun des ressources complémentaires et de renforcer la cohérence du volet social de la Faculté. Ce département universitaire s'ajoute par ailleurs au volet clinique déjà mis en place en août 1973. Ce dernier avait été imposé par la loi 65 qui rendait obligatoire dans les grands hôpitaux du Québec la création d'un département de santé communautaire, les fameux DSC[57]. Ce double volet universitaire et clinique affirme, malgré la perte de la Division de médecine sociale, la volonté de conserver l'orientation sociomédicale de la Faculté.

En 1976, une autre fusion est envisagée, celle des départements d'anatomie et de biologie cellulaire, et cette fois, elle est le résultat d'un « mouvement spontané » d'un certain nombre de professeurs des deux départements concernés. L'une des raisons invoquées est l'intérêt en recherche partagé par ceux-ci, ce qui va dans le sens souhaité par la direction lors de la création de la structure départementale. La direction du nouveau département d'anatomie et de biologie cellulaire est confiée au Pr Jean Hugon[58].

Quelques réformes pédagogiques

La mise en place d'une nouvelle structure départementale s'accompagne aussi d'une réflexion sur les orientations pédagogiques, et le programme, quoique encore largement intégré, s'oriente quelque peu vers une configuration classique. Même si les grands idéaux de la Faculté trônent toujours, bien en vue, dans le hall d'entrée de la Faculté. On doit, en effet, s'adapter à la croissance des admissions des étudiants en médecine qui grimpent, à partir de 1972-1973, de 64 à 80, puis à 110 étudiants. Et on a le choix, car pour l'année 1974-1975, on reçoit 1480 demandes d'admission parmi lesquelles on retrouve 486 demandes par des femmes et 994 par des hommes. Outre la valorisation grandissante de la carrière médicale auprès de la classe moyenne québécoise, il est certain que l'établissement du programme général gratuit en sciences de la santé dans les cégeps a largement contribué à améliorer le nombre et la qualité des candidats et candidates en médecine. Comme le soulignent certains avec ironie: « puisque les meilleurs étudiants appliquent en médecine, la médecine obtient les meilleurs étudiants ».

Inscriptions en première année de médecine par sexe, 1966-1979

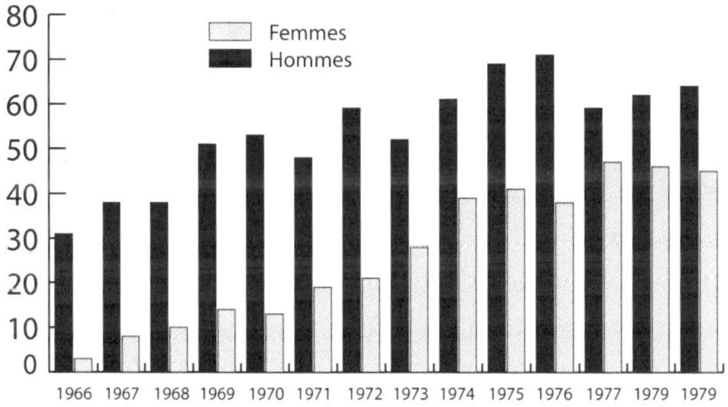

Résultat tangible d'une démocratisation de l'enseignement et d'une modification profonde du rôle social de la femme dans la société québécoise qui se traduit notamment par une représentation accrue de celles-ci au sein des professions libérales, le pourcentage d'admissions des femmes en médecine, durant la décennie 1970, s'accroît de façon sensible et continue. En 1974-1975, la proportion de candidates admises s'élève à 39 %, ce qui représente le double de l'année 1970-1971[59]. Elle rejoint la Faculté de médecine de l'Université de Montréal qui en accueille alors 41 %. Dans l'ensemble, les taux d'admission des femmes en médecine au Québec est plus élevé que dans le reste du Canada, la moyenne des femmes admises en médecine dans les autres provinces canadiennes tournant autour de 33 %[60]. En 1977-1978, le taux d'admissions des femmes s'accroît à 44,3 %. Pour l'ensemble du programme de médecine, les cohortes grimpent, entre 1970 et 1979, de 215 à 405 étudiants.

Devant une telle croissance des étudiants et un certain retour aux cours magistraux, divers ajustements sont donc nécessaires tels que la modification des horaires d'utilisation des laboratoires et la hausse des groupes d'étudiants, sans sacrifier toutefois au rapprochement des sciences cliniques et fondamentales. De nouveaux outils pédagogiques sont expérimentés, tels que les diaporamas[61]. Certes, ils peuvent être utiles comme complément pédagogique, mais ils ne peuvent en aucun cas remplacer les

Inscriptions au programme de médecine 1966-1979

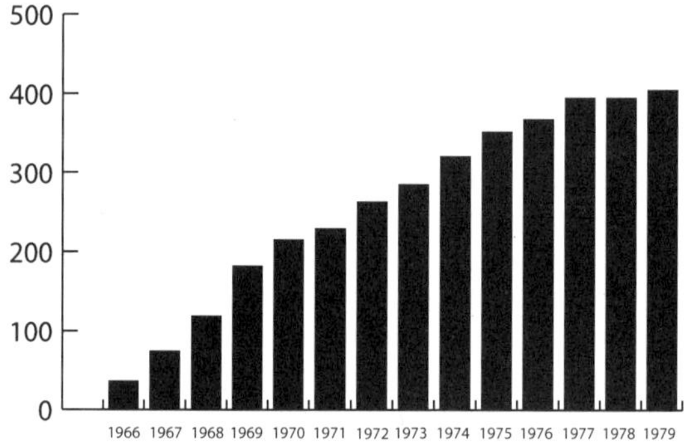

autres types d'interaction pédagogique directe. D'autant que plusieurs étudiants trouvent cette approche plutôt ennuyeuse.

Malgré quelques retours vers une approche plus traditionnelle de l'enseignement de la médecine, la Faculté demeure singulière par rapport aux autres facultés du Québec. Mérite-t-elle les reproches qu'adresse l'Opération Sciences de la Santé (OSS) en 1976, qui avait étudié pendant trois ans les problèmes liés à la formation médicale en territoire québécois, et qui souligne que les facultés de médecine négligent, en raison de l'énorme quantité d'informations à prodiguer, les activités de formation intellectuelle et de réflexion ? En partie seulement. Or si, comme le constate pour l'ensemble du Québec le docteur G. Saucier, président de l'OSS, « le premier cycle en médecine n'est pas mauvais, mais pas excellent non plus[62] », la Faculté de médecine de l'Université de Sherbrooke s'efforce de dépasser la bonne moyenne. Rappelons que cette opération avait été lancée conjointement par les ministères de la Santé et des Affaires sociales[63].

Sans modifier substantiellement les objectifs initiaux du programme d'études qui demeure toujours axé sur une approche d'enseignement multidisciplinaire, sur l'enseignement par système, sur l'autoformation, sur l'intégration rapide des étudiants à la clinique et sur les aspects sociaux et économiques de la santé, on procède à quelques réformes pédagogiques. Selon le président du comité de la formation médicale prédoctorale, le Pr Louis-Philippe Lejeune, il faut « préciser non seulement ce que l'étudiant doit savoir, mais surtout de quelle façon il doit utiliser ses connaissances[64] ». Cela va dans le sens des vœux exprimés par le Dr Saucier.

Suivant ce principe, l'étudiant, tout au long de son cheminement, doit s'efforcer d'appliquer ses connaissances théoriques à l'établissement d'un diagnostic et d'un traitement adéquat. Rien de bien nouveau, si ce n'est que les objectifs à atteindre sont resserrés et que les étudiants sont mieux encadrés. Ce qui l'est davantage, tout en respectant la philosophie de la Faculté, c'est que les données arides des sciences fondamentales sont de plus en plus rattachées à des problèmes cliniques, ce qui favorise leur assimilation. On respecte une tendance des facultés de médecine les plus avant-gardistes, dans les années 1970, qui consiste à présenter d'abord des cas cliniques avant de les associer à des sciences de base.

L'idée est pertinente et fera ses preuves, mais encore faut-il que le programme soit bien structuré et que les méthodes utilisées soient adéquates. Sempiternel problème ! L'une des solutions envisagées par le Pr Pigeon et son équipe est d'accentuer la fréquence des évaluations du programme et des méthodes d'enseignement. Les évaluations globales annuelles sont donc remplacées par une évaluation de chacun des systèmes enseignés, ce qui permet des ajustements graduels au programme.

On ajoute, en première année, une nouvelle phase « croissance et développement » où l'étudiant est initié par des pédiatres et des psychiatres au développement de l'être humain de sa conception à son décès. En troisième année, on accentue l'application pratique des notions acquises en développant chez l'étudiant le goût de l'investigation et en l'amenant « à discuter un diagnostic à partir de symptômes et de résultats d'examen ». En quatrième année, peu de changements sont apportés à « l'externat rotatoire » particulier de la Faculté où l'étudiant n'est attaché ni à un département, ni à une équipe, mais à un tuteur de la Clinique universitaire ou d'un hôpital affilié.

À ce propos, le doyen Pigeon souhaite améliorer les relations de la Faculté avec les professeurs à temps partiel des hôpitaux affiliés et répondre ainsi à une critique formulée par le comité d'agrément. Ce dernier reprochait à la Faculté d'utiliser le titre uniforme et peu valorisant pour certains de « chargé de cours ». Il confie au Pr Bernard Thérien le soin de trouver les meilleures voies pour améliorer l'enseignement dans les hôpitaux affiliés. Tout y passe, « les définitions et les appellations des professeurs à temps partiel », les critères de nomination et les activités pédagogiques. Parmi les correctifs proposés, on crée quatre nouvelles catégories « plus respectueuses » des services rendus à la Faculté par les médecins : soit les chargés de cours, les adjoints, les agrégés et les titulaires d'enseignement clinique[65].

De plus, on souhaite accentuer la formation médicale continue, sous la direction du Pr Dufresne, qui s'efforce d'organiser de façon régulière des colloques et conférences au Centre hospitalier universitaire et envoie des professeurs itinérants dans les hôpitaux de la région à titre de conférenciers ou de consultants. Sont aussi mises sur pied, sans grand succès toutefois, des sessions d'études intensives. Ce genre d'initiatives sont généralement bien reçues, mais elles ne suscitent guère l'engouement des médecins. Il faut dire qu'à l'échelle provinciale aussi de telles activités organisées par le Collège des médecins ou par les associations de spécialistes demeurent peu populaires. Mais il faut bien commencer quelque part. En termes de service à la collectivité, la Faculté est encore en voie d'ébaucher des politiques et des activités qui auront, à court et moyen terme, des effets significatifs sur l'offre et la qualité des soins.

La « mal-aimée » : l'enquête du CERFAMUS

En filigrane de ces modifications importantes, se pose bientôt le problème des coûts de fonctionnement par étudiant comparé à ceux des autres facultés de médecine[66]. Cette question est soulevée dans le cadre d'une enquête externe menée par le Comité Charbonneau sur la piètre situation financière de l'Université de Sherbrooke. Cette dernière traverse alors une première crise qui menace presque son existence. Cependant, le Comité, qui ne se reconnaît pas la compétence pour porter un jugement sur la situation financière de la Faculté, se borne simplement à recommander qu'un comité soit formé pour « déterminer la qualité, la quantité et la diversité des services d'enseignement que la Faculté de médecine doit dispenser[67] ».

C'est ainsi qu'est formé par les ministères de l'Éducation et des Affaires sociales, le 5 mars 1973, le Comité d'Évaluation des Ressources nécessaires à la Faculté de médecine de l'Université de Sherbrooke, le CERFAMUS, dont la dénomination est évocatrice des objectifs poursuivis par ce comité. Comme le souligne joliment Mgr Maltais, « pendant plus d'une année entière (mars 1973 à juin 1974), les murs de la Faculté et, dans une large mesure, ceux de la Clinique ont retenti du mot de CERFAMUS — ce qui, joint à son allure abracadabrante, a fait entrer ce vocable à demeure dans le folklore du Centre médical sherbrookois[68] ». Or, comme Maltais l'explicite longuement, la Clinique a déjà, en 1973, un important déficit budgétaire qui est lié à une décision du ministère des Affaires sociales qui plafonne le budget annuel global à 14,2 millions de dollars, soit à un niveau équivalent à un hôpital de 365 lits alors qu'il en a 423 en opération[69]. On doit réduire le nombre de lits disponibles en conséquence. En novembre 1973, le quotidien *La Tribune* affiche le titre suivant : « Un déficit accumulé de 6 690 000 $. L'Université devra-t-elle fermer le CHU [Faculté et Clinique] pour équilibrer ses finances[70] ? » Cette situation contribue, injustement, à alimenter l'idée que la Faculté coûte cher.

Toujours dans le contexte de la crise financière de l'Université, le débat sur les coûts d'opération de la Faculté et du CHUS prend une tournure inattendue dans la communauté universitaire. Le syndicat des professeurs de l'Université de Sherbrooke (SPUS) et la Fédération des Associations des professeurs des universités du Québec (FAPUQ) rendent publiques, lors d'une conférence de presse tenue le 21 novembre 1974, les résultats d'une étude qu'ils avaient demandée au professeur Roma Dauphin du département d'économique et à neuf de ses collègues. Leur tâche est de répondre à la question suivante : la Faculté de médecine est-elle responsable des déficits de l'Université ?

Oui, répondent les économistes qui attribuent directement les déficits accumulés de l'Université depuis 1969 aux « coûts exorbitants » de la « très originale et exclusive formule pédagogique[71] » adoptée par la Faculté de médecine. Le SPUS accuse par ailleurs l'Université de la financer « au détriment des autres facultés[72] » et exige que l'Université exerce des pressions sur le ministère de l'Éducation afin qu'il ajuste à la hausse ses subventions.

Non, répondent l'Université et l'Association des professeurs de la Faculté de médecine de l'Université de Sherbrooke. Même si elles reconnaissent que la Faculté compte alors un professeur pour trois étudiants et que les coûts de fonctionnement sont très élevés, elles précisent aussi que les budgets de la Faculté sont « constitués de montants spécifiquement reconnus » par les ministères et qu'ils n'affectent en rien les autres facultés.

Seule bonne nouvelle de cet exercice, la formule pédagogique de la Faculté n'est nullement attaquée. Bien au contraire, le SPUS, considérant qu'elle « est supérieure à celles des autres universités du Québec, et [qu'elle] produit de meilleurs résultats », reconnaît « la nécessité de la maintenir[73] ». Tout de même, alors que la survie de la Faculté est de plus en plus incertaine, l'attitude agressive du campus de l'ouest provoque une vive réaction au sein de la Faculté, au point que certains commencent à considérer la possibilité de se joindre à l'UQAM plutôt que de demeurer les mal-aimés de l'Université de Sherbrooke.

Bien des années plus tard, un vice-recteur de l'époque avouera qu'il y avait eu une erreur de comptabilité à l'origine du déficit de l'Université et qu'en fait, la Faculté n'en était nullement responsable[74]. En effet, les

L'ASSOCIATION DES PROFESSEURES ET DES PROFESSEURS DE LA FACULTÉ DE MÉDECINE DE L'UNIVERSITÉ DE SHERBROOKE

Depuis la fondation de la FMUS, l'existence de compléments de salaire pour les non-cliniciens, compléments provenant du CRMUS, faisait en sorte que l'ensemble du corps professoral était solidaire du plan d'organisation clinique. En conséquence, malgré une tentative de syndicalisation, le corps professoral a toujours refusé de créer une association syndicale pour défendre ses intérêts, ce qui est singulier à l'Université de Sherbrooke. En effet, la syndicalisation aurait, d'après les lois du Québec, obligé les professeurs de former deux syndicats, l'un pour les cliniciens, l'autre pour les non-cliniciens, ce qui aurait mis en danger la cohésion du corps professoral. Puisqu'il fallait bien néanmoins posséder un interlocuteur auprès des instances administratives pour défendre les droits des professeurs de médecine, assurer le maintien et l'amélioration des conditions de travail et négocier les salaires, on décide de mettre sur pied, en 1967, l'Association des professeures et des professeurs de la FMUS.

ministères des Affaires sociales et de l'Éducation avaient bel et bien accordé à l'Université les budgets nécessaires pour embaucher les professeurs que la Faculté avait demandés. Il n'y a donc pas eu de ponction dans les autres ressources universitaires pour recruter ces professeurs.

Le doyen Pigeon se serait bien passé de cette embûche, dont les prémisses sont fausses, qui mobilise beaucoup d'énergie qu'on ne peut consacrer à d'autres fins. Il faut, pour répondre aux attaques, justifier le travail effectué par les professeurs, présenter les objectifs principaux, définir les sous-objectifs, et ce, pour chacun des cours, ce qui constitue alors une masse énorme de documents à produire que le vice-doyen Lavallée, chargé de cette responsabilité, accomplit avec minutie et efficacité.

Dans ce contexte de polémique, la Faculté espère que le CERFAMUS, dirigé par le Pr Jean Mathieu, vice-doyen de la Faculté de médecine de l'Université de Montréal et médecin très respecté, clarifie le rapport du « Comité Charbonneau ». Incapable de faire des comparaisons valables des coûts d'opération d'une faculté émergente avec celles, plus anciennes, du Canada et des États-Unis, le comité s'oriente vers une analyse serrée de ses activités d'enseignement, de recherche et de soins aux malades. Déposé avec quasi un an de retard sur l'échéance prévue, soit le 28 juin 1974, le rapport est à ce point nuancé et rigoureux que personne, dans les deux ministères concernés, ne se prononce officiellement sur ses conclusions. À la lumière des deux exemples suivants, on les comprend.

Certes, on reconnaît qu'en raison de ses structures et de ses méthodes d'enseignement les coûts par étudiants sont plus élevés qu'ailleurs, mais ils ne le sont « pas autant qu'on l'a dit » et, de l'avis du comité, « la Faculté ne devrait ni amputer, ni diminuer un seul de ses programmes ». Si on recommande une évaluation critique des coûts de formation et une réduction de certaines dépenses, on souhaite du même coup que la Faculté « garde le cap vers une approche pédagogique individualisée ».

Le président du comité, le Pr Mathieu, possède suffisamment d'expérience au niveau clinique et universitaire pour évaluer les coûts-bénéfices, à court et à long terme, des orientations originales prises par la Faculté de médecine de Sherbrooke et son centre hospitalier. Nul doute qu'il a joué un grand rôle dans la rédaction du rapport. Là aussi, le modèle pédagogique de la Faculté en sort indemne.

À la suite de cette crise pour le moins pénible et pour répondre aux exigences internes et externes, la Faculté adopte certaines mesures pour réduire les coûts de formation par étudiant. C'est ainsi qu'on décide, en 1974, de hausser le contingent des étudiants admissibles à la première année de médecine de 80 à 100, puis à 110 étudiants l'année suivante, et ce, en dépit d'une directive contraire du sous-ministre des Affaires sociales. Pour l'ensemble du programme de médecine prédoctoral, les cohortes étudiantes grimpent, pour la période 1974-1978, de 285 à 395 étudiants. Quant au total des étudiants inscrits pour la même période, comprenant les cohortes prédoctorales, postdoctorales et ceux des cycles supérieurs, il passe de 471 à 606 étudiants. Dans ce même objectif de hausse du nombre d'étudiants émerge aussi l'idée de créer des baccalauréats en sciences infirmières et en biochimie.

Étudiants inscrits à la Faculté de médecine 1966-1979

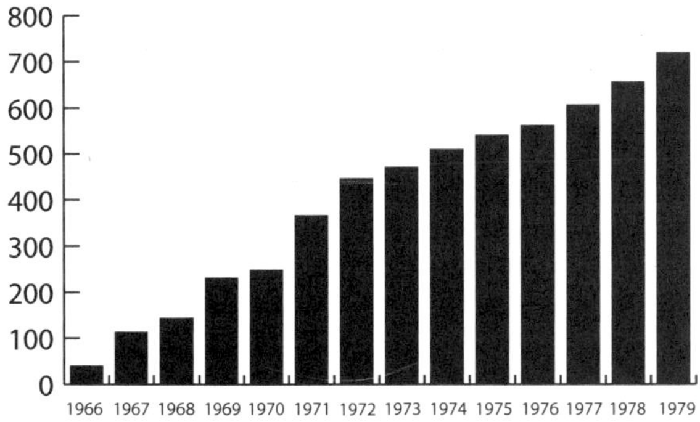

Une réforme des études postdoctorales et de l'enseignement clinique

Le Collège des médecins du Québec décide de confier aux facultés de médecine, à partir de juillet 1970, les programmes de formation postdoctorale — internat, résidence — dans les hôpitaux d'enseignement agréés. Dans le cas des résidences, il s'agissait d'une première en Amérique du Nord. Le Collège souhaite, par ce transfert de responsabilité, que le candidat « puisse acquérir une plus grande expérience en médecine de famille ou en spécialités sous le contrôle de cliniciens responsables ». Jusque-là, le candidat à l'internat ou aux spécialités devait s'inscrire directement à l'hôpital agréé de son choix qui veillait à l'organisation de l'enseignement sous la juridiction du Collège[75]. Même si la participation des professeurs des facultés de médecine était largement mise à contribution, les décisions concernant l'organisation du programme de formation des internes et des résidents relevaient du centre hospitalier. Dans le cas de la Faculté de médecine de Sherbrooke, le problème ne se posait guère. D'autant que la Clinique venait à peine d'ouvrir ses portes. Avec cette réforme, l'établissement des règlements pédagogiques, des règles d'admission, d'inscription et d'évaluation des internes et des résidents est désormais transféré du Collège vers les universités, ce qui ne pose guère de problèmes à Sherbrooke. En revanche, les autres facultés de médecine, tout en obtenant un élargissement souhaité de leur juridiction, se retrouvent avec une structure de formation postdoctorale qui nécessite de profondes modifications. Elles s'efforceront d'améliorer progressivement la qualité de la formation postdoctorale mais les progrès seront lents.

En 1976, les auteurs du rapport de l'Opération sciences de la santé, dont fait partie le doyen Pigeon, brossent un dur tableau des programme de résidence en vigueur dans les facultés de médecine : « En général, les programmes universitaires de résidence ressemblent plus à des descriptions de stages qu'à une définition claire d'un programme avec des objectifs opérationnels. La formation scientifique et les cours formels sont peu abondants ou non indiqués et les ressources professorales sont diffuses et confondues aux ressources hospitalières[76]. » Une partie de ces critiques s'applique alors en bonne partie aux hôpitaux affiliés des facultés de médecine établies du Québec qui sont alors responsables de cette formation, mais aussi, dans une moindre mesure, au CHUS et à la Faculté. Cette dernière a pourtant le désavantage du manque d'expérience, mais cette lacune est largement compensée par la cohésion qui unit la Faculté et la Clinique.

Ses programmes de résidence ont connu un essor important, notamment en médecine interne où la Faculté possède un noyau de spécialistes très qualifiés. Elle peut déjà, au milieu des années 1970, se vanter d'avoir « the only major francophone program for general internal medicine in Canada[77] ». Et ce n'est pas un fait anodin. La mode de la surspécialisation et l'évolution fulgurante des technologies diagnostiques et thérapeutiques font en sorte que la plupart des internistes au Québec, comme dans le reste de l'Amérique du Nord, s'orientent vers une surspécialité telle que la cardiologie, la néphrologie, l'hématologie, la gastro-entérologie, la pneumologie, etc. Avec pour conséquence que la médecine interne amorce déjà une régression dans les programmes de résidence au risque de mettre en péril ce champ névralgique pour la médecine hospitalière régionale. Or grâce à la pugnacité de la Faculté en ce domaine, elle contribuera de façon significative à préserver cette spécialité dans le champ médical québécois et même canadien. C'est une réussite remarquable.

Cette croissance continue exige des disponibilités accrues pour l'enseignement clinique et les postes de résidence, non seulement à l'hôpital universitaire mais aussi dans les hôpitaux affiliés. Heureusement, les relations qu'entretient la Faculté de médecine avec les hôpitaux du centre-ville se sont améliorées même si tout n'est pas encore pour le mieux. Au début de son mandat, le doyen Pigeon est fort préoccupé par cette question et multiplie les initiatives pour accroître le réseau externe d'enseignement. Il se heurte pourtant à certaines résistances. Ainsi, en 1972, il insiste auprès du département de santé communautaire afin qu'une entente soit conclue avec le Sherbrooke Hospital pour y implanter une unité d'enseignement en médecine familiale. Or le Pr Delva, à qui on souhaite confier cette tâche, refuse d'en être le maître d'œuvre, craignant « que l'éloignement ne devienne un isolement complet[78] ». Tout de même, malgré ces problèmes de parcours, les initiatives du doyen et de ses collègues de la Faculté portent fruit.

À la fin des années 1970, la Faculté peut compter sur six centres hospitaliers affiliés à l'Université, dont quatre à Sherbrooke avec l'Hôpital d'Youville et deux à l'extérieur de la région de Sherbrooke, l'Hôtel-Dieu d'Arthabaska dirigée par Sr Claire Perreault et l'Hôpital Sainte-Croix de Drummondville dirigé par Joaquin Bastida, ce qui lui permet d'étendre quelque peu son champ d'action en matière d'enseignement et de recherche. Évidemment, les contrats qui lient ces institutions à l'Université — adoptés en 1975 et modifiés deux ans plus tard afin « de rendre plus précise et mieux structurée[79] » la collaboration entre les deux institutions — prévoient que la responsabilité des programmes d'enseignement et de recherche revient à la Faculté. En contrepartie, ces hôpitaux ont ainsi l'opportunité d'améliorer la qualité des soins et des services médicaux rendus à la population. De nouveaux contrats d'affiliation sont à venir. Ce sera le cas en 1982 avec l'Hôpital Saint-Joseph de Trois-Rivières et, en 1984, avec le Centre hospitalier du Haut-Richelieu[80].

D'autres types d'établissements se joignent au réseau de la Faculté durant la décennie 1970, notamment avec l'apparition de la première vague d'implantation des centres locaux de service communautaire (CLSC). Évidemment, le département de santé communautaire à partir de 1969, puis celui de médecine de famille à partir de 1975, joueront un rôle majeur dans l'expansion de la Faculté vers ce nouveau type de service de santé à la population. Des efforts importants seront faits pour établir une collaboration avec les omnipraticiens de la région afin d'assurer le développement du programme de médecine de famille. Nous y reviendrons.

Quelques problèmes d'image pour le CHUS

Si les problèmes qui surgissent au sein de l'Université se résolvent assez facilement, ils sont plus difficiles à gérer en ce qui concerne les relations du Centre hospitalier universitaire avec certains éléments de la communauté sherbrookoise, notamment avec certains médias. Tout avait pourtant bien commencé.

Le rédacteur en chef du quotidien *La Tribune* avait entrepris, dès l'ouverture du CHUS, la publication d'une vingtaine d'articles, échelonnés sur deux mois, dans lesquels il présente les caractéristiques de ce nouveau complexe médical. Cependant, emporté par son enthousiasme, le portrait qu'il brosse est tellement dithyrambique que la réalité ne peut soutenir son enthousiasme. Or un tel concert d'éloges, qui crée des attentes exagérées chez certains, mais qui le rend aussi suspect chez d'autres, contribue à alimenter le scepticisme qui règne déjà dans la communauté sherbrookoise. Si ce genre de chronique a des effets bénéfiques immédiats sur l'image du campus Est, cela ne dure qu'un temps. Comme le souligne Maltais, « le grand orchestre [...] ne donnera pas de rappel ».

De fait, malgré les efforts pour améliorer l'image du Centre hospitalier universitaire, celui-ci, dès l'année 1971, fait de plus en plus l'objet de commentaires négatifs. Est-ce, entre autres, un effet du mécontentement de certains médecins des hôpitaux francophones ? C'est probable, car quelques-uns entreprennent une campagne de dénigrement dans les journaux où ils affirment « que c'est un éléphant blanc », que ce centre n'a pas sa place et qu'il sera remplacé à terme par une clinique concurrente, la Clinique Saint-Vincent. Comme le souligne un professeur de l'époque, de telles campagnes ont eu un effet démoralisant pour les nouveaux arrivés[81].

Au sein même de l'Université, dans « l'autre campus », des voix s'élèvent contre cette Faculté « qui en mène large ». Dans le contexte du développement de la petite université de Sherbrooke, on ne s'étonnera pas qu'elle fasse rapidement des jaloux. À la Faculté des sciences, même si on sait qu'il est fort difficile d'établir un programme d'études commun entre deux campus aussi éloignés, on n'apprécie guère la concurrence qu'elle exerce sur l'enseignement des sciences de base.

UNE CAMPAGNE ANTITABAC AU CHUS

Jusqu'aux années 1970, l'usage de la cigarette au sein des hôpitaux est une chose courante. Les patients et visiteurs fument dans les chambres, les corridors, les unités de soins et les ascenseurs. Même les médecins et chirurgiens en grillent une dans les salles de cours, dans leurs salles de repos ou dans leurs bureaux. Autres temps, autres mœurs ! Deux ans après l'ouverture du CHUS, quelques médecins s'élèvent non seulement contre l'usage du tabac au sein de l'hôpital, mais aussi contre la vente de cigarettes en son sein. En février 1972, le Pr Fred Brindle dépose une motion à l'exécutif de façon à ce « qu'au moins on n'en vende pas au CHUS ». Sans succès ! Tout au plus décide-t-on de favoriser une campagne de sensibilisation aux effets de la cigarette. Quelques semaines plus tard, c'est le Pr Julien Denhez, du département de médecine communautaire, qui exige « que le distributeur n'étende pas ses points de vente » et qu'une campagne soit entreprise au plus tôt. C'est certainement l'une des premières initiatives du genre au Québec. Ce sont généralement les médecins des départements de santé communautaire des grands hôpitaux qui ont fait en sorte que l'usage et la vente des cigarettes soient peu à peu limités puis interdits. C'est le cas à l'Hôpital Maisonneuve-Rosemont où une semblable campagne est amorcée en 1978. Ce ne sera qu'à partir du 1er janvier 1992 que le CHUS deviendra un hôpital sans fumée. Un an auparavant, la Faculté avait adopté une résolution interdisant l'usage du tabac.

Autre reflet de cette tension qui règne, un reportage sur le CHUS, diffusé par la chaîne CHLT-TV le 26 janvier 1971, le présente sous un angle plutôt négatif, ce qui n'améliore pas les choses. Pis encore, une campagne de dénigrement de l'hôpital est enclenchée quelques mois plus tard dans une radio locale. Enfin, la directrice générale est fortement irritée du fait que les services ambulanciers qui desservent Sherbrooke « semblent ignorer le CHUS[82] ». Il faudra redoubler d'efforts pour améliorer cette perception négative, au demeurant injuste, du Centre hospitalier universitaire qui n'en est qu'à ses débuts. La Faculté de médecine, sous la gouverne du doyen Pigeon, veille au grain et elle entend bien garder une forte emprise sur ses orientations futures et faire en sorte qu'il devienne le pôle incontournable des soins hospitaliers dans la région.

Vers une structuration de l'enseignement clinique

Malgré ces quelques problèmes de parcours, prévisibles dans les circonstances, le centre hospitalier, après avoir subi des transformations structurelles importantes, connaît un développement considérable. L'ouverture de nouveaux départements et de nouveaux services exige l'embauche de nombreux professeurs à temps partiel. Depuis les premières négociations sur la transformation du Pavillon Saint-Georges en un hôpital universitaire, le problème du bassin de recrutement pour ce type d'enseignement avait été soulevé à maintes reprises et les opposants à cet hôpital arguaient qu'il était nettement insuffisant. Trois ans après l'ouverture de l'hôpital, la question des ressources médicales dans la région se pose à nouveau. Avec un effectif de près de 300 spécialistes et omnipraticiens, la région semble posséder les ressources suffisantes pour combler les besoins accrus de l'enseignement clinique. Mais est-ce vraiment le cas ?

Dès 1972, le Conseil de la Faculté forme un comité ad hoc sur l'orientation des soins, présidé par le Pr Jean-Marc Pépin. Son mandat, fort ambitieux, qui comprend l'analyse des besoins de chacun des départements cliniques universitaires en fonction des objectifs du CHUS, est aussi de déterminer les ressources des services existants dans la région à cet égard, d'identifier les types de soins qui devraient être offerts dans la Clinique et de préciser les relations à établir avec les hôpitaux de la région. Le rapport final du comité déposé le 24 janvier 1973 montre que « plusieurs facteurs limitent l'emploi comme professeurs à temps partiel des omnipraticiens et spécialistes des hôpitaux de la région ». Parmi ces facteurs, on souligne chez un bon nombre d'entre eux l'absence d'une expérience d'enseignement et, chez certains, un manque total d'intérêt ou « de disposition pour l'enseignement ». Pis encore, les médecins « qui auraient le potentiel [...] sont complètement accaparés par une pratique privée très active ». En revanche, on ne manque pas de noter qu'une politique de rémunération

« un peu moins symbolique » permettrait d'en convaincre quelques-uns de joindre la Faculté. Problème singulier que ne partagent pas les facultés de médecine des grands centres urbains.

Ce constat alarmant remet en question la capacité de la Faculté à remplir l'une de ses missions fondamentales qu'elle avait réaffirmée le 18 octobre 1972 : « former un type de médecin polyvalent qui pourrait s'orienter aussi bien vers la recherche et les spécialités médicales que vers la pratique générale selon ses goûts, ses aptitudes et selon les besoins de la société ».

Pour remplir un tel mandat, il est donc impératif « que les étudiants soient mis en contact avec les différents types de pratique médicale et plus particulièrement qu'ils soient exposés à la médecine de premier contact[83] ». D'autant que près de 60 % d'entre eux choisiront la médecine de famille. Or, précisément, la plupart des étudiants des deux premières années, au début des années 1970, préfèrent alors la formation clinique qu'ils reçoivent dans les trois hôpitaux du centre-ville où ils sont davantage confrontés à des cas cliniques classiques alors qu'à la Clinique de l'Université de Sherbrooke ils se retrouvent en présence de pathologies complexes[84].

La solution pour augmenter la participation des omnipraticiens à l'enseignement prédoctoral ? Investir une plus grande partie des ressources pour inclure dans son corps professoral des praticiens généraux bien formés et intéressés à l'enseignement et les encourager à s'établir dans la région. À problème singulier, solution originale ! Il est rare qu'une faculté de médecine ait à s'immiscer dans la répartition des effectifs médicaux. Et puis, en ce début de la décennie 1970, l'inclusion des omnipraticiens dans les hôpitaux universitaires n'est guère à la mode, du moins à Montréal. Dans le jeune hôpital Maisonneuve-Rosemont, dont le bureau médical est exclusivement composé de spécialistes, on commence à peine à les introduire dans les gardes d'urgence[85]. Cette ouverture aux médecins de pratique générale, proposée par le comité, ajoutera une autre caractéristique singulière à la Faculté.

Et elle s'inscrit dans la problématique de l'orientation professionnelle choisie par les diplômés de la Faculté. Déjà en 1972, un comité ad hoc, présidé par le Pr Drolet, qui est chargé d'analyser le « type de médecins à former à la Faculté », s'inquiète du fait que « la différentiation précoce induite par les objectifs d'enseignement oriente trop largement les finissants vers une seule facette des études médicales : celle qui conduit à une spécialité[86] ». Or certaines études sur les effectifs médicaux ont alors tendance à montrer qu'une proportion très importante des demandes de soins se situe au niveau des soins de première ligne. Pas question donc, de l'avis du comité, de favoriser un type unique de médecin à la Faculté.

Cette idée est aussi partagée par le doyen qui souhaite qu'un programme polyvalent de formation, qui comprend aussi bien l'aspect biologique que social, permette à l'étudiant de faire un choix entre différents profils de carrière. Il faut donc que soient valorisées de façon équivalente les spécialités et la médecine de première ligne. Les orientations qui seront prises vers le renforcement de la médecine de famille et l'exposition des étudiants à différents modèles de distribution de soins iront dans ce sens. De même, les solutions proposées et entérinées par le Conseil de la Faculté en 1972 et 1973 — utilisation élargie des hôpitaux affiliés, augmentation des praticiens généraux dans les rangs du corps professoral, rôle complémentaire des praticiens généraux, diversification des lieux de formation, création d'un département de santé communautaire à la Clinique — permettront de rencontrer l'un des grands objectifs de la Faculté : répondre adéquatement aux besoins de soins de la société. Et on revient à la philosophie de base adoptée par la Faculté à l'effet que « la médecine globale doit être considérée comme une forme désirable de pratique de la médecine et non comme l'absence d'une autre formation[87] ». Que voilà une remarque pertinente qui reprend cet idéal prôné par le Pr La Salle.

En filigrane de ce problème se pose donc l'importante question de la vocation exclusive vers les soins tertiaires qu'on avait donnée, à moyen terme, à la Clinique. Depuis l'ouverture de la Faculté, il avait été entendu, sans trop de précision, que cette vocation de soins tertiaires, quelque peu utopique et qui n'existe nulle part au Canada, serait privilégiée. Or non seulement une telle approche pose des problèmes séméiologiques — définition variable selon les spécialités, les types de recherche et même chez les médecins ; présence de problèmes primaires, secondaires et tertiaires chez un même patient —, mais elle pose de sérieux problèmes pratiques en terme d'équipement, de logistique, de références de patients et de prise en charge de l'enseignement des soins primaires et secondaires dans les hôpitaux affiliés. En outre, on sait bien que le cantonnement de la Clinique dans les soins tertiaires obligera à refuser de nombreux patients, ce qui risque de créer des remous dans la communauté.

Pragmatiques, le doyen Pigeon et ses collègues du comité exécutif adoptent donc une résolution à l'effet que la Clinique, tout en conservant sa désignation de centre de soins ultraspécialisés[88], soit désormais « définie comme un centre de diagnostic et de traitement à la disposition des médecins de la région et de leurs patients[89] ». On ouvre ainsi la porte à une meilleure collaboration avec les ressources médicales de la région. Ce qui n'empêche évidemment pas de poursuivre le développement de « certains services qui, nécessitant un équipement complexe et un personnel hautement spécialisé, ne peuvent vraiment être développés qu'à la Clinique », tels que la neurochirurgie, l'hémodynamique, la chirurgie cardiaque, la gastro-entérologie, l'hémodialyse, la transplantation, la réhabilitation, etc. Il faut aussi s'orienter, à des fins d'enseignement, vers la néonatalogie, l'immunologie clinique, la psychiatrie infantile, la génétique, etc. C'est donc vers une complémentarité des ressources qu'on s'engage.

Autre perspective offerte par la Clinique, le déplacement de l'enseignement clinique vers les soins ambulatoires, lesquels sont encore peu utilisés et constituent pourtant un réservoir peu utilisé de matériel clinique. Là aussi, la Clinique est la seule institution de la région à grouper sous un même toit la pratique hospitalière et la pratique ambulatoire.

Demeure la question difficile de la participation des hôpitaux affiliés à l'enseignement clinique qui varie, non seulement en fonction de leurs possibilités, mais aussi de leur motivation. Le problème des relations de la Faculté avec ceux-ci n'est pas unique à Sherbooke. La Faculté de médecine de l'Université de Montréal a, depuis longtemps, des relations tumultueuses avec ses hôpitaux affiliés. Cependant, toute jeune soit-elle, la Faculté de Sherbrooke avait adopté parfois la même attitude paternaliste.

Il faut changer d'attitude, même si elle entend accroître son rôle en aidant « les hôpitaux affiliés à recruter un personnel de plus en plus qualifié et de plus en plus intéressé à participer à l'enseignement » ou encore en créant « dans chaque département majeur de chaque hôpital affilié des unités d'enseignement clinique sous la direction de professeurs plein-temps géographiques ». De plus, la Faculté a contribué à déployer un noyau d'internistes compétents dans les hôpitaux affiliés comme Drummondville et Arthabaska au lieu d'y reproduire toutes les surspécialités. Une telle démarche est cohérente pour les besoins de ces régions.

En définitive, derrière ces ambitieuses orientations se profile clairement l'intention d'attribuer à la Clinique, en collaboration étroite avec la Faculté, un rôle de « leadership » dans la mise sur pied d'un plan régional de distribution des services médicaux. Le projet de formation d'un centre interrégional d'obstétrique et de gynécologie qui émerge en mai 1973 et qui propose de centraliser « toutes les ressources universitaires en obstétrique et en périnatalogie[91] » répond à ce mandat. Évidemment, un tel centre qui répond à des besoins liés à la médicalisation rapide de l'accouchement se réappropriera les objectifs fondamentaux de la Faculté par

UNE CÉRÉMONIE SINGULIÈRE POUR LA COLLATION DES GRADES

Le 8 juin 1974 Jules Léger reçoit à la recommandation de la Faculté de médecine un doctorat d'honneur de l'Université de Sherbrooke en même temps que son frère, le cardinal Paul-Émile. La journée a mal débuté. L'avion du gouverneur général, un bi-moteur à hélices, parti d'Ottawa en direction de Sherbrooke, doit atterrir d'urgence à Dorval à cause d'une avarie sérieuse à l'un de ses moteurs. La Gendarmerie Royale improvise un convoi motorisé qui amène finalement le gouverneur et le cardinal, ainsi que leurs suites, à la Grande Salle de l'Université de Sherbrooke où étudiants et invités attendent depuis plus de 90 minutes le début de la cérémonie de la collation des grades. Ce qui n'a pas manqué de stresser le gouverneur général, reconnu d'une ponctualité « royale ». Seul invité à faire un discours, il s'adresse très brièvement à l'assemblée en raison du retard à l'horaire. Toutefois, à la surprise générale, le cardinal qui n'y avait pourtant pas été invité, se lève, se dirige vers le micro et entreprend un discours fleuve dont il est coutumier. Le gouverneur général, sous des dehors impassibles, en est probablement très ennuyé. Or durant le dîner d'honneur qui suit la cérémonie, le gouverneur général est victime d'un accident cérébro-vasculaire que reconnaît immédiatement le doyen Gilles Pigeon. Ce dernier s'empresse de le faire transporter par ambulance de la cafétéria du campus principal à l'unité des soins intensifs du CHUS où, alertés par le doyen, l'attendent les neurologues Léon Lapointe et Jean Reiher, le neurochirurgien Maurice Héon, le cardiologue Bertrand Dumais et le néphrologue Gérard-E. Plante. Dix jours plus tard, le gouverneur rentrait à Rideau Hall. Malgré des séances de récupération de la parole et de l'écriture, et parfait bilingue avant sa maladie, il ne récupérera jamais l'usage de la langue anglaise[90] !

l'amélioration des soins, l'expansion de l'enseignement et le développement de la recherche. Le défi est de taille, compte tenu des relations encore difficiles qu'elle entretient avec la communauté médicale régionale.

Au sein même du CHUS, de nombreux correctifs sont à envisager : améliorer les communications avec les médecins traitants et les normes de référence des patients, élargir la disponibilité des professeurs pour la consultation dans les hôpitaux affiliés, faciliter l'accès aux professeurs à temps partiel de ces hôpitaux aux « facilités d'investigation et de traitement » et les associer à l'organisation de l'enseignement et à la préparation des programmes, organiser des réunions scientifiques et des journées d'étude en alternance entre les hôpitaux et développer l'enseignement continu. Vaste et lucide programme qui se résume, en somme, « à considérer les hôpitaux affiliés comme de véritables partenaires ». La route sera longue, mais, avec une Faculté mieux établie, on y arrivera.

Maintenant bien structurée avec une Clinique qui offre des soins dans quasi toutes les spécialités et qui est dotée d'une équipe de professeurs qualifiés dans les sciences cliniques et fondamentales, la Faculté peut se consacrer, jusqu'à la fin des années 1970, au développement de ses méthodes pédagogiques originales, à la création de programmes conjoints avec d'autres facultés, à l'insertion de nouvelles spécialités, à la création de nombreux programmes de résidence, au développement des études supérieures et à l'émergence de créneaux spécialisés de recherche.

Une relative période d'accalmie permet, en effet, au doyen Pigeon et à ses collègues de souffler un peu, ce qui n'est pas un luxe pour cette jeune faculté qui a déjà réussi à se tailler une place importante dans le champ médical québécois, même si celle-ci demeure fragile. Mais elle peut faire mieux, notamment en recherche et, on l'a souligné, au niveau des services à la communauté.

La création du département de médecine de famille

En 1968, la Faculté de médecine avait renforcé son orientation avant-gardiste avec la création de trois départements au sein de sa division de médecine sociale : épidémiologie, sciences du comportement et médecine communautaire. Officiellement reconnus par l'Université l'année suivante, ces trois départements procèdent alors à un recrutement important qui permet de hausser de six à dix-huit le nombre de professeurs à plein temps. C'est alors que le département de médecine communautaire embauche les Prs Pierre Delva et Julien Denhez, tous deux spécialistes en médecine communautaire, ainsi que le premier médecin de famille de l'histoire de la Faculté, le Pr Louis Fortin, diplômé de McGill. La Faculté devient ainsi la première au Québec à embaucher un « généraliste » à titre de professeur à plein temps.

Le département d'épidémiologie, dirigé par le Pr Louis Munan, se renforce aussi avec l'arrivée des Prs Josef Vobecky, Jitka Vobecky et Richard Shaw. Avec une telle équipe, la division pourra contribuer, d'une part, à mieux connaître les problèmes de santé de la population régionale et, d'autre part, à l'amélioration de l'état de santé de cette population. Quant au département de médecine communautaire, il s'efforcera de modifier les approches traditionnelles de la pratique médicale au profit d'une formation clinique plus large.

Malgré les chambardements administratifs qui amènent la disparition de cette division en juin 1973, les trois départements conservent leur statut. Cependant, l'orientation récente de la Faculté vers une valorisation d'une médecine globale et le rapprochement souhaité avec la pratique générale remet en question le rôle des trois départements, notamment celui du département de médecine communautaire. Et ce, même s'il avait connu un développement rapide. Dès 1972, il comptait huit professeurs à temps plein, dont trois omnipraticiens, deux pédiatres, deux médecins en santé publique et un interniste. Et puis, à ce moment-là, tous souhaitaient que le département devienne une entité autonome sur le plan administratif et fonctionnel[92].

C'est que, depuis sa formation, il était composé de deux secteurs — la santé publique et la médecine familiale — qui poursuivaient des objectifs généraux différents : l'un s'adressait à la collectivité par des programmes de prévention et d'éducation alors que l'autre était dirigé vers l'individu au sein de la cellule familiale. De fait, le premier privilégie des orientations sociales préventives alors que le second, tout en valorisant la prévention, prend des orientations cliniques et curatives individuelles. Cette dichotomie requiert donc des programmes et des ressources humaines fort différentes qui, aux yeux des partisans d'un renforcement de la médecine familiale, nuit non seulement aux deux unités, mais réduit aussi l'influence que le modèle professionnel du médecin de famille peut exercer chez l'étudiant dans le choix de son orientation.

Le vice-doyen aux études, le Pr Lavallée, qui est aussi le directeur intérimaire du département de médecine communautaire, défend la création d'un nouveau département et juge « important de bien identifier les modèles proposés, soit le médecin de famille orienté vers les soins de première ligne et dont le rôle s'exerce vis-à-vis de l'individu au sein de sa cellule familiale et le médecin dont l'activité est orientée vers les problèmes de la collectivité[93] ». En conséquence, le meilleur moyen d'y arriver est de créer un département « regroupant les médecins de famille et les professionnels qui leur sont associés ». On prévoit que le programme de médecine de famille accueillera la moitié des étudiants qui obtiendront leur doctorat. Autre avantage, et conformément à la politique de différentiation précoce préconisée par la Faculté, on souhaite que le nouveau département participe activement aux études de première année et aménage des stages électifs permettant aux étudiants de mieux connaître la discipline et la pratique de la médecine de famille et de faire un choix de carrière plus éclairé.

Cette position est confortée par certaines recommandations des organismes d'agrément, notamment celui du Collège des médecins de famille du Canada, créé en 1954, qui avait agréé le programme de résidence en médecine de famille de la Faculté en 1974, et qui recommandait la création d'un département universitaire de médecine de famille. Il est bientôt suivi, en ce sens, par un groupe d'experts qui avait complété une visite d'agrément de la Faculté pour le compte de l'Association des facultés de médecine du Canada, de l'American Medical Association et de l'Association of American Medical Colleges et qui « appuyait chaleureusement » le développement en département du groupe de médecine familiale qui exprime « un désir de la part de la Faculté de pousser de profondes racines dans le milieu environnant[94] ». Enfin, la Corporation professionnelle des médecins du Québec appréciait les efforts de la Faculté pour absorber progressivement dans une formation en médecine de famille la totalité des internes multidisciplinaires qui se destinent à la pratique générale.

La position de la Faculté est cohérente dans la mesure où la clinique de médecine familiale du CHUS, fondée par le premier directeur de médecine communautaire, le pédiatre Léonard Langlois, est déjà reconnue comme étant la seule au Québec à s'orienter vers « de véritables soins globaux[95] ». Et puis, déjà au début des années 1970, cette clinique de médecine familiale dessert « de six à sept cents familles » et regroupe trois équipes composées respectivement de médecins, d'infirmières et de travailleuses sociales.

En 1973, le successeur du Pr Langlois, le pédiatre Pierre Delva qui avait joint la Faculté quatre ans plus tôt, amorce l'orientation de la formation de plusieurs étudiants vers les centres locaux de service communautaire (CLSC) qui viennent tout juste d'apparaître en territoire québécois. On vise par ailleurs à exposer les étudiants « à tout un éventail de modèle de distribution de soins » telles les polycliniques en milieu urbain et les cliniques rurales. En cela, il reçoit l'appui du Pr Pigeon qui comprend que « la médecine de famille, ça s'enseigne mal dans un CHU[96] ». Il faut donc encourager d'autres avenues de formation.

Or déjà la majorité des médecins qui exercent dans les CLSC de la première vague sont des gradués de Sherbrooke. Parmi ceux-ci, il y a quatre diplômés de la Faculté issus des promotions de 1972 et 1973, les Drs Bernier, Iglesias, Jean Rodrigue et Michel Landry. En effet, ces jeunes médecins contribuent à la mise en place ou au démarrage de deux des cinq premiers CLSC au Québec.

Dès l'automne 1973, le Dr Rodrigue décide de tenter l'aventure au CLSC du Lac-Etchemin, puis est suivi, un an plus tard, par les Drs Bernier et Iglesias qui décident d'abandonner, l'un, la résidence en psychiatrie, l'autre, la résidence en chirurgie, pour créer, avec leur collègue Michel Landry, le service médical du CLSC de Farnham[97]. Or ces trois jeunes médecins de famille sans expérience acceptent de signer un contrat avec l'institution, lequel stipule qu'ils sont intégrés à titre de salariés, ce qui ne manque pas de provoquer l'ire de la Fédération des médecins omnipraticiens du Québec[98].

Le doyen Pigeon est soucieux de développer de nouveaux milieux d'enseignement dans les CLSC du centre-ville de Sherbrooke, du Lac-Etchemin, de Farnham et aussi dans une clinique privée à Sorel-Tracy, pour les résidents en médecine de famille. Souhaitant le développement de ce secteur au sein de la Faculté, il passe une entente avec le département de médecine communautaire afin qu'un médecin appartenant au groupe des anciens gradués vienne « passer une période de douze mois à l'intérieur du département à titre de chargé de cours pour lui permettre de compléter sa formation[99] ». C'est ainsi qu'il invite à tour de rôle les Drs Bernier et Iglesias. Évidemment, tous deux y resteront[100]. Le premier sera embauché en 1975 et le second en 1976. Le Dr Iglesias reçoit alors le mandat d'implanter le CLSC Val-Saint-François dans la région de Windsor-Richmond[101].

Nonobstant la part d'enthousiasme nécessaire à la conduite de tels projets, il est vrai que la création d'un département de médecine de famille répond bien aux objectifs sociaux et humanitaires défendus par l'ancien directeur de la division de médecine sociale, le Pr Boudreau, jusqu'en 1972[102]. Car il ne s'agit plus ici d'enseigner une médecine clinique traditionnelle basée exclusivement sur l'approche curative, mais de l'orienter vers une ouverture sociale, une humanisation des soins et une « intégration des différentes disciplines paramédicales à l'activité de la médecine familiale[103] ». Et puis, il constitue la suite logique de la création du programme de résidence en médecine familiale, le premier au Québec, en 1970. Or on était alors quasi vingt ans en avance sur l'adoption d'une politique du Collège des médecins du Québec qui rendra obligatoire ce programme de résidence de deux ans en 1988. Les démarches pour créer un département de médecine de famille, appuyées par le cabinet du doyen, sont dans cette veine avant-gardiste.

En 1974, le département de médecine communautaire — qui avait créé des équipes multidisciplinaires, mis en place le cours aux infirmières en postes isolés en 1972, développé son enseignement au niveau prédoctoral et son programme de résidence en médecine de famille — se sent mûr pour obtenir davantage d'autonomie et surtout pour accroître ses ressources professionnelles. Le 4 février 1975, le doyen adresse une lettre au Pr Lavallée, l'informant que son cabinet souhaite, dans les meilleurs délais, la création d'« un département autonome de médecine de famille ». Aussi lui demande-t-il, pour parer le remplacement du Pr Delva qui a remis sa démission et les départs attendus des Prs Laporte et Boudreau, de prévoir le recrutement de nouveaux professeurs à plein temps en médecine de famille[104]. Ce dernier avait été nommé sous-ministre adjoint à la planification au ministère fédéral de la Santé et du Bien-être social.

C'est le prélude à la création officielle, le 10 novembre 1975, du département de médecine de famille, le premier département du genre au Québec[105]. Deux jours plus tard, on décide d'abolir les départements d'épidémiologie, des sciences du comportement et de la médecine communautaire pour les regrouper au sein du nouveau département des sciences de la santé communautaire[106].

Cette réforme, qui suit l'abolition des trois grandes divisions, est importante, car elle pose la question, au-delà des idéaux annoncés, du retour en force de l'approche médicale au détriment des approches sociale et humaniste des soins. La séparation des approches communautaires, épidémiologiques et sociologiques de la santé et de l'approche clinique de la médecine de famille sera perçue par certains comme une dérive vers les modèles américains de soins de santé. D'autres y verront le retour de la prédominance des cliniciens au sein de la Faculté. Question de perspective et surtout de perception !

Car le département de médecine de famille, dirigé par le Pr Réal Caux de 1975 à 1981, répond à des besoins immédiats de la société québécoise en permettant aux jeunes candidats, tout en recevant une formation clinique solide indispensable au futur praticien, de jouir d'une formation axée sur des approches globales et holistiques des problèmes de santé dans des lieux de formation plus variés — unités de médecine de famille, cliniques privées, centres de personnes âgées, CLSC —, lesquels correspondent mieux à la réalité sociale et géographique du Québec. L'emphase est en effet mise sur la formation en région. Dès 1976, on instaure des activités de formation dans le CLSC de Farnham et dans la clinique privée de Sorel-Tracy, ce dernier grâce au Dr Jacques Allard qui y instaure les premiers stages en médecine de famille[107]. La démarche est pour le moins avant-gardiste et les pionniers de cette époque se heurtent à certains préjugés de leurs collègues spécialistes et même généralistes de la Faculté qui considèrent que la pratique dans un CLSC n'est « pas de la vraie médecine[108] ».

Cependant, la création du département de médecine de famille coïncide avec le lancement d'une orientation plus marquée vers les sciences de la santé qui résulte en partie des orientations proposées sur la scène fédérale par le document *Nouvelle perspective de la santé des canadiens* publié en 1974 et par l'Opération sciences de la santé (OSS) entre 1972 et 1975. Or les auteurs de ce dernier groupe qualifient la structure de l'internat de « fouillis » et soulignent que « l'espoir de voir des candidats compléter leur formation par une pratique à peine supervisée et affublée du nom d'internat est un mirage dangereux [...] les stages cliniques forment une image kaléidoscopique très hétérogène : la grande majorité se situe à l'hôpital, les périodes de stage sont variables, le monitorat peut être omniprésent ou nul, les objectifs sont rarement précisés, le statut des stagiaires est souvent nébuleux [...] ». Bref, concluent les membres de l'OSS, nous sommes devant « un cafouillis inextricable, une complexité désarmante, une désorganisation exemplaire[109] ». Le jugement est sévère pour les vieilles facultés de Montréal et de Québec, mais il épargne en bonne partie celle de Sherbrooke qui avait pris les devants avec son programme de médecine de famille.

Les années de démarrage du département permettent de constituer un corps professoral, encore modeste, mais fortement motivé par l'orientation biopsychosociale qui s'annonce. Le Pr Caux est épaulé par son collègue, le Pr Fortin, devenu professeur agrégé, auquel se joignent bientôt à titre de professeur adjoint cinq médecins formés à la Faculté, les Prs Roch Bernier et Michel Saint-Pierre en 1975, les Prs Paul Grand'Maison, Roberto Iglesias et Jacques Allard en 1976.

L'élection du Parti québécois ravive l'intérêt pour le développement des CLSC. Le nouveau ministre de la Santé, le Dr Denis Lazure, désire assurer une meilleure implantation des CLSC sur le territoire et décide d'en confier la tâche à des établissements expérimentés. Le CHUS est l'un de ceux-là. Son directeur, Normand Simoneau, accepte la proposition du ministère de la Santé d'implanter un CLSC, mais à la condition qu'il soit universitaire. Il fait appel au Pr Iglesias pour en assurer l'implantation. Cette décision, pour le moins avant-gardiste, est prématurée et il faudra attendre plus de vingt avant que cela ne se réalise.

Le département de médecine de famille s'oriente peu après sa fondation vers un modèle multidisciplinaire qui privilégie une approche globale des soins de première ligne. À ce point qu'au bureau de consultation, on retrouve « le docteur, l'infirmière et, parfois, le travailleur social[110] ». C'est quasi le modèle des CLSC, mais qui présente le désavantage, avec le volet recherche, d'être un peu trop lourd pour ces jeunes médecins. Du reste, dès 1976, le département de médecine de famille devient responsable, en période diurne, de la salle d'urgence du CHUS. Ce qui ne manque pas de susciter quelques résistances de la part des spécialistes et des résidents qui en avaient la responsabilité. Mais pas tous, car certains voient d'un bon œil ces nouveaux intervenants qui les déchargent de cette responsabilité.

Fidèles aux idéaux qu'avaient défendus leurs anciens professeurs à la Faculté, ceux du département s'efforcent donc de développer des approches cohérentes de formation sur le terrain. La tâche est néanmoins complexe, car il faut trouver un juste dosage entre la formation préventive et la formation clinique. L'approche préventive est certes importante, mais il faut tout de même former des cliniciens solides sur le plan curatif. Ce qui fait en sorte que les transformations du système de santé orienteront la médecine de famille vers un volet « plus médical et moins global et multidisciplinaire[111] ». Avec comme avantage une approche mieux structurée et peut-être, pensent certains, plus cohérente. Peut-être ! Mais il faut tout de même souligner la formidable filiation, sur le plan des idéaux, qui s'est manifestée entre deux générations de professeurs, les Beauregard, Boudreau et La Salle, et les Bernier (directeur du programme de 1979 à 1981), Grand'Maison (directeur du programe de 1977 à 1979) et Iglesias. C'est le Pr Roch Bernier qui prendra la relève du Pr Caux de 1981 à 1988 à la tête du département.

La création du département des sciences infirmières

L'idée de créer une école de nursing avait toujours été dans les plans de développement de la Faculté de médecine. On souhaitait ainsi, comme l'avaient fait certains hôpitaux[112], recruter des diplômées parfaitement adaptées à la culture de l'institution et de la région. Dès l'acquisition du Pavillon Saint-Georges, on prévoyait la construction d'une aile supplémentaire à cette fin. Lors des rencontres du comité de construction durant les années 1963 et 1964, la mise sur pied d'une « école supérieure de nursing » avait été à maintes reprises évoquée en présence de Sr Saint-Eugène, présidente de l'Association des infirmières catholiques du Canada et directrice du nursing à l'Hôtel-Dieu, puis de Sr Sainte-Irène qui avait pris la relève à la direction de l'École d'infirmières de l'Hôtel-Dieu de Sherbrooke. On souhaitait alors ouvrir la seconde institution d'enseignement supérieur en nursing au Québec sur le modèle de l'Institut Marguerite d'Youville de Montréal dirigé par des religieuses[113]. Outre les locaux affectés à cette école, on envisageait aussi l'aménagement de résidences pour les étudiantes et les religieuses. Mais les problèmes politico-financiers que l'on sait en ont annulé sa réalisation.

L'ouverture de la Clinique en 1969 ranime le projet et dès la première réunion de l'exécutif du CHU, on discute de la possibilité, évoquée par l'architecte Larose, « d'ajouter à l'aile VI trois étages de nursing (216 lits) et un étage de 90 bureaux à un coût de 3 millions $[114] ». Cependant, ce projet coïncide avec l'instauration, en 1969, d'un programme professionnel en nursing dans les cégeps, ce qui met fin aux écoles de nursing rattachées aux centres hospitaliers. Ce nouveau programme collégial permet d'uniformiser le niveau de formation technique et de répondre aux besoins croissants d'infirmières dans les hôpitaux généraux. Dans un contexte où on met en place simultanément de nombreux programmes dans les cégeps, il est difficile de convaincre le ministère de l'Éducation d'investir dans une nouvelle école universitaire sur le campus Est. Cependant, on sait bien qu'à court terme, il faudra, pour répondre au développement rapide de la technologie médicale et à la spécialisation des pratiques, mettre en place de nouveaux programmes universitaires pour offrir une formation plus poussée et développer des programmes de recherche. Pas question, donc, d'abandonner cette idée.

Dès 1973, dans la foulée de la restructuration départementale, le doyen envisage la possibilité d'ajouter un département des sciences infirmières. Il paraît incongru que la Faculté, qui dispose de tous les services académiques et cliniques offerts par le CHUS, n'ait aucun programme de ce genre. Aussi, la venue de nouvelles cohortes d'étudiants est ardemment souhaitée pour accroître le rendement financier. Enfin, de façon plus générale, la création de ce département permettra d'accroître l'orientation de l'Université de Sherbrooke vers la formation professionnelle. Le dossier avait été remis au doyen Pigeon par la P^re^ Lalancette qui, en collaboration avec deux autres infirmières spécialisées, Micheline Pagé, directrice des soins infirmiers et Madeleine Blais, adjointe de Mme Pagé, avait rédigé un premier document sur un programme de formation des infirmières[115].

C'est ainsi qu'une infirmière clinicienne spécialisée, Denise Lalancette, détentrice d'une maîtrise en nursing à Boston et qui avait été embauchée en 1971 par le CHUS, deviendra « l'âme » de ce projet. Un an après son arrivée à Sherbrooke, débute, au sein du département de santé communautaire, le premier programme francophone au Canada de formation aux infirmières qui assurent les soins de première ligne aux populations autochtones dans les postes isolés. Des groupes de six infirmières effectuent des stages de quatre mois au sein du département. Sous le parrainage de Santé Canada, quatre ou cinq programmes anglophones existaient aussi dans le reste du Canada. Ce programme, coordonné par deux infirmières qui ont une solide expertise en ce domaine, Lucie Couillard et Murielle Brasset, réanime l'intérêt pour une formation plus élargie en sciences infirmières.

Par ailleurs, un comité de travail pancanadien formé par le gouvernement fédéral insiste sur la nécessité d'instaurer des programmes de formation pour des infirmières cliniciennes. Dirigé par le Pr Thomas Boudreau et composé entre autres du Pr Richard Béland de la Faculté et de la Pre Denise Lalancette, le comité était chargé d'évaluer la possibilité d'étendre la formation d'infirmières cliniciennes à plusieurs universités canadiennes pour en faire, en quelque sorte, des substituts aux médecins dans des postes isolés. Déjà il y avait à Hamilton un programme d'infirmières cliniciennes qui avait été mis sur pied. En conséquence, ces programmes s'adressent à des infirmières diplômées qui ont déjà plusieurs années d'expérience.

En 1974, le nouveau directeur de la division de médecine sociale, le Pr Claude Lanctôt, qui constate le succès de la formation des infirmières en poste isolé, entreprend des démarches auprès du cabinet du doyen afin que cette formation « évolue vers un cours pour infirmières-cliniciennes », ce qui aurait l'avantage, à ses yeux, d'« améliorer la qualité de la médecine de première ligne[116] » et de donner aux infirmières un rôle plus étendu. On envisage alors de reprendre le modèle de l'Université McMaster qui avait mis en pratique les recommandations du Rapport Boudreau.

Une nouvelle version précisant les objectifs du programme est rédigée par Denise Lalancette alors qu'elle poursuit son travail au CHUS. Heureusement, elle bénéficie de la bienveillance de la directrice des soins infirmiers qui accepte qu'elle consacre des heures de travail sur ce projet. Or il leur apparaît rapidement que le programme souhaité, qui s'orientait initialement vers une formation spécialisée d'un an pour les infirmières cliniciennes, prend plutôt la direction d'un baccalauréat de trois ans.

Cependant, la nouvelle directrice des soins infirmiers refuse qu'une infirmière à l'emploi du CHUS consacre du temps au projet de baccalauréat. Or, en 1975, la directrice du programme de poste isolé, Murielle Brasset, qui venait de perdre sa principale collaboratrice, demande à la Pre Lalancette de se joindre à elle pour gérer ce programme. Leur mandat ne tarde pas à s'élargir à la poursuite des travaux pour l'approbation d'un programme de baccalauréat en sciences infirmières par les instances universitaires et provinciales[117].

Des notes discordantes se font toutefois entendre, car « le tracé du profil de l'infirmière à former indique rapidement que les besoins tant des infirmières que de la société dans laquelle elles offraient leurs services correspondaient à une formation de baccalauréat en sciences infirmières et non à celle de l'infirmière clinicienne [tel que recommandé par le] Rapport Boudreau ou [tel qu'appliqué à] McMaster[118] ».

En attendant, on met sur pied, en septembre 1976, un programme de certificat en gestion d'unité de soins qui est offert à l'intention des infirmières qui occupent un poste de cadre intermédiaire dans un centre hospitalier. Ce nouveau programme est placé sous la responsabilité de la direction générale de l'éducation permanente puis au département de médecine de famille[119]. C'est un premier pas vers une formation plus large en sciences infirmières. Du reste, un mois auparavant, Mme Lalancette avait rejoint la Faculté à titre de professeure adjointe au département de médecine de famille. Elle devenait ainsi la première infirmière à obtenir un poste à temps plein. À peu près au même moment, et après avoir vérifié que cela répond à une demande des infirmières formées dans les cégeps de la région, elle pilote l'approbation du programme par le Conseil des universités. D'autres événements favorisent l'implantation du nouveau programme.

À la suite de la création des vice-décanats et de la restructuration de certains départements à la Faculté de médecine, une réflexion s'était amorcée sur l'opportunité de faire de nouveaux regroupements départementaux. En 1976, anticipant le plan quinquennal de développement de l'Université publié l'année suivante, la Faculté propose un ambitieux programme d'expansion qui élargit considérablement ses objectifs académiques. On y prévoit l'ouverture de programmes d'études en sciences infirmières, en sciences sociales, en psychologie et en gériatrie. L'instauration de nouveaux programmes conjoints et l'ouverture à la collaboration interdisciplinaire et à la recherche sociosanitaire sont aussi des objectifs visés.

Ce projet reçoit l'aval de l'Université qui, dans son plan général d'orientation *Le devenir de l'Université* publié en 1977, se propose de favoriser « l'élargissement du secteur des sciences de la santé » et en confie la responsabilité au doyen Pigeon. Déjà ce dernier avait prévu mettre sur pied en 1978 un programme de certificat de gérontologie en sciences infirmières à Thetford Mines destiné aux personnes œuvrant à divers titres auprès des personnes âgées. C'est une bonne nouvelle pour celles qui souhaitent le développement des sciences infirmières. En effet, le doyen Pigeon endosse le projet d'un programme de baccalauréat en sciences infirmières « dans un très grand respect de l'identité et de l'autonomie professionnelle des infirmières[120] ».

En juillet de la même année, l'approbation est acquise du Conseil des universités et le vice-recteur à l'enseignement, enthousiaste, lui demande de commencer en septembre. C'est trop précipité. La P^re^ Lalancette ne dispose pas des ressources professorales nécessaires. Ce sera à l'automne suivant. C'est un deuxième pas vers la concrétisation d'un projet qui remonte à la création de la Faculté.

Priorité est donc donnée, en 1978, à la mise sur pied d'un programme de baccalauréat pour infirmières diplômées et non pas d'un baccalauréat de base. La P^re^ Lalancette et ses collègues croient fermement que des infirmières qui ont un cours collégial peuvent atteindre des objectifs de baccalauréat « si on crée les bons moyens pour y arriver », au grand dam de l'Ordre des infirmières qui jugeaient que les infirmières étaient mal formées dans les cégeps. Opinion que ne partage pas la P^re^ Lalancette, même si elle ne s'oppose pas au baccalauréat de base. Et puis, dans le contexte d'affirmation de l'époque, où on voulait casser l'idée que les infirmières sont, en quelque sorte, les servantes des médecins, l'instauration d'un programme pour infirmières dans une faculté de médecine était fort mal perçue par l'Ordre des infirmières qui préférait de loin la création d'une école indépendante. Or, comme le souligne la P^re^ Lalancette, « le regard suspicieux de certaines instances de la profession infirmière » face à une formation axée sur le perfectionnement au sein d'une faculté de médecine condamne les pionnières « à développer un excellent programme ». Décidément, à la Faculté, on ne fait rien comme les autres.

Celui qui se dessine, lui aussi rattaché temporairement au département de médecine de famille, s'adresse donc à une clientèle spécifique possédant déjà un permis d'exercice et est conçu selon une séquence de trois certificats de 30 crédits : Évaluation et promotion de la santé, Nursing dans la communauté et Élaboration/gestion d'un programme de soins infirmiers. Cette approche est alors inédite au Québec et est cohérente pour ce type de clientèle, à qui on offre des statuts à temps complet ou partiel. Mais elle ne sera que temporaire. Le programme est évidemment orienté vers les savoirs, notamment la biologie et le comportement humain, les pratiques et les problèmes de santé liés aux soins de première ligne dans un contexte interdisciplinaire.

Il faut donc embaucher des professeurs et préparer le programme d'études de trois ans. Il est entendu, en raison de « la présence de particularités et de caractéristiques propre aux sciences infirmières ainsi qu'à la profession d'infirmières », que la direction des programmes sera confiée à un professeur provenant des sciences infirmières. Évidemment, la candidate toute désignée est la P^re^ Lalancette. Se joignent à elle en 1978 les P^res^ Louise Pronovost-Tremblay et Diane Plamondon. C'est ce trio qui pose les bases du futur département.

À la suite de doléances exprimées par l'Ordre des infirmières et infirmiers du Québec, le doyen Pigeon reconnaît assez vite que les infirmières universitaires possèdent l'identité professionnelle et le corpus de connaissances nécessaire à la création d'un département, ce qui permettra de regrouper les professeurs en une unité administrative et pédagogique distincte. Le 10 mars 1978, le Conseil de la Faculté « recommande unanimement la formation dans les meilleurs délais d'un département en sciences infirmières[121] ». Toutefois, malgré la présence de nombreux professeurs à temps partiel, le doyen juge qu'il faut augmenter à cinq le nombre de professeurs à temps plein pour démarrer le département. S'ajoutent donc l'année suivante deux nouvelles recrues, les P^res^ Denise Paul et Louise Chartier qui sont toutes deux titulaires d'un diplôme de deuxième cycle.

En attendant la formation du nouveau département, le programme de baccalauréat débute comme prévu à l'automne 1978 avec une première cohorte de 51 étudiants répartis à peu près également entre les temps complets (26) et partiels (25). Quant au certificat de gestion d'unités de soins, il accueille 56 étudiants à temps partiel. Ce qui est tout de même pas mal. À partir de là, les choses vont rondement. Dès le 12 février 1979, le Conseil d'administration de l'Université approuve la création du département des sciences infirmières. Le vœu des pionniers de la Faculté est enfin exaucé.

La direction du département est évidemment confiée à la P^re^ Denise Lalancette. Pour les premières années de fonctionnement, on compte sur l'apport de neuf chargés de cours. Évidemment, la directrice partage les objectifs pédagogiques et sociomédicaux de la Faculté et, surtout, du département de médecine de famille dont elle est issue. Dès le départ, on s'oriente vers une approche holistique qui constitue la base « des modèles conceptuels en soins infirmiers ». Éducation à la santé et intervention dans des situations de crise auprès des familles et des communautés deviennent dès lors des fils conducteurs. De même, l'interdisciplinarité et le travail d'équipe deviennent des objectifs importants dans le processus de formation.

L'essor de la recherche

À l'Université de Sherbrooke, durant les années 1970, le secteur de la recherche se concentre quasi essentiellement entre la Faculté de médecine, la Faculté des sciences et celle des sciences appliquées. Elles se partagent 84 % de l'ensemble du budget de recherche de l'Université. La Faculté de médecine est déjà en tête de file avec des fonds de recherche qui dépassent, jusqu'en 1977, le budget réuni des deux autres facultés. Outre l'essor de la recherche biomédicale en laboratoire, elle développe rapidement dans son hôpital universitaire des créneaux de recherche clinique qui profiteront aussi bien aux patients qu'aux étudiants. Le CRMUS contribue quelque peu à ce développement en offrant des subventions et des bourses de recherche. Pour l'année 1978, 108 000 $ sont versés à cette fin[122].

Il y a certes un contexte socioéconomique qui favorise ce développement, mais il faut tout de même souligner la motivation de ces professeurs peu enclins aux distractions dans l'environnement sherbrookois. Plusieurs chercheurs de l'époque ont témoigné de l'impact positif de ce campus excentré, sinon isolé du centre-ville, sur les activités de recherche. Et puis, l'accroissement de la demande pour les postes de résidence et pour une formation aux cycles supérieurs contribue significativement à l'expansion de leur recherche.

Favorisant le travail d'équipe, on privilégie les unités de recherche, formule souple qui permet d'étudier différentes facettes de la maladie et de la santé. Sur ce dernier point, les recherches sur les aspects sociaux et affectifs de la santé se développent, mais l'approche biomédicale n'en demeure pas moins prépondérante. Avec des budgets qui dépassent les deux millions à partir du milieu des années 1970, la Faculté de médecine intervient dans de multiples domaines de la recherche clinique et fondamentale.

Le département de biochimie, sous la direction du Pr Lamy, s'oriente vers l'étude de la structure et de la fonction des protéines, grâce notamment aux travaux des Prs Peter Anderson, Éveline de Médicis et David Gibson. La Pre Éveline de Médicis, qui a complété un post-doctorat avec le Pr Lamy et est embauchée en avril 1970, fait partie des nouveaux professeurs spécialistes des protéines en biochimie. À cette époque, on engage aussi un spécialiste américain en biologie moléculaire qui s'intègre difficilement au département de biochimie et le quittera après une bataille rangée contre ses collègues.

En biophysique, où l'organisation du département est un compromis entre un groupe de recherche et un département conventionnel, tous ses membres, spécialisés à la fois dans les sciences biologiques, biomédicales et physiques, s'orientent vers l'étude des membranes ou des microélectrodes. En sus des travaux des Prs Lavallée, Schanne et Seufert, le Pr Ceretti entreprend des recherches sur le processus de conduction des stimulateurs cardiaques. En microbiologie, grâce notamment aux efforts des Prs Pierre et Danielle Bourgaux, la priorité est donnée aux recherches sur les virus oncogènes. En pharmacologie, secteur en plein essor et déjà très reconnu, on joue sur les deux créneaux de la recherche fondamentale et de la recherche clinique. Les travaux des Prs Domenico Regoli, Albert Nantel, Jean Hugon, Ghislain Devroede et Etzel Gysling portent sur la pharmacologie cardiovasculaire, endocrine et gastro-intestinale. En physiologie, ce sont des études sur les transferts d'eau et d'électrolytes à travers les cellules et les membranes. En endocrinologie, les recherches sur la glande thyroïde, déjà amorcées à la fin des années 1960 par les Prs Bénard et Bellabarba, deviennent un secteur reconnu de la Faculté au point que « les résidents en endocrinologie de Montréal passaient tous par Sherbrooke[123] ».

Dans le domaine clinique, les activités de recherche connaissent une forte expansion durant la décennie. Elles permettent cette fusion des travaux expérimentaux et cliniques tant souhaitée par la direction de la Faculté. Il y va de la qualité de la formation des internes et des résidents sur lesquels on mise déjà pour assurer la relève de leurs maîtres. Dans les sciences fondamentales, l'effort est constant pour former de jeunes chercheurs à l'enseignement et à la recherche pure et appliquée. Les collaborations entre les deux champs de recherche ne seront pas toujours aisées, mais, dans l'ensemble, le pari est tenu et elles permettent de créer peu à peu une culture particulière de la Faculté en matière de recherche.

Déjà en 1971, les laboratoires d'endocrinologie, de néphrologie, d'immuno-rhumatologie, de neurologie du développement et de physiologie digestive développent plusieurs créneaux de recherche qui touchent à la physiologie thyroïdienne, à la physiopathologie articulaire ou encore à la pathologie neuropédiatrique. Certains de ces laboratoires deviendront des axes importants et singuliers de la Faculté. Le laboratoire de néphrologie, dirigé par les Prs Gérard-E. Plante et Marc Gervais, poursuit des travaux expérimentaux sur l'animal et des cliniques sur l'homme en collaboration avec les laboratoires de rhumatologie, de physiologie digestive et pharmacologie.

Autre domaine novateur, des chercheurs cliniciens et fondamentalistes se regroupent en gastro-entérologie pour l'étude biochimique, morphologique et physiologique du système digestif. Formé des Prs Bounous, Devroede, Dunnigan, Hugon et Morrisset, ce groupe de recherche est l'un des premiers au Québec francophone à faire de la recherche fondamentale en ce domaine et à établir une étroite relation avec les gastro-entérologues cliniciens[124], notamment avec le Pr Beaudry, pionnier de cette spécialité en Estrie. Comme il le souligne lui-même, « la Faculté de médecine de l'Université de Sherbrooke n'avait rien à envier à ses consoeurs de Montréal[125] ». Quant au laboratoire d'immuno-rhumatologie, il est né à la suite de la formation, par les Prs André Lussier et Thomas Bitter, de la première unité des maladies rhumatismales au Québec.

Le département de pédiatrie contribue aussi à ouvrir des voies originales de traitement et de diagnostic pour la population des Cantons-de-l'Est avec son laboratoire de dépistage génétique qui étudie, par des approches fondamentales et cliniques, la maturation du système nerveux central. Ce groupe de recherche est lié au Centre des maladies métaboliques héréditaires, récemment fondé à la Clinique, et qui fait partie du Réseau provincial de médecine génétique. Au niveau clinique, le Pr Bernard Lemieux, professeur au Département de pédiatrie et spécialiste en neurologie, poursuit ses travaux sur le dépistage des maladies métaboliques héréditaires, lesquelles sont responsables de la moitié des problèmes neurologiques infantiles. Alors que les hôpitaux québécois se servent d'échantillons sanguins pour dépister les maladies héréditaires, le Pr Lemieux s'oriente vers le dépistage des maladies héréditaires à partir des prélèvements d'urine. Composée d'acides organiques, lesquels entrent dans la composition de l'ADN, l'urine offre de nouvelles possibilités en ce sens. C'est ainsi qu'en 1972 il lance le premier programme urinaire pour le dépistage des maladies héréditaires chez les enfants[126].

Parmi les autres secteurs importants qui émergent en ce début de la décennie 1970, il y a aussi la médecine nucléaire qui, grâce aux Prs Étienne LeBel et Léon Sanche, connaîtra un bel avenir et deviendra un centre régional de traitement. Le département d'anesthésie-réanimation inaugure son programme de recherche en 1970 avec l'étude d'un nouvel agent anesthésiant. D'autres secteurs poursuivent leur développement, notamment celui de l'ophtalmologie. Outre les travaux de recherche clinique et expérimentale du Pr de Margerie sur les rétinopathies vasculaires, il y a ceux des Prs Bernard Weiss et Claude Magis, tous deux associés de recherche du CRMC, qui mettent au point de nombreux tests oculaires forts utiles en strabologie. La recherche en urologie prend son envol grâce aux Prs Jacques Susset et Mostafa Elhilali, qui s'est mérité de nombreux prix nationaux. Enfin, le Pr Roger-A. Côté débute ses travaux sur l'informatisation des laboratoires d'analyses biologiques, lesquels conduiront éventuel-

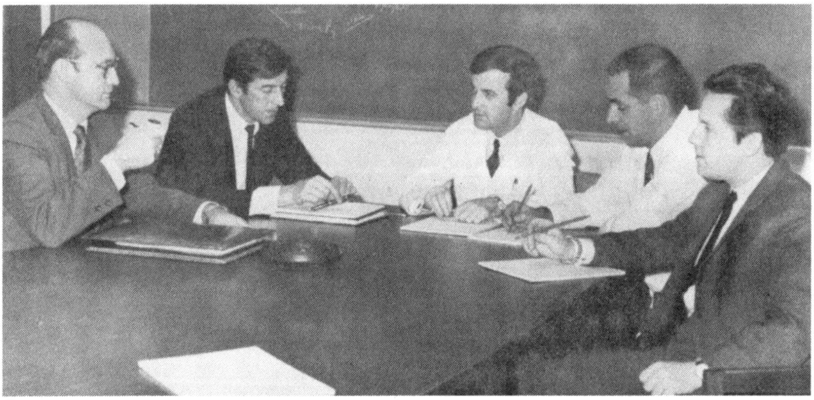

Groupe chargé de la mise au point d'un système informatisé d'identification pour les laboratoires cliniques. De gauche à droite, Pr Roger Côté (directeur des laboratoires cliniques), Olivier Paradon (ingénieur), Pr Marc Lavallé (vice-doyen à la recherche), Pr Léo Cousineau (assistant directeur des laboratoires cliniques), Daniel Zan (directeur adjoint du service d'informatique), circa 1970. (AUS)

lement au démarrage d'une nouvelle entreprise de classification informatisée des maladies qui prendra une envergure internationale.

Au-delà de cette description quelque peu monotone, mais nécessaire pour rendre compte des premières années de recherche au CHUS, se dégagent des phénomènes intéressants qui indiquent un esprit de collaboration peu commun entre les chercheurs. Ainsi, de tous les projets élaborés entre 1970 et 1975, 65 % ont été conçus en collaboration (leur nombre a grimpé de 11 à 43) et seulement 26 % l'ont été par un chercheur unique. Du reste, 39 % des chercheurs collaborent avec des collègues canadiens, 20 % avec des Américains et 27 % avec des chercheurs d'autres pays.

Parmi ceux-ci, signalons les collaborations franco-québécoises des équipes des P^rs René Simard et Domenico Regoli dans le cadre des accords de coopération dans le domaine de la santé. Cette coopération en matière de recherche sur la pharmacologie s'étendra sur de nombreuses années et contribuera significativement au rayonnement de la Faculté en Europe. Le Pr Simard, après quelques années à Sherbrooke, prendra la direction du Centre de cancer de l'Université de Montréal puis occupera la présidence du CRMC de 1978 à 1981[127].

S'il n'y a rien de bien spectaculaire dans ce bilan partiel de la recherche, il montre tout de même le dynamisme de cette jeune faculté qui n'a ouvert ses portes aux étudiants que depuis cinq ans et aux patients depuis deux ans. En tout cas, le doyen et certains de ses collègues du Conseil considèrent que la Faculté est dans une situation «très acceptable dans la répartition de l'effort entre l'enseignement et la recherche et qu'elle a atteint un régime de croisière en termes d'implantation de nouvelles équipes de recherche». Cela se reflète aussi dans la diversification des fonds de recherche sous forme d'octrois, de bourses et de subventions et par l'augmentation des professeurs invités, des chercheurs associés, des «scholarships» et des fellowships[128].

Cependant, le succès éventuel des demandes tient, en grande partie, à la qualité des candidats, de leurs projets de recherche, de la conjoncture locale et, surtout, de la forte compétition avec des centres de recherche reconnus à Toronto, à Montréal ou à Vancouver. À l'échelle provinciale, McGill accapare la plus grande part des fonds des grands organismes subventionnaires, notamment la faible budget alloué au Conseil de recherche médicale du Québec. Sur la colline parlementaire à Québec, on s'interroge de plus en plus sur la nécessité de décentraliser l'octroi des fonds de recherche et de rétablir un certain équilibre entre francophones et anglophones. La partie n'est jamais gagnée d'avance et l'incertitude des résultats n'est malheureusement pas de nature à intéresser les candidats qui sont courtisés par d'autres universités. Aussi, le comité de l'assemblée des chercheurs souhaite «que la Faculté voie à développer l'esprit de fierté académique chez les professeurs et que la collaboration entre le vice-doyen à la recherche et le Conseil de la recherche serve de tremplin à un renouveau devenu indispensable[129]». De fait, le vice-doyen à la recherche, le Pr de Margerie, fort préoccupé par cette question, initiera quelques initiatives pour améliorer la performance de la Faculté aux concours national et provincial et mettra en place une véritable politique de recherche cohérente.

D'une part, les équipes sont encouragées à rechercher et à séduire les bons candidats qu'elles peuvent dénicher et, d'autre part, le vice-décanat à la recherche travaille d'arrache-pied à améliorer la qualité des demandes et fait l'impossible pour faire nommer des collègues sur les comités de pairs au CRMC et au CRSQ. En effet, la culture du CRMC est anglo-saxonne et il n'est pas facile pour des chercheurs venus de quatre continents, dont la langue d'enseignement est le français, de s'y adapter. À titre de principal organisme de subvention gouvernementale au pays, c'est lui qui établit *de facto* les règles de fonctionnement des autres. L'expérience acquise au sein de cet organisme, la connaissance fine de ses spécificités, de ses exigences particulières, notamment au sein des comités qui cotent les projets sont des atouts majeurs qui facilitent les approbations. Cela permet aussi des rencontres et des amitiés avec d'autres chercheurs respectés.

Le vice-doyen de Margerie qui dirige depuis 1972 le plus gros comité du CRMC, le comité d'investigation clinique, après y avoir siégé pendant trois ans, et qui est membre de l'exécutif et du conseil d'administration du CRMC depuis 1973, fait bénéficier ses collègues, surtout les plus jeunes, de son expérience : aucune demande de subvention n'est acheminée aux organismes subventionnaires sans qu'elle ait été scrutée et améliorée par lui-même et par un collègue chevronné. Au sein du CRMC, de même qu'au CRSQ où il est membre de l'exécutif, il fait nommer sur les comités ou comme évaluateurs externes le plus grand nombre possible de chercheurs sherbrookois crédibles et respectés pour la qualité de leurs propres travaux. À l'automne 1974, les P^rs^ René Simard et Thomas Boudreau se joignent au vice-doyen de Margerie au CRSQ[130].

C'est ainsi que le nombre de chercheurs sherbrookois qui siègent sur les comités du CRMC et du CRSQ augmente progressivement de même que le nombre des évaluateurs externes. Tous doivent partager leur expérience avec leurs collègues pour faire en sorte que le milieu de la recherche soit informé des tendances et des priorités des organismes, de même que des nouveaux programmes en gestation. En cela, ils ne font qu'imiter ce qui se fait dans les principales universités anglo-canadiennes. Les heures considérables consacrées à ce travail bénévole sont essentielles pour espérer obtenir le respect de la communauté scientifique et une visibilité pan-canadienne.

L'aspect déontologique de la recherche sur les humains n'est pas sans préoccuper aussi les chercheurs et la direction de la Faculté. Aussi, quand le CRMC entreprend de préciser pour l'ensemble du Canada les lignes directrices qui doivent guider les chercheurs et les institutions, la Faculté par le biais de son comité d'éthique collabore avec empressement. Le projet, au plan national, risque d'être retardé par la malencontreuse maladie du président Malcolm Brown. Pour éviter tout retard indu, le vice-doyen de Margerie, devenu vice-président du CRMC en 1976 puis président par intérim l'année suivante[131], accélère les travaux. C'est ainsi que le gouvernement canadien publie en 1978, sous la responsabilité du Pr de Margerie et pour la première fois de son histoire, un guide intitulé *La déontologie de l'expérimentation chez l'humain* qui établit les règles que devront respecter tous les chercheurs et toutes les institutions subventionnées par cet organisme[132]. Ce guide s'imposera de lui-même à tous les autres organismes subventionnaires.

Une autre question préoccupe le vice-doyen et certains membres du CRMC. C'est l'inégalité des chances entre les universités établies et les universités en émergence, pour l'obtention de subventions du Conseil. Or ce facteur ne peut pas être pris en compte par les comités de pairs qui doivent coter les projets en fonction de la seule valeur scientifique et du milieu d'encadrement. En période de pénurie financière, certains membres du Conseil d'administration du CRMC prônent la concentration des fonds dans les centres de recherche les plus importants. D'autres, convaincus, d'une part, que chaque faculté de médecine doit avoir une activité importante de recherche pour appuyer ses enseignements et, d'autre part, qu'il faut permettre aux jeunes facultés de se développer en recherche avant de les astreindre à une compétition objective, privilégient la constitution d'un fonds spécial de développement auquel seules les facultés en émergence pourront accéder. Le retrait du Dr Brown de la direction du CRMC en 1977 compromet toutefois ce projet à moins que le président intérimaire, le Pr de Margerie, ne fasse en sorte qu'il soit approuvé sans délai, ce qu'il s'empresse de faire. Évidemment, la Faculté sait profiter de ce nouveau programme qui lui permet de recruter de nouveaux chercheurs. Ceux-ci reçoivent ainsi un salaire, de l'équipement et des subventions de recherche sur une période renouvelable de trois ans. Bien modestement, ce programme répond aux vœux du comité des chercheurs qui souhaite que la Faculté poursuive son recrutement dans le champ de la recherche. Bref, malgré les difficultés financières et les contestations internes et externes de l'Université pendant les années 1970, le bilan en recherche est loin d'être mauvais même si le recrutement de nouveaux chercheurs est ralenti par des contraintes budgétaires.

De 1970 à 1975, le budget de la recherche, qui bénéficie de l'ouverture de la Clinique et de l'arrivée de nombreux cliniciens, avait doublé, passant

Accroissement des fonds de recherche en millions $ 1970-1979

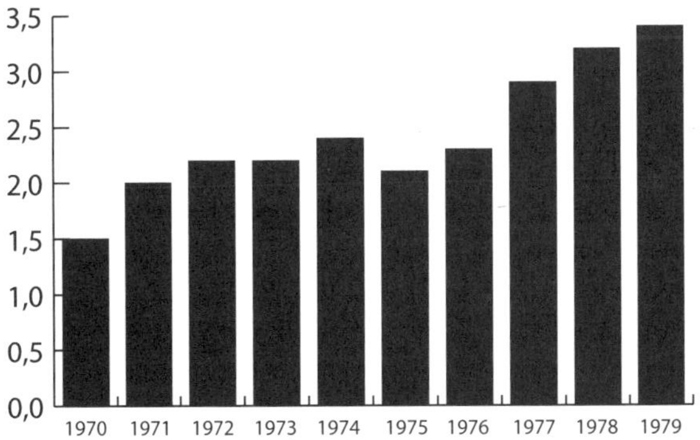

de 1 à 2 millions de dollars, ce qui est déjà très bien. Mieux encore, on réussit à maintenir ce taux d'accroissement alors que, pour la période suivante comprise entre 1975 et 1980, le budget grimpe de 2 à 4,2 millions. Les efforts de la direction ont porté fruit.

Un renforcement de l'enseignement postdoctoral

La Faculté avait offert dès son ouverture, nous l'avons déjà souligné, des programmes d'études aux 2ᵉ et 3ᵉ cycles dans les sciences fondamentales puis dans les sciences cliniques. En effet, puisque le programme doctoral est l'équivalent du baccalauréat en sciences, les étudiants en médecine pouvaient bonifier leurs études en maîtrise en sciences en suivant des cours gradués et en effectuant une recherche présentée dans un mémoire. On imagine cependant les efforts supplémentaires qu'ils avaient à fournir. Le premier à obtenir un double diplôme de médecine et de maîtrise en sciences est le Dʳ Serge Bélisle (pharmacologie) en 1971. Il est suivi, l'année suivante, des Dʳˢ Roch Bernier et Roberto Iglesias (biologie cellulaire) sous la direction du Pʳ René Simard et, en 1973, du Dʳ Daniel Cousineau (pharmacologie) puis du Dʳ Guy Doyon (pharmacologie) en 1974. Plusieurs gradués les ont suivis. Mentionnons aussi le Dʳ Jean-Marie Boutin, dirigé par la Pʳᵉ Éveline de Médicis, aujourd'hui professeur à l'Université de Montréal[133].

Le premier détenteur d'un diplôme gradué à la Faculté (en sciences fondamentales) est le Pʳ Jean-Pierre Caillé qui l'a obtenu en 1969 alors que le premier Ph. D. en sciences cliniques est décerné en mai 1972 à un chercheur japonais, le Dʳ Atsuo Kondo, dirigé par le Pʳ Jacques Susset du département d'urologie. À ce moment, la Faculté avait élargi son programme aux disciplines suivantes : anatomie, biochimie, biologie cellulaire, biophysique, microbiologie, pathologie, pharmacologie, physiologie, sciences cliniques et sciences épidémiologiques[134].

À partir de 1975, le nombre d'étudiants est en progression — on en accueille une trentaine (équivalent temps complet) par année — et il faut leur assurer des revenus pour la durée de leur formation. On souhaite élargir la collaboration avec la Faculté des sciences, notamment en biochimie et en biologie cellulaire. Enfin, des efforts doivent être faits « pour améliorer l'image de la Faculté » en exigeant que les professeurs accentuent la présentation de leurs travaux de recherche au sein des organismes nationaux et internationaux. Cela facilitera éventuellement l'obtention de crédits de recherche et l'embauche d'étudiants gradués.

Cohortes des résidents 1969-1979

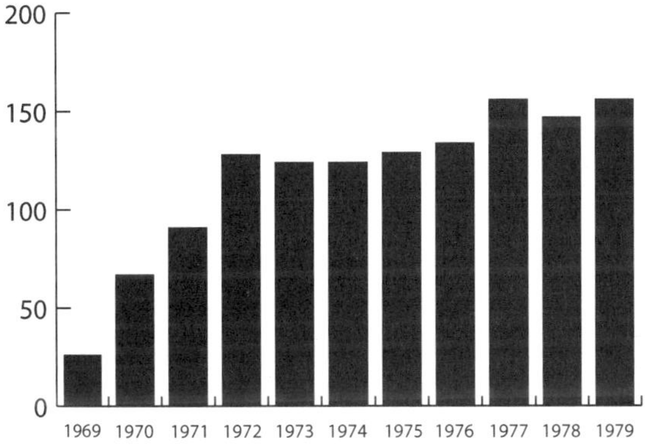

Plusieurs programmes de résidence, favorisés par l'ouverture de la Clinique, ont aussi été développés tout au long de la décennie 1970. La progression du nombre de résidents est constante entre 1969 et 1979, mais elle connaît une hausse plus marquée entre 1970 et 1972 qui est une période d'ajustement. La Faculté, de concert avec la Clinique, avait établi une procédure d'accueil pour les diplômés qui entreprenaient leur résidence le 1er juillet : ils étaient tous rassemblés dans l'amphithéâtre où le doyen, le directeur général et d'autres leur adressaient la bienvenue[135].

Au terme de la décennie 1970, le CHUS compte 85 résidents répartis dans presque toutes les spécialités. Parmi ceux-ci, la majorité est inscrite au programme de résidence en médecine de famille de plus en plus populaire. Le nombre de résidents dans cette discipline grimpe de 16 en 1975 à 50 en 1980. Cependant, la Faculté se plaint que, pour ceux qui se dirigent vers des spécialités, le nombre de salaires disponibles est insuffisant et que la période autorisée est trop courte, ce qui ne favorise pas la poursuite d'une carrière en clinique et en recherche. Du côté de la Clinique, on accueille avec satisfaction la progression des cohortes des étudiants prégradués et des résidents en son sein[136]. Outre le fait que les coûts de cette main-d'œuvre professionnelle sont peu élevés, ils constituent un gage de qualité de soins, car le professeur est stimulé à se tenir à l'avant-garde dans les techniques de soins ou de recherche. Dans le cas contraire, il risque fort de se le faire rappeler par les résidents.

Une saine critique des politiques de la recherche au Québec

À l'échelle québécoise, la Faculté de médecine, plus sûre d'elle-même, s'implique davantage dans la définition des grands axes de recherche dans le domaine médical et dans la recherche de solutions pour accroître le dynamisme du Québec francophone en cette matière. Ainsi, en 1979, elle fait parvenir un mémoire dans le cadre de la publication du Livre vert *Pour une politique québécoise de la recherche scientifique* du ministre d'État au Développement culturel. Ce rapport a le mérite de dépeindre l'état de la recherche au Québec et de montrer l'état d'infériorité du milieu francophone par rapport au milieu anglophone. Au niveau des sciences de la santé, il souligne avec pertinence que la recherche dans les universités francophones est sous-développée, ne repose guère sur des bases solides et est vulnérable aux contingences économiques. Le constat est exact et est partagé par la direction de la Faculté. Ce qui l'est moins, en revanche, ce sont les solutions proposées par les auteurs pour rattraper ce retard. Ces derniers optent pour une solution controversée : l'adoption de choix prioritaires de recherche. Ce qui implique en l'occurrence, pour le champ biomédical, un fort accent vers la recherche appliquée et la résolution de problèmes cliniques à court terme.

C'est dans ce cadre, donc, que la Faculté rédige une réponse aux auteurs du Livre vert où elle présente « certains éléments qui lui paraissent essentiels au développement d'une politique réaliste de la recherche dans les Sciences de la santé ». Or ce mémoire n'est pas que le fruit de la seule direction de la Faculté, mais aussi de la contribution d'une quarantaine de chercheurs. Et cela est d'autant plus intéressant que la plupart d'entre eux sont d'origines culturelles diverses et qu'ils jettent ainsi un regard plutôt détaché, sinon objectif, sur l'état de la question. Véritable plaidoyer en faveur d'une politique de recherche indépendante « de toute contrainte ou contingence socio-économiques », la position de la Faculté reflète bien une fougue et un dynamisme, sinon un idéalisme, qui la distingue de ses consœurs. En cela, elle mérite qu'on s'y arrête.

On y dénonce, chez les auteurs, « une conception égalitaire, anti-professionnelle et anti-élitiste de la recherche » qui la réduit à « un service socio-économique à géométrie variable selon le lieu et la conjoncture ». En somme, on leur reproche une « incompréhension profonde de la nature et du rôle fondamental de la recherche dans l'université et de l'université dans la société ». Difficile d'être plus cinglant.

Ce qui est en jeu ici, c'est la conviction profonde que toute recherche appliquée repose sur une infrastructure de recherche libre et qu'elle ne saurait être efficace que lorsqu'elle s'inscrit dans les grands courants scientifiques de l'époque. Or, soulignent les auteurs du mémoire, « dans toute faculté de médecine qui aspire à dépasser le niveau de l'école professionnelle, la contribution du chercheur fondamentaliste et du chercheur clinicien est complémentaire et essentielle[137] ».

Ce leitmotiv est déjà profondément enraciné à la Faculté. En conséquence, et puisque « la médecine constitue un domaine de connaissances situé à la confluence de nombreuses disciplines fondamentales », on refuse toute tentative de la part des autorités politiques « de forcer ou de diriger l'application accélérée de la recherche dans un domaine particulier[138] ». Pas question donc d'appuyer une politique de choix prioritaires et de s'engager dans une action dirigiste qui mettrait en péril la recherche fondamentale. Quant au rôle joué par le chercheur clinicien, il constitue, à leurs yeux, « l'élément essentiel pour le transfert des connaissances acquises par les fondamentalistes aux professeurs cliniciens chargés de l'enseignement des sciences cliniques et aux cliniciens responsables de la distribution des soins[139] ». Et c'est là que l'hôpital universitaire joue un rôle essentiel en favorisant le développement de la recherche clinique, en accélérant la mise sur pied de laboratoires et d'unités de recherche, en assurant la collaboration chercheurs-cliniciens, en permettant la formation des spécialistes et futurs chercheurs et, surtout, en encourageant la diversification des octrois qui proviennent du ministère des Affaires sociales, d'organismes privés ou de l'industrie pharmaceutique.

Bien sûr, il est de bonne guerre dans ce genre d'exercice de défendre des idéaux. Cependant, en raison de la clarté et de la force de ce texte, qui définit en quelque sorte la philosophie de base de la Faculté depuis son ouverture, il méritait qu'on s'y attarde. L'émergence d'une tradition scientifique est en jeu. Et cela annonce les combats à venir pour la sauvegarder. D'autant que l'Université de Sherbrooke renforce son orientation vers la formation professionnelle et la recherche appliquée.

Enfin une fondation hospitalière

Au-delà de ce débat philosophique, se pose la sempiternelle question des contraintes budgétaires du gouvernement du Québec, et surtout du ministère des Affaires sociales, contraintes qui affectent la Clinique universitaire. En conséquence, le renouvellement de l'équipement spécialisé est difficile et l'hôpital est victime de son image de centre de soins ultras spécialisés qui laisse entendre qu'il possède des installations « ultramodernes ».

Pourtant, le directeur, Normand Simoneau, estime à 4,5 millions les sommes nécessaires au remplacement et à l'ajout d'équipement. À moins d'un redressement financier rapide, il sera difficile de maintenir la cadence du développement de l'offre de soins tertiaires et de la recherche clinique. L'achalandage du secteur d'hémodialyse du service de néphrologie et l'absence de l'équipement nécessaire pour répondre à cette demande avaient contraint le CHUS à refuser des patients. Finalement, ce sont des dons externes qui ont permis de rétablir la situation. Cet événement malheureux a été en quelque sorte le catalyseur de la mise sur pied d'une fondation, comme l'avaient fait la plupart des grands hôpitaux de Montréal et de Québec, afin de prévenir des situations semblables[140].

Essentiellement vouées à l'achat d'équipement et à l'octroi de fonds de recherche, les fondations hospitalières francophones connaissent des développements plutôt modestes dans les années 1970 par rapport à leurs consœurs anglophones. Pour l'ensemble du Québec, à peine 20 % des hôpitaux en possèdent une et les plus performantes sont quasi toutes anglophones. À Sherbrooke, on espère qu'à long terme elle pourra créer une nouvelle tradition philanthropique pour ce genre d'institution.

Incorporée le 2 août 1977, la Fondation du CHUS est lancée officiellement le 2 juin 1978 en présence du ministre Denis Lazure et de plusieurs personnalités politiques et médicales. Le choix du président, le Pr Gérald La Salle, est judicieux. C'est la Société des médecins, dirigée par le Pr René Beaudry, qui lance les activités de la Fondation avec un don de 25 000 $ et un engagement à verser un montant additionnel de 10 000 $ pour tout don équivalent. À la fin juillet, on a déjà amassé 100 000 $[141]. Dix ans plus tard, la Fondation aura versé plus de 5,5 millions de dollars pour l'achat d'équipement médical[142]. Quant à la Société des médecins, elle versera, de 1980 à 2002, plus de deux millions à la Fondation.

De l'avis de plusieurs, il s'agit là du premier mouvement de l'hôpital pour soutenir les activités de recherche. Depuis son ouverture, on a toujours considéré que la recherche relevait de la Faculté. Avec pour conséquence que l'Hôpital n'a jamais négocié avec le ministère des Affaires sociales, comme l'ont fait tous les hôpitaux universitaires affiliés du Québec, l'obtention d'une subvention pour financer les infrastructures de la recherche clinique. Cette situation, qui est un avatar du refus du ministre des Affaires sociales de permettre le cumul de la direction de la Faculté et de la Clinique, ne sera résolue qu'au début des années 1980, et cela grâce aux efforts des P^rs^ de Margerie et Bénard. Nous y reviendrons.

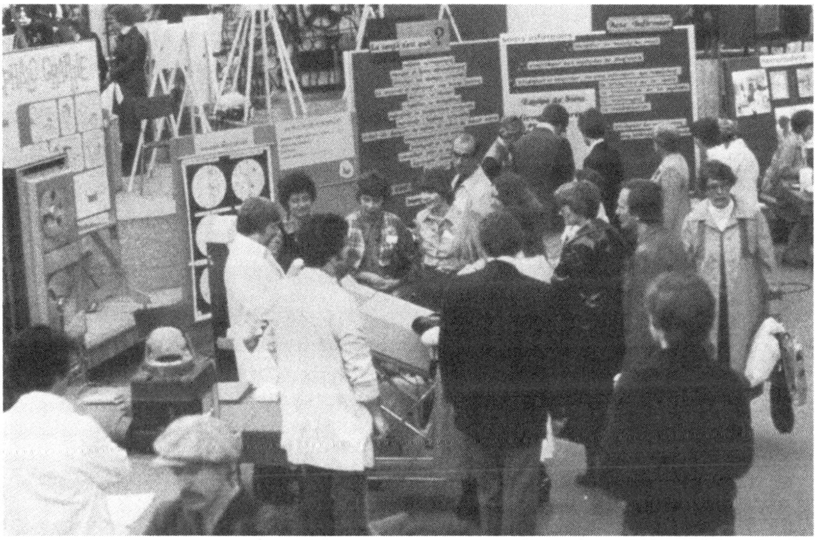

Pendant trois jours, le CHUS s'installe au Carrefour de l'Estrie, centre commercial le plus fréquenté de la région, 19-21 avril 1979. (AUS)

Un 10e anniversaire pour le CHUS

Au moment où l'Université souligne avec enthousiasme le 25e anniversaire de sa fondation en 1979, le CHUS, qui compte alors plus de 2000 employés, fête son 10e anniversaire d'activités. On en profite alors pour associer la population aux nombreuses activités qui soulignent cet événement. Geste sans précédent, on décide d'installer le CHUS pendant trois jours au Carrefour de l'Estrie, du 19 au 21 avril, où on y présente ses particularités et on répond aux questions du public. Mieux encore, le département de santé communautaire y installe des cliniques sans rendez-vous de puériculture et de maladies tropicales pour les voyageurs[143].

Peu après, le CHUS ouvre ses portes à la population et offre des visites guidées pendant deux jours. Idem pour la Faculté qui, sous la présidence du Pr Jean-Guy Lehoux, lance le 23 novembre l'opération « Porte ouverte sur la recherche et l'enseignement à la Faculté de médecine » qui s'adresse aux étudiants des niveaux secondaire et collégial, puis à la population deux jours plus tard. L'initiative est intéressante et répond certainement à la curiosité qu'elle suscite alors parmi la population. Organisé par les Prs Serge Saint-Pierre, Michel Barrette, André Lussier et Marcel Drolet, l'événement attire plus de 2000 visiteurs, ce qui est tout de même remarquable.

LES « PORTES OUVERTES » DE LA FACULTÉ

L'organisation de visites de la Faculté de médecine avait été conçue dans une perspective d'ouverture à la collectivité : les professeurs de la Faculté de médecine avaient ainsi voulu faire connaître et faire partager l'enthousiasme qui les animait dans l'effort d'enseignement, de formation et de recherche qu'ils poursuivaient à l'Université de Sherbrooke pour la promotion de la santé. La première « Porte ouverte » en 1980 a aussi été l'occasion de promouvoir l'enseignement qui est donné à la Faculté de médecine. À cette occasion, 65 travaux de recherche provenant de 23 départements et services ont été présentés au grand public. Encouragées par l'enthousiasme des visiteurs, les autorités de la Faculté de médecine ont décidé de répéter l'opération « Porte ouverte » sous la présidence respective de Serge Saint-Pierre (1980), Michel Barrette (1982 et 1984), et Jean Barabé (1986)[144].

Dans le cadre de ces activités, un conventum réunit les anciens étudiants de l'Université de Sherbrooke parmi lesquels se retrouvent 300 étudiants de la Faculté de médecine. C'est à ce moment qu'est formée l'Association des anciens de la Faculté de médecine de l'Université de Sherbrooke (AAFMUS) et que l'on procède à la 10e promotion annuelle en octobre 1979 parmi lesquels on retrouve 88 M.D., 17 M. Sc. et 5 Ph. D. Parmi les diplômés, un étudiant se distingue, le Dr Réjean Hébert, qui reçoit la médaille du Gouverneur général du Canada. Ce n'est là que le prélude d'une belle carrière.

Un bilan très positif pour le doyen Pigeon

Peu avant cette période de réjouissances, le Pr Pigeon était arrivé au terme de son deuxième mandat. Pendant plus de sept ans, il a présidé avec brio aux destinées de la Faculté. Malgré les difficultés et les conflits inévitables que génèrent les périodes de croissance, le doyen peut s'estimer fort satisfait du travail accompli. Sans modifier profondément l'empreinte originale laissée par ses prédécesseurs, le Pr Pigeon a réussi à consolider les bases administratives, professionnelles et économiques de la Faculté — ce qui n'est pas rien. Si les Prs La Salle et LeClair ont remarquablement piloté la mise en place des fondements structuraux de la Faculté, c'est le Pr Pigeon qui l'a mise en mouvement et lui a donné sa vie communautaire en encourageant entre autres la réflexion sur la pertinence et l'amélioration du curriculum des études médicales prédoctorales, ce qui conduira plus tard à une réforme pédagogique majeure. Il a aussi largement contribué à son équilibre administratif. Sachant s'entourer de solides collaborateurs au cabinet et au Conseil de la Faculté, il a poursuivi, avec une gestion habile et consensuelle, l'édification des ressources humaines de la Faculté. En laissant une grande marge de manœuvre à son vice-doyen à la recherche, la Faculté a amorcé une meilleure structuration de ses activités de recherche en s'efforçant d'obtenir le difficile équilibre entre la recherche fondamentale et la recherche clinique.

Malgré les inévitables soubresauts, le doyen a aussi contribué à l'émergence d'une certaine harmonie entre les professeurs cliniciens PTG et les professeurs à temps partiel des centres hospitaliers affiliés. Enfin, le Pʳ Pigeon jouissait non seulement d'une grande notoriété interne à titre de doyen, mais il a aussi été un éducateur très apprécié de ses collègues et des étudiants.

Au terme de la décennie 1970, la Faculté et le centre hospitalier ont très bien rempli leurs missions prioritaires de formation de médecins pour contrer la pénurie de médecins dans la Province et de développement des soins spécialisés dans la région de l'Estrie. Depuis leur ouverture respective, la Faculté a accueilli 1116 étudiants en médecine et a décerné 726 diplômes alors que le CHUS a hébergé près de 80 000 patients et a effectué plus de 53 000 interventions chirurgicales. La Faculté, qui compte 405 étudiants au programme de médecine, occupe alors le 7ᵉ rang sur les 16 facultés de médecine canadiennes. Ses nombreux programmes de résidence, qui sont en progression constante, accueillent 153 jeunes diplômés en médecine. Au sortir de son adolescence, et malgré les embûches qui l'attendent, un bel avenir s'annonce.

CHAPITRE V

Le décanat du Pr de Margerie (1979-1983)

Période d'agitation et développement de la recherche

Le choix du successeur du Pr Pigeon se porte sur le vice-doyen à la recherche, en poste depuis 1973, le Pr de Margerie, qui est alors le plus ancien de la Faculté avec le Pr Schanne. Professeur, chercheur et clinicien de haut niveau, le Pr de Margerie est en poste depuis l'ouverture de la Faculté et a occupé diverses fonctions au Conseil de la Faculté. Expérimenté, affable et minutieux, le nouveau doyen en connaît quasiment tous les rouages. Du reste, sa nomination reflète le souci des autorités universitaires de conserver l'héritage des pionniers de la Faculté et de nommer le meilleur candidat disponible. Bref, le nouveau doyen a toutes les qualités requises pour chausser de grands souliers.

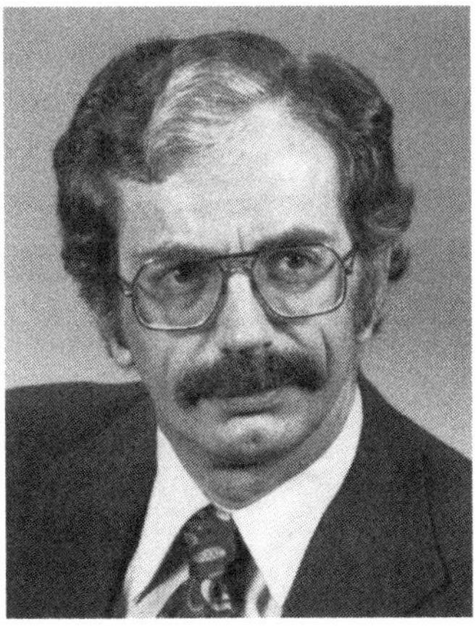

Jean de Margerie, sixième doyen de la Faculté de médecine, 1979. (AUS)

Les principaux défis de la Faculté en cette décennie 1980 sont, en principe, surtout liés à la structuration et à la coordination de ses innombrables activités internes. Celles-ci devront dans la mesure du possible répondre aux grands objectifs généraux dictés le plus souvent par des impératifs externes — structure québécoise des soins de santé, besoins de la population, diktat des autorités politiques, coupures budgétaires, règlements de la Corporation professionnelle des médecins, développement du savoir médical selon un système trop souvent axé sur la compétition, etc. — tout en respectant les objectifs particuliers de ses départements et services. De là, les rôles essentiels de médiation et de conciliation que le doyen et les vice-doyens devront exercer.

Ils héritent d'une faculté bien gérée et qui connaît un certain essor. Déjà, malgré la modestie de ses moyens, elle exerce une certaine influence sur le paysage médical québécois. Son programme de médecine « condensé » de quatre ans demeure original, de même que l'orientation qu'elle s'était donnée vers la médecine sociale. Quant à son programme de médecine de famille, il possède une longueur d'avance sur ce qui se fait ailleurs au Québec. Ses programmes de maîtrise et de doctorat assurent une formation dans les sciences cliniques et en biochimie, en biophysique, en microbiologie, en pharmacologie, en physiologie et bientôt en radiobiologie. Au département des sciences infirmières, on compte plus d'une centaine d'étudiants[1].

La croissance des activités cliniques est aussi en progression constante comme, du reste, dans la plupart des grands hôpitaux du Québec. À la différence que son « heureux dualisme » et le partage de ses fonctions complémentaires — enseignement, recherche et soins spécialisés et ultraspécialisés — lui procurent un dynamisme, malgré quelques erreurs de parcours, qui fait l'envie de plusieurs intervenants dans le monde de la santé. Le CHUS, avec une entière intégration des activités académiques et cliniques, demeure, en effet, le seul du genre en territoire québécois. Est-ce à dire qu'on entreprend la décennie 1980 avec un bel optimisme ? Pas vraiment ! On est réaliste. Des problèmes financiers associés à quelques rumeurs inquiétantes noirciront quelque peu le tableau.

Le calme avant la tempête

Au moment où il débute son décanat, le 1er juillet 1979, le Pr de Margerie désigne le Pr Bernard Bénard, chercheur respecté, au poste de vice-doyen à la recherche et aux études avancées. Cette nomination marque d'emblée sa volonté d'orienter ses initiatives vers le secteur de la recherche. Pour le reste du cabinet, il conserve la même équipe formée des P^rs Pierre-Paul Demers (vice-doyen aux études), Jean-Marc Pépin (vice-doyen aux activités professionnelles) et Théodore F. Lévêque (secrétariat). Il s'entoure ainsi d'une équipe expérimentée. Heureusement, car le début des années 1980 s'annonce difficile, notamment sur le plan économique.

Peu après l'arrivée du nouveau doyen, la Faculté de médecine s'associe avec la Faculté des sciences pour mettre en place le nouveau programme conjoint de 1er cycle en biochimie qui entre en vigueur en septembre 1979. Toutes deux œuvrent depuis plusieurs années dans ce domaine. Les départements de chimie et de biologie de la Faculté des sciences offrent alors des options en biochimie alors que la majorité des biochimistes se retrouvent au sein de la Faculté de médecine. Si cette nouvelle collaboration entre les deux facultés augure une meilleure intégration de leurs activités biomédicales, elle ne s'est pas faite dans l'harmonie. Depuis 1974, les deux facultés souhaitaient établir un tel programme en faisant appel à une collaboration réciproque. Mais qui aura la direction du programme ? En 1974, la Faculté présente un projet de baccalauréat auquel elle entend associer les sciences. Deux ans plus tard, c'est au tour de la Faculté des sciences de faire une entente avec la Faculté. C'est une valse à deux temps. Les choses traînent en longueur jusqu'à ce qu'on s'entende enfin sur une direction conjointe.

Pendant que la Faculté diversifie ses activités au tournant des années 1980, elle doit à nouveau entreprendre un bilan critique de ses activités et élaborer ses futures orientations pour les soumettre au comité d'agrément attendu à l'automne 1979. Pour le Pr de Margerie, cet exercice, en début de mandat, est fort utile, car il permet non seulement d'établir un bilan exhaustif de la Faculté, d'évaluer ses forces et ses faiblesses, mais aussi de préciser les nouveaux plans d'action.

Parmi ceux-ci, le nouveau doyen entend hausser les performances de la Faculté en matière de recherche : développement des études de maîtrise et de doctorat, élargissement des recherches en sciences de la santé, augmentation des effectifs professoraux, amélioration matérielle et technique des laboratoires. Enfin, plus globalement, la Faculté favorisera aussi la recherche en santé publique axée sur la sécurité au travail, la nutrition et l'éducation sociosanitaire. On reconnaît là des préoccupations qui domineront la décennie 1980. De fait, un diplôme de deuxième cycle en santé communautaire sera mis sur pied en 1980 au sein du département du même nom et accueillera une vingtaine d'étudiants l'année suivante. Dirigé par le Pr Josef Vobecky, ce programme cible surtout les candidats qui travaillent dans le domaine de la santé et sécurité au travail et de la nutrition[2]. Quatre ans plus tard, un « certificat de santé et sécurité au travail » est aussi mis sur pied[3].

Dans l'ensemble, le comité du LCME est satisfait des efforts de la Faculté et lui accorde un agrément de cinq ans. Il note tout de même au passage certaines faiblesses en ce qui concerne les ressources humaines et financières, les conditions de vie des étudiants et certains aspects du programme des études[4]. Sur ce dernier point, la Faculté avait déjà fait son autocritique.

UNE SÉRIE INÉDITE D'UNE ŒUVRE
DE JEAN-PAUL RIOPELLE POUR LA SOCIÉTÉ DES MÉDECINS

À la fin des années 1980, le président de la Société des médecins, le Pr André Plante, fait part au Pr de Margerie de la difficulté qu'éprouve son exécutif à trouver des cadeaux appropriés pour remettre à des invités de marque ou pour souligner le départ à la retraite de collègues. Ce dernier suggère qu'une série de 75 ou 100 exemplaires d'une estampe d'un artiste réputé pourrait être la solution. En raison de son amitié qui le lie à Riopelle depuis qu'il a convaincu l'Université de lui décerner un doctorat honorifique en 1977, le Pr de Margerie songe à faire appel à lui. Une petite délégation du Comité du patrimoine de la Société des médecins se rend auprès de Riopelle. Mais celui-ci ne se laisse pas convaincre et refuse de déroger à sa politique de ne jamais vendre des séries complètes à qui que ce soit, même aux fondations de bienfaisance ou autres bonnes œuvres, encore moins à de « riches médecins ». Mais le Pr de Margerie n'abandonne pas la partie et cherche à gagner à sa cause la compagne de Riopelle, Huguette Vachon, ainsi que Serge Lacroix, l'artisan qui assiste Riopelle dans l'impression des estampes. Or justement, Riopelle avait payé ce dernier pour du travail antérieur en lui donnant une œuvre unique intitulée *Fer à cheval*. Lacroix le convainc de reproduire cette œuvre en 75 exemplaires pour la Société des médecins. Et c'est ainsi que Riopelle cède pour la première et dernière fois de sa carrière la série complète d'une estampe à un seul acquéreur, la Société des médecins du CHUS[5].

Vers une nouvelle réforme du programme de médecine ?

À la fin de son deuxième mandat, le doyen Pigeon avait mis en place un groupe de travail sur le programme (GTP) composé des Prs Pierre-Paul

Demers, vice-doyen à l'enseignement, Bernard Longpré, Paul Montambault, Gilles Dupuis, Bernard Bénard, Michaël Doyle et Hugh Scott, et de deux étudiants[6].

À partir des objectifs fondamentaux de la Faculté, qui demeuraient « la prise de conscience des aspects sociaux et économiques de la médecine » tout autant que l'acquisition d'une « formation scientifique », l'auto-apprentissage et le développement du jugement par un enseignement multidisciplinaire, le GTP se proposait de revoir le contenu de l'enseignement afin de « corriger les déficiences et de parer l'inflation du contenu ». Se posait donc la double question de son adaptation à de nouvelles méthodes pédagogiques et de la durée des études. Quant à la méthodologie, elle était similaire à celle employée par le comité de l'assemblée des chercheurs et le rapport, déposé en 1979, était un compte rendu des opinions de quelques professeurs sur le programme, d'un sondage auprès des étudiants et de plusieurs rapports internes.

Dans l'ensemble, il se dégageait que le cours de médecine ne rencontrait pas les objectifs souhaités, notamment en ce qui concerne les aspects cognitifs. Ce qui posait à nouveau la question de la place à accorder à l'aspect social de la médecine, même si on reconnaissait que le programme est « une réussite sur le plan attitude et social[7] ». De fait, on recommandait de « reconsidérer [...] l'aspect médecine sociale » et de redéfinir les objectifs de la Faculté « en fonction d'un concept classique[8] ».

Autre problème qui avait été soulevé, l'objectif de la Faculté en matière d'auto-apprentissage, faute de temps, « ne peut pas être respecté ». C'est donc à nouveau la singularité de la Faculté qui était mise en cause, non seulement par les pressions énormes exercées par l'évolution des savoirs biomédicaux, mais aussi par le souci historique d'inciter les étudiants à s'engager précocement vers une formation spécialisée. Le modèle pédagogique était aussi mis en cause, car on jugeait qu'il « rend les étudiants intellectuellement passifs » à la suite de l'utilisation accrue des cours magistraux.

Aussi, la qualité des cours offerts dans les cégeps était jugée déficiente, de même que le niveau de maturité des étudiants, recrutés trop jeunes à l'admission, ce qui a pour conséquence un taux élevé d'abandon. Ce problème avait aussi été soulevé par les deux autres facultés de médecine francophones alors que celles-ci, tout comme Sherbrooke, avaient une majorité de candidats admis âgés de moins de 20 ans. McGill accueillait davantage de candidats ayant entre 20 et 22 ans, suivant à ce titre la tendance canadienne[9]. On envisageait donc, pour la première fois, de recruter des étudiants plus âgés et de réintroduire les entrevues dans le processus

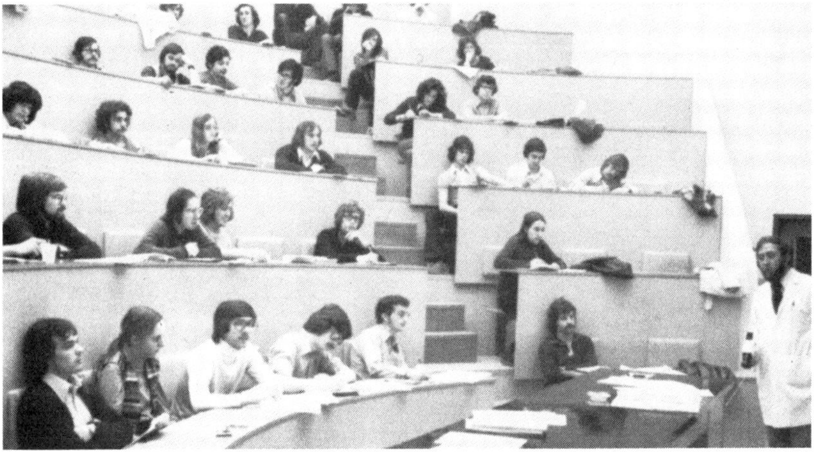

Cours magistral dans l'amphithéâtre de la Faculté de médecine, circa 1979.

d'admission[10]. Pourtant, ce genre de données basées sur l'âge des candidats sont délicates à analyser, la maturité et la motivation étant fort variables d'un individu à un autre. En tout cas, le plus jeune étudiant admis à la Faculté, qui n'a que quinze ans, terminera avec succès ses études.

Quant à la formation générale, elle semblait bonne, mais les taux de réussite des finissants aux examens du LMCC étaient jugés insatisfaisants. Elles étaient attribuées au manque de préparation des candidats à cet examen et non pas à la faiblesse du programme d'études. Il fallait donc renforcer la préparation des étudiants de 4e année en y ajoutant des cours et des séminaires durant l'été. Mesure qui ne plaisait guère aux intéressés.

Le groupe de travail sur le programme en arrivait donc à la conclusion qu'il faudrait, dans les années suivantes, et de façon continue, revoir le contenu de l'enseignement en fonction de sa pertinence, de ses déficiences, de son volume d'information, de son articulation entre les connaissances, de son adaptation à de nouvelles méthodes pédagogiques et, enfin, en fonction de la durée des études. Il envisageait donc, à partir de 1979, de créer quatre tronçons qui correspondent aux étapes majeures de la formation médicale : l'étude des données fondamentales de la biologie humaine et de ses aspects sociomédicaux, l'enseignement intégré des systèmes, la synthèse des systèmes par la solution de problèmes et, enfin, les stages cliniques. Cette hypothèse de travail augurait déjà l'implantation d'une audacieuse réforme pédagogique.

En 1980, le comité des études médicales prédoctorales, présidé par le Pʳ Paul Montambault, poursuit le travail d'évaluation amorcé antérieurement à la suite des recommandations du Comité d'agrément. Alors qu'on s'inquiétait auparavant des performances des étudiants aux examens du LMCC, on constate, un an plus tard, après certains correctifs, que les résultats se sont sensiblement améliorés, « qu'ils rencontrent les normes nationales » et que les gradués de la Faculté « font bonne figure à l'examen de synthèse[11] ». Le diagnostic était juste. Ce n'était pas un problème de contenu. Il ne s'agissait que de mieux structurer la révision de fin d'année des étudiants, ce que le Pʳ Pierre Charron dirigea de main de maître. Autre bonne nouvelle, leur performance à l'examen écrit de médecine interne du Collège Royal est « excellente ». Il est vrai que c'est là un créneau où la Faculté est particulièrement performante.

Ces bons résultats sont aussi la conséquence de la création de certaines mesures de contrôle qui avaient permis d'ajuster la forme et le fond de l'enseignement prodigué. En effet, la mise sur pied de petits « comités de phase », qui étaient chargés de mettre à jour les programmes, a donné de bons résultats. Soulignons que très peu d'enseignement se donnait selon une approche disciplinaire et que la formule de phase intégrée permettait une approche d'un problème où les aspects des sciences fondamentales, cliniques et sociales s'entremêlaient. Le Comité du programme avait ainsi délégué aux responsables de ces comités l'identification des correctifs à apporter au niveau des connaissances et le dosage de « l'emphase donnée aux aspects préventifs, économiques et sociaux[12] ».

Ce sont aussi ces comités qui veillent désormais à ce qu'une étroite communication soit entretenue entre les professeurs et les responsables des phases d'études tant au niveau du contenu de l'enseignement qu'à celui de l'élaboration des examens et de la reformulation des objectifs. Demeure tout de même le problème de la coordination des enseignements où les étudiants ont la nette impression « qu'il s'agit plus d'une juxtaposition de matière que d'un cheminement vers l'objectif terminal[13] ». Problème difficile à résoudre et qui n'est pas exclusif à l'enseignement de la médecine. Loin de là !

L'analyse du programme, qui utilise « des critères de mesure provenant d'organismes extérieurs, de même que l'évaluation du contenu et de la forme du curriculum », dévoile d'autres aspects positifs : bonne approche multidisciplinaire, enseignement intégré, encadrement clinique adéquat, bonne performance des gradués aux examens externes, programme de « haut calibre », intégration de notions de médecine préventive et communautaire,

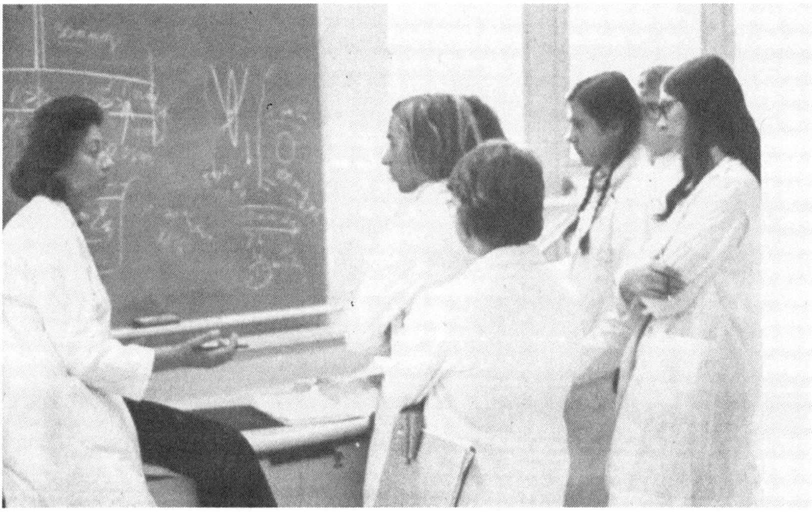

Enseignement clinique dans une salle de cours.

expériences pédagogiques particulières, telles que la gériatrie, la sexologie ou la médecine industrielle.

Ce bilan est tout de même assombri par le fait que l'approche pédagogique globale s'adapte mal à l'accroissement des admissions en 1re année qui ont grimpé, entre 1972 et 1975, de 78 à 110, ce qui « ne favorise en rien l'auto-apprentissage ». De fait, devant la lourdeur du programme, fort peu d'étudiants accordent suffisamment de temps à cet aspect de la formation. On note aussi que l'intégration multidisciplinaire souffre de plus en plus du manque de temps disponible pour couvrir les matières enseignées. Constatation « troublante » qui sème une certaine inquiétude à la direction de la Faculté. On envisage même la possibilité d'allonger les études à cinq ans. Les premiers effets de la « curriculopathie », qui consiste à allonger indéfiniment les programmes d'études, se font déjà sentir. Du reste, on reconnaît que la Faculté « ne réussit pas à teinter suffisamment d'une conscience sociale l'étudiant en voie de formation[14] ». Il semble que le département de santé communautaire joue mal son rôle à cet égard.

En tout cas, le problème est récent, car une enquête qui avait été menée auprès de 269 gradués de la Faculté, depuis la promotion de 1970 et jusqu'à celle de 1976, avait montré que les efforts de la Faculté pour promouvoir la médecine sociale portent quelques fruits. En effet, on avait constaté qu'un « nombre non négligeable » de gradués œuvraient dans des secteurs de santé communautaire. L'enquête montrait aussi qu'il y avait une distribution égale entre les spécialistes et les omnipraticiens, ce qui reflète la tendance nationale de l'époque. Autre résultat intéressant, plus de 10 % des gradués poursuivaient des carrières universitaires en enseignement ou en recherche.

Le doyen et ses collègues de la direction, préoccupés par l'inflation du programme et par le retour à l'enseignement dirigé, sont sensibles à cette situation et souhaitent instaurer « de nouvelles approches pédagogiques[15] ». Déjà est lancée l'idée de mettre à l'épreuve, au cours de la 4e année, « la capacité de synthèse des étudiants par des solutions de problèmes[16] ». Mais le départ du vice-doyen aux études, le Pr Pierre-Paul Demers, pour le Collège Royal des médecins du Canada, puis celui de son successeur, Jacques Poliquin, pour l'Université d'Ottawa, ne facilitent guère la mise en place d'une réforme globale.

Tout de même, on met sur pied, à partir de 1982, les premiers comités de révision du programme. Un profond désir de changement qui touche non seulement à la forme mais au fond se dégage de ce processus qui réanime en quelque sorte les idéaux des pionniers de la Faculté. De nouvelles orientations sont envisagées pour mettre sur pied non seulement de nouvelles méthodes d'apprentissage, mais aussi pour adopter un nouveau programme qui saura mieux répondre aux besoins des étudiants et de la communauté. Cependant, dans le contexte difficile du début des années 1980, la tâche est longue et difficile et la réforme proposée prendra plusieurs années à se concrétiser. En germe sous la direction du Pr de Margerie, elle prendra forme sous le décanat d'un nouveau doyen entre 1984 et 1987.

Un regard critique et nostalgique des orientations de la Faculté

Les critiques qui sont formulées au sein de la Faculté sont reprises quelque temps plus tard par l'Association des anciens de la Faculté de médecine de l'Université de Sherbrooke qui est alors présidée par le Dr Jean Boilard. Il faut dire que l'importante crise budgétaire qui secoue alors l'Université et la Faculté de médecine est propice à générer ce genre d'exercice.

À l'occasion de la collation des grades de la Faculté et dans le cadre du 20e anniversaire de la fondation de la Faculté, une rencontre à l'auditorium du CHUS, organisée le samedi 17 octobre 1981, regroupe trente-six anciens diplômés de la Faculté. Présidées par le Dr Hubert Wallot, ces retrouvailles visent principalement à évaluer l'évolution de la Faculté. Deux conférenciers sont alors invités à lancer le débat : le philosophe Jacques Dufresne et le nouveau ministre de la Santé nommé le 30 avril précédent, le Dr Pierre-Marc Johnson, qui est un ancien de la Faculté.

Le philosophe reconnaît que le projet initial de la Faculté était innovateur, « salué même par toute l'Amérique ». Cependant, vingt ans plus tard, il estime, de façon péremptoire, qu'il s'est transformé en échec. À ses yeux, « le manque d'envergure de la direction de l'Université » et « le système d'évaluation colonial de la Faculté et de ses étudiants (agréments et examens) qui importent des États-Unis des normes techniques, des orientations de recherche et des modèles culturels », sont les principales causes de l'orientation technico-scientifique de la formation médicale au détriment d'une approche humaniste et culturelle. Véritable plaidoyer idéologique, il prône « un retour à l'humanisation et à l'autonomie » pour « ressourcer l'orientation de la formation médicale ». La réflexion est certes intéressante, mais elle pèche par un idéalisme qui ne sied guère au contexte nord-américain de la pratique médicale.

Le constat ne tient pas vraiment compte du devoir de la Faculté de former des médecins aptes à exercer la médecine de façon compétente en Amérique du Nord. Du reste, il paraît trop sévère en regard des innovations que cette jeune Faculté a apportées dans le domaine de la formation médicale. Enfin, il y a un manque de perspective dans la mesure où certains modèles américains dans l'approche des soins et de la santé sont plutôt avant-gardistes et où la Faculté se démarque encore de plusieurs de ses consoeurs canadiennes dans son orientation vers une médecine plus « ouverte ».

Le second conférencier, on le devine, a une approche plus pragmatique et évalue la situation de la Faculté à l'aune de la situation provinciale en matière de santé. Mais elle n'est guère plus optimiste. Le ministre Johnson dénonce le taux de croissance trop élevé de l'effectif médical, la mauvaise répartition des médecins sur le territoire et la surconsommation de soins médicaux secondaires. Sur le plan historique, il rappelle, non sans raison, que l'absence d'une planification sérieuse des besoins au niveau de l'effectif médical lors de la création de la Faculté de médecine a largement contribué à entretenir le sentiment, à l'extérieur de la région, qu'elle est « de trop ». Opinion qu'il ne partage pas, mais qui rend parfois difficile, outre son devoir de réserve en tant que ministre, la défense des intérêts de son ancienne faculté.

À la suite de ces deux conférences, se tient un atelier où les participants, qui sont presque tous issus des promotions antérieures à 1977, sont invités à donner leur impression sur leur expérience de formation et sur les orientations prises par la Faculté au milieu des années 1970. Dans l'ensemble, les anciens étudiants ont apprécié le type de formation qu'ils ont reçue et feraient le même parcours dans les conditions qu'ils ont connues. Cependant, la majorité déplore le virage amorcé vers une « vision plus traditionnelle des objectifs et des méthodes pédagogiques de la Faculté » et ne s'inscrirait pas à Sherbrooke « dans les conditions présentes ». À plusieurs reprises, la mort prématurée du Pr Beauregard est invoquée par les anciens pour expliquer ce virage. Nul doute que ce grand pédagogue a laissé chez ceux-ci une marque indélébile. Il y a tout de même un brin d'hagiographie dans ce constat. Une faculté ne se construit pas sur un seul homme. Autre raison invoquée : l'imposition d'un examen standard pancanadien qui a uniformisé les modes d'apprentissage et les objectifs pédagogiques. Pour certains, la Faculté a alors perdu toute possibilité d'innover dans la formation prédoctorale. On sous-estime la capacité de la Faculté à se renouveler. Dans les faits, l'avenir leur donnera tort.

Se dégage donc de cet intéressant atelier à la fois un sentiment de nostalgie d'avoir participé à un événement unique dans les annales de la formation médicale, mais aussi l'impression que la Faculté, à laquelle on demeure très attaché, a quelque peu perdu son « âme ». C'est du moins ce que reflète la résolution suivante adoptée à l'unanimité :

> L'Association des Anciens de la Faculté de médecine de Sherbrooke constate que la Faculté de médecine de Sherbrooke a perdu son orientation initiale qui en faisait un centre voué à un enseignement de la médecine personnalisé qui permettait l'autonomie et la différentiation précoce des futurs médecins ; et il semble qu'actuellement l'enseignement médical est devenu dépersonnalisé et uniformisé tout en perdant sa priorité aux yeux de la Faculté. L'Association souhaite que les priorités facultaires reviennent à nouveau à l'enseignement différencié et personnalisé qui en faisait une faculté pilote.

Dans cette perspective, se dégage un consensus à l'effet « que la Faculté doit avoir comme priorité de se définir une vocation, une identité propre ». Certes, mais encore faut-il qu'elle en ait les moyens et, surtout, que son existence ne soit pas constamment remise en question comme c'est alors le cas dans cette période difficile. Du reste, la formule originale adoptée par les pionniers de la Faculté a créé des attentes quasi irréalistes eu égard au contexte de la pratique médicale nord-américaine. Non seulement doit-elle répondre aux exigences des comités d'agrément, mais elle doit aussi répondre au développement fulgurant des sciences biomédicales et des spécialités dans les années 1970. À la suite du départ du Pr LeClair, la direction de la Faculté a décidé de troquer quelque peu l'originalité au profit de l'efficacité. On comprend la déception de ceux qui ont rêvé d'une Faculté « humaniste » différente des autres.

Dans ce débat fort complexe lancé par les anciens, où tous ont tort et raison à la fois, se dégagent tout de même des propositions constructives. Car si les critiques sont à la hauteur des déceptions, personne ne souhaite la disparition de son alma mater. Aussi, devant « l'actuelle menace à la survie et la raison d'être de la Faculté de médecine », l'Assemblée propose à l'unanimité, à la demande du Dr Guy Lamoureux secondé par le Dr Pierre Michel, que la direction initie « une rationalisation de ses activités en regard des trois critères suivants : 1- les besoins de santé de la population du Québec (régions éloignées, médecine du travail, gériatrie, médecine de famille, médecine parallèle), 2- les besoins de la clientèle étudiante (autonomie, responsabilités, présences, choix des programmes de résidence), 3- l'optimisation de l'utilisation des ressources humaines, matérielles et financières à l'échelle du Québec ». L'approche proposée par l'Association des anciens est cohérente et vise à consolider les assises de la Faculté sur la scène québécoise.

Or plusieurs éléments proposés rencontrent les objectifs du doyen, notamment en ce qui concerne la médecine de famille, la promotion des CLSC pluridisciplinaires, la gériatrie, l'approche communautaire et la plus grande accessibilité pour les finissants aux résidences en spécialités. Lui-même favorable à une plus grande humanisation des soins, le doyen regrette certains virages que la Faculté avait progressivement pris vers une formation médicale plus traditionnelle[17].

Dès 1982, une révision des objectifs permet de préciser certains apprentissages du futur diplômé : adaptabilité au changement, formation en sciences biologiques, socio-économiques et humaines, développement de valeurs et d'attitudes souhaitables de la part de professionnels de la santé, acquisition de la capacité d'apprendre, de résoudre des problèmes, d'adopter une démarche critique et scientifique et de travailler en équipe multidisciplinaire. Ces valeurs faisant largement consensus au sein de la Faculté, on juge inutile de chercher à en définir de nouvelles. Le problème se pose ailleurs.

En effet, le contenu des cours biomédicaux depuis le milieu des années 1970 exerce une pression à la hausse dans le programme pour répondre au développement des savoirs. Et chacun tire de son côté, ce qui a pour effet d'entraîner la Faculté vers un enseignement plus classique et à forte composante magistrale. Le problème se pose pour toutes les facultés de

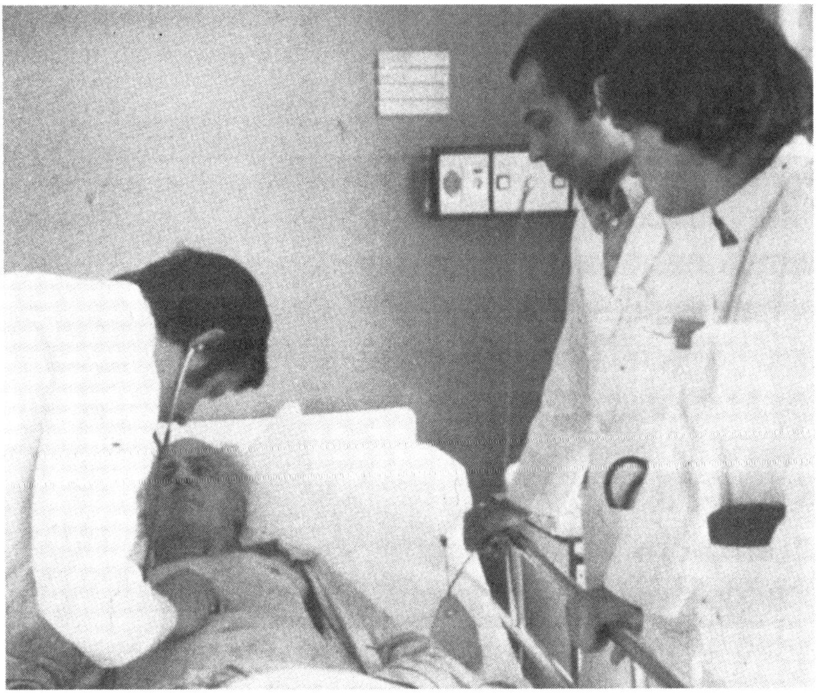

Enseignement clinique au chevet du patient, circa 1980.

médecine. C'est ce qu'on appellera la crise de la « curriculopathie ». Sherbrooke ne fait pas exception.

En 1982, une Commission de révision entreprend une étude auprès des responsables des cours afin de préciser les contenus jugés essentiels. Elle conclut qu'il faut augmenter de 30 % la durée du cursus. Un an plus tard, la Faculté dresse une nouvelle liste de problèmes curriculaires similaire à celle de l'année précédente : contenu surchargé, pauvreté des techniques pédagogiques, évaluation incohérente par rapport aux objectifs, absence d'ancrage sur les problèmes de la communauté, vie étudiante dégradée. Le doyen sait déjà qu'il faut trouver une solution qui tienne compte non seulement du contenu des programmes, mais qui implique aussi de nouveaux modèles pédagogiques. Cependant, le contexte n'est guère propice à une telle réforme. Toute tentative de solution à court terme sera freinée par l'importante crise financière qui affecte l'Université et qui touche durement la Faculté.

Des réponses adéquates à une importante crise financière

Les problèmes financiers que connaît le gouvernement du Québec à la suite de l'importante récession qui frappe le Canada et les États-Unis au début des années 1980 entraînent de sévères répercussions sur les institutions d'enseignement. De très fortes compressions budgétaires dans le financement des universités sont annoncées pour les prochaines années. De fait, le plan quinquennal 1979-1984 du ministère de l'Éducation du Québec entraîne une réduction des subventions aux universités et une coupure de 20 % dans les salaires des professeurs des universités. Pour la seule année financière 1981-1982, le gouvernement réduit de 11 % le budget accordé à l'enseignement supérieur. Or cette contribution de l'État est la source de 75 % des revenus totaux des universités québécoises.

Dès l'année 1980, l'Université de Sherbrooke est sévèrement touchée par ces compressions et procède à un gel des dépenses, à des fermetures de postes vacants ou à l'annulation de certaines activités d'enseignement. Pourtant, le pire est à venir. Le recteur Yves Martin et le vice-recteur à l'administration, Claude Hamel, déposent à la demande du ministre de l'Éducation, Camille Laurin, un dossier sur la situation financière de l'Université de Sherbrooke. On y prévoit des mesures d'austérité sans précédent : fermeture de départements et de cycles d'études, réduction des programmes d'enseignement et abandon de certaines formules pédagogiques.

Le nouveau recteur, Claude Hamel, nommé en 1981 à la suite du départ imprévu de Martin, doit adopter, dès son arrivée, un nouveau programme de réduction des dépenses. Or celui-ci fait mal. Car même si elle connaît un certain fléchissement, la progression de la clientèle étudiante de l'Université se poursuit en 1981-1982 avec une augmentation de 2,1 %. Cependant, elle se voit contrainte de diminuer le nombre de ses employés permanents, qui passe de 1427 en 1980-1981 à 1300 en 1982-1983. Pour la même période, le nombre de professeurs permanents diminue de 615 à 575, alors que le ratio étudiant/professeur augmente de 12,4 à 14,7[18]. Même les chargés de cours, qui sont pourtant une aubaine pour l'Université avec leur faible rémunération, sont l'objet d'une attrition des effectifs. Depuis 1979, l'Université avait aussi réduit de 17 % ses dépenses par étudiant, mais elle conserve tout de même le plus haut ratio au Québec.

Les conséquences attendues de telles coupures pour l'Université ? Réduction de l'offre de cours, mise à pied de professeurs, abolition ou fusion de programmes[19], vieillissement du corps professoral, ralentissement de la recherche, diminution des services à la collectivité, possibilités d'innovation réduites. Le mot d'ordre lancé par le recteur : austérité budgétaire et productivité accrue ! Il faut donc faire plus avec moins.

La Faculté de médecine est très fortement affectée et se voit imposer des coupures de près de 25 % du budget facultaire et l'abolition de vingt-six postes de professeurs. Comme le souligne le doyen, « à toutes fins utiles, cela remet en cause l'existence même de la Faculté ». Outré, le Conseil de la Faculté juge que les compressions annoncées sont disproportionnées par rapport aux « charges incompressibles de la Faculté[20] » et ne tiennent pas compte des efforts entrepris auprès des organismes de recherche pour obtenir une trentaine de postes de professeurs-chercheurs subventionnés dont les salaires ne relèvent pas de l'Université. Aucune autre faculté n'a fait des efforts comparables pour soulager l'Université de telles charges salariales[21].

Une telle attaque contre la Faculté par la direction de l'Université est perçue comme une séquelle du mouvement organisé en 1974 par les syndicats du campus Central. D'autant que la formule « objective » d'évaluation des coûts universitaires qui est utilisée par la direction de l'Université défavorise nettement les études avancées, lesquelles sont très développées à la Faculté. De plus, aux yeux du doyen, elle ne tient pas compte des exigences particulières d'un cours de médecine dont la durée n'est que de quatre ans alors qu'elle est de cinq dans la plupart des facultés canadiennes[22]. À cet égard, le comité d'agrément, lors de sa dernière visite, s'était inquiété des effets néfastes des coupures budgétaires de la Faculté.

Dès 1980, la perspective de devoir remercier bon nombre de professeurs oblige le doyen à se pencher sur la répartition des postes bénéficiant de la sécurité d'emploi. Or ceux-ci sont inégalement répartis entre les départements : ceux de sciences fondamentales et de médecine sociale sont particulièrement défavorisés. Certains, comme la pharmacologie, n'en ont aucun alors que d'autres n'en ont qu'un ou deux. Le départ de 26 professeurs risque de plonger la Faculté dans un état de déséquilibre qui la rendra inapte à répondre à ses objectifs académiques et à ses exigences cliniques.

Cette répartition inégale tient en bonne partie au fait que les départements de sciences fondamentales, plus axés sur la recherche, avaient obtenu les salaires d'une trentaine de professeurs-chercheurs du CRMC, du FRSQ ou d'autres organismes de recherche. Cela a permis à l'Université d'embaucher des professeurs cliniciens plutôt que des fondamentalistes. Les salaires ainsi obtenus ont permis indirectement de subventionner le volet clinique qui, ainsi, a pu traverser plus facilement les années difficiles du début de la Faculté et de l'hôpital universitaire. Dans un esprit d'équité, le doyen estime qu'il faut tenir compte, dans la répartition des coupures décrétées par l'Université, de cette contribution passée. Aux yeux du doyen et de ses collègues, il est donc inéquitable que la coupure de poste frappe surtout ces professeurs qui ne bénéficient d'aucune sécurité d'emploi. Bien sûr, la Faculté s'efforce d'obtenir quelques salaires supplémentaires pour les chercheurs en compétition nationale, mais elle ne peut espérer obtenir qu'une fraction des vingt-six postes que fermera l'Université.

Pis encore, avant même de subir les coupures annoncées par l'Université, le bureau du doyen avait en filière quelque vingt-cinq demandes de recrutement de nouveaux professeurs par les directeurs de départements, toutes justifiées pour le développement de la Faculté. Dans un tel contexte, comment établir un ordre de priorité à ces demandes alors que les ressources issues du plan de pratique sont insuffisantes et que des fermetures de postes sont annoncées? En effet, depuis 1978, le plan d'organisation clinique des professeurs cliniciens ne générait pas assez d'honoraires dans le « pool » pour permettre à chaque professeur de toucher sa rémunération globale tel que convenu avec le doyen. En conséquence, chacun avait été contraint d'accepter une diminution de rémunération, ce qui n'a pas manqué de déplaire à plusieurs.

La Société de médecins reconnaissait que cette situation était attribuable à deux facteurs: la négligence de ses membres qui sont moins enclins, dans un système de « communisme volontaire », à percevoir fidèlement leurs honoraires, et la tendance de certains à se laisser porter par le système. Elle avait bien tenté d'inciter ses membres à plus de rigueur, mais en vain. Elle décida donc, dès l'automne 1979, sous la présidence du Pr René Beaudry et avec l'accord du nouveau doyen, d'imposer aux départements cliniques, qui regroupent des professeurs cliniciens PTG, des objectifs financiers. En responsabilisant ainsi les départements en regard des états financiers du système, les directeurs de départements, dont l'autorité s'en trouvait accrue, partageront dorénavant avec le doyen les contraintes financières institutionnelles. Un premier pas avait été fait pour redresser une situation financière difficile, mais elle s'annonçait néanmoins désastreuse eu égard à l'ampleur des coupures décrétées.

Autre élément important, l'approche de la date du renouvellement légal de la Société des médecins, qui avait été fixée au 31 décembre 1979, soit dix ans après son incorporation, laissait entrevoir la possibilité que des cliniciens mécontents de leurs rémunérations n'entreprennent des démarches pour provoquer sa disparition. Heureusement, grâce aux efforts du président Beaudry et de son exécutif, la grande majorité des membres avaient opté pour la reconduction de la Société[23]. Selon le témoignage du doyen de l'époque, et en regard des coupures de l'Université, sa disparition « aurait signé l'arrêt de mort de la Faculté ». Fidèle à la position qu'il avait adoptée dès son arrivée à la Faculté, le doyen de Margerie avait décidé d'abolir le « système secret » et d'établir des règles transparentes applicables à tous, cliniciens et non-cliniciens, tout en conservant la prérogative décisionnelle du doyen et la solidarité entre ceux-ci.

On comprend que dans un tel contexte un climat de morosité s'installe chez les professeurs. Certains décident même de quitter la Faculté. En revanche, la majorité d'entre eux réagissent de façon constructive et tous souhaitent que la Faculté prenne les mesures nécessaires pour maintenir les professeurs dans leurs fonctions. Il faut donc assurer une mobilisation des principaux organismes de la Faculté et mettre en place une nouvelle structure pour diriger le tout. Ce sera le cabinet élargi du doyen qui regroupe, outre les membres habituels, trois représentants des directeurs de département et de service (Prs Perey, Scott et Ceretti), deux représentants de l'Assemblée facultaire (Prs Tahan et Nawar), deux représentants de l'Association des professeurs de la Faculté de médecine (Prs Paré et Grimard), deux représentants de la Société des médecins (Prs Beaudry et D. Bourgaux) et deux représentants des professeurs sans sécurité d'emploi (Prs Bélisle et D.-B. Ménard)[24]. Ce cabinet élargi se fixe comme principal objectif « le maintien et le développement équilibré prudent du corps professoral, tenant compte des restrictions budgétaires[25] ».

Deux groupes de travail sont alors mis en place. Le premier, présidé par le Pr Elena Ceretti, analyse en détail la situation des professeurs, leur sécurité ou leur précarité ainsi que la provenance de leur financement. Le second, présidé par le Pr Théodore Tahan, propose, après analyse du canevas des activités académiques et en collaboration avec le comité Ceretti, des alternatives à la fermeture de postes. À cette fin, on demande à chaque directeur de département de comparaître devant le doyen et les vice-doyens pour soumettre un relevé détaillé de toutes les activités académiques de son département. Celles-ci sont vérifiées, comparées et pondérées pour établir une image complète des charges académiques qui devraient être assumées par l'Université[26]. Quant aux charges cliniques, elles relèvent de la Société des médecins. C'est donc sur la base d'une concertation très large que le doyen et son cabinet adoptent, en 1981, le Plan de maintien et de développement prudent du corps professoral, véritable « réingénierie » avant la lettre, qui reçoit l'appui de plus des deux tiers des professeurs à temps plein[27].

Cette approche innovatrice rend possible l'attribution annuelle pour chaque département d'une partie équitable du financement de l'Université accordé à la Faculté de médecine. Ainsi, chaque département hérite d'objectifs académiques précis dont l'atteinte détermine la portion financière qui lui revient dans la comptabilité départementale. L'acceptation inédite de ce lien précis entre les activités académiques et la rémunération est facilitée par le fait que les cliniciens PTG, principaux partenaires financiers de la Faculté avec l'Université, ont donné l'exemple en 1979 en s'imposant des objectifs départementaux. Désormais, les départements partageront avec le doyen la gestion budgétaire de leur secteur et tout nouveau recrutement devra tenir compte des capacités budgétaires. En revanche, le doyen conserve toutes les prérogatives, d'une part, « dans l'établissement des rémunérations plafonnées, qu'il établira "en conseil" selon des règles strictes pour éliminer [l'aspect] discrétionnaire », et, d'autre part, dans l'administration des ressources globales de la Faculté.

Quant aux objectifs financiers des départements cliniques établis par la Société des médecins, ils sont dorénavant définis sur la base des charges pédagogiques, ce qui, pense-t-on, pourra réduire sensiblement le risque « que le clinique prenne le dessus sur l'académique[28] ». À partir de ces nouvelles règles, tous les départements décident de conserver tous leurs postes de professeurs et de se serrer la ceinture en conséquence. Trois ans après l'adoption du plan, le maintien du corps professoral est une belle réussite : malgré la fermeture de 26 postes par l'Université, aucun professeur n'a été contraint de quitter la Faculté[29]. En effet, ces postes ont été assumés par les départements et la Société des médecins. Comme le souligne rétrospectivement le Pr de Margerie :

> Grâce au Plan, et grâce aussi au secteur de la recherche qui réussit à soutirer quelques nouveaux salaires pour chercheurs, d'organismes extérieurs, la fermeture par l'Université des 26 postes n'oblige aucun des professeurs visés à quitter. Et comme bénéfice corollaire, l'Université récupère la marge de manœuvre requise, et le temps, pour rétablir l'équité entre départements dans la répartition des postes universitaires bénéficiant de la sécurité d'emploi[30].

Prévu pour une période initiale de trois ans, soit du 1er juin 1981 au 31 mai 1984, ce plan, révisé et complété, sera reconduit à plusieurs reprises et est toujours en vigueur aujourd'hui.

L'apparition de CRMUS II

Reste cependant à aborder la question des objectifs de productivité pour le secteur de la recherche, à l'instar de ceux qui ont été adoptés par les cliniciens et par tout le corps professoral pour les tâches académiques. Le vice-doyen Bernard Bénard, après consultation auprès des chercheurs, propose une modification des règles d'attribution des bourses salariales provenant du CRMUS. Désormais, celles-ci ne seront plus discrétionnaires[31] mais seront plutôt proportionnelles au rendement : fonds de recherche, salaires provenant d'organismes reconnus, nombre d'étudiants à la maîtrise ou au doctorat, etc.

En effet, le Plan prévoit aussi que l'équivalence monétaire des charges académiques devra être mise de côté pour assurer temporairement le salaire des chercheurs menacés par la fermeture des postes[32]. Ce qui donne naissance, en 1981, à CRMUS II qui, comme CRMUS I, sera géré en toute indépendance par le Centre de recherche médicale de l'Université de Sherbrooke. Grâce à l'aide précieuse de Claude-H. Paré, adjoint administratif du doyen, la réouverture de la convention de 1969, qui avait créé CRMUS, se fait sans anicroches auprès des autorités gouvernementales. Cette nouvelle « police d'assurance » permettra, espère-t-on, de conserver et même de créer des postes pendant de futures crises financières. Le doyen avait eu la main heureuse en allant chercher Claude-H. Paré, alors directeur des services hospitaliers, qui avait pris la relève de Simoneau en 1973 à titre de directeur administratif de la Société et de la Corporation. Il avait cumulé ces deux postes jusqu'à ce que le doyen de Margerie lui demande de reprendre ses fonctions à temps plein à la Faculté et à la Société. Sous la gouverne administrative de Paré, qui mena à bien les démarches comptables, légales et fiscales, l'entreprise est un succès. CRMUS II pourra, grâce à « l'abnégation et [aux] efforts de la très grande majorité des professeurs à plein temps de la Faculté[33] », capitaliser des sommes intéressantes dont se serviront les doyens successifs pour la promotion et le développement de la recherche[34].

Elle avait toutefois mis à l'épreuve la solidarité des professeurs cliniciens et non cliniciens. Heureusement, celle-ci avait été renforcée grâce, en bonne partie, à l'ingéniosité et à la solidarité du président de l'Association des professeurs (APPFMUS), le Pr Gérard-E. Plante, et du président de la Société des médecins, le Pr Beaudry, ainsi qu'à celle des représentants des divers organismes facultaires qui siégeaient au Cabinet élargi du doyen, lesquels « ont défendu les intérêts supérieurs de la Faculté[35] ». En effet, grâce à l'ingéniosité du milieu, la crise avait permis à la Faculté de se doter d'une « comptabilité facultaire d'affaire[36] » qui engendrera des effets bénéfiques qui perdureront encore aujourd'hui. Mais la tempête financière des années 1980-1982 n'est pas la seule à assaillir la Faculté.

Une Faculté entre l'arbre et l'écorce

L'état de morosité qui secoue la Faculté de médecine ne tient pas seulement aux coupures de poste qu'on essaie d'endiguer, mais aussi à un climat général malsain où s'accroissent les pressions internes et externes. Le doyen et son équipe se retrouvent donc entre l'arbre et l'écorce : d'un côté, les pressions s'accentuent pour qu'elle modifie ses orientations pédagogiques, réduise ses admissions, diminue son personnel, ferme des programmes, avec les risques que cela comporte pour sa survie ; d'un autre côté, on réduit sa marge de manœuvre en abaissant son budget et, surtout, en multipliant les exigences « irréalistes » envers la Faculté, lesquelles viennent de partout : des organismes gouvernementaux, des corporations médicales, de l'Office des professions, des comités d'agrément, des organismes régionaux et universitaires, des hôpitaux, des associations de professeurs et d'étudiants, etc. Même le Comité des doyens des facultés de médecine a mis sur pied un comité « dans le but d'étudier les programmes postdoctoraux[37] ».

C'est dans ce contexte que la Faculté décide d'entreprendre, à l'été 1982, « une évaluation interne des programmes d'études postdoctorales afin de satisfaire aux demandes du gouvernement et des organismes d'agrément[38] » qui exigent une rationalisation des programmes. Désormais, « afin d'assurer une meilleure planification », un rapport annuel sur chacun des programmes sera exigé. Ce n'est pas le seul secteur qui sera ainsi évalué périodiquement.

Il faut aussi gérer une décroissance des cohortes des étudiants en médecine, car le ministère de l'Éducation souscrit aux demandes de réduction des admissions en médecine du gouvernement qui estime que le rythme de croissance du corps médical est trop rapide. Une réduction de 6 % est annoncée pour l'année 1982-1983[39]. À court terme, la mesure est cohérente afin de stabiliser la hausse des coûts, mais à moyen terme, cette politique causera de sérieux problèmes d'effectifs au Québec. Pour la Faculté de médecine, cette diminution ajoute à l'inquiétude en ce qui concerne son avenir.

Impossible de répondre adéquatement à cet étouffement progressif sans bénéficier d'une marge de manœuvre minimale au sein même de l'Université. Or, à l'interne, la gestion de la crise financière, à la fin de l'année 1982, provoque des remous que le doyen a peine à contenir. Baisse des tarifs horaires pour les professeurs à temps partiel, non-renouvellement de contrat pour seize jeunes professeurs, démission des vice-doyens aux études et aux activités professionnelles et du secrétaire de la Faculté, départ de professeurs « irremplaçables » pour d'autres facultés de médecine provoquent des répercussions à l'externe où « une très mauvaise presse » souhaite presque la fermeture de la Faculté. Parmi les pertes importantes, il y a deux pionniers de la Faculté et du CHUS. Le premier, le chirurgien Bernard Perey, fondateur du département de chirurgie et ancien directeur de la division des sciences cliniques, accepte la direction du département de chirurgie de la Faculté de médecine de Dalhousie. Le second est le Pr Antoni Trias, le fondateur et le directeur du département d'orthopédie qui a mis sur pied le premier programme de résidence dans cette spécialité à Sherbrooke.

Pis encore, la réputation de la Faculté sur la scène canadienne est à la baisse alors que, comme le souligne avec humeur le doyen de Margerie au recteur, les tentatives de recrutement de directeurs de département en psychiatrie, en chirurgie générale ou en pathologie « sont reçues [...] par un sourire d'incrédulité et un refus honoré, invariablement depuis un à deux ans[40] ». De fait, on est loin de l'enthousiasme des débuts de la Faculté. Bref, malgré tous les démentis officiels, le doyen estime que le « déclin institutionnel est amorcé, s'accélère et s'accélérera davantage si la direction de l'Université n'arrête pas la saignée[41] ». Du côté des étudiants, les présidents et vice-présidents de l'Association générale des étudiants de médecine de l'Université de Sherbrooke (AGEMUS), Éric Deland et Charles-P. Leduc, dénoncent vivement « l'arbitraire des calculs » effectués par l'Université[42].

Adressant un véritable coup de semonce au recteur de l'Université, le doyen l'enjoint de délaisser « toute velléité de fermetures de nouveaux postes » qui entraîneraient la fin des programmes d'orthopédie, de neurologie, de chirurgie générale, de médecine nucléaire, d'ophtalmologie et même du programme de sciences infirmières[43]. L'enseignement postdoctoral est menacé dans certains secteurs tels que l'urologie. Même le département des sciences de la santé communautaire est menacé par le départ des Prs Munan, Grimard et Lessard[44]. En ce début de l'année 1983, on en est là.

La démarche menaçante du doyen de Margerie, qui est pourtant un homme courtois, affable et réservé, illustre le ras-le-bol de la Faculté face à l'inertie de l'Université. Au mieux, elle promet des études qui ne viennent pas ; au pire, elle ferme des postes et refuse d'autoriser de nouveaux recrutements[45]. Il est vrai qu'en cette période d'austérité qui touche durement toutes les facultés, la direction de l'Université hésite à favoriser une faculté que plusieurs considèrent comme étant « bien nantie ». Elle est pourtant bien plus mal en point qu'il n'y paraît. Heureusement, les mesures de rationalisations financières adoptées par la direction de la Faculté, qui n'ont pas encore donné tous leurs fruits, permettent d'espérer un redressement rapide.

Une nouvelle menace de fermeture

En filigrane de ces sérieux problèmes internes, la Faculté voit donc à nouveau se profiler la menace d'une fermeture éventuelle. En 1983, à la suite de la décision du gouvernement de réduire les admissions aux études de médecine, le Conseil des universités invite le ministre de l'Éducation, le Dr Camille Laurin, à s'interroger sur la pertinence « de maintenir quatre facultés de médecine au Québec[46] ». Évidemment, dans une telle éventualité, Sherbrooke est la seule visée. Sa situation régionale joue contre elle. L'idée de fermer la Faculté de médecine crée un certain émoi. Le recteur Hamel rencontre la presse locale pour démentir l'information et rappelle, avec à-propos, qu'il n'y a que trois facultés de médecine francophone sur les seize que compte le Canada. Il mise sur la position ferme prise le 18 novembre précédent par le ministre Laurin qui « refuse catégoriquement de considérer une pareille hypothèse[47] ».

Même engagement pris par le ministre de la Santé, Pierre-Marc Johnson, lors de l'inauguration, le 23 mai 1983, du département de pédiatrie centralisée du CHUS. Il conditionne toutefois son appui à la Faculté à une diminution de l'éventail des programmes d'études postdoctorales tel que le demande, du reste, le recteur Hamel[48]. Cette demande est justifiée. Même le Conseil des universités abonde dans ce sens et juge « qu'en cette période de contraintes budgétaires [...] l'Université de Sherbrooke [doit procéder] à un réaménagement de ses activités d'enseignement et de recherche aux 2e et 3e cycles dans le secteur biomédical[49] ». Il juge qu'il y a un nombre trop élevé de programmes de maîtrise et de doctorat à la Faculté, que le nombre d'inscriptions à ces programmes est faible et que ces programmes produisent peu de diplômés[50]. Autre caractéristique de la Faculté qui est remise en question : l'enseignement personnalisé (un professeur/un étudiant) dans certains programmes postdoctoraux. Non seulement cette formule originale est-elle jugée coûteuse, mais elle pose le problème de l'habileté des cliniciens à communiquer l'information et à structurer ce processus d'apprentissage. Il faut à cet égard, pensent certains, assurer un meilleur encadrement de ce genre d'activités.

La Faculté de médecine reçoit donc l'assurance des pouvoirs politiques qu'elle sera maintenue. Mais à quel niveau ? Deviendra-t-elle une faculté réduite amputée de plusieurs de ses programmes de formation postdoctorale ? En tout cas, les ministres Johnson et Laurin, qui souhaitent « affermir l'autorité gouvernementale sur les facultés de médecine[51] », proposent, dans un mémoire présenté au Conseil des ministres en 1982, que le contingentement des admissions en médecine devienne une politique « officielle ». À Sherbrooke, il est déjà entendu que de 1984 à 1987, le nombre de ses admissions en médecine chutera de 110 à 95. Ce qui occasionnera, à partir de 1985, la première baisse de son effectif prédoctoral depuis son ouverture en 1966. Le Québec avait alors proportionnellement plus d'étudiants en médecine au prorata de la population (40/100 000) que l'Ontario (30/100 000). Pour la seule année 1982-1983, les quatre facultés de médecine du Québec décernent 594 diplômes de médecine. Sur l'ensemble du territoire canadien entre 1973 et 1983, la province de Québec avait octroyé le tiers des diplômes de médecine.

Autre mesure gouvernementale, le nombre de postes de résidents et d'internes dans les facultés de médecine devra désormais être approuvé par le Conseil du trésor et est, pour la première fois, contingenté à 1800 postes. Leur répartition dans chacune des facultés de médecine incombera à la Conférence des recteurs et des principaux des universités du Québec. À Sherbrooke, les diplômés réclament un meilleur accès au programme de formation en spécialités. Il est vrai que la répartition est plutôt inégale : McGill récolte 40 % des postes, Montréal en obtient 30 %, Laval près de 20 % et Sherbrooke reçoit une portion congrue de 10 % alors qu'elle forme 20 % des médecins du Québec.

Le doyen de Margerie décide donc, avec l'aide précieuse du président du comité de formation postdoctorale, le Pr Hugh Scott, d'exercer des pressions afin d'augmenter le nombre de postes accordés à Sherbrooke. Grâce notamment à l'appui du doyen de Laval, le Dr Jean Rochon, les doyens des autres facultés acceptent à contrecœur que le nombre de postes alloués à Sherbrooke augmente sensiblement[52]. La progression de ses cohortes d'internes et de résidents sera constante jusqu'en 1990, au point qu'elle doublera ses effectifs entre 1980 et 1990, passant de 156 à 306. La grande perdante dans cet exercice d'équité est McGill qui voit s'abaisser

Internes et résidents 1980-1990

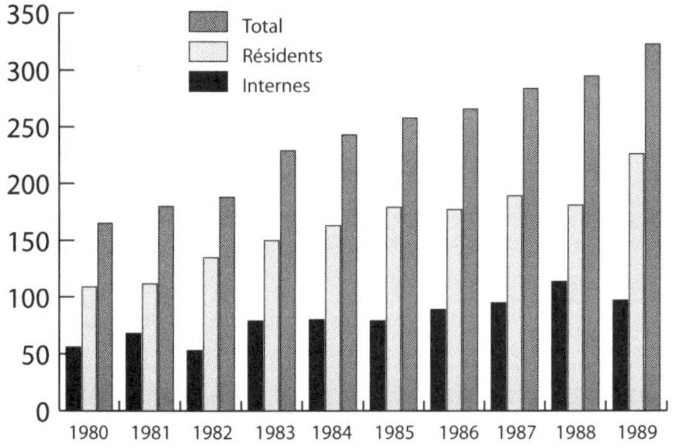

sa part des postes disponibles au bénéfice des facultés francophones[53]. Puisque au début des années 1980 les choix de carrière des diplômés en médecine sont à peu près égaux entre généralistes et spécialistes, d'autres mesures sont prises par le ministère de la Santé qui souhaite atteindre un ratio spécialistes/omnipraticiens de 40/60 et ainsi accroître le nombre d'omnipraticiens.

Dans ce cadre, le ministre Johnson, fidèle à l'enseignement reçu à la Faculté, souhaite que toutes les facultés de médecine du Québec orientent davantage leur formation vers la médecine sociale, la santé et la sécurité au travail, la prévention et la médecine de famille. C'est dans l'air du temps! Et cela s'inscrit dans la politique du ministère qui souhaite établir un ratio médecins spécialistes/médecins de famille à 40/60.

À cet égard, la Faculté de médecine de Sherbrooke possède une longueur d'avance, grâce à l'intégration des sciences médico-sociales à ses programmes de formation, ainsi qu'à la création en 1981 d'un programme de 2e cycle en santé communautaire et enfin surtout grâce aux efforts des Prs Caux, Roch Bernier et Grand'Maison pour développer le programme de résidence en médecine de famille.

Le programme de résidence en médecine de famille

Depuis sa création en 1975, le département de médecine de famille, par son programme postdoctoral qui a quasi remplacé l'internat multidisciplinaire toujours en vigueur au Québec comme voie de formation à l'omnipratique, a joué un rôle modèle de pionnier en cette matière et s'est acquis une grande réputation. Sous la direction du Pr Roch Bernier depuis 1981, le département et son programme de résidence connaissent une croissance constante.

D'une durée de deux ans et en conformité avec les normes du Collège des médecins de famille du Canada, le programme de résidence, outre la formation en médecine interne, en psychiatrie, en pédiatrie et en gynéco-obstétrique, s'est orienté vers une approche communautaire et sociale de la pratique médicale. Ainsi, à la formation de six mois dans une unité de médecine de famille en milieu hospitalier s'ajoute un stage obligatoire de six mois réparti en tranches égales entre un CLSC et une clinique privée qui permet aux résidents de pratiquer en deuxième année dans une unité communautaire de médecine de famille[54]. De nombreuses ententes sont prises avec des CLSC et des cliniques à Sherbrooke, à Granby ou Drummondville. Des stages électifs permettent par ailleurs de compléter sa formation. Mais on ne laisse rien au hasard. Avec l'approbation du directeur du département, le Pr Grand'Maison se rend à l'Université Western Ontario, en 1979, où il obtient une maîtrise en éducation médicale pour ses travaux « sur l'évaluation en cours d'apprentissage[55] ». Son expertise sera fort utile pour la suite des réformes qui s'annoncent.

Cependant, on s'inquiète des contraintes internes liées aux restrictions budgétaires et du contingentement imposé par le gouvernement qui risquent d'atténuer les efforts de développement de la médecine de famille[56]. En février 1984, la Faculté adressera une demande formelle à la Corporation professionnelle des médecins du Québec à l'effet « d'augmenter le nombre de postes de résidents admis en médecine de famille jusqu'à un maximum de 45[57] ». Avec les 45 résidents de 2e année, on hausse ainsi de 80 à 90 les postes affectés à ce programme. Il est vrai que plus de la moitié des finissants optent pour ce programme[58]. Le département de médecine de famille et son programme de résidence s'orientent donc vers un essor important. Parallèlement à ces efforts, se mettent en place les prémisses d'un nouveau programme qui allait devenir l'un des fleurons de la Faculté.

L'implantation de la gériatrie à la Faculté

Depuis plusieurs années, la Faculté entretenait des liens avec l'Hôpital d'Youville, institution de soins pour personnes âgées située au centre-ville de Sherbrooke. L'un des professeurs de la Faculté de médecine, le Pr Roger Dufresne, y faisait quelques cliniques hebdomadaires de médecine gériatrique. Intéressé à développer les soins aux personnes âgées, le Pr Dufresne était allé voir certains modèles européens, notamment en Angleterre, en France, en Suisse. En effet, à la fin des années 1970, il y avait un petit cercle de pionniers de la gérontologie mondiale en Europe et il s'était joint à eux dans le but d'implanter la gériatrie en se servant comme base d'un centre hospitalier de long séjour, l'Hôpital d'Youville.

À sa retraire, la relève avait été assurée par quelques collègues du département de médecine, lesquels, influencés par le Pr Dufresne, décident d'aller se former en ce domaine aux États-Unis et en Europe. De fait, au début des années 1980, le département de médecine, alors dirigé par le Pr Hugh Scott, manifeste le désir de développer le secteur, voire la spécialité, de la gériatrie. Il est vrai que l'allongement de l'espérance de vie de la population québécoise rendait de plus en plus impérieux le développement de ce secteur qui exige des soins particuliers mettant à profit des équipes multidisciplinaires. Si la fermeture de postes à la Faculté compromet le projet, le *Plan de maintien et de développement (prudent) du corps professoral* mis en place par le doyen de Margerie laisse espérer sa concrétisation prochaine.

Le vice-doyen aux activités cliniques, le Pr Jean-Marc Pépin, est donc mandaté en 1981-1982 pour explorer l'intérêt de l'Hôpital d'Youville, alors dirigé par André Dorval, à renforcer ses liens avec la Faculté. Les démarches aboutissent rapidement avec la mise sur pied d'une unité d'évaluation en gériatrie, composée des Prs Jacques Allard (département de médecine de famille) et Michel Baron (département de médecine) qui la dirigent, et de trois collègues internistes, les Prs André Plante, Maurice Langlois et Jean-Marc Pépin, dont la collaboration se poursuivra jusqu'au retour de formation des gériatres Guy Lacombe et Daniel Tessier. Le Pr Baron, alors de retour d'un stage à l'UCLA, en deviendra alors le principal artisan. On y mettra en place, selon le modèle des soins en gériatrie de l'université californienne, la réadaptation, l'évaluation des patients et l'hôpital de jour. L'intime collaboration qui se noue avec l'Université et la Faculté de médecine — autour des départements de médecine de famille, de médecine interne, de psychiatrie — permet de développer tout un réseau de gériatrie auquel on associe très tôt l'enseignement aux résidents, aux étudiants en médecine, etc. Au point qu'à la fin des années 1980, le ministère de la Santé considérera Sherbrooke comme étant le modèle à suivre pour établir un bon niveau de services aux personnes âgées[59]. De plus, cette heureuse initiative, en pleine période de crise, et grâce au recrutement du Pr Réjean Hébert par le Pr Pigeon, pose les prémisses de ce qui permettra la création, plusieurs années plus tard, du Centre de recherche et de l'Institut universitaire de gériatrie de Sherbrooke[60].

D'importantes initiatives en matière de recherche

Pendant que la Faculté cherche des solutions adéquates à la crise budgétaire, le doyen s'efforce de consolider les activités de recherche et d'améliorer la position de la Faculté auprès des grands organismes subventionnaires. Le Pr de Margerie, qui défend l'idée que « la recherche est garante de la qualité même des professeurs, de leur enseignement et de leurs services à la population » et qui se désole du fait qu'en termes de volume de la recherche la Faculté n'occupe pas le rang qu'elle pourrait convoiter parmi les universités canadiennes eu égard à ses charges d'enseignement et de formation, fait du développement de ce secteur l'une de ses priorités. Il faut donc promouvoir la recherche, notamment en améliorant sa compétitivité et sa visibilité au CRMC, organisme qu'il connaît fort bien pour en avoir assumé la présidence. À cet égard, le doyen reçoit l'appui du vice-doyen à la recherche, le Pr Bernard Bénard[61], qui a siégé lui aussi au CRMC, et, à partir de 1981, du Pr Otto Schanne qui succède au Pr Bénard comme vice-doyen quand celui-ci devient vice-recteur à la recherche de l'Université. Audacieux, le Pr de Margerie mijote un grand projet qui permettra à la Faculté d'entrer dans la cour des grands dans le domaine de la recherche biomédicale.

L'obtention du premier Groupe de recherche du CRMC

Le Conseil de recherche médicale, alors présidé par le Dr Pierre Bois, avait mis en place un programme de financement très important pour soutenir dix groupes de recherche à travers le Canada. Ces groupes, de grande qualité, étaient les vitrines de prestige pour le CRMC qui les finançait généreusement. Neuf groupes avaient déjà été attribués, notamment à McGill, à Toronto ou à Montréal. Or le doyen sait que les sommes restantes en 1981 ne permettent de créer qu'un seul nouveau groupe au Canada. C'est donc la dernière chance pour Sherbrooke. Mais il faut d'abord intéresser les secteurs de la Faculté les plus forts et les plus performants susceptibles de remporter la palme convoitée.

Trois créneaux regroupant d'excellents chercheurs sont envisagés. Cependant, deux de ceux-ci, déjà bien financés et qui ne veulent pas entreprendre les fastidieuses démarches que requièrent ce type de concours, refusent l'offre du doyen. Reste l'équipe dirigée par le Pr Léon Sanche, incluant les P^rs Johannes Van Lier, Gordon Fischer et Jean-Paul Jay-Guérin[62] du département de médecine nucléaire et de radiobiologie que dirige le P^r LeBel. Le Pr Sanche, détenteur d'un Ph. D., avait joint les rangs de la

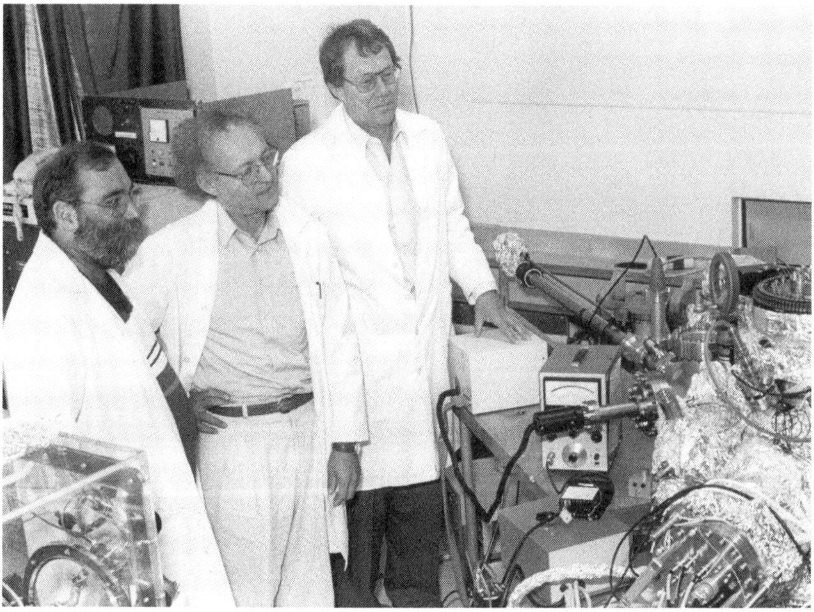

Daniel Houde, Léon Sanche et Johannes Van Lier, département de médecine nucléaire et de radiobiologie, septembre 1997. (AUS)

Faculté en 1972 et travaillait, avec le Pr Fischer, sur la physico-chimie des radiations. Quant aux P^rs^ Van Lier et Jay-Guérin, ils poursuivaient des recherches en radiobiologie. Les quatre chercheurs acceptent avec enthousiasme de préparer une demande de groupe.

En compétition avec quatre autres équipes canadiennes chevronnées, la démarche de la Faculté porte fruit. Le 10 décembre 1982, le Groupe national du Conseil de recherches médicales du Canada en sciences biomédicales des radiations est officiellement constitué au département de médecine nucléaire et de radiobiologie, ce qui lui assure une grande sécurité financière avec une enveloppe de plus de 3 millions de dollars et une visibilité à l'échelle nationale[63]. La Faculté joint ainsi les rangs des huit facultés de médecine à être dotées d'un groupe prestigieux du CRMC. Et puis, ce qui ne gâte rien, les nouveaux postes qui seront créés arrivent à point nommé pour la Faculté, en pleine crise de fermeture de postes. Le choix du CRMC a été judicieux, car ce secteur n'a cessé de croître et de rafler sans interruption de très généreuses subventions, ce qui fera honneur à toute l'Université. Comme le souligne le doyen de Margerie, ce résultat heureux est la conséquence de « la volonté de consolider [...] les équipes de recherches viables et vigoureuses », plutôt que de développer la recherche dans tous les secteurs[64].

Le Centre de recherche clinique du CHUS

Entre-temps, l'un des acteurs de cette réussite, le Pr Bénard, avait été nommé, en juin 1981, au vice-rectorat à la recherche de l'Université. Il est remplacé par un chercheur de la première heure, le Pr Otto Schanne. La percée auprès du CRMC est une étape majeure, mais elle s'inscrit dans une offensive plus large pour élargir les créneaux de subventions. Parmi ceux-ci, il y a le Conseil de recherche en santé du Québec — qui deviendra le Fonds de la recherche en santé du Québec (FRSQ) — qui a institué dans les années 1970 un réseau de centres et d'instituts de recherche au sein des hôpitaux universitaires affiliés du Québec.

Le Pr de Margerie et son vice-doyen à la recherche, le Pr Bénard, trouvent inacceptable que la Clinique universitaire n'ait pas encore obtenu des subventions pour défrayer les infrastructures de recherche des PTG du CHUS, comme c'est le cas des hôpitaux universitaires de Montréal et de Québec. Malgré les démarches répétées de la Faculté, le CRSQ avait refusé, d'année en année, une telle subvention, sous prétexte que le statut de CHUS faisait en sorte que le ministère des Affaires sociales subventionnait déjà la recherche clinique. Ce qui était faux.

Outre le fait que l'hôpital ne possédait aucun espace centralisé de recherche, on alléguait que la Faculté « était bien mal venue de prétendre piger dans une cagnotte à laquelle les autres hôpitaux ont contribué à même leur budget[65] ». De plus, les contestations relatives au financement de la Faculté à l'intérieur même de l'Université comme au gouvernement incitent les pairs des autres universités québécoises qui siègent au CRSQ à différer une décision qui aurait été favorable. En effet, le CHUS laissait à la Faculté le soin d'obtenir les fonds de recherche et refusait de négocier avec le Ministère l'obtention d'une enveloppe budgétaire pour la recherche clinique. Situation tellement saugrenue que les fonctionnaires du CRSQ et du ministère, sceptiques, vinrent constater sur place qu'effectivement il n'y avait pas de support à la recherche au CHUS.

Bref, lorsque les Prs de Margerie et Bénard prennent les rennes de la recherche en 1979, ils sont bien résolus à modifier cet imbroglio qui nuit à tout le monde. Il faut d'abord répondre à l'une des objections à l'effet que le CHUS n'a pas d'espaces de recherche précis alloués aux cliniciens. Pour contourner ce problème, la Faculté convient avec le CHUS de lui louer un étage de l'Aile 4 pour en faire le Centre de recherche clinique. Autre mesure, le doyen délègue le Pr Bénard auprès du nouveau président du CRSQ jugé « un peu moins antagoniste vis-à-vis de Sherbrooke » que son prédécesseur. Sensible aux doléances du vice-doyen, le président suggère de soumettre une « demande modeste », ce que fait le Pr Bénard pour le CHUS. Enfin, le doyen se rend au Conseil d'administration du CRSQ pour réfuter les dernières objections. Résolu, il menace même en coulisse de faire « un esclandre public » si la demande est rejetée[66]. Il n'aura pas à le faire !

Le CRSQ octroie sa première subvention d'infrastructure, ce qui permet enfin de mettre sur pied, en 1980, le Centre de recherche clinique du CHUS. Et grâce à cette subvention, la direction de l'hôpital convient de contribuer pour la première fois au fonctionnement de la bibliothèque de la Faculté. Cependant, puisqu'un règlement stipule qu'un vice-doyen ne peut être directeur d'un centre de recherche hospitalier, on désigne à ce poste le Pr André Lussier, excellent clinicien et chercheur en rhumatologie embauché en 1969. C'est donc lui qui amorce, de 1980 à 1984, la gestion complexe de la recherche clinique multidisciplinaire en milieu hospitalier.

Les débuts du Centre sont certes modestes, mais les subventions du CRSQ croîtront d'année en année pour rivaliser avec celles des hôpitaux affiliés à Montréal et à Québec. De 1984 à 1993, la relève à la direction scientifique du Centre est assumée par le Pr Étienne LeBel qui lui donnera une impulsion importante menant à la construction d'un bâtiment distinct de 22 millions de dollars, financé en partie par le CREMUS. En somme, c'est grâce aux efforts des Prs de Margerie, Bénard, Lussier et LeBel que le CHUS affirme mieux sa présence dans le domaine de la recherche clinique.

D'autres développements en recherche

En 1982, l'Unité de recherche pulmonaire de la Faculté obtient le statut d'équipe associée de l'Institut de recherche en santé et sécurité au travail du Québec (IRSST) et reçoit sur une période de deux ans une subvention de 550 000 $. Sous le direction du Pr Raymond Bégin, les travaux porteront principalement sur les maladies pulmonaires industrielles[67]. Les recherches permettent d'améliorer les méthodes de dépistage précoce de l'amiantose. Devant ce succès, l'IRSST renouvelle le mandat de l'Unité et accorde 600 000 $, cette fois pour des travaux sur le dépistage d'autres maladies pulmonaires telles que la silicose[68].

Une autre voie originale est en voie de développement. Depuis les années 1970, une unité de recherche travaillait sur les maladies métaboliques héréditaires au sein du réseau provincial de médecine génétique. Or grâce à une subvention du CRMC, cette unité donne naissance, en 1983, au Centre de formation en biotechnologie de la Faculté de médecine. C'est une première au Québec et c'est seulement le sixième centre du genre au Canada. Avant-gardiste, ce centre se consacrera à l'étude fondamentale, avec la collaboration du département des sciences appliquées, du génie génétique. Conjointement, est mise sur pied l'Unité de formation technique et méthodologique en génie génétique, reconnue par le ministère de la Science et de la Technologie du Québec[69]. Selon le Pr Bernard Lemieux, qui poursuit ses travaux sur la mutation génétique de l'ADN, son étude « ouvre la porte à l'étymologie de plusieurs maladies neurologiques[70] ».

La Faculté de médecine participe aussi à de nouvelles activités de recherche multidisciplinaires, qui associent la chimie organique, la biologie et les sciences de la santé, grâce à la création du Centre de recherche en chimie bio-organique de l'Université, dirigé par le Pr Pierre Deslongchamps de la Faculté des sciences, dont les travaux sur la synthèse des molécules organiques complexes lui valent alors une renommée internationale. Le centre oriente ses recherches « vers la création d'une nouvelle génération de médicaments basés sur les modulateurs polypeptidiques naturels[71] ». C'est une nouvelle porte ouverte à la recherche pharmaceutique pour la Faculté.

Un programme de 3e cycle en radiobiologie

En 1975, le département de médecine nucléaire avait institué le premier programme de 2e cycle en radiobiologie au Québec. Six ans plus tard, alors que le Groupe de recherche du CRMC du Pr Sanche est en voie de réalisation, de nouvelles démarches sont entreprises pour obtenir un programme de doctorat qui constitue la suite logique du programme de maîtrise. Encore méconnue à l'échelle provinciale et « peu encombrée au Canada », la radiobiologie constitue un créneau original pour la Faculté. Ce nouveau programme de 3e cycle, qui serait un atout supplémentaire pour le Groupe, ne pourra qu'encourager le développement de la recherche fondamentale et de la recherche appliquée dans un domaine où il y a encore, comme le souligne le Pr LeBel, « un écart injustifiable entre l'importance de ce champ de recherche et l'impact des rayonnements dans la société moderne[72] ». Opinion partagée par le Conseil des universités qui,

« considérant l'importance des infrastructures déjà existantes [...] et, surtout, la haute qualité de l'équipe de chercheurs et de professeurs », recommande son implantation[73].

Les efforts du Pr LeBel portent fruit et la Faculté de médecine reçoit l'aval de l'Université pour ouvrir, à l'été 1988, son programme de doctorat en radiobiologie, le premier du genre au Québec. Le département de médecine nucléaire qui chapeaute ce programme avait connu un fort développement de son corps professoral depuis la formation du Groupe CRMC et l'une de ses équipes avait obtenu la reconnaissance du « programme des actions structurantes » du ministère de l'Enseignement supérieur et de la Science.

La Faculté peut aussi compter sur des créneaux bien établis comme en fait foi le développement du Centre de recherches en physiopathologie digestive (CRPD). La constitution de ce centre est une exception à la Faculté. En effet, en raison de sa taille restreinte, on « avait toujours refusé de créer des centres ou des instituts[74] » comme l'avait fait l'Université de Montréal depuis plusieurs décennies. On craignait, non sans raison, que l'autonomie ainsi accordée à des groupes de chercheurs ne nuise au développement harmonieux de la Faculté. Cependant, c'est le Fonds de recherche en santé du Québec (FRSQ) qui, désormais, impose ce modèle afin de favoriser le financement de masses critiques de chercheurs.

Formé en 1975, et grâce à l'obtention de soutien salarial et de subventions d'infrastructure, ce regroupement de chercheurs a permis de recruter de jeunes candidats qui pourront assurer la relève dans ce secteur encore peu développé en milieu francophone au niveau de la recherche, à l'exception de l'hépatologie à Saint-Luc et de la gastroentérologie pédiatrique à Sainte-Justine[75]. Composé de chercheurs cliniques et fondamentaux en gastro-entérologie, en biologie cellulaire et en chirurgie, le CRPD, sous la direction du Pr Henri Navert, permet de réaliser un programme de recherche, de coordonner les activités des chercheurs, d'encourager les études graduées, d'établir des relations avec d'autres institutions en ce domaine et, enfin, d'organiser des conférences et colloques[76]. Ce n'est là qu'un exemple parmi plusieurs autres groupes qui ont établi de solides bases à la Faculté.

Grâce à l'importante contribution du Pr de Margerie, la Faculté connaît une forte impulsion dans le domaine de la recherche[77]. Les chiffres sont éloquents. Sous son décanat, et alors qu'on est en pleine récession, le total des subventions et contrats de recherche, entre 1978-1979 et 1983-1984, grimpe de 3 millions à plus de 8 millions de dollars.

Un seul mandat pour le Pr de Margerie

Au moment où il arrive à la fin de son mandat comme doyen en juin 1983, le Pr de Margerie décide de ne pas soumettre sa candidature pour un second mandat. Après dix ans de charges administratives accaparantes qui l'ont éloigné de sa spécialité, il choisit de retourner à la carrière de professeur clinicien en ophtalmologie. À cette fin, il prendra une année sabbatique à Paris pour se recycler[78].

Ce pionnier de la toute première heure quitte donc avec la satisfaction d'avoir maintenu la cohésion du corps professoral pendant la pire crise qu'ait connue la Faculté, d'avoir restructuré les finances de la Faculté et d'avoir réussi à éviter, grâce à la solidarité de ses collègues et de la Société des médecins, le départ involontaire de plusieurs professeurs. Certains de ses collègues lui reconnaissent aujourd'hui le mérite d'avoir quasi « sauvé la Faculté ». Comme le souligne le Pr Bureau, le doyen de Margerie a su tirer le meilleur profit de l'impasse dans laquelle était plongée la Faculté « en lui donnant des constituantes qui seront sa force[79] » dans les années suivantes. Du reste, malgré ces années difficiles, la Faculté a accru ses activités de recherche et élargi ses champs d'activités cliniques, particulièrement en médecine de famille, en gériatrie et en santé communautaire.

Cependant, dans le contexte où la Faculté est encore ébranlée par les années difficiles qu'elle vient de traverser et par les départs qu'elles ont engendrés, le processus de nomination du successeur du Pr de Margerie est marqué, pour la première fois, par une certaine division. Deux candidats aspirent à ce poste, le Pr Denys Cloutier, surtout appuyé par les cliniciens et certains médecins de la ville, et le président de l'Assemblée des directeurs de département et de service, le Pr Étienne LeBel, qui reçoit l'appui des chercheurs et de certains cliniciens[80].

Cependant, le recteur Hamel « subit des pressions des sages de la Faculté » qui lui demandent d'éviter une telle division et suggèrent que la candidature du Pr Pigeon soit envisagée sous réserve de son intérêt à reprendre la barre de la Faculté. On décide donc de déroger à l'article 40.1 des statuts de l'Université qui stipule que « le mandat dure habituellement trois ans et peut être renouvelé une fois[81] ». Le Pr Pigeon accepte l'invitation, ce qui provoque le désistement du Pr Cloutier qui décide de quitter son poste de professeur plein-temps et le CHUS et de poursuivre sa pratique à l'Hôtel-Dieu. Demeure en liste le Pr LeBel. Tous deux conviennent, de façon élégante, qu'ils seront solidaires du choix du comité de sélection et qu'ils accepteront un poste au cabinet[82]. C'est le Pr Pigeon qui reçoit une majorité de vote. Conformément à l'entente qui avait été conclue, le Pr LeBel accepte, sur invitation du nouveau doyen, le poste de vice-doyen à la recherche et aux études avancées.

CHAPITRE VI

Vers une réforme majeure des études médicales prédoctorales

Un troisième mandat pour le Pr Pigeon (1983-1987)

CE RETOUR PLUTÔT INUSITÉ du Pr Pigeon, qui entreprend un troisième mandat à la direction de la Faculté le 6 juillet 1983[1], souligne l'importance de maintenir les orientations antérieures et de poursuivre l'établissement de règles stables de fonctionnement. En cette période difficile, la stature du Pr Pigeon, qui sait gérer avec doigté et harmonie, est un atout important pour préserver la bonne entente au sein de la Faculté. Le vice-décanat à la recherche est attribué au Pr Étienne LeBel et celui aux études est confié au Pr Gilbert Pinard. Demeurent en poste le Pr Henry Haddad aux activités professionnelles et étudiantes et le Pr Roger A. Côté au secrétariat. Tous deux s'étaient joints au cabinet respectivement à l'automne 1982 et au printemps 1983. Claude H. Paré demeure l'adjoint administratif du doyen.

À l'instar du climat qui prévaut dans l'ensemble de l'Université, la période n'est guère favorable aux grandes dépenses et aux profondes transformations. Et pourtant ! Malgré la rigueur de l'administration financière et la timidité de la croissance, une grande innovation pédagogique se dessine qui sera à l'origine d'un tournant majeur de la Faculté. Outre celle-ci, le nouveau doyen souhaite poursuivre le développement de la Faculté sur les bases posées par le Pr de Margerie et du plan de maintien du corps professoral.

La poursuite du plan de maintien du corps professoral

Ce dernier plan révisé et complété, qui est reconduit pour la période 1984-1987, réaffirme l'idée fondamentale que tout « professeur à plein temps de la FMUS est soit un membre clinicien de la Société des médecins du CHUS ou un professionnel clinicien contractuel de ladite société, soit un scientifique bénéficiaire d'une bourse CRMUS[2] ». L'interdépendance des professeurs à plein temps, « tant cliniciens que scientifiques », est l'un des principes qui soutiennent ce plan. Le second réaffirme l'importance des quatre aires de performance : enseignement, recherche, gestion et activités professionnelles (ERGAP), sur lesquelles repose la Faculté de médecine.

Elle assume ainsi, par une organisation budgétaire interne, ses missions de production, de transmission et d'application des savoirs médicaux. Et cela touche tous les secteurs de la Faculté. Les objectifs académiques, qui reposent sur les « ERGAP annuels », seront définis entre le Cabinet du doyen et le directeur de chaque département après que celui-ci aura rencontré chacun des professeurs de son département. En fin d'année universitaire, leur rémunération, après évaluation du directeur, sera fixée en fonction de l'atteinte des tâches convenues auparavant et pour lesquelles le directeur aura aidé le professeur à cette fin.

Loin de se limiter à la répartition de la rémunération et au maintien des effectifs professoraux, le plan prévoit aussi l'établissement d'une politique de développement des départements, la redéfinition du rôle du directeur du département et la valorisation des publications et des communications. On met aussi en place, comme cela se fait dans plusieurs facultés de médecine en Amérique du Nord, un système d'appréciation de la qualité de l'enseignement, qui relève non seulement des pairs, mais aussi des étudiants. Ce système d'évaluation permet, comme on le souhaitait déjà en 1981, de doter la Faculté d'un « canevas dynamique d'orientation pour l'évolution des départements[3] ». En ce qui regarde la recherche, outre les données quantitatives, on met en place des analyses de rendement qualitatif basé sur les méthodes d'évaluation retenues par les organismes subventionnaires. Enfin, la gestion et les activités professionnelles seront aussi évaluées à partir de modèles quantitatifs et qualitatifs.

En somme, la Faculté « met en place un système de gestion capable de maintenir un juste équilibre entre, d'une part, les buts poursuivis et les tâches accomplies et, d'autre part, les pouvoirs en présence : départements, direction et cliniciens[4] ». Et c'est ce qui fait, combiné avec le plan de pratique de la Société des médecins, la force de la Faculté. On pourra ainsi prévenir les dérapages et appréhender rapidement les solutions.

Quant aux grands objectifs poursuivis par la Faculté, ils demeurent sensiblement les mêmes à cela près que s'ajoutent des objectifs intermédiaires qui ne sont pas anodins. Bien sûr, il faut poursuivre la formation des étudiants à partir de solides bases scientifiques doublées d'une approche humaine et sociale, mais on devra désormais s'assurer qu'ils seront « en mesure de résoudre des problèmes et d'exécuter un travail en équipe ». Et si on souhaite toujours orienter les recherches « en sciences de la santé » selon « un équilibre harmonieux et prudent entre la recherche appliquée, clinique et pure dans un contexte qui favorise la multidisciplinarité », il faut aussi accentuer « le développement de certaines pointes d'excellence[5] ». Au-delà de ces formulations de circonstance dans ce genre de politique, on retrouve un souci d'engagement envers la communauté qui fait la fierté des pionniers. Évidemment, l'atteinte de ces ambitieux objectifs nécessite la mise en place d'un plan d'action relativement précis qui touche à toutes les sphères d'activité de la Faculté.

Dans le plan qui touche les années 1984-1987, les principales actions visent la révision du programme de médecine, la rationalisation des études postmédicales, le développement de la formation continue, la révision du programme en sciences infirmières, la croissance de la recherche, notamment par des initiatives conjointes de recherche-développement entre la Faculté et l'industrie, l'amélioration des relations avec les établissements affiliés et, enfin, signe d'une nouvelle maturité, la promotion du « plein apport » des anciens de la Faculté à son développement[6]. Objectifs ambitieux qu'on ne pourra tous atteindre, mais qui posent les jalons de l'orientation future de la Faculté vers de nouveaux modèles d'enseignement, vers une ouverture plus grande aux sciences de la santé, vers une modernisation de sa gestion, vers une consolidation de ses relations avec ses institutions affiliées, bref, vers une entrée dans la maturité alors qu'elle se rapproche de ses vingt-cinq ans d'existence.

LE CENTRE DE FORMATION CONTINUE

En plus de préparer des futurs médecins par un programme prédoctoral et de leur procurer un entraînement clinique structuré et spécialisé avec les programmes postdoctoraux, une faculté de médecine doit se soucier de maintenir et d'accroître la compétence et la performance des cliniciens de son territoire. C'est le rôle que jouera le centre de formation continue (CFC).

La période comprise entre les années 1967 à 1976 constitue une phase exploratoire sous la direction du Pr Roger Dufresne qui conciliait le poste avec d'autres activités. Il s'agissait surtout d'encourager les hôpitaux de la région à tenir des réunions scientifiques régulières et à faciliter au besoin l'apport de spécialistes pour des présentations. À partir de 1976 et jusqu'en 1987, démarre la période de solide consolidation de ce secteur. Ce sont alors les P^rs^ Pigeon et Dumais qui en ont façonné les assises au moment où la Faculté était fort préoccupée de pédagogie. C'est ainsi que, rapidement, les doctrines assimilées pour reconstruire le programme prédoctoral ont été transposées en éducation continue et ont influencé les travaux du Conseil d'éducation médicale continue animé par le Collège des médecins du Québec. En suivant un vade mecum publié par cet organisme sous l'influence de la Faculté, tout organisateur d'une activité d'éducation médicale continue était désormais obligé de suivre les étapes suivantes : définition des besoins avec la population cible, détermination des objectifs éducationnels, choix des méthodes et du processus éducatifs, planification des activités conséquentes (avec calendrier, ressources humaines et budget appropriées), application d'une méthode d'évaluation obligatoire. Imprégné d'une ambiance pédagogique du milieu, les directeurs ont largement dépassé le rôle primaire de pourvoyeurs de conférences.

À partir de la décennie 1990, sous la direction successive des Prs Léonard Langlois, René Beaudry, Bernard Charlin et Marianne Xhignesse, on assiste à une accélération marquée de la croissance des activités de formation continue et au développement des activités de recherche. Enfin, fidèle à la politique de la Faculté, de telles activités ont largement dépassé le territoire immédiat de la région sherbrookoise pour s'étendre à l'aire extra-régionale occupée par le Faculté. Dans cet esprit, la Faculté, depuis les années 1970, avait mis sur pied une activité particulière à Sherbrooke qui consiste à organiser des téléconférences avec les centres éloignés comme la Gaspésie, le Saguenay, le Nouveau-Brunswick, le Nord québécois ou plusieurs centres ruraux. Aujourd'hui, on peut atteindre, dans plus de cinquante centres, plus de trois cents participants qui ont reçu à l'avance la documentation appropriée. Les échanges sont facilités par un système de micros interactifs avec la participation d'un animateur. L'exercice mensuel dure une heure. Les discussions peuvent se poursuivre sur le site web[7].

Une réforme fondamentale du programme de médecine

Parmi les grands objectifs mentionnés ci-haut, il en est un qui domine toute la période des années 1980. Depuis le début de cette décennie, et à la suite de nombreuses évaluations du programme de médecine, différentes alternatives avaient été suggérées pour améliorer la performance du système pédagogique en vigueur. Le dossier relève du Pr Gilbert Pinard, vice-doyen aux études, en qui le Pr Pigeon met toute sa confiance pour mener à bien un plan d'action structurée de réforme du programme. Celui-ci devra répondre à la fois aux exigences des étudiants, des professeurs, des comités d'agrément et, en définitive, s'adapter au développement des sciences médicales.

En effet, au début des années 1980, il y a une véritable explosion du savoir et des technologies et on sait bien qu'on ne peut allonger indéfiniment le programme de médecine de quatre ans à cinq ans, comme on l'avait envisagé brièvement, ou même à six ans. Il faut s'orienter vers une nouvelle approche : les efforts doivent se porter davantage sur la forme que sur le fond. Car toutes les facultés de médecine sont aux prises avec la « curriculopathie » qui consiste à allonger quasi indéfiniment le programme d'études et où chaque spécialiste s'efforce d'élargir son temps d'enseignement. Avec pour conséquence inévitable que le contenu ne rentre plus dans le contenant. Au moment où le Pr Pigeon entreprend son troisième mandat, il est bien conscient qu'il faut régler le problème « curriculaire », non pas à la pièce, mais en établissant une nouvelle structure d'enseignement.

Les prémices

C'est ainsi que dès 1984, il donne le signal d'une nouvelle révision en profondeur du programme comme l'ont fait la plupart des facultés de médecine en Amérique du Nord. Il est appuyé par la majorité des professeurs qui pensent que le programme « ne répond plus aux besoins actuels et futurs de la Faculté ». Un nouveau comité, qui obtient le mandat d'en fixer les nouveaux paradigmes, est formé : le comité d'orientation sur la révision du programme d'études présidé par le Pr Iglesias. Il s'entoure des professeurs Daniel Blouin, Bertrand Dumais, Paul Montambault, Paul Grand'Maison, Léonard Langlois, Danièle Bourgaux, Jean de L. Mignault, Théodore Tahan, du Dr Jean-Vincent Nootens et de quelques étudiants.

Le rapport qui découle d'un véritable remue-méninges du comité, intitulé *Orientation de la Faculté pour la révision du curriculum, document de réflexion*, pose quelques constats alarmants. D'une part, le programme favorise davantage le « training » que la formation des étudiants, et d'autre part, on constate qu'il dérive malencontreusement vers la production d'un « médecin praticien » alors que cette responsabilité universitaire incombe au programme de formation postdoctorale. On s'écarte ainsi des objectifs fondamentaux de la Faculté qui consistent à former des diplômés polyvalents qui pourront s'orienter vers plusieurs secteurs — pratique générale, pratique spécialisée, recherche, administration, intervention communautaire, etc. — des sciences de la santé. Des correctifs s'imposent donc.

De l'avis des auteurs, il faut donner un coup de barre et favoriser les approches qui permettent à l'étudiant « d'apprendre à développer les habiletés et les qualités indispensables à sa pratique ultérieure ». Indépendance d'esprit, capacité de résoudre des problèmes, autonomie personnelle, sensibilité aux problèmes de la communauté, créativité et estime de soi plus développée deviennent des objectifs de formation. Est-on si loin des idéaux formulés par les P^rs^ La Salle et Beauregard ? En tout cas, en ce milieu des années 1980, une telle réflexion n'est plus aussi marginale qu'auparavant.

Le comité s'était inspiré du fameux rapport de l'Association of American Medical Colleges, *Physicians for the Twenty-first Century, GPEP Report,* publié en 1984[8], qui recommande que les facultés de médecine valorisent autant l'acquisition des habiletés, des valeurs, des attitudes que des connaissances et qui propose l'amélioration des habiletés pédagogiques du corps enseignant. Aussi le comité souligne-t-il « la valeur du *GPEP Report* de l'AAMC en tant que document d'orientation[9] ». Cependant, le groupe de réformateurs de Sherbrooke n'a pas l'intention d'être « court-circuité », par le *GPEP Report,* même si celui-ci accrédite le bien-fondé de leur réflexion, permet d'initier les professeurs aux nouveaux concepts éducatifs et facilite l'adhésion des indécis[10].

Le doyen achemine le rapport du comité de révision du programme d'études à chacun des départements et des services de la Faculté et du Centre hospitalier universitaire afin qu'il soit discuté en réunion départementale. Les réactions lui sont communiquées par écrit, ce qui permet à l'ensemble des intéressés de partager leurs perceptions et de participer à la relance des travaux du Comité de révision. On ne laisse rien au hasard.

Le doyen tient à ce que les orientations proposées dans ce document de réflexion soient « validées » par des experts internationaux en pédagogie médicale. En 1984-1985, il invite donc des consultants de grande réputation à se joindre aux enseignants de la Faculté pour discuter en profondeur des orientations de la révision du programme. La démarche est fructueuse : un grand nombre de professeurs confrontent leurs opinions avec celles de ces spécialistes qui peuvent évaluer le projet de Sherbrooke par rapport aux tendances internationales.

Un deuxième rapport qui émerge de cet exercice de consultation recommande la reconnaissance d'une série de principes « essentiels » dans la conception du nouveau programme. Il devra être conçu, administré et orienté en fonction des besoins de la société québécoise tout en permettant de transmettre aux futurs médecins une conception globale de la santé tant dans ses aspects scientifiques que dans ses aspects sociaux, économiques, communautaires et humanistes. Le curriculum révisé devra être fortement axé sur les habiletés, attitudes et valeurs nécessaires à l'accomplissement des fonctions, tâches et activités professionnelles et devra mettre l'accent sur l'acquisition du raisonnement scientifique et sur des habiletés à résoudre des problèmes dans des conditions similaires à celles que rencontreront les futurs médecins. On souhaite par ailleurs que ce nouveau type d'apprentissage leur permettra de mieux utiliser les technologies de l'information. Quant aux méthodes pédagogiques choisies, elles permettront, espère-t-on, « de susciter et de maintenir l'esprit de découverte, l'auto-apprentissage, de favoriser la nature individuelle de l'apprentissage, la réalisation d'analyses et des synthèses et la prise en charge du développement professionnel de l'étudiant à l'Université et tout au long de sa carrière ». C'est ainsi que le curriculum révisé sera orienté « de façon à permettre au futur médecin de mettre en pratique une approche multidisciplinaire face aux problèmes de santé ». Des évaluations formatives et des auto-évaluations permettront de répondre aux objectifs fixés. Enfin, on souhaite que le nouveau programme « fera de l'apprentissage de la médecine une expérience valorisante et agréable[11] ». Dans l'esprit du Pr Iglesias, il est hors de question « de bâtir *de novo* un autre curriculum[12] ». Les principes énumérés ci-haut s'appliqueront au programme actuel quitte à effectuer des changements ponctuels des matières enseignées.

Véritable appel à une réforme en profondeur des modes de formation, le document est remis à nouveau aux départements et tous les professeurs sont enjoints de faire connaître leurs réactions par écrit. On associe un noyau important de professeurs dans « le processus de changement », ce qui fait en sorte que ce sont à la fois « les enseignants de la base et les autorités » qui identifient les besoins[13]. Comme il l'avait fait durant ses deux précédents décanats, le doyen est toujours « soucieux d'engager toute la Faculté à chacune des étapes et d'imprimer un rythme soutenu à la démarche[14] ». Cependant, il n'est pas question de répéter les erreurs des pionniers de la Faculté et de les lancer dans une réforme sans les doter des outils pédagogiques nécessaires.

Dès 1984, le doyen avait transformé le Service de l'enseignement de la médecine (SEM) en un Bureau de développement pédagogique (BDP) dont le mandat est de préparer les professeurs à l'implantation d'une réforme en profondeur de la formule pédagogique. Dirigé par le Pr Grand'Maison, qui est assisté des P^rs^ Monique Camerlain, Michaël Doyle et Louise Pronovost-Tremblay, ce bureau dépend directement du vice-doyen aux études, le Pr Pinard. Ils bénéficient de la collaboration d'une dizaine d'enseignants cliniciens, ce qui permet de mettre en place des activités de formation et, dans une moindre mesure, de recherche. Un premier atelier d'introduction à la pédagogie des sciences de la santé est organisé en mai 1985, sous la direction du consultant-expert, J.-J. Guibert[15]. Une vingtaine de participants s'y présentent. C'est peu, mais c'est un début. Progressivement, cette introduction deviendra obligatoire aux nouveaux enseignants.

Le BDP oriente aussi ses énergies vers l'implantation d'un programme de formation pédagogique qui accueille en 1984-1985 une douzaine de participants. Ce programme suit en quelque sorte celui qui avait émergé à l'Université de Montréal. Les enseignants de la Faculté de médecine pouvaient compter sur l'Unité de recherche et de développement en éducation médicale (URDEM) qui avait été mise sur pied en janvier 1982 par le Conseil de la Faculté[16]. Désireux d'améliorer la qualité de l'enseignement, les membres du Conseil avaient alors confié à cet organisme le mandat, toujours actuel, « d'introduire les notions de pédagogie médicale dans l'élaboration des programmes et dans l'intervention des professeurs auprès des étudiants[17] ». Cette unité de recherche s'inspirait de structures similaires existant dans les facultés de médecine américaines.

Certes, de telles initiatives répondent aux besoins exprimés par plusieurs professeurs de la Faculté, mais elles visent aussi à préparer le terrain à l'importante réforme qu'on mijote dans les salles de la Faculté, mais dont la forme n'est pas encore arrêtée. Et il manque un architecte pour la dessiner. En effet, le vice-doyen aux études, le Pr Pinard, sur qui repose ce type de démarches, reçoit, en cours de mandat, une offre qu'il ne peut refuser : la direction du département de psychiatrie de McGill. Déception pour le doyen qui perd son maître d'œuvre pour opérer la délicate transition vers un nouveau programme. Il lui faudra trouver un remplaçant de calibre.

Un nouvel acteur : le Dr Jacques-Étienne Des Marchais

C'est dans ce contexte que le Pr Paul Grand'Maison, qui reçoit le mandat de faire une tournée des universités pour étudier les programmes de pédagogie médicale, rencontre le Pr Jacques-Étienne Des Marchais. Ce dernier avait développé à l'Université de Montréal, depuis les années 1980, un programme de formation pédagogique destiné aux professeurs de la

Faculté de médecine. Informé du projet de réforme qui se prépare à Sherbrooke en juin 1984, le Dr Des Marchais offre ses services, à titre temporaire, pour faire de la formation pédagogique à la Faculté.

Des rencontres mensuelles du Dr Des Marchais, accompagné de ses deux collègues, Pierre Delorme et Pierre Jean[18], lui permettent de mieux connaître les caractéristiques de la Faculté. De fait, dès les premiers cours, plusieurs professeurs, intéressés au projet de changement du programme, assistent à cette formation. Sans leur collaboration et leur enthousiasme, tout projet de ce genre est voué à l'échec. Comme le souligne le doyen Pigeon, « rien n'aurait réussi si l'ensemble n'avait pas été assumé, pris, appréhendé par la majorité des professeurs ». Et ça, le Dr Des Marchais le sent bien. De son côté, le Pr Pigeon sait qu'il a trouvé pour la Faculté le « maître à penser » et la « locomotive » qu'il lui faut, comme l'avait été le Pr Beauregard lors du démarrage de la Faculté. Aussi s'efforce-t-il, en mai 1985, de le convaincre de quitter Montréal pour prendre la direction des études et mener à bien ce projet audacieux.

Chirurgien-orthopédiste de formation et ayant une pratique active à l'Hôpital du Sacré-Cœur, le Dr Des Marchais hésite à accepter cette invitation. Il lui faut au préalable obtenir l'assurance que la réforme pédagogique est souhaitée par une majorité professeurs et que « les conditions préalables » de réussite du projet sont réunies. Plusieurs rencontres avec les partisans de la réforme et ceux, moins nombreux, qui s'y opposent le convainquent des atouts de Sherbrooke : « un noyau de professeurs enthousiastes, prêts à modifier le programme ; un milieu qui se veut innovateur ; une direction déterminée à mener à terme la réforme du programme prédoctoral ; un nombre suffisant de petites salles pour implanter la démarche d'apprentissage par problèmes[19] ».

Inquiet des hésitations du Dr Des Marchais et impatient de mettre en route la réforme du programme, le Pr Pigeon, qui accentue les pressions pour le convaincre d'accepter l'offre, utilise une tactique fort rusée, comme le raconte rétrospectivement le principal intéressé :

> Il nous avait envoyé, Bertrand Dumais et moi, représenter la Faculté de médecine, alors que je n'étais pas encore à la Faculté de médecine, au sein d'une organisation qui s'appelle *Network of Community-Oriented Educational Institutions for Health Sciences*, qui était un regroupement, à ce moment-là, d'à peu près cent, cent cinquante facultés de médecine innovatrices à travers le monde. La rencontre avait lieu en Égypte, à Ismaelia. Bertrand Dumais avait comme sous-mandat dans ce voyage-là de me soudoyer pour que j'accepte d'aller à Sherbrooke. Dans ce sous-mandat-là, on avait passé presque

deux semaines ensemble à discuter de la Faculté, etc. Même au point où là-bas, à Ismaelia, on avait rencontré les directeurs du *Network* et on avait dit : « Nous, on a un projet et la première réunion du *Network* qui aura lieu en Amérique du Nord, vous devriez venir à Sherbrooke. » Ce qui est arrivé en 1993[20].

Quelques semaines plus tard, soit le 29 septembre 1985, et après que le doyen ait reçu des avis « extrêmement favorables » de l'Assemblée des directeurs de département et de service et du président de l'APPFMUS[21], le Dr Des Marchais accepte le poste de vice-doyen aux études. Il hérite du lourd mandat d'implanter, pour septembre 1987, la réforme du programme des études médicales prédoctorales. Le temps presse.

Heureusement, lors de leur séjour en Égypte, les Prs Des Marchais et Dumais avaient déjà entrepris « une planification détaillée de l'implantation d'un programme d'apprentissage par problèmes (APP) » comme cela s'était fait à McMaster, à Maastrich ou à Southern Illinois. Peu après la nomination du nouveau vice-doyen, le Pr Dumais, professeur de cardiologie au département de médecine, accepte de prendre la direction du programme. Lui aussi décide de faire de cette réforme un grand moment de sa vie professionnelle[22]. Tous deux formeront un duo formidable dans la poursuite de ce projet d'envergure où s'entremêlent la réflexion et l'intuition. Le Pr Des Marchais possède les atouts nécessaires pour en devenir « l'architecte » alors que le Pr Dumais en sera « les doigts de fée », comme le souligne avec élégance le Pr Pigeon. Le leadership et l'influence du Pr Dumais à la Faculté seront des atouts importants et faciliteront la tâche du Pr Des Marchais[23].

Dès son arrivée à la Faculté en 1985, le nouveau vice-doyen aux études forme un groupe de travail élargi, puis des sous-groupes de façon à miser sur la « culture d'entreprenariat y compris en éducation[24] », qui est quasi une tradition à la Faculté. Car il sait bien que la réforme à venir ne peut pas seulement reposer sur les dirigeants de la Faculté et qu'elle doit « s'opérer à partir de la base ». En effet, la réforme qui s'annonce sera loin de faire l'unanimité. Et se pose à nouveau la question des deux grandes orientations médico-philosophiques à équilibrer : l'orientation vers une approche médico-sociale ou vers une approche biomédicale avec un fort accent vers les sciences fondamentales. Les besoins de consolidation de la Faculté dans les années 1970 et la crise financière au tournant des années 1980 avaient obligé la Faculté à prendre des orientations plus prudentes. Cependant, l'arbre ne doit pas cacher la forêt. La jeune Faculté est toujours ouverte aux innovations. Et puis, la question est en partie tranchée.

Il est clair qu'en choisissant le Dr Des Marchais, le doyen Pigeon entend freiner la dérive de la Faculté vers une approche traditionnelle. Et le modèle pédagogique que le vice-doyen aux études concoctera avec ses collègues Dumais, Grand'Maison, Lacombe et Haddad n'a rien de classique, loin de là, même si des approches similaires existent déjà dans les facultés canadiennes et américaines. Elle ne fera pas non plus table rase du passé. La démarche planifiée entreprise à la Faculté sous leur gouverne tient compte d'objectifs initiaux de 1966 — enseignement multidisciplinaire et forte présence des sciences de la santé communautaire — afin « d'établir un lien cohérent[25] » entre le projet de réforme et son évolution historique. De fait, le Pr Des Marchais et ses collègues disposent, on l'a montré, des matériaux déjà accumulés par leurs prédécesseurs pour organiser le plan général.

De nouveaux comités au service de la réforme

Le nouveau « chef de chantier » met en place deux nouvelles structures. La première, en novembre 1985, est un comité d'implantation du curriculum révisé composé initialement du doyen, du vice-doyen et du Pr Iglesias[26]. Les délibérations de ce trio conduisent à la constitution de la seconde qui est un comité élargi chargé de proposer un canevas du programme d'études révisé, constitué de 18 membres[27]. Son mandat est précis : « développer un projet de réforme de curriculum applicable aux conditions spécifiques de Sherbrooke ». De fait, il ne s'agit pas de copier les modèles existants, mais bien, dans la plus pure tradition de la Faculté, de créer un nouveau modèle à partir d'éléments puisés chez les facultés de médecine les plus progressistes.

L'Université McMaster est de celle-là et le vice-doyen la connaît bien pour y avoir séjourné en 1973-1974. Il appréciait particulièrement le *problem base learning* qui avait été mis en place en 1967-1968 par le Dr Arthur Rothman, peu après sa création. Il est déjà évident pour le Pr Des Marchais que l'apprentissage par problèmes sera la pierre angulaire de la réforme. Il est alors fermement convaincu qu'il s'agit d'un formidable facteur de changement, malgré les risques qu'il comporte : « pour moi, c'était évident que ce serait cet outil-là qu'on prendrait, cette méthodologie de l'apprentissage centrée sur l'étudiant où il y a moins de cours magistraux[28] ».

À partir de janvier 1986, le comité du canevas, qui a quatre mois pour élaborer une proposition de changement, « jongle » avec la construction d'une réforme à partir de plusieurs programmes innovateurs à travers le monde. La démarche est cohérente et se fait en plusieurs étapes. Après avoir analysé les forces et faiblesses du programme en cours, un consensus se dégage: « la formation doit mener à une compétence identique à celle des diplômés des autres facultés et passer le test des examens provinciaux ou nationaux ». Cela s'entend. Tous s'accordent à reconnaître qu'il doit permettre la poursuite de la formation postdoctorale vers la médecine clinique, la médecine familiale, les spécialités, la recherche et l'administration de la santé.

La suite de l'exercice met à contribution tous les membres du comité qui doivent acquérir une « compréhension approfondie » de ses quatre caractéristiques et « en choisir une au développement de laquelle il souhaite contribuer ». Des sous-groupes sont aussi formés afin que chacun analyse les neuf programmes innovateurs qui ont été implantés dans le monde et identifie le meilleur pour répondre aux caractéristiques de Sherbrooke. Est-ce McMaster, Calgary ou New Castle en Australie? De cela découle, enfin, la formulation des quatre caractéristiques du programme adoptées en 1986: « un apprentissage axé sur la communauté, un apprentissage soucieux d'humanisme, un apprentissage par problèmes et un apprentissage favorisant l'autonomie de l'étudiant[29] ». Ces objectifs anticipent de quatre ans ceux qui seront formulés par la Faculté de médecine de l'Université de Montréal[30].

Le canevas général étant dressé, on le soumet à l'Assemblée facultaire qui l'accueille bien, mais le juge trop général. Le comité doit désormais « préciser les plans de l'ouvrage[31] ». C'est ainsi que par cet exercice concerté prendra naissance peu à peu un programme sherbrookois singulier, original, et dans lequel tous les participants à son élaboration se reconnaissent.

Une vaste consultation interne

Pendant qu'on élabore le nouveau programme, l'exécutif de l'Assemblée facultaire, conscient qu'il faut diffuser une information adéquate pour assurer une participation constructive et efficace des professeurs, fonde un bulletin mensuel, *Notre Faculté,* dirigé par son président, le Pr Roch Bernier[32]. Évidemment, les premiers numéros portent essentiellement sur la révision du programme d'études et une mini-enquête, menée en juin 1986, montre qu'au-delà des réticences et des critiques formulées sur la démarche, « l'enthousiasme et l'implication personnelle du Pr Des Marchais » ainsi que la recherche d'une implication active des professeurs par la direction, notamment par le doyen, constituent des « moteurs » qui facilitent son acceptation[33].

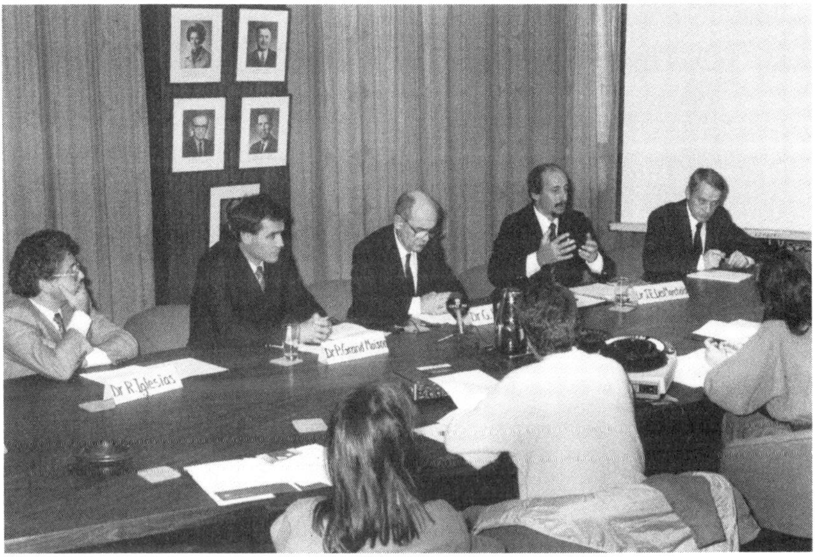

Réunion des responsables du nouveau programme de médecine en présence d'étudiants. De gauche à droite : les Prs Juan Roberto Iglesias, Paul Grand'Maison, Gilles Pigeon, Jacques-E. Des Marchais et Bertrand Dumais (3 décembre 1987). (AUS)

De fait, le doyen Pigeon avait insisté afin que les Prs Des Marchais et Dumais mettent par écrit une synthèse du projet de réforme afin de préparer une tournée des départements. À l'été 1986, au moment où l'Université annonce des coupures budgétaires dans chacune des facultés et où la Faculté se prépare à fêter son 25e anniversaire, les membres du comité s'affairent à préparer un document dans lequel, outre les orientations, les caractéristiques et les buts déjà mentionnés, on trace un portrait plus juste de la réforme proposée.

Y sont présentés « les contenus des unités d'enseignement, la progression de l'apprentissage par phase et les directives pour l'implantation des nouvelles méthodes pédagogiques ». La division des matières enseignées demeure la même et on conserve l'approche par système en vigueur depuis l'ouverture de la Faculté. Cependant, les « systèmes et appareils » deviennent des « unités ». De même, le contenu du programme de quatre ans demeure essentiellement le même à la différence toutefois qu'on souhaite accentuer l'orientation vers la communauté et le développement de l'approche humaniste. Ces deux derniers objectifs seront toutefois mis en veilleuse lors des premières présentations, de crainte d'indisposer les professeurs, surtout ceux de sciences fondamentales, qui craignent, non sans raison, une orientation trop marquée vers les dimensions sociales de la médecine. Du reste, « des ressources limitées ne permettent pas de faire tous les virages à la fois ». En plus, il faut compter sur les résistances de plusieurs professeurs qui se manifestent déjà.

Dans l'ensemble, en supposant une réduction de 30 % de la durée des anciennes unités, les modifications proposées sont les suivantes :

- une réduction importante du contenu de l'ancienne première année de sciences fondamentales, qui se transforme en une unité de biologie médicale de onze semaines, les autres contenus de sciences fondamentales devant être intégrés aux quatorze unités subséquentes ;
- l'ajout d'un stage d'immersion clinique [et d'un stage d'apprentissage en communauté en 2e année] ;
- la modification de la séquence des unités d'enseignement : l'intégration des sciences fondamentales aux problèmes ; l'introduction de périodes pour l'étude de problèmes prioritaires de santé ; l'ajout de deux nouvelles unités, une consacrée au processus *croissance-développement-vieillissement,* l'autre aux maladies infectieuses ; et la définition d'une unité d'intégration de douze semaines pour l'étude de problèmes multidisciplinaires.

Autres conséquences, l'externat est prolongé de douze semaines, la durée des stages est modifiée et deux stages obligatoires sont ajoutés : santé communautaire et médecine de famille-soins aigus de première ligne.

L'apprentissage par problèmes

Cependant, le cœur de la réforme en cours d'élaboration touche les méthodes d'enseignement qui seront passablement transformées et qui devront permettre : a) une meilleure intégration des sciences fondamentales et cliniques par des habiletés cliniques liées au contenu des apprentissages d'une unité, b) une approche analytique des problèmes en tenant compte des aspects bio-psycho-sociaux et préventifs, c) une représentation adéquate de tous les âges de la vie d'une personne dans le choix de chaque unité. C'est ainsi que l'apprentissage par problèmes (APP) devient la clé de voûte de la réforme.

Cette approche constitue une transformation radicale des méthodes d'enseignement : à la transmission des connaissances se substitue désormais l'acquisition de connaissances, à l'enseignement centré sur le professeur se substitue un enseignement centré sur l'étudiant, à une évaluation purement

« sanctionnelle » s'ajoute une évaluation formative. De plus, le programme est désormais structuré en fonction de l'intégration des disciplines où, dans la séquence cognitive, l'application des données se fait corrélativement à l'assimilation des faits et des théories. Autre nouveauté, la détermination des sujets de cours ne se fait plus seulement par le professeur et les étudiants contribuent à définir les sujets d'apprentissage. En conséquence, le rôle du professeur, qui devient ainsi un tuteur, est profondément modifié puisque les leçons magistrales font place à des apprentissages en petits groupes. On revient de fait à la méthode socratique, à une sorte de maïeutique, où le tuteur fait « cheminer l'étudiant en le questionnant[34] ».

L'apprentissage par problème, utilisé durant les premières années du cours de médecine, devient ainsi « la pierre angulaire, le levier pour réaliser l'acquisition de la partie théorique ». En somme, comme le souligne le Dr Dumais, le défi à relever est de « passer d'un programme traditionnel à un programme avec révision complète des objectifs et du contenu ». Rien de moins ! L'APP exigeant des locaux plus petits pour accueillir les groupes restreints d'étudiants, même les espaces d'enseignement devront être modifiés au détriment des quatre petits amphithéâtres construits au début des années 1960 qui sont menacés de destruction. Bref, il s'agit d'une véritable révolution pédagogique ! Et on ne dispose que de seize mois !

Une démarche planifiée

Tout est à faire en même temps : préparer la formation pédagogique des professeurs, préciser les phases d'implantation, énoncer les problèmes, mettre en place les unités, construire les locaux, modifier les modes d'évaluation, assurer la motivation des partisans, convaincre les récalcitrants et obtenir l'approbation des autorités universitaires. Naturellement, cela soulève d'énormes inquiétudes chez les professeurs, les étudiants et même chez les membres de la direction. Comment peut-on être sûr de son efficacité et, surtout, de sa viabilité ? Il faut presque en faire une profession de foi, même si tout le processus de « fabrication du programme » s'est fait avec la plus grande participation possible des membres de la Faculté et même si les Prs Des Marchais et Dumais s'efforcent de fournir les outils nécessaires aux futurs tuteurs.

Un professeur de Maastrich, spécialiste de la pédagogie médicale, le Dr Henk Schmidt, est embauché temporairement pour initier les enseignants à la méthode d'APP et pour expliquer et « modeler » le rôle de tuteur[35]. Leur formation est essentielle pour assurer la réussite de la réforme. On embauche aussi, pour l'année 1986-1987, Mme Monique Chaput, « une consultante en éducation des adultes pour le programme des tuteurs[36] ». Il faut aussi modifier les modes d'évaluation qui reposaient trop largement sur la mémorisation des données. On fait appel à une spécialiste de la Southern Illinois University School of Medicine, la Pre Christine Nu Viet Vu, qui travaille avec l'un des pionniers de l'APP, le Dr Howard Barrows[37]. Ce dernier avait publié, en 1985, une importante étude : *How to Design a Problem-Based Curriculum for the Preclinical Years*[38]. La caution de quelques invités de marque ne peut que faciliter l'adhésion des sceptiques à cette réforme.

En juin 1986, on démarre la préparation des unités d'APP de la première année. Le nouveau programme repose dorénavant sur les efforts du corps professoral où spécialistes des contenus en sciences cliniques et fondamentales mettent en marche, avec l'aide des Prs Grand'Maison et Iglesias et certains « promoteurs » du projet, de nouveaux « comités d'unités ». La démarche est complexe et fortement structurée :

> Dans le but d'accroître la visibilité du projet de réforme et de motiver chaque groupe d'enseignants à y contribuer, la Faculté décide de procéder à des « lancements » pour mettre en marche les comités d'unité. C'est ainsi que ces comités sont conviés, douze à quinze mois avant le trimestre qu'ils ont à révolutionner, à une rencontre à la fois informative et sociale où sont expliqués le mandat et les étapes de construction de l'unité. Trois lancements ont lieu au cours de 1986-1987. Chaque fois, le doyen invite les enseignants à développer un programme de grande qualité. [...] Après le lancement, ils sont invités à participer à un atelier d'un jour sur la construction de problèmes. Leur production est suivie de près par un Comité de validation. Ensuite le Comité de coordination du programme en vérifie non seulement le contenu, mais la structure et la cohérence par rapport à l'APP et aux principes philosophiques de la réforme. Chaque responsable d'unité doit justifier ses choix, expliquer sa séquence de problèmes et apporter les modifications qui s'imposent. Cette façon de travailler sera privilégiée tout au long de l'implantation de la réforme.

De son côté, le doyen Pigeon entreprend une série d'actions pour faire reconnaître le nouveau programme, ce qui ne laisse aucune équivoque sur sa volonté politique de la mener à terme. La démarche est entreprise au sein de son cabinet qui l'entérine officiellement en janvier 1987, puis auprès de l'Assemblée des directeurs de départements et de services (ADDS), organisme non officiel ayant un rôle consultatif auprès du doyen, mais qui joue toujours un rôle important. Les directeurs expriment tout de même

« leurs inquiétudes sur ce nouveau système qui risque d'hypothéquer le temps des professeurs, de nuire aux programmes de formation postdoctorale, de compromettre la recherche et d'entraîner une forte diminution de la pratique clinique et des revenus de la Société des médecins[39] ».

Le dossier suit son cours à l'Assemblée facultaire puis au Conseil de la Faculté où les étudiants craignent que leurs collègues ne fassent les frais de cette « expérimentation ». À la direction de l'Université, les choses se passent tout de même assez bien même si le recteur, qui procède à des coupures budgétaires et craint une augmentation des coûts du programme, n'est guère favorable à cette réforme. Il donne son accord au doyen, mais, précise-t-il, « je ne vous donnerai pas un sou de plus[40] ». C'est fort ennuyeux, car on sait qu'il coûte moins cher de mettre un professeur dans une classe de cent étudiants que d'embaucher un tuteur chargé de dix étudiants. Cependant, le doyen obtient au moins que l'Université annule les coupures prévues et maintienne sa part de financement de la Faculté. C'est mieux que rien ! Reste à franchir le Conseil universitaire qui risque de transmettre le dossier au Conseil des Universités si la réforme est considérée comme une modification majeure du programme. Heureusement, le vice-recteur à l'enseignement, Jean-Guy Ouellet, en juge autrement au bénéfice de la Faculté. Finalement, la dernière instance, le Conseil d'administration, « donne le feu vert[41] » en avril 1987.

Pendant que s'effectuent les démarches du doyen Pigeon pour la reconnaissance officielle du programme, tout est mis en branle pour en assurer son implantation à la rentrée d'automne 1987. En ce qui concerne l'aspect budgétaire, c'est l'alerte générale à la Faculté ! Le doyen renvoie les P^rs^ Des Marchais, Dumais et les autres à leur calculatrice, car il est impératif d'évaluer les coûts de la réforme et de limiter le nombre de tuteurs. Du reste, une augmentation rapide et élevée de la contribution de la Société des médecins la mettrait en péril. Une première analyse montre que le système traditionnel totalise 1645 heures de cours pour les deux premières années alors que les tutoriaux d'APP en exigent 4880[42]. On se dirige, en apparence, vers un énorme déficit. On se rend vite compte cependant que la réforme des stages de 3e et 4e années diminue les coûts, ce qui fait en sorte qu'au bout du compte la Faculté réussira « à financer l'implantation du programme d'APP, sans injection de nouvelles ressources[43] ».

Les ateliers et les réunions se multiplient au cours de l'automne 1986 et de l'hiver 1987 et on ne lésine pas sur les moyens, d'une part, pour assurer la compréhension de la philosophie et de l'organisation de la nouvelle approche pédagogique et, d'autre part, pour la tester sur de petits groupes d'étudiants. Chaque département et chaque service sont l'objet d'une rencontre. Au point qu'on ne parle plus que de cela sur le campus Est.

Un atelier sur l'APP, animé par le Dr Schmidt, est tenu du 24 au 26 novembre à Compton. Il marquera l'imaginaire de l'institution au point qu'on les dénommera les « ateliers Compton ». On ne se surprendra pas que l'assemblée facultaire, qui se tient le 1er décembre 1986, soit essentiellement axée « sur l'implantation du nouveau curriculum[44] ». Le 10 février 1987, le Pr Des Marchais rencontre à nouveau l'Assemblée, désormais présidée par le Pr Daniel B. Ménard, pour y « expliciter le contenu et le déroulement du nouveau curriculum[45] ». L'annonce de cette rencontre parue dans le mensuel *La Faculté* résume bien l'atmosphère qui règne alors à la Faculté :

> Enfin !.. La grande finale, la présentation en tenue de gala... Jacques Des Marchais va déballer devant nous ce qui se cache dans la boîte noire du curriculum des prochaines années. Le commencement de la fin pour certains ; pour d'autres, le début d'une ère nouvelle remplie de potentiel et de risques. [...] Beaucoup d'inquiétudes sont véhiculées dans les corridors à propos du nouveau curriculum.

Certes, mais encore faut-il que ceux qui les véhiculent assistent aux assemblées et expriment leurs doléances. Ce qui ne semble guère le cas :

> Une certaine réussite puisque le tiers des professeurs PTG étaient présents. Mais un passif énorme aussi, créé par la majorité silencieuse des PTG et par l'absence quasi totale des professeurs d'enseignement clinique. S'agit-il d'une acceptation tacite de l'échéancier de septembre 1987 ? À l'actif de la rencontre, on a appris que certaines phases (sciences neurologiques et psychiques) sont déjà très avancées dans leur planification de l'apprentissage par problèmes. [...] Bref, un drôle de bilan : pessimiste à première vue, mais prometteur quand on se donne la peine de changer son angle de vision. Perspective biaisée ? Réalité ? La prochaine rentrée va permettre de tirer une conclusion plus factuelle.

En effet ! Et déjà, elle s'amorce avec une bonne nouvelle. Le service d'admission annonce un taux de réponses positives « très significativement plus élevé » que par les années passées. Comme le souligne le Pr Ménard, certains y voient du « déjà vu » en se remémorant le magnétisme qu'avait exercé le modèle de la Faculté au cours de la première décennie de son fonctionnement[46]. Il arrive, en effet, que l'histoire tourne en rond ! Autre élément positif, le président de l'Assemblée facultaire, non sans quelques inquiétudes, se rallie à la réforme : « notre crédibilité étant irrémédiablement engagée, et confiant que nous saurons relever ce défi, que vienne septembre[47] ! » écrit-il. Même ton dans la suite du bulletin : « Comme à Monte Carlo, les jeux sont faits : les divers paliers de la structure administrative de l'Université de Sherbrooke ont accepté le nouveau programme. Cessons donc alors de nous tordre les tripes sur le bien ou le mal-fondé de l'aventure. On plonge le 28 août. » Cette fois, on peut dire qu'on ne laisse rien au hasard !

Il faut donc assurer la réussite de cette rentrée historique. L'introduction du programme est coordonnée par le Pr Iglesias avec la participation du Pr Grand'Maison. L'étudiant est alors familiarisé avec les objectifs et le fonctionnement du programme, avec l'APP, et avec les ateliers « style Compton » où il « apprend à apprendre ». Quant aux professeurs, un programme de formation pour tuteurs se tient les 26 et 27 août, lequel est suivi, deux semaines plus tard, d'un laboratoire de travaux pratiques. Durant l'année 1987-1988, le nombre de participants à ce type de programme s'élève à soixante-douze. Se mettra en place par la suite un système de formation continue des tuteurs.

Les débuts de la réforme

Le 1er septembre 1987, cent étudiants de la première cohorte constituent les « cobayes » de cette formidable réforme. Or s'ils sont doués et dotés d'une bonne faculté d'adaptation, ils font aussi l'objet d'une attention spéciale et « sont gâtés [...] comme un premier enfant ». On marque cette étape importante en reprenant la traditionnelle photographie de classe qui regroupe le cabinet du doyen et la première cohorte.

S'amorce ainsi la première phase expérimentale qu'il faut suivre de près. Une telle réforme, malgré la rigueur de son cheminement et la planification de sa démarche, demeure une entreprise empirique. Il faut une forte dose d'adaptation. Des résistances demeurent au sein du corps professoral, notamment du côté des sciences fondamentales. L'unité de biologie médiale demeure un test important, car les professeurs « ont accepté à contrecœur d'assumer le rôle de tuteur[48] ».

> La matière enseignée dans l'unité n'est pas intégrée et ne semble pas liée aux réalités cliniques. Traverserons-nous cette étape ? Certains disent aux étudiants « qu'ils n'apprennent rien avec cette méthode d'APP ». Par contre, d'autres s'émerveillent : « Ils sont incroyables, ces étudiants. Auparavant, je leur enseignais pendant quinze heures ; ils ne posaient que des questions banales. Cette fois, je n'ai construit qu'un seul problème. Je les ai vus

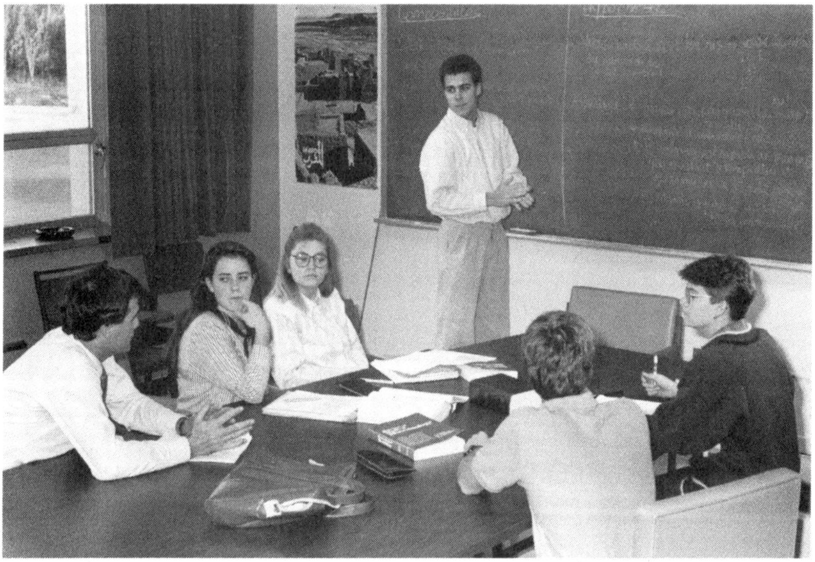

Enseignement en petit groupe selon la nouvelle méthode d'apprentissage par problèmes, 1988. (AUS)

balbutier au premier tutorial, puis partir étudier pendant deux jours. Lorsqu'ils sont revenus, quelles questions intelligentes ils ont soulevées ! Ils avaient plus appris qu'en 15 heures de leçons magistrales ! » Puissance d'une méthode pédagogique qui permet aux étudiants d'apprendre la matière et d'en discuter intelligemment.

En ce premier trimestre, la réforme est loin d'être acquise et les débuts sont difficiles. Les étudiants se font dire « qu'il leur faut apprendre en dix semaines ce que leurs prédécesseurs ont appris en un an ». Malgré les efforts intensifs pour expliquer l'APP, un net problème de perception des objectifs cognitifs se pose toujours. La méthode est certes implantée, « mais la construction du programme, surtout celle des problèmes, laisse à désirer[49] ».

Le démarrage est dirigé d'en haut, sous la gouverne du vice-doyen et du directeur de programme, le Pr Dumais. Heureusement, le projet qui avait été animé par un petit groupe « d'innovateurs » et qui avait gagné peu à peu de nouveaux adeptes est bientôt récupéré « au fur et à mesure de son implantation » par les responsables sur le terrain. La direction leur laisse assumer davantage de responsabilités et encourage les initiatives tout en conservant un certain regard sur les actions qui sont entreprises. Les

P^rs^ Des Marchais et Dumais tiennent « à assurer une certaine orthodoxie par rapport au projet initial » et s'efforcent d'éviter les dérives vers un enseignement magistral. Malgré les difficultés inévitables dans ce genre d'entreprise, la plupart des professeurs « se laissent prendre par l'ambiance de cette grande entreprise[50] ».

Et elle se complique du fait que l'on souhaite établir une cohérence entre les années précliniques et la phase d'externat qui termine la formation. Il apparaît évident qu'une telle réforme en amont doit être poursuivie en aval par l'implantation de nouvelles méthodes de formation clinique. Or, contrairement à l'APP, les modèles qui pourraient guider la réforme de la pédagogie clinique prédoctorale sont rares. En effet, depuis un quart de siècle, les programmes d'externat demeurent relativement traditionnels. Il est vrai que les hôpitaux qui assument cette formation sont autonomes et hétérogènes avec pour conséquence que « les spécialistes de la pédagogie médicale y ont peu d'influence ». À Sherbrooke, il sera plus facile d'y instaurer « les principes directeurs qui ont nourri la réforme du programme », même si cela implique des modifications importantes des méthodes d'enseignement au sein de services cliniques. Or pour les professeurs, qui ont aussi à répondre à une importante demande de soins, ce sera une charge supplémentaire. Pas question donc de leur imposer une réforme rapide. On dispose de dix-huit mois avant que la première cohorte issue de la réforme n'entreprenne son externat.

En avril 1988, le Pr Des Marchais confie cette lourde tâche au coordonnateur de l'externat, le Pr Bernard Charlin, qui pourra néanmoins profiter d'un comité de travail, qu'il dirige, qui sera composé « d'innovateurs pédagogiques » et de « leaders d'opinion » provenant de plusieurs services cliniques[52]. Une « stratégie d'adaptation progressive permettra d'implanter des exigences pédagogiques qui s'arriment avec celles du programme préclinique. Ainsi, et dans la même veine philosophique que l'APP, sont introduites, durant cette phase, des activités d'apprentissage au raisonnement clinique (ARC). Autour de celles-ci se greffent l'apprentissage par objectif, l'adaptation des méthodes d'évaluation en fonction des objectifs liés à la mesure des habiletés et du raisonnement clinique ainsi que l'aménagement de périodes d'auto-apprentissage qui demeure présent tout au long du parcours. La notion d'habiletés cliniques revêt deux composantes : la cueillette des données cliniques (questionnaire, examens physiques et de laboratoire) et la communication avec une forte dose d'humanisme (écoute, empathie, considérations des valeurs du patient)[53]. Aux stages de l'externat traditionnel, s'ajoutent des stages en

DE NOUVEAUX INSTRUMENTS D'ÉVALUATION

Pour réaliser en profondeur la réforme d'un programme, il fallait en modifier l'évaluation et la rendre congruente. C'était une tâche ardue qui a été guidée patiemment par le Pr Jacques-Étienne Des Marchais. Voici quelques instruments qu'il a adaptés avec ses collaborateurs :

QROC (question à réponse ouverte courte) : la question à choix de réponse était déjà largement utilisée. Il fallait l'adapter en y ajoutant des éléments pour tenter de mieux vérifier la capacité d'application. Les réponses sont courtes et standardisées.

QAP (question d'analyse de problème) : un bref scénario demande l'énoncé d'une hypothèse. Il est suivi d'une séquence de quelques éléments obligeant à des choix progressifs de réponses. La construction cherche à vérifier la capacité d'analyse.

EOS (examen oral structuré) : un problème est présenté à l'étudiant, l'invitant à présenter ses premières hypothèses. Il dispose ensuite d'une période de réflexion avant de revenir discuter de la résolution du problème. C'est une adaptation par le Pr André Plante du « triple saut » de McMaster pour le rendre plus structuré.

ECOS (examen clinique objectif structuré) : lors de cette méthode, l'étudiant parcourt une série de stations de courte durée (15 à 30 minutes chacune), dans le but de vérifier sa maîtrise d'objectifs de compétence clinique, dont les exigences ont été préalablement définies et structurées de sorte que l'examinateur ne fait que cocher une grille de réponses pondérées. L'exercice exige une large banque de patients simulés. Cette formule d'évaluation mise de l'avant par l'Université de Dundee en Écosse était encore en adaptation lors de l'implantation du nouveau programme. Elle est aujourd'hui d'usage courant à la Faculté. Le Pr Paul Grand'Maison et ses collaborateurs ont œuvré à sa diffusion entre autres aux examens du Collège des médecins du Québec[51].

santé communautaire, en médecine de famille et en soins aigus de première ligne. En filigrane de cette seconde réforme s'insèrent certains idéaux philosophiques de la Faculté : approche globale et humaniste des patients et saisie des besoins de santé de la population.

LES INNOVATIONS PÉDAGOGIQUES

La réforme de la formation prédoctorale avait obligé la Faculté à créer ou importer plusieurs innovations pédagogiques. Développées ou adaptées localement, elles étaient indispensables pour satisfaire aux objectifs du nouveau programme. Quelques-unes méritent une brève description. Des spécialistes réputés du domaine firent des séjours de formation à la Faculté, entre autres le Dr Jean-Jacques Guilbert et les P^{rs} Christine Nu Viet Vu et G.-R. Norman. Quatre autres de ces consultants reçurent plus tard un doctorat honorifique de l'Université de Sherbrooke pour leur contribution au domaine de l'éducation en sciences de la santé, soit les P^{rs} Henk Schmidt, Georges Bordage, Charles Boelen et H. Barrows.

Apprentissage par problème (APP)

Élaboré à l'Université McMaster, l'APP a été surtout diffusé par l'Université du Limbourg à Maastrich en Hollande. C'était encore une curiosité en 1986. Sherbrooke a adapté un modèle en dix étapes pour les étudiants et leurs tuteurs, un guide pour construire les problèmes à l'intention des professeurs, de nouvelles formules d'évaluation et un type d'atelier pour la formation des étudiants participants et des tuteurs. L'enseignant devient ainsi un facilitateur de l'apprentissage. À partir du modèle sherbrookois, les P^{rs} Jacques-Étienne Des Marchais, Bertrand Dumais et collaborateurs ont animé des centaines d'ateliers d'initiation à l'APP tant intra-muros qu'au niveau québécois, canadien et européen.

Apprentissage à la résolution de problème (ARP)

Ce modèle a été développé par le Pr André Plante. L'étudiant de 3e année, déjà familier avec les étapes d'APP, aborde d'abord seul l'étude d'un cas clinique complexe. De façon structurée, il en analyse les séquences pour faire le tri des indices, émettre des hypothèses et en déduire des objectifs d'étude. Après un travail individuel, le groupe de huit étudiants sous la direction d'un tuteur reprend l'analyse du problème et poursuit jusqu'à sa résolution.

Apprentissage au raisonnement clinique (ARC)

Cette méthode, inspirée des travaux du Pr J. Kassirer et adaptée par la P^{re} Martine Chamberland, vise à faciliter le développement du raisonnement clinique. Elle est utilisée durant l'externat. Il s'agit d'une étude de cas en petit groupe. Le moniteur y joue un rôle d'expert en processus. Pour imiter la démarche clinique, les informations ne sont livrées qu'au fur et à mesure des hypothèses, chacune étant émise par un étudiant à tour de rôle. Celui-ci doit raisonner à voix haute. Le groupe chemine de la collecte des données aux hypothèses diagnostiques et investigations appropriées pour établir un diagnostic différentiel et proposer un plan thérapeutique. Sous l'influence de Sherbrooke, cette activité a pris beaucoup de vogue dans les facultés de médecine francophones.

Apprentissage des habiletés cliniques

Le futur médecin doit acquérir l'art de la communication et pratiquer la collecte des données par questionnaire et examen. D'autre part, il doit développer des attitudes d'écoute, d'humanisme et d'empathie. Ces éléments étaient souvent mal intégrés dans un programme conventionnel. Le Pr Guy Lacombe a été le guide pour construire une unité longitudinale d'activités plus appropriées et en progression intégrée au déroulement de la formation préclinique.

Patients simulés

Déjà le Pr Daniel Blouin avait formé une équipe de patientes-professeures capables d'enseigner par elles-mêmes l'examen des seins, puis l'examen gynécologique aux étudiants. Ces séances fournissaient aussi une occasion de discuter sur les attitudes vis-à-vis de la sexualité. Parallèlement, un autre groupe prenait en charge l'examen génital mâle. Par la suite, une petite école de patients simulés a été progressivement mise sur pied. À partir de scénarios standardisés, des pseudo patients simulent des histoires de cas et se prêtent à des examens physiques. Ces techniques deviendront au fil des ans très populaires[54].

À la fin de la première session, le bulletin de l'Association facultaire est déjà fier d'annoncer, sous le titre « Sortons les trompettes », que les Prs Des Marchais et Grand'Maison ont volé la vedette à un congrès international des facultés de médecine, que l'American Association of Medical Colleges a envoyé ses félicitations à la Faculté pour son programme et que la réforme suscite un grand intérêt dans la région de Sherbrooke. Ce ne sont là que les préludes d'une reconnaissance internationale.

En effet, cette révolution du programme de médecine est unique en son genre dans le monde, et cela, à plusieurs titres. Primo, c'est la première fois qu'une faculté de médecine initie *de novo*, à partir d'une nouvelle cohorte d'étudiants admis, un tel nouveau programme d'études basé sur l'APP. Secundo, la Faculté de médecine de l'Université de Sherbrooke, même si elle a adopté un modèle qui existe déjà à McMaster ou à la Southern Illinois University, axé sur l'autonomie de l'étudiant et l'apprentissage par problèmes, a évité le piège d'appliquer une simple recette pédagogique pour instituer une véritable philosophie d'apprentissage qui oriente l'ensemble de la formation conduisant au grade de M. D., incluant l'externat, ce qui est alors inédit dans le monde médical. Malheureusement, le modèle sherbrookois prendra un certain temps à se faire reconnaître et on attribuera pendant un moment la primauté de ce modèle à l'Université Harvard, laquelle, à coups de millions de dollars, ne l'implante qu'en 1988, et encore, à titre d'expérience pilote parallèle à son ancien cursus. Une petite faculté avait devancé une géante. Quant à l'Université de Montréal, qui entreprit des démarches pour réformer son programme en 1988, celui-ci n'entrera en vigueur qu'à partir de la session d'automne 1993[55].

Quelques réformes départementales

Pendant que les énergies de la Faculté sont largement orientées vers cette importante réforme, le doyen s'efforce de répondre aux doléances du Conseil des universités et des comités d'agrément afin que la Faculté rationalise ses programmes d'études et établisse une meilleure structuration de ses départements[56]. Cette question réactive la difficile fusion des départements de physiologie et de pharmacologie qui avait été proposée en 1973, justement par le doyen Pigeon. Dix ans plus tard, la greffe ne prend toujours pas.

Peu avant l'arrivée du nouveau doyen, le Pr de Margerie avait formé un groupe de travail composé des professeurs Pierre Bourgaux, Jean-Pierre Caillé et Gilles Pigeon afin « d'améliorer le fonctionnement de ces deux disciplines » et, surtout, d'« évaluer l'à-propos du maintien, ou non, de la fusion de ces deux disciplines en un département[57] ». Or le rapport, remis le 13 juin 1983, recommande leur défusion afin de revitaliser ces deux secteurs au niveau de l'enseignement et de la recherche. Cette décision rencontre les vœux de la majorité des professeurs impliqués. Une résolution adoptée le 11 octobre 1984 entérine la création des départements de physiologie et de pharmacologie[58]. Cependant, le département de pharmacologie ne verra le jour officiellement qu'en 1987. On espère alors que ce dernier aura les coudées franches pour développer la pharmacologie clinique et ses programmes de maîtrise et de doctorat.

En 1986, émerge une nouvelle proposition visant à fusionner les départements de physiologie et de biophysique. Là aussi, on respecte une recommandation du Comité d'agrément des facultés de médecine du Canada qui souhaite un renforcement de la structure départementale des disciplines physiologiques où, au demeurant, les enseignements prédoctoraux et aux cycles supérieurs sont jugés excellents. Cette fusion respecte aussi les vœux du Conseil des universités qui insiste à nouveau afin que la Faculté rationalise ses programmes de 2e et 3e cycles en sciences de la santé. Le nouveau département de physiologie et de biophysique voit officiellement le jour le 1er juillet 1987 et est composé des professeurs « à appartenance majeure » : C. Galeano, F. Bessette, G. Bkaily, J.-P. Caillé, E. Ceretti, M.-D. Payet, O-.F. Schanne et W. Seufert[59]. Pour certains d'entre eux, qui sont des pionniers de la Faculté, il s'agit d'une quatrième modification administrative. Cette dernière sera plus stable, le département étant toujours en activité aujourd'hui.

Conjointement à cette réorganisation départementale, mais à l'opposé cette fois, le Conseil de la Faculté, à la suite de plusieurs recommandations des organismes d'agrément, décide, le 27 novembre 1985, de fusionner les départements universitaires de chirurgie cardio-vasculaire et thoracique, de chirurgie générale, de chirurgie orthopédique, de neurochirurgie, d'ophtalmologie, d'oto-rhino-laryngologie et d'urologie en un seul département composé des sept services mentionnés ci-haut[60]. Là aussi, un consensus s'est finalement établi avec les intéressés qui ont compris qu'il fallait réunifier les disciplines chirurgicales pour assurer une meilleure coordination « des programmes d'études, des initiatives de recherche et de l'excellence des soins[61] ». Cette modification correspond à une tendance, observée dans la majorité des facultés de médecine des États-Unis et du Canada, à regrouper les disciplines chirurgicales. La résolution à cet effet est adoptée par l'Assemblée des directeurs de départements et de services de la Faculté. Cette décision ne deviendra effective qu'à partir de l'année 1986.

Cette initiative est d'autant cohérente que le Conseil d'administration du CHUS avait créé le 27 octobre 1985 un département semblable composé des mêmes sept services. Un tel regroupement permettra aussi, souhaite-t-on, d'améliorer les échanges entre les professeurs et les étudiants et d'établir « un corpus de connaissances, d'habileté et d'attitudes commun aux spécialités chirurgicales[62] ». Il est vrai que le département de médecine, qui regroupe ses onze services depuis la fondation de la Faculté, remplit bien ses objectifs. Désormais, le poste universitaire de chirurgien-chef est aboli au profit d'un poste de directeur du département de chirurgie, dont le Pr Jean-Réal Brunet sera le premier titulaire. Il sera assisté, au comité de direction, des sept directeurs de services.

La construction de l'animalerie centrale

Outre les réformes dans ses structures départementales, la Faculté doit aussi répondre à de vives critiques qui fusent de partout concernant l'hébergement des animaux qui sont destinés à la recherche. Vieux problème qui remonte à 1969 au moment où l'administration de la Faculté avait déposé, sans succès, un projet de construction d'animalerie centrale. Jusque-là, on avait adopté un modèle temporaire d'animaleries associées à la gestion départementale. Trois ans plus tard, la direction de l'Université avait envisagé de réunir sous une même direction les services d'animalerie des facultés de médecine et des sciences. Les ressources financières de l'Université ne permettaient pas un projet plus ambitieux.

Douze ans plus tard, malgré de nombreux projets d'aménagement d'une animalerie centrale et plusieurs rapports accablants des comités d'évaluation, on se retrouve toujours à la Faculté de médecine avec huit animaleries dispersées sur huit étages de l'aile 4, alors qu'on ne compte que sept animaliers, ce qui provoque, lors d'absences imprévues, « des ennuis considérables[63] » . La situation est telle que le Comité d'agrément des facultés de médecine du Canada, le Liaison Committee on Medical Education (LCME) et le CRMC formulent des rapports sévères qu'on peut résumer comme suit : surpeuplement des salles d'hébergement, contrôle inadéquat de la qualité de vie, ventilation déficiente, gestion fragmentée et inefficace, vétusté des locaux et entretien difficile. Même le Conseil canadien de protection des animaux, à la suite d'une visite en 1978, souligne les nombreuses déficiences des installations[64]. Bref, la situation est claire : « on construit ou la Faculté perd son agrément[65] ».

L'année suivante, le doyen d'alors, le Pr de Margerie, confie à un comité présidé par le Pr Elena Ruiz-Ceretti la tâche de préparer un dossier susceptible de convaincre l'Université, puis les ministères, de la nécessité de construire une animalerie centrale. L'Université accepte de s'y engager et elle embauche un consultant de la Faculté des sciences de la santé de l'Université d'Ottawa pour l'élaboration d'un projet qui évalue les espaces appropriés, les normes techniques, etc. Le projet est en marche, mais il faut trouver le financement nécessaire. En 1983, le doyen Pigeon confie à son vice-doyen à la recherche, le Pr LeBel, le mandat prioritaire de mener le projet à terme[66].

Il jouit par ailleurs de la « collaboration exceptionnelle » du vétérinaire Michel Talbot, directeur des animaleries[67], qui partage son temps entre la Faculté de médecine et la Faculté des sciences. De même, le chef animalier en poste depuis 1965, Paul Bilodeau, est mis à contribution. On peut compter aussi sur celle du directeur du service de l'équipement de l'Université, Luc Lamoureux. Heureusement, car la tâche ne sera guère facile, notamment en ce qui regarde l'obtention du financement nécessaire des autorités gouvernementales qui hésitent à investir dans ce genre de projet peu populaire. Pourtant, l'agrément que reçoit la Faculté en 1985 pour une période de cinq ans est toujours conditionnel à celui du Conseil canadien de la protection des animaux[68].

Un premier scénario, élaboré en août 1985, prévoit deux possibilités au coût similaire d'environ 3 millions de dollars : la construction d'un nouveau pavillon ou le réaménagement d'une partie de l'aile IV et la construction d'une annexe. On optera pour la première solution qui permet de conserver les espaces d'enseignement de l'aile IV. Trois sections sont prévues : une section administrative, une section d'hébergement et une section des services qui logera les salles d'opération, la radiologie, la médecine nucléaire, le laboratoire et la pharmacie. On y prévoit vingt pièces pour les rongeurs, deux pour les chats, trois pour les chiens, trois pour les lapins et les cobayes, sept pour les moutons et une grande pièce pour les primates[69]. En somme, on triplera les espaces disponibles. Avec un projet de cette envergure, on s'assure que l'animalerie répondra aux exigences du Conseil canadien de protection des animaux et aux exigences du LCME.

On élabore un échéancier quelque peu optimiste : un appel d'offres est prévu pour 1986 et le début des travaux pour le printemps 1987. En fait, il faut attendre le plan quinquennal d'investissement du ministère de l'Enseignement supérieur et de la Science pour la période 1987-1992 avant que les fonds ne soient disponibles[70]. Après avoir reçu l'aval nécessaire des autorités universitaires et gouvernementales, les travaux de construction au coût de 2 millions de dollars ne débuteront finalement qu'en 1989. Il était temps, car les activités de recherche se dirigent vers une période de forte croissance. L'agrément de la Faculté n'est plus guère menacé.

Le développement de la recherche : forces et faiblesses

La construction de l'animalerie, qui n'est pas un luxe dans les circonstances, répond à des activités scientifiques qui profitent des initiatives mises en place par le Pr de Margerie. Le fonds de dotation permet de maintenir en place des chercheurs menacés par les restrictions budgétaires de l'Université et de faciliter le recrutement de jeunes chercheurs. Quant aux bourses du CRMUS, elles permettent, en les attribuant au mérite, de rendre les salaires des chercheurs-boursiers plus compétitifs dans un contexte où les rémunérations sont plus élevées de 10 % à 15 % dans les autres universités. Autre point positif, la variété des programmes de 1er cycle, tels la microbiologie ou la biochimie, permet à la Faculté de freiner l'hémorragie de ses cohortes d'étudiants gradués, ce qui fait que « les chercheurs de Sherbrooke sont dans une situation privilégiée par rapport à d'autres institutions[71] ». De même, semble-t-il, pour la qualité des services d'atelier offerts pour la réparation ou l'entretien des appareils scientifiques. Ce sont là de nettes améliorations depuis le début des années 1980.

Cependant, le Comité de la recherche, composé des Prs Diego Bellabarba, Pierre Bourgaux, Domenico Regoli, Marcel Bastin et Serge Bélisle, unit ses efforts à ceux du doyen et du vice-doyen à la recherche et aux études avancées pour poursuivre dans cette voie et surtout pour corriger à plus ou moins long terme les faiblesses de la Faculté en matière de recherche. Si l'on croit le rapport préparé en 1987 par le président de l'Assemblée des chercheurs et Comité de la recherche, le Pr Marcel Bastin, à certains niveaux, elles sont nombreuses et méritent qu'on y apporte des correctifs.

On y souligne la difficulté de conserver les chercheurs qui bénéficient de contrat à terme, lesquels, faute de sécurité, « entrevoient difficilement la perspective de faire une carrière en recherche à la Faculté[72] ». En une période où le développement de la recherche s'accélère dans les institutions médicales québécoises, il s'agit d'un problème sérieux qui peut mettre en péril certains axes prometteurs de recherche. En corollaire, le recrutement des chercheurs est aussi plus difficile en raison de la forte compétition, du prestige de certaines facultés et « de la situation géographique[73] » qui désavantage Sherbrooke. Les budgets de soutien soulèvent des problèmes dans la mesure où ils sont jugés insuffisants et « éparpillés » au détriment des programmes forts et des secteurs productifs. Enfin se pose toujours l'importante question de la fréquentation des programmes de 2e et 3e cycles. On souhaite prendre certaines mesures pour augmenter les cohortes, qui stagnent entre 45 et 50 entre 1982 et 1987, afin de mieux légitimer les programmes offerts.

Le Pr LeBel dépose à cette fin un projet qui envisage diverses solutions pour attirer les étudiants : bourses de recherche, nouveaux programmes de bourses pour des stages d'été, etc. Il est dans l'ensemble bien reçu par l'Assemblée des chercheurs, mais elle propose d'autres correctifs. Aussi insiste-t-on sur l'urgence de freiner le départ des chercheurs et d'augmenter le recrutement des chercheurs compétents. On reproche aussi le manque de coordination entre « l'admission en médecine et celle aux études avancées », ce qui permettrait d'éviter le recrutement d'étudiants en 3e année au bac. en sciences ou pis encore les étudiants déjà inscrits aux études avancées à la Faculté de médecine. En somme, on souhaite que le développement de tous les programmes soit fait « de façon cohérente[74] ».

De nouveaux services pour les régions éloignées

Outre ce nouvel espace offert aux chercheurs, la Faculté avait poursuivi ses efforts pour améliorer ses offres de service aux étudiants, aux patients et aussi aux régions éloignées. À partir de janvier 1985, la Faculté et le CHUS donnent suite à une demande de jumelage adressée par les omnipraticiens des villes de Schefferville, Gagnon et Fermont. Afin de faciliter la pratique médicale dans ces régions éloignées, le directeur de l'enseignement continu, le Pr Bertrand Dumais, pilote la mise en place de conférences téléphoniques qui font suite à celles que la Faculté avait établies avec des médecins de l'Abitibi et du Nouveau-Brunswick. Par ailleurs, les médecins de ces trois municipalités pourront effectuer des « mini-résidences », notamment en obstétrique[75]. De cette collaboration naîtra l'idée d'y organiser des stages pour les résidents en médecine familiale.

Le 25e anniversaire de la Faculté : des festivités assombries

Au moment où la Faculté se prépare à fêter le 25e anniversaire de sa fondation sous la présidence du Pr de Margerie, elle subit les effets de réduction des effectifs médicaux avec des cohortes d'étudiants aux études prédoctorales qui subissent la première baisse de son histoire. En incluant les hausses des internes et des résidents inscrits dans vingt-sept programmes, les étudiants en médecine constituent tout de même 70 % de ses 1132 étudiants en 1986-1987[76]. Malgré certains efforts de diversification — notamment avec son programme en sciences infirmières qui avait accueilli un sommet de 168 étudiantes l'année précédente, mais qui connaît lui aussi un léger déclin jusqu'au tournant des années 1990 —, elle demeure très largement orientée vers la formation médicale. Heureusement, son programme de premier cycle en biochimie atteint des sommets avec 51 étudiants, ce qui augure bien pour le recrutement futur aux études graduées. Quant à son programme de santé communautaire, qui est encore tout nouveau, il est lui aussi déjà en perte de vitesse avec à peine huit étudiants contre 15, quatre ans plus tôt[77].

Croissance des cohortes étudiantes (nombre absolu) 1980-1990

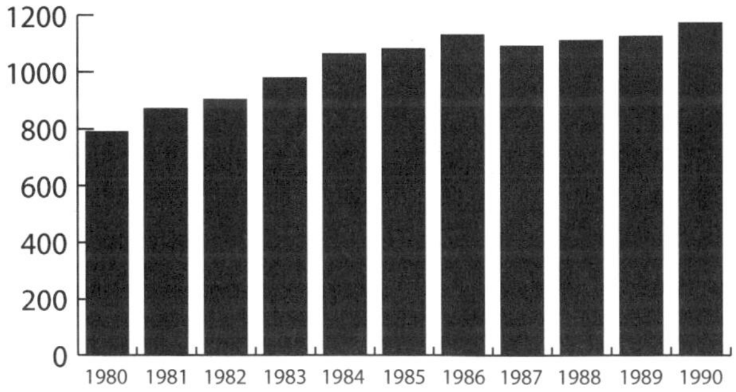

Cohortes étudiantes au département des sciences infirmières 1980-1990

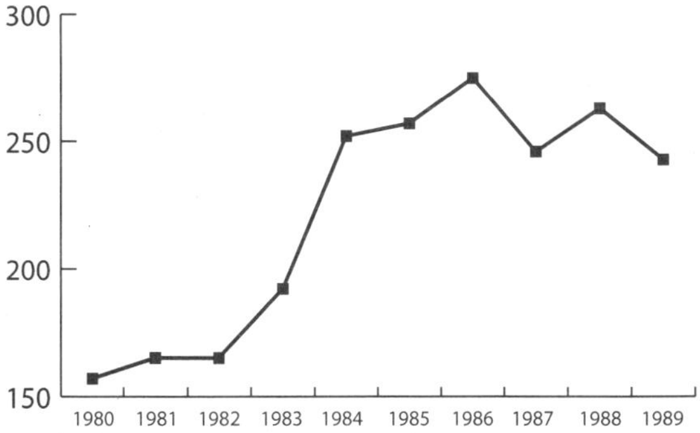

Mais au-delà de ces statistiques, il faut mesurer les progrès accomplis à l'aune de certains éléments quantitatifs. C'est ainsi qu'en 1985, les résultats des étudiants de la Faculté, à l'examen d'aptitude du Conseil médical du Canada, se situent au-dessus de la moyenne canadienne, notamment en médecine, en obstétrique-gynécologie, en pédiatrie, en chirurgie et en médecine préventive[78]. On espère tout de même que la réforme du programme qui est en cours d'élaboration donnera des résultats supérieurs. À cet égard, les activités du 25e anniversaire sont une bonne occasion pour le Pr Des Marchais de présenter aux anciens les méthodes pédagogiques préconisées et les caractéristiques du futur programme. Ce qui soulève des inquiétudes dans l'auditoire, notamment en ce qui regarde « la capacité d'adaptation des étudiants et la résistance des professeurs au changement[79] ».

C'est aussi l'occasion pour le doyen Pigeon de mesurer l'immense chemin parcouru et surtout de souligner « les efforts des nombreux professeurs pour créer tous ces programmes et pour assurer la valeur académique et l'originalité sherbrookoise selon les besoins de la société[80] ». Bien des choses ont en effet changé depuis l'ouverture de la Faculté en 1966. L'instauration de l'assurance-maladie universelle, la croissance de la bureaucratie et le resserrement des contrôles gouvernementaux, l'accroissement des soins de première ligne dans les centres hospitaliers, le développement des soins spécialisés et ultraspécialisés, l'apparition des CLSC, l'émergence des préoccupations environnementales et sociales en médecine, le développement fulgurant des technologies biomédicales, l'arrivée constante puis accélérée des femmes en médecine, l'ouverture vers les sciences de la santé, etc. ont passablement transformé le paysage sociomédical de la société québécoise.

À bien des égards, la Faculté a anticipé ces transformations, ce qui lui a valu une rapide « notoriété ». Difficile cependant de conserver certaines longueurs d'avance dans une société de forte concurrence et surtout d'uniformisation. Toutes les facultés de médecine se sont orientées vers une forme ou une autre de médecine sociale : la médecine de l'environnement à l'Université de Montréal, l'approche psychosociale des problèmes médicaux à l'Université Laval, l'approche familiale et communautaire à Sherbrooke. Si on ne peut plus guère innover sur le fond, les programmes étant de plus en plus standardisés, on peut innover sur la forme. C'est là l'une de ses marques de commerce, comme en témoignent les bouleversements annoncés par l'équipe du Pr Des Marchais.

Quant au doyen, il ne manque pas de souligner, avec élégance, les collaborations et les « critiques constructives de la part de générations successives d'étudiant(e)s qui ont contribué sans cesse à bonifier ces programmes[81] ». Différentes consultations ont permis de constater que les étudiants de la Faculté partagent certains idéaux de leurs professeurs, notamment en ce qui regarde l'accent précoce qui est mis sur l'aspect clinique et pratique en milieu hospitalier. S'ils souhaitent aussi une meilleure concertation entre infirmières, médecins, pharmaciens ou psychologues, ils reconnaissent que le CHUS a une longueur d'avance à ce niveau. À l'instar de leurs collègues des autres facultés du Québec, ils accueillent positivement l'arrivée massive des femmes en médecine ce qui constitue, à leurs yeux, « un apport positif, plus humain » à la médecine.

25e ANNIVERSAIRE DE FONDATION DE LA FACULTÉ DE MÉDECINE

La collation des grades du 10 octobre 1986, renouant après plusieurs années avec le décorum du corps professoral en toges, clôture de nombreuses manifestations scientifiques, professionnelles et culturelles qui ont marqué la célébration du 25e anniversaire de fondation de la Faculté de médecine.

À cette occasion, et à la recommandation du conseil de la Faculté de médecine, l'Université de Sherbrooke confère quatre doctorats honorifiques qui visent à souligner l'apport de la médecine francophone et anglophone à la naissance et la croissance de la Faculté. On choisit donc des personnalités qui se sont illustrées tant dans les domaines de l'enseignement et de la recherche que de la gestion et des activités professionnelles :

Dr Jean Bernard, médecin hématologue, chercheur, écrivain et éthicien, membre de l'Académie française, de l'Académie des sciences et de l'Académie de médecine de France ;

Dr Pierre Bois, médecin anatomiste, gestionnaire respecté, ex-doyen de la Faculté de médecine de l'Université de Montréal et président du Conseil de recherche médicale du Canada ;

Dr Frank N. Netter, médecin américain, éducateur et artiste, dont les illustrations médicales d'une qualité pédagogique exceptionnelle ont eu une large diffusion internationale ;

Dr Donald I. Rice, médecin de famille, ex-président et directeur général du Conseil d'administration du Collège des médecins de famille du Canada et premier président du Conseil de l'organisation mondiale des organismes nationaux de praticiens généraux et de médecins de famille[82].

Fidèle à sa philosophie, le président du comité des fêtes, le Pr de Margerie, privilégie les activités spéciales de nature académique : conférences, activités pédagogiques spéciales, journée porte ouverte, etc. Cette dernière activité permet d'établir un dialogue avec la population, de démystifier la science médicale et, éventuellement, d'attirer de futurs candidats. On profite aussi de l'occasion pour honorer les pionniers de la Faculté ainsi que les trois présidents du Conseil d'administration des hôpitaux de Sherbrooke qui ont appuyé la mise sur pied de la Faculté : Richard Germain de l'Hôtel-Dieu, Paul-Émile Bilodeau de l'Hôpital Saint-Vincent-de-Paul et David Breckenbridge du Centre hospitalier de Sherbrooke.

Une nouvelle menace de fermeture

Outre les festivités et les événements spéciaux qui accompagnent ce genre de commémoration et pendant que d'énormes efforts sont consentis pour élaborer la plus grande réforme du programme de médecine en Amérique du Nord, sinon dans le monde, se profilent à nouveau des rumeurs inquiétantes qui assombrissent quelque peu le climat. Celles-ci proviennent cette fois du fameux Rapport Gobeil issu des réflexions du président du Conseil du Trésor sous le gouvernement Bourassa, et qui porte sur la révision des fonctions et des organisations gouvernementales. Or une recommandation de ce rapport, qui ne passe pas inaperçue dans la région sherbrookoise, fait état de la fermeture éventuelle d'une faculté de médecine au Québec. Encore une fois, ce ne peut être que celle de l'Université de Sherbrooke. À moins que l'on ne songe à fusionner les deux facultés de médecine montréalaises. C'est peu probable... il faudrait un tel culot politique ! McGill paraît intouchable... Et pourtant !

Si l'on en juge par les réactions, la menace, cette fois, semble sérieuse. Le doyen Pigeon, visiblement irrité par l'improvisation évidente des « sages » qui ont pondu le rapport, réagit avec vigueur et ne manque pas de rappeler au gouvernement qu'il « a déjà fermé l'équivalent d'une faculté de médecine en imposant une réduction de 18 % des admissions en 1re année depuis trois ans, entraînant une diminution de 105 candidats québécois ». Aussi souligne-t-il, non sans ironie, « qu'ils ont appliqué une méthode courante dans l'industrie voulant que ce qui en apparence n'est pas payant disparaisse[83] ». L'élite régionale se mobilise et le maire de Sherbrooke, Jean-Paul Pelletier, monte aux barricades : « Nous allons frapper dur et fort[84] », promet-il à la une du quotidien *La Tribune.*

Autre réaction à souligner, celle du Dr Hubert Wallot, ancien étudiant à la Faculté et ancien leader du mouvement étudiant à l'Université. Dans une lettre ouverte publiée dans *La Tribune*, il souligne les facteurs singuliers qui ont présidé à la fondation et au développement de la Faculté :

> Un autre facteur, que j'appellerai, au sens large, « technologique », allait constituer un élément décisif dans cette aventure. En effet, la région de Sherbrooke ne sécrétait pas suffisamment d'élites médicales à elle seule pour pouvoir soutenir la création d'une faculté de médecine. Il y eut tout un regroupement progressif de jeunes médecins tant cliniciens que chercheurs en vue de créer une institution représentant une philosophie nouvelle où s'intégrerait la perspective clinique pédagogique, la perspective sociale et la perspective de la recherche. Si une pareille innovation avait pu être possible ailleurs, la

> Faculté de Sherbrooke n'aurait probablement pas vu le jour. Je ne cacherai pas que, personnellement, bien qu'admis ailleurs, j'avais choisi la Faculté de médecine de Sherbrooke à cause des espoirs innovatifs qu'elle représentait, tout en sachant que le citadin que je suis allait vivre dans un environnement rural à route non pavée à l'époque[85].

C'est donc la singularité de la Faculté qui doit la préserver de toute velléité de mettre fin à ses activités. De fait, le Dr Wallot espère qu'on évitera les « considérations impressionnistes sur la "faculté de trop" » en adoptant des critères objectifs d'évaluation de toutes les facultés, particulièrement « en terme de rendement social ». À cet égard, il pose un certain nombre de questions pertinentes :

> Comment les diplômés d'une faculté s'inscrivent-ils dans les objectifs de santé du Québec ? Quel est le taux de rétention des diplômés œuvrant dans le Québec ? Quel est le taux de dispersion des diplômés dans les régions périphériques du Québec ? Quel est le taux de diplômés œuvrant dans des pratiques progressistes[86] ?

À partir d'une telle approche, la Faculté de médecine de Sherbrooke ne serait guère menacée alors qu'en revanche, et c'est ce qu'il propose, cela pourrait aboutir à la conclusion qu'il faudrait plutôt fusionner les deux facultés montréalaises.

Pour saugrenue que puisse paraître une telle éventualité, le ministre Gobeil en fait état quelques semaines plus tard alors qu'il est de passage à Sherbrooke : « l'objectif visé par le Groupe de travail (diminuer le nombre de médecins et les coûts qu'ils génèrent à l'intérieur du système de santé) pourrait être atteint par d'autres moyens comme, par exemple, la fusion des deux facultés de médecine de Montréal[87] ». Voilà qui n'est guère de nature à rassurer la population estrienne. A-t-on vraiment, au Conseil des ministres, envisagé sérieusement la fusion de Montréal et McGill ? C'est peu probable. En revanche, la menace de la fermeture de la Faculté de médecine de Sherbrooke était réelle. Pour des raisons évidentes de stratégie politique, le gouvernement Bourassa n'ira pas jusque-là. Et cette fois, ce sera la dernière rumeur du genre. Les fêtes du 25e anniversaire ne seront pas gâchées et la réforme du programme pourra se poursuivre. En regard, des nombreuses menaces de fermeture, on peut se demander si la direction ne devrait pas faire de l'épée de Damoclès planant sur le campus Est, le symbole de la Faculté. Consciemment ou non, elle a toujours été une motivation supplémentaire pour l'orienter vers l'innovation et, comme le souligne le Dr Pigeon, « l'a toujours condamné à l'excellence ».

Un projet controversé : un réacteur nucléaire

Un autre projet, mais au sein du CHUS cette fois, suscite l'émoi de la région. En 1988, le directeur général, Normand Simoneau, annonce que le centre hospitalier envisage de se doter d'un mini-réacteur nucléaire. Ce projet est initié par Énergie atomique du Canada qui offre d'installer gratuitement un réacteur nucléaire, un *Slowpoke*, pour le chauffage des immeubles. La direction de l'hôpital universitaire est intéressée et le directeur du centre de recherche, le Pr Étienne LeBel, juge qu'il s'agit d'une opportunité pour utiliser cette technologie dans des domaines médicaux[88]. Aussi demande-t-on à Énergie atomique du Canada de modifier son réacteur nucléaire à cette fin. On espère ainsi faire d'une pierre deux coups : « réduire les factures de chauffage » d'Hydro-Québec qui sont en hausse et produire des isotopes radio-actifs « essentiels au diagnostic et au traitement de certaines maladies », ce qui consolidera la position avant-gardiste de l'institution en médecine nucléaire. On espère aussi que l'énergie ainsi disponible attirera des entreprises dans le parc biomédical qui est projeté depuis plusieurs années à proximité du campus. L'idée est peut-être intéressante sur le plan technologique et économique, mais elle ne suscite guère l'enthousiasme de la population régionale. Et il y a un hic !

Puisque le réacteur n'est pas conçu pour produire de l'air climatisé pour la période estivale, il faudra donc le mettre en état d'arrêt, ce qui risque de poser un problème de sécurité. En outre, le ministre des Ressources naturelles, John Ciaccia, qui s'oppose fortement à ce projet tout en étant sensible aux besoins en radio-isotopes, demande à Hydro-Québec de réviser à la baisse les tarifs offerts au CHUS et à Énergie atomique d'étudier la confection d'un réacteur moins puissant. Quant au député fédéral de Sherbrooke, Jean Charest, sa position est claire : il ne peut y avoir un tel réacteur sans des audiences publiques. Plus déterminante encore est l'opposition vigoureuse de la ministre et députée du comté de Saint-François, Monique Gagnon-Tremblay. Au sein du CHUS aussi, l'opposition s'organise sous la forme de la Coalition CHUS avec pour slogan « Continuer l'hydro, non l'uranium, pour notre sécurité[89] ». Enfin, même les départements de médecine nucléaire du CHUS et de la Faculté qui n'avaient pas été consultés s'opposent au projet[90].

Finalement, à la fin décembre 1988, le Conseil d'administration du CHUS, ayant à trancher entre des éléments scientifiques et des éléments politiques et sociaux, et devant une population très réfractaire à ce projet, annonce, par la voix de son président Jean-Roch Perron, qu'il renonce à regret au mini-réacteur. Pis encore, la solution de remplacement qui vise à doter l'institution d'un cyclotron aux fins de la recherche médicale est sérieusement compromise. Québec n'est guère enthousiaste à l'idée de financer cet appareil coûteux et le bâtiment pour le loger. On se contentera pour le moment d'une nouvelle animalerie.

Mission accomplie pour le doyen Pigeon et son équipe

En principe, le doyen Pigeon devait quitter son poste en 1987, mais la nomination d'un candidat de Montréal, qui ne peut se libérer avant l'année suivante, fait en sorte qu'on prolonge son mandat jusqu'au printemps 1988. Au terme de leurs mandats, le doyen Pigeon et ses collègues du cabinet ont toutes les raisons d'être fiers d'avoir réussi à orienter la Faculté vers une phase de stabilité financière, d'avoir consolidé ses orientations originales et, enfin, d'avoir initié, sur le plan pédagogique, l'un des grands virages qui feront la renommée internationale de la Faculté.

Le magnifique travail accompli par le doyen Pigeon durant ses trois mandats est largement reconnu au sein de la Faculté et de l'Université, comme en témoigne cet hommage rendu par le président de l'Assemblée facultaire, le Pr Daniel B. Ménard :

> Le moment est venu de reconnaître et d'applaudir l'infatigable bourreau de travail, le motivateur dynamique, le leader charismatique, l'apôtre de la pédagogie, l'orateur érudit à la verve captivante, l'administrateur chevronné, le penseur et le visionnaire qu'est le docteur Gilles Pigeon. Jamais n'aura-t-il raté une occasion de nous inculquer et nous faire partager sa grande fierté pour cette faculté qui est la nôtre[91].

Le rôle majeur joué par le Pr Pigeon dans le développement de la Faculté sera souligné de façon particulière sur la scène canadienne, en février 1991, lorsqu'il reçoit le prix Duncan Graham, l'un des honneurs les plus importants que le Collège Royal des médecins et chirurgiens du Canada puisse accorder, « en reconnaissance de sa contribution remarquable à l'éducation médicale[92] ». En effet, tous reconnaissent aujourd'hui que le Pr Pigeon a laissé une marque indélébile dans l'histoire de la Faculté.

CHAPITRE VII

Les décanats du Pr Michel Bureau

Vers un nouvel essor 1988-1995

Le candidat choisi pour remplacer le Pr Pigeon le 1er janvier 1988 est un professeur de pédiatrie de l'Université McGill, le Pr Michel Bureau, spécialiste en néonatalogie (pneumologie) et directeur du département de médecine respiratoire du Montréal Children's Hospital depuis 1982. Pour ce dernier, c'est un retour aux sources, car il est originaire de la ville de Sherbrooke et avait été professeur au département de pédiatrie avec une affiliation en pneumologie à la Faculté de 1974 à 1981.

Il n'a pas sollicité ce poste et l'offre du recteur le surprend quelque peu. Aussi décline-t-il l'invitation. La carrière du Pr Bureau est fructueuse à McGill et il ne souhaite pas quitter son poste pour « servir à titre de doyen ». Par ailleurs, la Faculté dont la « précarité apparente [...] est entretenue par les universités de la métropole[1] » le laisse songeur. Paradoxalement, ce sera McGill qui le convaincra de venir à Sherbrooke. En effet, lorsque les rumeurs de sa candidature parviennent à l'entourage professionnel du principal intéressé, il est convoqué successivement par le directeur du département de pédiatrie, le directeur général de l'Hôpital pour Enfants de Montréal et par le doyen de la Faculté de médecine de McGill. Tous trois s'efforcent de le retenir et au nombre de leurs arguments, ils évoquent les incertitudes qui plongeront Sherbrooke lors du futur partage des effectifs médicaux, des ressources, des chercheurs et des fonds de recherche. Sans doute s'efforcent-ils de conserver un jeune leader académique, vice-directeur scientifique de l'Institut de recherche et un chercheur parmi les plus subventionnés du Children's Hospital[2]. Cependant, leur pessimisme à l'endroit de la Faculté provoque l'effet contraire. Selon le Pr Bureau, très attaché à ses racines, ce discours a l'effet d'un provocation et il n'en faut pas plus pour le « convaincre de la valeur du défi » à relever[3]. Et puis, il

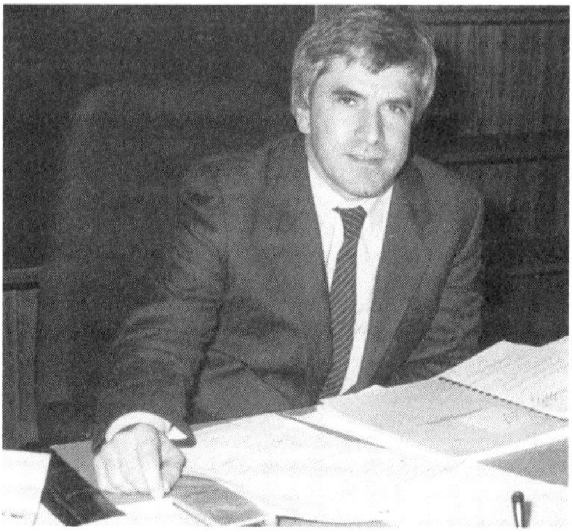

Michel A. Bureau, septième doyen de la Faculté de médecine, 1988. (AUS)

reçoit du Pr Pigeon l'assurance qu'il peut compter sur son appui, fort précieux pour un doyen « inexpérimenté » en début de mandat. À 41 ans, il est alors le plus jeune doyen d'une faculté de médecine en Amérique du Nord. Nommé en juin 1987, il est convenu qu'il n'entrera en fonction qu'à partir du 1er janvier 1988, ce qui lui permet de terminer ses engagements à McGill. C'est ce qui fait que depuis lors les doyens entrent en fonction le 1er janvier.

Depuis ses bureaux de McGill, le futur doyen consacre un à deux jours par semaine à préparer ce mandat de Sherbrooke. À la suite de consultations auprès des professeurs, des directeurs universitaires et hospitaliers, des leaders locaux et des personnes externes, il mijote déjà les trois axes majeurs qu'il développera à titre de doyen et ce, malgré les modeste moyens de la Faculté. À ses yeux, leur réussite permettra de renforcer sa spécificité et de lui donner les assises nécessaires pour la sortir définitivement de son « apparente précarité ».

Le premier axe de développement est la poursuite de la courageuse, voire téméraire, réforme de l'enseignement de la médecine léguée par le Pr Pigeon. Le second est le renforcement de la recherche et le ciblage de secteurs privilégiés qui permettront d'accroître le rayonnement externe de la Faculté. Quant au troisième axe, plutôt délicat, il consiste à sortir la Faculté des limites de Sherbrooke. En tant que Sherbrookois d'appartenance et de naissance, le Pr Bureau souhaite léguer à la population une faculté et un centre hospitalier universitaire dont l'influence s'est significativement élargie.

Pour ce premier décanat, il conserve quasi la même équipe qui entourait le Pr Pigeon. Seuls les Prs Côté et LeBel (en 1989-1990) seront remplacés par le Pr Tewfik Nawar au poste de secrétaire et vice-doyen aux affaires académiques et le Pr Marek Rola-Pleszczynski au poste de vice-doyen à la recherche et aux études avancées. La présence du Pr Des Marchais au poste de vice-doyen aux études permet par ailleurs d'assurer une continuité dans la poursuite de la réforme pédagogique. Nul mieux que lui peut assurer le suivi de cette réforme.

Du reste, son prédécesseur lui laisse une faculté de médecine bien établie qui repose, comme l'avait souligné le comité d'agrément en 1986, sur l'enthousiasme des professeurs et le sentiment « aigu » d'appartenance des internes et des résidents, et qui est prête à démarrer une réforme pédagogique d'envergure. Cela est rassurant pour le nouveau doyen qui, malgré les crises antérieures, peut toujours compter sur ce dynamisme qui a toujours caractérisé la Faculté. Durant la décennie 1980, les cohortes d'étudiants au programme prédoctoral s'étaient maintenues autour de 400, celles des études supérieures, en nombre absolu, autour d'une centaine. Cependant, le nombre de résidents avait presque doublé, passant de 165 à 295, ce qui fait que, combiné avec l'addition des sciences infirmières et, dans une moindre mesure, du diplôme de 2e cycle en santé communautaire, le total des étudiants s'était accru de plus de 300 étudiants de 1981 à 1988. Au niveau de la recherche, les efforts du Pr de Margerie s'étaient fait rapidement sentir entre 1980 et 1984, mais les subventions de recherche ont par la suite plafonné pour enregistrer une très légère baisse dans les quatre années suivantes. Dans l'ensemble, elle se compare très bien aux facultés de médecine nord-américaine.

C'est du moins ce que laisse entendre la dernière édition du Rapport Gourman pour l'année 1988, organisme qui classe les facultés de médecine à l'échelle nord-américaine. Il accorde à la Faculté une cote de 4,26, ce qui la situe tout de même dans la catégorie des très bonnes facultés et la place au 57e rang des 143 facultés que comptent le Canada et les États-Unis. Les deux premières du classement général sont Harvard et Johns Hopkins. Parmi les universités québécoises, McGill se classe au 5e rang, l'Université de Montréal au 14e et Laval au 23e. À l'échelle nationale, elle se retrouve tout de même à l'avant-dernier rang des facultés de médecine du Canada[4]. Elle aurait pu obtenir un meilleur classement, car les critères retenus par les auteurs du rapport, qui tiennent davantage compte des ressources disponibles que de la qualité de la formation, défavorisent une faculté du modèle de Sherbrooke. Enfin, la cohésion du corps professoral, le dynamisme interne et la présence d'un complexe Faculté-CHUS, qui constituent les forces de la Faculté, n'ont pas été des éléments retenus.

Cette relative stabilité a fait en sorte que, malgré l'originalité de ses approches pédagogiques, encore peu « médiatisées », l'excellence de ses gradués « qui se distinguent parmi les autres », l'émergence de secteurs de pointe — radiobiologie, pharmacologie et génie génétique, médecine interne — ou très prometteurs — gérontologie, médecine de famille —, elle était toujours perçue, dans la métropole, « comme une faculté régionale » et « sans éclat[5] ». Perception d'autant injuste que la Faculté possède un formidable potentiel à la fin des années 1980.

En une période où l'idéologie de l'excellence est en plein essor, qui origine en partie d'une plus grande assurance du peuple québécois, le Pr Bureau entend bien mettre au rancart la fausse modestie affichée par la Faculté. Dès son premier discours, qui va dans le sens du plan d'orientation de l'Université « Choisir et exceller », lancé officiellement le 29 mai 1987, il marque le pas : « le temps est venu de cultiver l'élitisme ». À ses yeux, cela n'a rien de péjoratif et il est convaincu que la réussite de certains contribue à l'émulation du plus grand nombre. En cela, il rejoint l'idéologie prônée par l'Université qui mise sur les secteurs les plus performants pour entraîner à sa suite les secteurs moins développés[6].

Ce message est tout de même reçu avec scepticisme par plusieurs professeurs qui se demandent si ce « rêveur » n'est pas un émule du doyen La Salle. D'autres, au contraire, partagent son optimisme et savent que la Faculté possède plusieurs atouts sur lesquels on peut miser. Parmi ceux-ci, il y a le programme des études qui constitue à ses yeux « un virage remarquable » qu'il faut appuyer et, surtout, « diffuser[7] ». Innovation et tradition sont ici intimement liées. La recherche constitue aussi pour le nouveau doyen un élément majeur de croissance et là aussi, il peut compter sur de forts secteurs : radiobiologie, pharmacologie et génie génétique.

Demeurent cependant quelques problèmes à résoudre, notamment du côté des postes permanents à combler, du vieillissement du corps professoral, du départ de plusieurs chercheurs et, surtout, du moratoire sur le recrutement des professeurs cliniciens imposé par la Société des médecins, alors présidé par le Pr Maurice Langlois. Prudent, ce dernier souhaite conserver un équilibre financier. Enfin, et ce n'est pas le moindre des problèmes, la Faculté ne dispose d'aucun fonds de développement.

Heureusement, l'arrivée du Pr Bureau coïncide avec le lancement par le recteur Cabana d'une grande campagne de souscription. Les efforts de l'Université pour assainir ses finances et définir ses orientations laissent présager une bonne réponse de la population. L'objectif de la campagne est fixé initialement à 5 millions de dollars, mais ce montant ne satisfait pas le recteur Cabana. Il monte les enchères à 10 millions. L'objectif est ambitieux, sinon téméraire, et certains pensent que l'Université risque de perdre sa crédibilité si le montant n'est pas atteint. D'autres sont confiants d'y arriver et soutiennent le recteur. C'est le cas du doyen Bureau et de son équipe du cabinet qui s'efforcent de convaincre les professeurs de la Faculté, plutôt sceptiques, sinon hostiles, d'emboîter le pas et de soutenir le recteur.

Sous le leadership du Pr M. Langlois, et avec la participation des Prs Pigeon et Sirois, la campagne de la Faculté est un succès et elle amasse rapidement près de 550 000 $. C'est un premier outil pour atteindre les objectifs du doyen. À l'échelle de l'Université, le succès est aussi remarquable : à peine un an après le début de la campagne, l'objectif de 10 millions est atteint. Et c'est de l'argent neuf pour la Faculté et l'Université, car le ministère de l'Enseignement supérieur et de la Science donne l'assurance que les fonds recueillis ne réduiront pas les subventions annuelles.

Entre-temps, d'autres bonnes nouvelles sont annoncées. En 1989, le ministre Ryan accepte une recommandation de la CREPUQ à l'effet de mettre au rancart la « formule historique » de financement des universités, traditionnellement basée sur une pondération des étudiants de 1er cycle. On accordera désormais une pondération plus importante aux études avancées et à la recherche. La nouvelle formule n'est pas idéale, mais l'Université de Sherbrooke s'en tire assez bien. En effet, la subvention de fonctionnement du ministère grimpe de 13,5 millions en deux ans[8]. Le ministre Ryan annonce aussi un dégel des frais de scolarité à partir de 1990-1991, qui étaient gelés à 540 $ depuis 1968. Et les hausses sont spectaculaires : en trois ans, les frais de scolarité triplent et s'élèvent désormais, en 1992-1993, à 1584 $. L'Université de Sherbrooke grimpe au deuxième rang des universités de la province pour le coût des études, derrière Concordia. Le dégel des frais de scolarité est évidemment bien accueilli par les universités, mais il va à l'encontre des revendications étudiantes. L'assainissement des finances de l'Université ne peut que rejaillir sur celles de la Faculté. On le constate, le Pr Bureau jouit d'un contexte plus favorable que ses deux prédécesseurs. Et, ce qui ne gâte rien, la Faculté reçoit déjà les retombées de son nouveau régime pédagogique.

Le succès du nouveau programme de médecine et ses retombées

Au tournant des années 1990, les amphithéâtres sont déserts, les cours magistraux ont presque tous disparu à la Faculté de même que les carrousels de diapositives autrefois abondamment utilisés. Se sont plutôt généralisées les discussions sur des problèmes précis dans les « cubicules » où se réunissent une dizaine d'étudiants autour d'une table et à proximité d'un tableau noir. Les sujets abordés, qui servent de base à l'auto-apprentissage, sont variés et peuvent relever aussi bien de la greffe cardiaque que des mesures préventives en cas d'une épidémie de grippe.

Le tuteur qui anime ces ateliers est alors considéré, de façon excessive jugent certains professeurs, comme étant « en relation d'aide plutôt qu'en relation d'autorité », c'est-à-dire comme facilitateur d'apprentissage. Bref, durant les deux premières années d'études, et conformément aux vœux des artisans de cette réforme, les petits groupes d'étudiants « abordent l'étude des mécanismes fondamentaux de l'être humain et de la maladie[9] ». Autre particularité, les étudiants ont leur premier stage d'immersion clinique dès le mois de décembre suivant leur admission, ce qui leur permet de se familiariser avec l'organisation de la pratique médicale avant d'aborder les solutions thérapeutiques qui sont réservées aux 3e et 4e années du cours. Des stages en régions éloignées ou en périphérie des grands centres lui permettent d'acquérir une expérience pratique en soins de première ligne, en médecine familiale et en médecine communautaire.

Dans l'ensemble, le pari relevé par les P^rs^ Pigeon, Des Marchais et Dumais est tenu. Et la nouvelle direction ne cesse, avec une grande fierté, d'en rappeler les objectifs : « une pédagogie basée sur une approche humaniste, sur l'auto-apprentissage, sur les besoins et les ressources de la communauté et sur la nécessité d'abattre les cloisons entre la haute technologie et la médecine de base[10] ». Rapidement, ce qui n'est pas pour déplaire au doyen, la réforme pédagogique attire de nombreux visiteurs, notamment des doyens et vice-doyens du Canada, des États-Unis, d'Europe et d'Amérique latine, qui souhaitent importer le modèle sherbrookois. Dès le mois de novembre 1989, se tient le premier *Visitor's Workshop* destiné aux facultés de médecine anglophones. D'autres ateliers du même genre pour les francophones sont aussi à l'horaire. Deux ans plus tard, la Faculté poursuit ses efforts pour exporter la pédagogie médicale et un groupe de six professeurs est invité à animer le Séminaire international de pédagogie médicale qui se tient à Limoges, en France[11].

Alors que le Pr Des Marchais poursuit ses efforts avec ses collègues pour assurer une implantation harmonieuse du nouveau programme d'études et du nouveau programme de formation pédagogique destiné aux professeurs, la Faculté est l'objet d'une visite d'agrément conjointe du Liaison Committee on Medical Education (LCME) et du Comité d'agrément des facultés de médecine du Canada qui se tient du 12 au 16 février 1989[12]. Tous reconnaissent la qualité « remarquable » du programme et accordent un agrément de sept ans, sans visite intermédiaire[13]. Un an auparavant, le Conseil des universités s'était réjoui d'une telle réforme même s'il demeurait prudent sur son efficacité réelle.

Deux ans plus tard, une vive inquiétude concernant les coûts d'application du nouveau programme est levée. On constate que globalement, pour l'année 1990-1991, il « coûte 9,2 % moins cher que l'ancien cursus[14] ». De fait, le remplacement des leçons magistrales par des tutoriaux d'APP a entraîné « un accroissement de coût de l'ordre de 129 % », mais heureusement, les frais d'implantation du programme d'APP ont été absorbés par une réduction de 20 % des coûts liés à l'externat, aux habiletés cliniques et par un contrôle administratif rigoureux des dépenses liées aux unités d'activités universitaires (UAU), lesquelles servent de base depuis 1987 à la comptabilité départementale. Ainsi, comme le souligne les Prs Des Marchais et Haddad, « se referme la boucle d'un système cohérent dont le premier élément, le plan de pratique, a démarré au moment de la fondation de la Faculté[15] ». Rappelons, en effet, que le financement du nouveau programme repose sur deux éléments clés — les unités d'activités universitaires et la comptabilité départementale — liés au plan de pratique des médecins de l'Université de Sherbrooke. Ces excellentes nouvelles couronnent les efforts de tous ceux qui en ont été les maîtres d'œuvre.

Elles sont néanmoins assombries par le décès, en 1990, d'un des pères de cette réforme et probablement l'un des tuteurs les plus appréciés, le Pr César Galeano. Il avait été associé, à titre de président du comité ad hoc mis en place par le doyen de Margerie, aux premières réflexions qui ont présidé à la révision du programme prédoctoral en 1982. On se rappellera que ce plan, rapidement dénommé « Rapport Galeano », avait posé les bases de cette réforme qu'il endossera avec ferveur.

Le Pr Galeano partageait la fierté de la Faculté qui fait partie du groupe sélect des « trois universités nord-américaines [qui] ont pu faire une telle réforme, soit Sherbrooke, Harvard et l'Université d'Hawaï ». À la différence près que, contrairement aux deux dernières, la réforme a davantage coûté cher en énergie humaine qu'en masse monétaire. Ce qui était un placement risqué est rapidement devenu une source de profit symbolique. Par l'exportation de ses méthodes de formation, l'image de la Faculté sur la scène nationale et internationale est largement modifiée. Ainsi, elle préside des ateliers de formation pédagogique à cinq reprises en Europe entre 1990 et 1992[16].

La Faculté, par le biais du Pr Des Marchais, s'est aussi fortement engagée dans l'organisation internationale de pédagogie médicale intitulée *Network : Community Partnerships for Health through Innovative Education Service and Research*. En plus de présider ce réseau de 1993 à 1995, le Pr Des Marchais, alors vice-doyen aux études, a organisé avec ses collaborateurs la 8e réunion bisannuelle du Network à Sherbrooke en août 1993. Cette réunion, qui rassemble plus de 325 participants, est la première à se tenir en Amérique du Nord depuis sa fondation en 1981. En outre, l'organisation d'une cinquantaine d'ateliers internationaux qui réunissent plus de 1500 participants combinée à de multiples présentations nationales et internationales et à de nombreuses publications scientifiques font en sorte que la Faculté atteint « un point culminant de son rayonnement national et international au niveau de ses expertises pédagogiques[17] ».

À l'interne, la Faculté poursuit néanmoins ses efforts pour améliorer la formation pédagogique de ses professeurs. En mai 1992, le cabinet du doyen entérine une proposition du vice-doyen aux études de transformer le Bureau de développement pédagogique en un Centre de pédagogie médicale. Cet effort supplémentaire pour en faire un volet important de la Faculté vise à consolider l'expertise en ce domaine en développant les études, les analyses et les recherches pour mettre en place une « praxis éducative cohérente ». Le Centre permettra de mieux remplir ses missions de service, de formation et de recherche. À cette fin, se joignent deux professeurs titulaires de la Faculté d'éducation, les Prs René Hivon et Jacques Tardif. Le premier en assume la direction alors que le second est chargé de mettre en place le programme de recherche en pédagogie médicale[18].

Cependant, si le succès du nouveau programme paraît indéniable, il soulève certaines interrogations. D'après le témoignage du Pr Gérard-E. Plante paru à la une de *L'Actualité médicale* en 1993, certains professeurs, jugeant que le virage vers le nouveau modèle pédagogique avait été trop brusque, l'avaient perçu comme une « politique de table rase[19] ». Le Pr Plante, qui reconnaît tout de même le bien-fondé d'un modèle qui favorise l'autonomie et la recherche personnelle, dénonce « l'approche dogmatique et religieuse » qui a modifié « du jour au lendemain la pédagogie et le contenu des cours » et imposé un seul modèle d'enseignement, l'apprentissage par problème en petits groupes. Sa critique repose sur le postulat que le processus d'apprentissage n'est pas uniforme chez tous les individus. Il exprime, par ailleurs, le sentiment de certains de ses collègues à l'effet que les spécialistes avaient été peu entendus lorsqu'ils avaient proposé une approche médiane « qui consiste à maintenir une juste répartition des différents modes d'enseignement[20] », notamment le mode magistral.

De fait, un événement à saveur symbolique a heurté certains professeurs. En 1991, la Faculté entreprend la démolition des trois petits amphithéâtres (les cuvettes) pour les transformer en plusieurs petites salles polyvalentes et laboratoires pour les tutoriaux et les séances d'habiletés cliniques[21]. Nonobstant l'utilité d'une telle décision, elle n'est guère diplomatique à l'endroit de ceux qui souhaitent conserver certains éléments de l'enseignement traditionnel. Du reste, l'abolition de certaines matières fondamentales dans les trois premières années d'études, telles que la pharmacologie, fait en sorte que « les professeurs des sciences fondamentales sont déçus du contenu qui leur est réservé dans le nouveau curriculum ». Bref, la réforme du programme, malgré ses qualités indéniables, ne fait toujours pas l'unanimité.

Les doléances formulées par certains professeurs permettront de faire les ajustements nécessaires, et au milieu des années 1990, on obtiendra une meilleure intégration de l'enseignement des sciences fondamentales dans les unités cliniques[22]. Cela ne pourra qu'améliorer les résultats obtenus par les étudiants aux examens nationaux. Et ils sont déjà fort satisfaisants. En 1993, la moyenne obtenue par la 3e cohorte du nouveau régime se situe au 9e rang sur 16 facultés, ce qui est déjà pas mal. La Faculté se classe au 1er rang en gynéco-obstétrique, au 3e en médecine, au 6e en pédiatrie, mais en 16e position en sciences de la santé communautaire[23].

La réforme pédagogique crée aussi un débat qui anime la Faculté : doit-elle prendre une orientation plus marquée vers la recherche ou vers l'enseignement ? L'application du nouveau programme avait fait en sorte qu'entre 1986 et 1989 une grande partie des ressources étaient consacrées à l'enseignement. Pour cette dernière année, les crédits d'enseignement à la Faculté totalisent 75 % du budget. Là aussi, les chercheurs se sentent un peu laissés-pour-compte. En revanche, ils peuvent compter sur le doyen Bureau qui fait du développement de la recherche l'une de ses priorités. C'est ainsi que parmi les vingt-trois nouveaux postes qui sont créés en 1989, la majorité sont du côté des programmes de recherche fondamentale et clinique, quelques-uns en sciences infirmières, mais aucun aux études prédoctorales. En conséquence, les crédits d'enseignement aux études prédoctorales (-9 %) et postdoctorales (-2,7 %) sont à la baisse au profit des études avancées (+3,4 %) et des crédits à la recherche (+2,5 %). Cela inverse légèrement la tendance d'accroissement continu du budget de soutien à l'enseignement médical au CHUS qui avait grimpé de 896 718 $ à plus de 1,5 million en 1988-1989.

Il y a donc une modification des orientations qui tient aux valeurs défendues par les deux doyens successifs, ce qui a pour effet de stimuler dans un secteur ou de ralentir dans l'autre « l'investissement humain des professeurs[24] ». Avec pour conséquence, souligne le Pr Bureau rétrospectivement, que certaines orientations retenues au tournant des années 1990 ont été marquées « de grandes tensions[25] ». En tout cas, elles ont permis une croissance accélérée des activités de recherche. Tout a un prix !

Le livre blanc sur la recherche : une autre démarche ambitieuse

Plutôt en accord avec le document d'orientation de l'Université « Choisir et exceller », le doyen Bureau et ses collègues du cabinet se donnent comme double mandat l'amélioration des performances de la Faculté vers la recherche de pointe et la croissance des études avancées qui lui sont intimement liées. Élaboré par le vice-doyen à la recherche, le Pr Rola-Pleszczynski, et déposé en avril 1989, le livre blanc propose d'ambitieux objectifs, étalés sur une période de six ans, qui permettront, espère-t-on, d'atteindre une « vitesse de croisière ». En ce 20e anniversaire de la Société des médecins, il est à propos de miser sur la solidarité du corps professoral pour y arriver.

Au moment où sont discutées les orientations futures, le budget global de recherche est réparti entre 88 professeurs, ce qui fait une proportion de 43 % du corps professoral plus ou moins actif dans ce secteur. Quant aux programmes d'études avancées, ils totalisent 124 étudiants. Outre le financement externe qui constitue près des trois quarts des sommes reçues, la Faculté peut compter sur un support interne à la recherche réparti entre la Faculté (1,6 million $), le Fonds de dotation (450 000 $), le CRMUS (356 000 $), le Fonds du doyen (100 000 $), le Centre de recherche clinique du CHUS (600 000 $) et le budget du vice-rectorat à la recherche de l'Université (40 000 $)[26].

Autre élément important, la Faculté, depuis les premiers efforts initiés par le Pr de Margerie, avait largement accentué sa représentation au sein des grands organismes subventionnaires. En 1989, elle compte 18 représentants au FRSQ, 13 au CRMC et 9 au FCAR[27]. La Faculté peut aussi compter sur quelques groupes d'excellence qui possèdent à la fois la masse critique, l'intensité et la qualité nécessaires pour obtenir une reconnaissance officielle par l'Université en 1989. Parmi ceux qui bénéficient du support prioritaire de celle-ci, il y a la radiobiologie, le génie génétique et la pharmacologie, cette dernière étant en pleine croissance.

Le Groupe du CRM en sciences des radiations est plus que jamais une force de la Faculté. Constitué principalement autour des Prs Léon Sanche, Johannes Van Lier, Darel Hunting et Jean-Paul Jay-Guérin, il est toujours le seul groupe du genre en ce domaine au Canada. Il reçoit en 1991 un deuxième renouvellement de son statut pour six ans et obtient ainsi un budget de près de sept millions[28]. Deux ans auparavant, deux professeurs de ce groupe, les Prs Léo Sanche et Daniel Houde, s'étaient joints à l'un des prestigieux centres d'excellence du gouvernement du Canada, le Centre of Excellence in Molecular and Interfacial Dynamics (CEMAID)[29]. Malheureusement, ces avancées sont assombries par le décès en 1991 du Pr Théodore Tahan, directeur du département de médecine nucléaire et de radiobiologie. C'est aussi une perte immense pour la Faculté, car le Pr Tahan, qui avait gagné la confiance de tous, avait fait une contribution inestimable au développement de la Faculté. Sous sa présidence, l'assemblée facultaire a connu un dynamisme inégalé et il a présidé la Société des médecins au moment critique de l'évolution du plan de pratique. Comme coordonnateur du comité des études médicales postdoctorales, il a défendu vigoureusement le programme de résidence, qui était sérieusement menacé par les autres facultés. Enfin, il a créé et animé la clinique des tumeurs et contribué à mettre sur pied le programme qualité de vie en oncologie. En somme, comme le souligne le Pr Bureau, tous imaginent mal la vie facultaire sans sa présence.

D'autres groupes de chercheurs — l'Unité de recherche pulmonaire, le Groupe d'immunologie-inflammation, le Groupe de biologie du développement, le Groupe de physiologie-biophysique, le Groupe de recherche en nutrition humaine et le laboratoire de biochimie structurale —, sans être aussi performants que les trois secteurs précédents, sont solidement implantés et peuvent espérer devenir des axes prioritaires.

En 1989, l'Unité de recherche en pédiatrie dirigée par le Pr Bernard Lemieux obtient près d'un million de dollars répartis sur trois ans dans le cadre d'un vaste projet du National Cancer Institute des États-Unis et qui regroupe deux autres cochercheurs de l'Université du Minnesota[30]. L'année suivante, le budget est de 1,8 million. Vers 1985, Bernard Lemieux avait orienté ses recherches vers le neuroblastome, tumeur située au cerveau et considérée comme étant la plus fréquente chez les enfants de moins de cinq ans. Diagnostiquée avant l'âge d'un an, le pronostic est de 80 à 85 % de chance de guérison. Après un an, elles tombent à 20 %, d'où l'importance d'un dépistage précoce. À la suite de cette constatation et avec la collaboration d'autres centres hospitaliers universitaires, l'idée est venue de lancer un programme québécois de dépistage du neuroblastome. L'étude, menée entre le 1er avril 1989 et le 31 mars 1994, vise les nouveau-nés et demande la coopération des parents qui doivent collecter l'urine du bébé sur un papier buvard, quelques semaines après la naissance, et l'envoyer au laboratoire pour fin d'analyse. Encore une fois, le programme urinaire pour le dépistage des maladies héréditaires mis en place par le Pr Bernard Lemieux est essentiel au bon fonctionnement de cette recherche qui est échelonnée sur une période de cinq ans[31].

Au département de microbiologie, les subventions de recherche sont régulières (en 1988-1989, elles dépassent un million de dollars) grâce notamment aux travaux du nouveau directeur, le Pr Joseph Weber qui remplace le Pr Pierre Bourgaux, et des Prs Marcel Bastin et Jean-Paul Thirion[32]. Des projets ponctuels, dont les applications sont quasi immédiates, permettent aussi de mettre au point de nouveaux outils pour les cliniciens du CHUS. C'est ainsi qu'en 1990 une équipe de chercheurs, dirigée par le Pr Roger A. Côté, et dont font partie les Prs Pigeon et Iglesias,

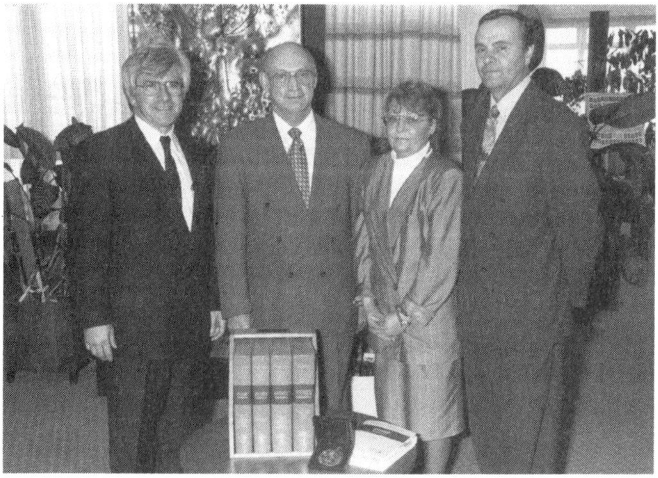

Le doyen Michel Bureau lors de la remise de la médaille du Conseil de la Faculté de médecine au Pr Roger A. Côté en compagnie de Louise Brochu (adjointe au projet SNOMED) et de Vaclav Richter (service informatique), mai 1994. (AUS)

reçoit 6,6 millions de dollars du Centre de recherche en diagnostic médical du Québec pour travailler sur l'informatisation des dossiers médicaux. Au département des sciences de la santé communautaire, son directeur, Philippe De Wals, obtient, conjointement avec un collègue de l'Université de Gand, le prestigieux prix Jean-Van-Beneden qui souligne la qualité des recherches en médecine sociale et préventive. Ce prix récompense les travaux du Pr De Wals sur l'épidémiologie des affections méningococciques, la mortalité périnatale et les malformations congénitales.

LE Pr ROGER A. CÔTÉ ET LA SYSTEMATIZED NOMENCLATURE OF MEDICINE (SNOMED)

En juillet 1969, s'était joint à la Faculté de médecine un jeune pathologiste franco-américain, le Pr Roger A. Côté, qui avait contribué à démarrer le département de pathologie, en avait pris la direction jusqu'en 1977 et avait cumulé plusieurs postes dont celui de secrétaire de 1983 à 1987. Son intérêt pour les nomenclatures avait fait en sorte qu'en 1971 il était désigné par le Board of Governors of the College of American Pathologists pour faire partie du comité de nomenclature et de classification des maladies (Committee on Nomenclature and Classification of Disease), qu'il préside de 1973 à 1980 et de 1986 à 1997. Ce comité avait déjà développé et publié, en 1965, le *Systematized Nomenclature of Pathology* (SNOP). Deux ans plus tard, le Pr Côté était nommé directeur de ce comité. C'est à ce moment, à partir du projet d'étendre le SNOP à toutes les spécialités médicales, que le Pr Côté, avec l'aide de quelques collègues, développait la base théorique du SNOMED et publiait en 1975, à titre de rédacteur en chef, une édition d'essai en six volumes. En 1979, paraît la seconde édition de sa *Systematized Nomenclature of Medicine* (SNOMED) sous les auspices du College of American Pathologists. Les travaux qu'il poursuivit avec le Collège mènent à la publication, en 1993, d'une troisième version, en quatre volumes, du *SNOMED International.* Cette troisième version, qui est le fruit d'un travail acharné, minutieux et rigoureux du Pr Côté, a bénéficié du concours de linguistes et, avec le développement fulgurant de l'informatique, d'experts en analyse et en stockage de données informatisées. Le but général poursuivi par le Pr Côté et ses collègues est la standardisation de l'information médicale. Aujourd'hui, cet ouvrage est traduit en douze langues, notamment en chinois et en japonais.

Le docteur Côté est bientôt reconnu comme le « Père du SNOMED », ce qui lui vaut plusieurs distinctions internationales. Il est vrai qu'il en est le principal artisan et le principal promoteur. Ses nombreux voyages dans plusieurs régions du monde avaient largement contribué à promouvoir le nouveau concept de codage multiaxial qui est à la base de la nomenclature. La tâche n'est pourtant pas facile. En effet, la nomenclature multiaxiale du SNOMED est perçue, à tort, comme un système concurrent à l'International Classification of Diseases (ICD) qui prévaut depuis presque un siècle dans le monde médical, alors qu'il en est plutôt le complément. La formule « un axe, un code » persiste et demeure dominante. Il se heurte donc pendant plusieurs années aux résistances des unités de l'ICD, de l'Organisation mondiale de la santé et des organisations professionnelles des spécialistes qui craignent des modifications importantes à la tarification des actes médicaux. Leurs craintes s'estomperont peu à peu. À l'automne 1997, le Pr Côté dirige sa dernière réunion au sein du comité éditorial du SNOMED. Le Collège des pathologistes américains, réalisant l'engouement pour ce type de classification à travers le monde, met sur pied une équipe pour en faire la promotion et assurer son développement. C'est ainsi que, durant l'année 1998-1999, le secrétariat du SNOMED basé à la Faculté de médecine de l'Université de Sherbrooke est transféré à la direction du Collège des pathologistes américains à Northfield, en Illinois. Peu de temps après, le Pr Côté met sur pied le Secrétariat francophone international de nomenclature médicale, dont l'objectif est de promouvoir l'édition en langue française du *SNOMED International*. En 2001, il devient président-fondateur du Secrétariat francophone international de nomenclature médicale (SFINM). Ce projet est presque achevé en 2004 au moment où il préside le Secrétariat francophone international de nomenclature médicale. Entre-temps, il était devenu en 1989 le chercheur principal du Centre de recherche en diagnostic médical informatisé à la FMUS. Aujourd'hui retraité, le Pr Côté poursuit ses activités à la Faculté comme professeur associé et travaille à mettre à jour la version française de la SNOMED internationale[33].

Des efforts de recrutement sont aussi faits pour développer de nouveaux axes de recherche multidisciplinaire et interdépartementale au niveau de la cardiologie, qui a « accompli des progrès remarquables[34] » sous la direction du Pr Jean-Lucien Rouleau, de la génétique médicale, de la cancérologie, de la gériatrie, qui a pris son envol sous la direction du Pr Réjean Hébert, de la pharmacologie clinique et de la recherche en éducation médicale. Tout cela ne peut se faire qu'à partir d'un plan d'action précis qui définit les nouvelles orientations. Parmi les plus importantes et conformément à la philosophie défendue par le doyen Bureau, on décide que la politique de soutien à la recherche sera « basée sur la productivité » et sera ciblée sur certaines priorités.

Plusieurs initiatives sont donc proposées : grille de mesure de la performance quantitative et qualitative, identification des ressources financières et des besoins nouveaux, mesure de la quote-part reçue par chaque département, recrutement de nouveaux chercheurs, établissement d'une grille de temps professoral requis pour la recherche, répartition départementale du budget, calendrier budgétaire quinquennal, aménagement de l'animalerie qui est en voie de construction[35]. Le support de la recherche clinique fait aussi l'objet d'une politique spécifique dont la principale est certainement la reconnaissance en unités académiques du temps de recherche aux cliniciens-chercheurs.

Des stratégies particulières sont aussi envisagées afin d'augmenter de 650 000 $ à 2 millions les fonds de soutien du Centre de recherche clinique octroyés par le FRSQ. Cela est d'autant important qu'il constitue un « véhicule privilégié » pour le maintien et le développement de la recherche clinique. Si l'on considère que les fonds totaux octroyés par le FRSQ aux trois autres facultés québécoises s'élèvent à 18 millions, on peut espérer davantage. Cette disproportion est due en grande partie aux règles de financement adoptées par le FRSQ qui privilégient, contre toute logique, la multiplication des centres hospitaliers universitaires plutôt que leur rationalisation. En conséquence, leur dispersion à Montréal et Québec favorise les vieilles facultés au détriment de Sherbrooke. De difficiles négociations seront donc entreprises pour modifier de telles règles.

De plus, les espaces de recherche, disséminés dans différents locaux du CHUS, sont nettement insuffisants pour espérer un accroissement du volume de recherche. En 1991, un comité du FRSQ se rend sur le campus pour évaluer le projet de construction d'un nouveau pavillon pour le Centre de recherche et du rehaussement des infrastructures à la suite d'une demande de subvention de 3,5 millions de dollars. Il faut attendre une décision favorable qui prendra encore quelques années. Les autres facultés de médecine du Québec offrent une résistance passive aux demandes de la Faculté[36].

Enfin, différentes stratégies financières sont envisagées afin d'assurer le recrutement de jeunes chercheurs, de renouveler le parc d'équipement, d'améliorer les infrastructures de recherche ou encore d'accroître les bourses pour les études avancées[37]. Déjà, entre 1988-1989 et 1991-1992, un recrutement intensif permet de hausser les cohortes d'étudiants de maîtrise et de doctorat de 124 à 163 étudiants.

Parmi les efforts consentis, il faut souligner l'embauche de nouveaux professeurs-chercheurs en sciences fondamentales et cliniques. Se posait, en effet, la question du renouvellement et de l'accroissement des effectifs professoraux. La campagne de souscription et la collaboration de la Société des médecins qui accepte de lever son moratoire interdisant l'embauche de nouveaux professeurs cliniciens permettent de résoudre ce problème. Le recrutement de nouveaux professeurs, plutôt timide entre 1980 et 1988, s'accélère durant le premier mandat du doyen Bureau et on réussit à embaucher près de 80 nouveaux professeurs PTG, ce qui porte l'effectif à 259 au 1er janvier 1992. Ces changements permettent de renouveler la dynamique départementale. En effet, ceux-là mêmes qui avaient décrété le moratoire sur le recrutement du corps professoral deviendront les meilleurs alliés de la croissance de la Faculté.

Cette hausse du corps professoral survient au moment où celle des effectifs étudiants n'est qu'en légère hausse. Elle a donc l'avantage de réduire le ratio professeur/étudiants (1/5) et de permettre une plus grande disponibilité des professeurs pour l'enseignement, la recherche et les activités professionnelles. C'est un premier effort vers la croissance souhaitée. Le deuxième concerne l'expansion physique de la Faculté. Grâce aux efforts entrepris depuis plusieurs années, l'animalerie est enfin achevée en 1990, ce qui permet de libérer de nombreux locaux de cette aile qu'on pourra consacrer à l'enseignement. L'année suivante, on obtient une somme de 1,8 million de dollars pour construire de nouveaux locaux à cette fin.

Grâce à ces facteurs combinés, les crédits de recherche connaissent un essor considérable. Si on exclut l'allocation de 6,6 millions obtenue pour le projet ponctuel sur le diagnostic médical informatisé obtenu en 1989-1990, les fonds grimpent de 9,4 millions en 1988-1989 à 13,5 millions en 1990-1991, ce qui constitue pour cette dernière année universitaire 43 % de l'ensemble des fonds de recherche de l'Université. Elle ne pourra maintenir ce rythme dans les années suivantes et le budget global de recherche connaîtra une légère diminution.

Un effort d'harmonisation avec ses partenaires

Les relations avec l'Université, qui s'étaient détériorées lors de la crise financière du début des années 1980, s'étaient certes améliorées, mais elles demeuraient tout de même difficiles[38]. Dans le contexte d'une embellie financière, le nouveau doyen s'efforce d'améliorer les choses. La tâche ne sera pas facile tellement le corps professoral de la Faculté demeure méfiant à l'endroit de l'Université. Tout de même, les participations réciproques du rectorat et du décanat à certaines activités des campus Est et Ouest rapprocheront les deux parties. Et puis, le doyen et le recteur Cabana partagent une orientation de croissance assez semblable.

Autre problème, les relations entre la Faculté et le CHUS. Or selon le témoignage du doyen Bureau, « ces relations n'existaient pas et étaient polies, sans plus[39] ». Il semble que les objectifs des uns ne coïncidaient pas toujours avec ceux des autres et il arrivait trop souvent que devant un problème à résoudre, on ait eu tendance, de part et d'autre, à « pelleter les problèmes dans la cour du voisin ». Le doyen Bureau souhaite donc mettre davantage d'efforts pour harmoniser, conjointement avec le directeur général, les missions, les rôles et les intérêts institutionnels de chacun. De même, le doyen souhaite nouer des relations plus étroites avec le CRSSS de l'Estrie afin d'éviter que la planification des soins soit faite sans consultation avec les autorités de la Faculté.

LE SYSTÈME ARIANE DU CHUS

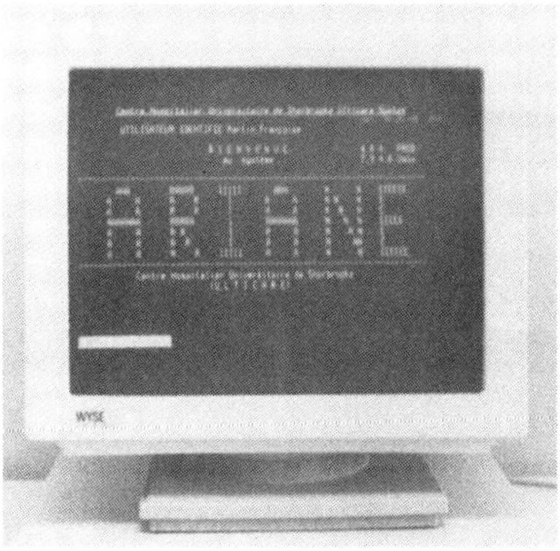

Poste informatique affichant la connexion Ariane.

L'apparition de la micro-informatique et le développement des nouvelles technologies dans les années 1980 font qu'il y a des pressions pour que les facultés de l'Université se tournent vers cette importante révolution de l'information. Dans le document qui dresse les grands plans d'action de la Faculté en 1984 apparaît déjà la volonté d'implanter l'informatique dans tous les secteurs — enseignement, recherche, gestion et activités professionnelles (ERGAP) — de la Faculté. Ce qui n'est pas une mince tâche, en une période où les systèmes informatiques sont fragiles, peu uniformes et dont la stabilité demeure parfois déficiente. Et il y a là-dedans l'immense défi humain que pose l'apparition d'un nouveau langage singulier que certains appréhendent avec réticence. Il faut donc une grande énergie pour mettre sur pied une telle réforme qui deviendra rapidement une réussite incontournable. Vers 1987-1988, la Faculté de médecine et le CHUS, lors de leur exercice de planification stratégique respectif, concluent à la nécessité de créer un dossier clinique informatisé (DCI). D'une part, la Faculté, occupée à la planification de la réforme de son programme des études prédoctorales, souhaite que le DCI devienne un instrument privilégié de formation clinique alors que, d'autre part, les médecins cliniciens et infirmières(ers) du CHUS souhaitent obtenir un DCI respectant la confidentialité des données et qui soit toujours disponible aux utilisateurs autorisés, y compris au lit du malade. Un tel instrument minimiserait les efforts d'écriture tout en assurant une gestion nettement plus fonctionnelle du dossier du malade.

En partenariat étroit avec la Faculté de médecine, dans un souci de saine gestion et pour éviter de « réinventer la roue » et de reprendre une expérience coûteuse qui avait alors cours au Québec et qui se solda par un échec (projet SIDOCI), le CHUS, à la recommandation éclairée de son directeur général, Normand Simoneau, opte pour l'acquisition d'un système intégré de DCI en voie d'implantation aux États-Unis. Le 30 septembre 1988, un contrat est signé avec la compagnie Health Data Sciences pour l'achat et l'installation, au coût de 6,1 millions de dollars, du système Ulticare, qui requiert quatre ordinateurs d'une capacité de stockage de 13 gigaoctets ! Traduit en français par le CHUS, il portera dorénavant le nom de système Ariane, à la suggestion du Pr Juan-Roberto Iglesias, alors directeur des services professionnels de l'établissement et promoteur de ce projet, qui le voyait porteur d'un « fil conducteur pour des soins de santé de qualité au 21e siècle ». Le Pr Pigeon, à la fin de son deuxième mandat de doyen, devient le directeur de l'implantation de ce système informatique, poste qu'il occupera jusqu'à sa retraite en 1998. Grâce à la ténacité, à la conviction et la crédibilité du directeur, les travaux d'installation ont alors permis au CHUS de devenir le premier centre hospitalier universitaire québécois, sinon canadien, où tous les utilisateurs agréés consultent les données médicales de leurs bénéficiaires, mais entrent directement et sans intermédiaire leurs ordonnances à l'écran. Son déploiement est maintenant pratiquement complété dans les deux hôpitaux constituant le CHUS. Malgré certains problèmes incontournables lors de la longue phase d'implantation, personne aujourd'hui ne pourrait s'en passer. Nul doute que le véritable maître d'œuvre de cette réussite est le Pr Gilles Pigeon[40].

Une audacieuse expansion territoriale

Tout occupé à renforcer les relations de la Faculté avec ses partenaires, le doyen caresse l'idée d'élargir le champ d'intervention de la Faculté. Dès la 2e année de son mandat, il convoque à Chéribourg, en novembre 1989, une retraite qui réunit une cinquantaine de professeurs influents de la Faculté afin de « discuter [des] valeurs les plus sûres et [des] forces les plus importantes » qui permettront de définir les principales avenues de croissance. C'est alors qu'on décide qu'il faut accroître la présence de la Faculté à l'échelle provinciale. Cette philosophie d'expansion extrarégionale rejoint celle que défend le recteur de l'Université. Certaines décisions prises lors de cette rencontre marquent un virage important qui n'est pas sans provoquer quelques remous, sinon « de grandes tensions » entre la direction de la Faculté et ses professeurs. Certains d'entre eux s'interrogent sur la nécessité d'une telle orientation et souhaitent qu'on concentre les énergies au développement du CHUS et des hôpitaux affiliés de Sherbrooke.

Un nouveau centre majeur d'enseignement controversé : l'Hôpital Charles-LeMoyne

Il est vrai qu'au début de l'année 1990, lors d'une évaluation de la Faculté, on avait brossé un tableau assez flatteur du « complexe Faculté-CHUS ». Selon les auteurs de ce bilan, le modèle adopté dès la fondation de l'Université est toujours considéré comme un complexe unique et idéal qui a pour caractéristique que toutes les composantes du CHUS sont au service de l'enseignement : économie des ressources en effectifs, capacité d'innover, viabilité de la rémunération fixe des médecins et haute performance au niveau des soins et de la recherche.

Parmi les avantages du modèle sherbrookois, le système de rémunération, désormais devenu « un dogme » et un objet d'orgueil de la Faculté, « invite à la concertation, évite les guerres de lits, les guerres territoriales [...] et les surproductions d'actes[41] ». Au moment où est brossé ce bilan, le CHU, qui fournit toujours plus de 95 % des professeurs à temps complet, compte 170 professeurs médecins « à rémunération fixe », 80 chercheurs, 150 stagiaires, 200 résidents et offre 28 programmes postdoctoraux, lesquels sont jugés « excellents ». Le bilan est plutôt positif. En revanche, on craint qu'avec ses capacités limitées à 400 lits, il ne devienne trop petit pour combler les besoins futurs de la Faculté.

C'est dans ce cadre que le cabinet du doyen envisage l'opportunité de regrouper dans un deuxième centre hospitalier affilié « une partie de sa mission d'enseignement qui est dispersée dans la province[42] ». En effet, conformément aux objectifs poursuivis par le prédécesseur du doyen Bureau, la Faculté avait élargi son rayonnement bien au-delà de ses frontières régionales et avait sensiblement accru le nombre de ses établissements affiliés. Des ententes avaient été conclues avec les centres hospitaliers de Trois-Rivières, de Rouyn-Noranda, de Chicoutimi et de Moncton ainsi qu'avec les centres de santé de Témiscamingue et de Drummondville. À ceux-ci s'ajoutent le centre de médecine familiale de Granby, les cliniques médicales de Thetford-Mines, de Sherbrooke, de Saint-Léonard-d'Aston ainsi que les CLSC de Richelieu, de Farnham, de Sherbrooke et de Richmond. Malgré la grande diversité de ce réseau, aucun de ces lieux d'enseignement ne répond toutefois à la vocation d'un centre universitaire affilié.

Dès février 1989, le doyen avait écrit une lettre au recteur où il faisait état de son désir d'ouvrir un second CHU pour l'enseignement pré et postdoctoral[43]. Le nouveau centre serait un complément aux objectifs académiques poursuivis par le CHUS et il pourrait obtenir le statut d'institut universitaire. On envisage d'y installer des cohortes de 100 étudiants et de recruter 50 professeurs à temps complet. Un appel d'offres est lancé et quatre hôpitaux répondent à l'appel : l'Hôtel-Dieu de Sherbrooke, le Centre hospitalier Saint-Vincent-de-Paul, l'Hôpital de Chicoutimi et l'Hôpital Charles-LeMoyne. Le directeur de cette dernière institution avait adressé une lettre au doyen en mai 1988 s'informant de la possibilité d'établir une alliance avec la Faculté. Des rencontres avec les conseils de médecins, dentistes et pharmaciens et les directeurs généraux des hôpitaux concernés sont organisées, puis les quatre hôpitaux sont invités à déposer leur projet final avant le 15 mars 1990[44].

Après une étude serrée de leurs propositions, le cabinet du doyen, lors d'une réunion à huis clos tenue les 25 et 26 avril 1990, porte son choix sur l'Hôpital Charles-LeMoyne en Montérégie. Le 7 juin suivant, le ministre Côté approuve officiellement le projet et accorde un budget de soutien de 250 000 $. Ce jeune hôpital de 574 lits, qui fêtera ses vingt-cinq ans l'année suivante, est situé au croisement des villes de Longueuil, Saint-Lambert, Saint-Hubert, LeMoyne, Greenfield-Park et Brossard dans l'agglomération la plus urbanisée et la plus populeuse de la Montérégie. Peu avant la décision prise par la Faculté, la direction de cet hôpital avait décidé de développer un centre de traumatologie de haut niveau et de s'orienter vers une vocation universitaire.

Cette décision, pour le moins audacieuse, n'est pas de nature à réchauffer les relations de la Faculté avec ses deux hôpitaux affiliés de Sherbrooke. L'affiliation de cet hôpital a cependant, entre autres avantages, celui de répondre à la volonté du doyen d'accroître la zone de rayonnement de la Faculté pour régler le problème du bassin de population pour les soins tertiaires. La population de la région sociosanitaire 05 n'est que de 250 000 habitants et le « bassin de drainage pour soins tertiaires dépasse un peu 450 000 personnes ». Or ce bassin est jugé insuffisant pour les missions ultraspécialisées de la Faculté qui souhaite développer « la gamme complète des soins tertiaires[45] ». La masse critique à atteindre est établie à un million d'habitants. Ce que permettra l'extension à la Montérégie. Un consensus s'est donc établi chez les professeurs à l'effet que la Faculté ne peut se cantonner à sa vocation régionale, mais qu'elle doit élargir ses zones d'influence.

En outre, elle fait suite à la décision du Comité exécutif de l'Université, en 1989, de mettre sur pied à Longueuil, sous l'autorité du Bureau de l'éducation des adultes, le Centre de services de l'Université de Sherbrooke en Montérégie[46]. Ce projet traînait en longueur et les doyens des autres facultés de l'Université de Sherbrooke montraient beaucoup de réticence à s'expatrier au sud de Montréal. La décision de la Faculté en faveur de Charles-LeMoyne, prestigieux projet, consacre le rôle de l'Université de Sherbrooke en Montérégie. À l'automne, on y accueille les premières cohortes d'étudiants inscrits au programme de maîtrise en administration des affaires (MBA). Puis, le 20 mars 1991, l'Université de Sherbrooke inaugure avec fierté ses locaux au Complexe Saint-Charles de Longueuil, sis au pied du pont Jacques-Cartier[47]. L'axe Sherbrooke/Longueuil s'étend donc aussi à la médecine. Le choix de cet hôpital tient aussi au contrat social que s'est donné la Faculté et qui est orienté vers l'avancement de la médecine dans les régions dénuées d'institutions universitaires. L'implantation, quoique modeste, de programmes de médecine de famille à Athabasca, à Drummondville et, de fraîche date, en 1988, à Chicoutimi participe de cette vocation extrarégionale. Enfin, le doyen invoque aussi le fait que se sont établies des relations naturelles entre l'Estrie et la Montérégie et que le tiers des diplômés de la Faculté y exercent la médecine.

On le devine, l'annonce publique du choix de Charles-LeMoyne le 7 juin soulève « un tollé de protestations des hôpitaux [francophones] de Sherbrooke ». À ce point que, selon le doyen Bureau, ils diffusaient l'idée que « la Faculté de médecine quittait Sherbrooke pour la Rive-Sud[48] ». Le 1er novembre, l'Association des professeurs d'enseignement clinique de la

Faculté menace de déclencher une grève illimitée alors que les hôpitaux concernés menacent de se désaffilier[49]. Même les autorités du CRSSS de l'Estrie se rangent de leur côté et reprochent à la Faculté cette « fâcheuse » décision. Pis encore, au sein même de l'Hôpital Charles-LeMoyne, plusieurs médecins, devant les exigences de la Faculté, notamment en ce qui regarde le plan de pratique pour y développer l'enseignement, et craignant une perte de leur autorité, résistent « vigoureusement » à cette affiliation. Malgré ces oppositions, toutes les instances de l'Hôpital Charles-LeMoyne et de la Montérégie appuient officiellement le projet le 1er juillet 1991[50].

C'est le premier bain de critique publique pour le doyen Bureau. Et il faut avouer qu'il fallait une bonne dose de courage pour soutenir une telle décision. De son aveu même, les deux premières années de son mandat ont été « les plus difficiles de [sa] vie sur le plan professionnel en raison de la lourdeur de la tâche et des tensions importantes [qu'il devait] résoudre[51] ».

La Faculté peut tout de même compter sur la collaboration étroite du Dr Luc Boileau, qui avait fait ses études de médecine à Sherbrooke, et qui y occupe alors la direction des services professionnels. C'est lui qui avait coordonné la planification stratégique de l'Hôpital en 1988 et il pouvait exercer une certaine influence pour convaincre ses collègues du bien-fondé de l'affiliation. Dès le début de l'année 1990, c'est lui qui assume la difficile coordination du projet d'affiliation universitaire de l'Hôpital Charles-LeMoyne. En octobre 1990, « les négociations, département par département, évoluant progressivement[52] », on espère procéder à une partie de l'intégration des départements pour le 1er juillet 1991.

On garde donc le cap et après avoir convaincu les médecins de l'Hôpital des avantages d'une telle affiliation et avoir « imposé » le plan de pratique de Sherbrooke, la direction de l'établissement accepte d'investir 1,2 million de dollars pour construire un pavillon pour l'enseignement. On entreprend le recrutement d'une quinzaine de professeurs PTG[53] et on admet, à compter de juillet 1991, les premiers résidents. Pour cette première année, l'enseignement, sous la coordination du Pr Michel Duplessis, se fait dans cinq unités : médecine de famille, médecine interne, neurologie, psychiatrie et santé communautaire[54]. Quant au Pr Boileau, il est nommé vice-doyen adjoint en Montérégie.

Deux ans plus tard, cet hôpital est déjà le deuxième centre majeur d'enseignement de la Faculté et on procède à des travaux d'agrandissement qui libèrent des espaces pour la recherche et l'enseignement. L'avenir montrera que le choix controversé de cet hôpital a été très judicieux pour le développement de la Faculté. De plus, c'est la population de la Montérégie, plutôt délaissée par le milieu médical universitaire, qui en bénéficiera.

Forces et faiblesses du programme des études postdoctorales

À la suite de certaines critiques de la dernière visite du comité d'agrément, il fallait mettre en place un meilleur processus d'évaluation des programmes de résidence[55]. Grâce au travail du coordonnateur des vingt-huit programmes postdoctoraux, le Pr Daniel-B. Ménard, en poste depuis 1988, de nombreux correctifs sont apportés.

Désormais, le Comité d'éducation postdoctorale bénéficie de l'aide d'un comité-conseil et d'un comité de promotion comme celui qui existe déjà pour les études prédoctorales. De plus, on avait mis en place des activités de formation pédagogique destinées aux professeurs pour leur permettre de mieux s'adapter au nouveau programme. Quant aux résidents, ils bénéficient d'un programme de formation pédagogique sous la direction des Prs Martine Chamberland et Richard Boulé et d'une journée scientifique annuelle initiée dès 1970[56]. Autre amélioration, l'affiliation du Centre hospitalier Charles-LeMoyne est perçue « comme une force nouvelle » pour les programmes de résidence qui vient en quelque sorte « non pas clore, mais du moins sérieusement orienter la question sempiternelle des relations avec les autres hôpitaux du réseau[57] ».

Au niveau des effectifs, la croissance est au rendez-vous. Entre 1988-1989 et 1990-1991, les cohortes grimpent de 175 à 221 résidents. Certes, il s'agit d'une bonne nouvelle, mais cette hausse est accompagnée de problèmes de logistique. Or malgré une amélioration de la situation, le vice-doyen adjoint aux études médicales postdoctorales, le Pr Denis Lepage, exprime un sentiment partagé par les membres du comité d'orientation des études postdoctorales à l'effet que ce secteur demeure quelque peu négligé par rapport aux études prédoctorales et à la recherche :

> Dans l'ensemble, les membres sont d'avis qu'après l'enseignement prédoctoral dans lequel on a fortement investi au cours des dernières années, après le secteur de la recherche, qui semble toujours constituer la préoccupation principale de notre doyen, il faudrait qu'un jour on se penche sérieusement sur les investissements qu'on est disposé à consentir au niveau du secteur postdoctoral dont on ne semble se préoccuper qu'à l'approche d'une visite d'agrément[58].

De fait, plusieurs problèmes demeurent à résoudre : personnel de secrétariat insuffisant, faiblesse de l'équipement technique dans certains programmes spécialisés, absence de locaux en nombre suffisant pour les résidents, caractère encombrant du système informatique Ariane, etc. Au niveau des programmes, l'anatomie-pathologique, dont on avait souligné l'excellence de ses ressources éducatives et le dynamisme des professeurs, est devenue un secteur démoralisé, manquant de ressources humaines au point qu'elle « semble être littéralement en train de se saborder » ; la chirurgie générale connaît des ratés au niveau de « l'investissement académique » ; en gériatrie, il faudrait que le CHUS investisse davantage dans les soins aux personnes âgées.

Ces doléances ont-elles reçu une écoute attentive du cabinet du doyen ? Certainement, mais ce n'est guère facile, malgré les avantages « d'un hôpital et d'une faculté sous un même toit », de coordonner leurs missions respectives, surtout en période de restriction budgétaire. Et l'on sait que les hôpitaux, universitaires ou non, sont durement touchés à cet égard. Un événement survenu en 1991, dont nous nous ne décrirons pas tous les tenants et aboutissants, sert à illustrer cette délicate question et montre clairement l'interdépendance de la Faculté envers le CHUS, de même qu'elle illustre la fragilité des programmes d'enseignement postdoctoral si des alternatives ne sont pas mises en place.

Au printemps 1991, le cabinet du doyen est avisé que le budget du CHUS, à la suite des conclusions du CRSSSE, implique, pour équilibrer son exercice financier, une coupure des unités d'enseignement, une diminution du budget de soutien à l'enseignement, ou encore des fermetures d'unités de soins et de salles d'opération. Or le CRSSSE avait entériné cette réduction du budget sans avoir, au préalable, consulté la Faculté de médecine « sur les conséquences du redressement budgétaire du CHUS sur les programmes d'enseignement[59] ». Irrité, le cabinet, appuyé par le Conseil, réagit vivement : il faut revenir sur cette décision, sinon la Faculté sera contrainte d'« explorer le déplacement de cliniques ambulatoires dans des cliniques externes converties en unité d'enseignement[60] ». Dans l'esprit des autorités de la Faculté, et en fonction de l'unité fonctionnelle du complexe Faculté-CHUS, la mission première du CHUS est « d'être un hôpital général d'enseignement ». Il faut donc éviter autant que possible la fermeture d'unités d'enseignement, quitte à rogner sur certains budgets.

Si politiquement cette position est difficile à tenir, il faut bien avouer qu'historiquement elle est tout à fait cohérente. Le CHUS a bel et bien été créé pour intégrer les étudiants de la Faculté de médecine inscrits aux études prédoctorales dans la distribution des soins primaires, secondaires et tertiaires et pour implanter des programmes de résidence. Du reste, tout au long de son évolution, l'enseignement et la recherche ont été parfaitement intégrés dans les unités de soins tel que souhaités par les organismes d'agrément. Il est donc tout à fait normal que la direction de la Faculté considère indispensable la présence de professeurs plein temps géographique dans ces unités pour assurer aux étudiants de 1re, de 2e et de 3e années et même de 4e année de médecine ainsi qu'aux résidents une formation de haute qualité. Avec le temps, les professeurs plein temps géographique, les pyramides d'étudiants et l'intégration en unités d'enseignement sont devenus la base même des programmes d'enseignement.

Or la Faculté «n'a pas d'autres alternatives» puisqu'il n'y a aucun centre hospitalier (à l'exception de l'Hôpital d'Youville) qui possède de telles unités d'enseignement. Certes, on pourrait en créer dans les hôpitaux de la ville, estime le doyen, mais certainement pas pour l'année 1991-1992. C'est dans ce contexte que la réponse du doyen est cinglante à l'endroit des planificateurs :

> En 1991-1992, fermer des unités de soins, même une salle d'opération, sans avoir pris le temps de recréer ailleurs des unités d'enseignement, serait catastrophique pour nos programmes au moment où ceux-là seront soumis à une visite d'évaluation du Collège Royal des médecins et chirurgiens, du Collège de médecine de famille du Canada, et de la Corporation professionnelle des médecins, en mai 1992. Fermer des activités dans le CHUS sans avoir créé des unités d'enseignement résulterait probablement à la fermeture définitive de certains de nos programmes de formation de spécialistes et par voie de conséquence à la perte de spécialistes dans ces programmes et un recul dans les soins secondaires et tertiaires pour les Cantons-de-l'Est[61].

La Faculté s'engage tout de même à explorer à nouveau la possibilité de créer, à court terme, des unités d'enseignement agréées composées de professeurs plein temps géographique et à temps partiel «pour accueillir des étudiants dans un ou deux hôpitaux de la ville». Or, souligne le doyen avec dépit, «ceci n'a pas pu être réalisé malgré nos efforts depuis 20 ans». En effet ! En attendant, le cabinet du doyen recommande au CHUS «de ne pas couper les unités d'enseignement, [...] de retarder à 1992-1993 toute fermeture d'unités de soins pour laisser à la Faculté le temps de trouver des unités alternatives et de procéder aux coupures dans le domaine médico-administratif[62]». Mais il est déjà clair que le statu quo n'est plus de mise et qu'il faut diversifier les lieux d'enseignement pour résoudre ce problème structurel. L'affiliation de Charles-LeMoyne s'inscrit dans cette orientation.

À la suite de la visite conjointe du Collège Royal, du Collège des médecins de famille du Canada et du CMQ en mai 1992, on se réjouit d'avoir obtenu le meilleur résultat d'une visite d'agrément de l'histoire de la Faculté. Au niveau des programmes de résidence, seulement cinq programmes sur vingt-huit ont reçu un agrément provisoire. Dans l'ensemble, chose rare, aucun des commentaires généraux négatifs ne concerne la structure et l'animation du secteur postdoctoral. Quant aux faiblesses, elles sont toujours liées à « des éléments du système social et organisationnel de [la] Faculté, en période de réorganisation de son réseau d'hôpitaux affiliés[63] ». Dans l'ensemble, ce sont là de bonnes nouvelles.

Une plus grande visibilité de la Faculté

Conformément aux vœux exprimés en début de mandat, le doyen accentue ses efforts pour accroître les représentations auprès des grands décideurs du domaine de la santé et rendre plus visibles le rôle et les activités de la Faculté auprès du ministère de la Santé. Au point qu'il se retrouve « 2-3 jours hors les murs » dans le but de « faire connaître les forces de la Faculté ». Il est vrai qu'elle est encore méconnue et qu'elle demeure la dernière à être consultée lorsque sont prises des décisions importantes. Aussi multiplie-t-il les voyages à Québec, notamment à l'occasion de la Commission parlementaire sur la santé qui se déroule dans le cadre de la loi 120, pour faire valoir les spécificités de la Faculté et faire en sorte qu'elles soient respectées par le législateur. Il peut compter à cet égard sur la précieuse collaboration du Pr Iglesias qui occupe le poste de sous-ministre associé au ministère de la Santé et des Services sociaux depuis 1989 et qui, à ce titre, est responsable de l'organisation de la médecine spécialisée et universitaire.

L'objectif poursuivi auprès des ministres et sous-ministres de la santé est alors de s'assurer qu'on ne touchera pas « à son nombre d'admissions en médecine » qui est alors fixé à 98 étudiants, ce qui la place au 8e rang des 14 facultés de médecine du Canada. On espère aussi qu'on lui donnera la marge de manœuvre nécessaire à son épanouissement. Ce qui n'a pas toujours été le cas auparavant.

De nouvelles orientations vers les sciences de la santé

Le doyen Bureau, qui entreprend son second mandat en 1992 avec un fort appui des membres de la Faculté, compte sur un cabinet quelque peu modifié après l'arrivée du Pr Bénard qui reprend du service au vice-décanat à la recherche et de celle du Pr Iglesias, de retour de Québec, qui devient le vice-doyen aux activités professionnelles et étudiantes. Les Prs Nawar et Des Marchais demeurent en poste, de même que Claude H. Paré, adjoint administratif au doyen de la Faculté. Le rôle de ce dernier est crucial pour le doyen non seulement pour la bonne gestion de la Faculté, mais surtout pour la mise à contribution des trois ressources qui, directement ou indirectement, la soutiennent : le budget de l'Université, le financement des cliniciens par la Société des médecins et les plateaux de pratique professionnelle du CHUS qui sont essentiels à la mission de formation de la Faculté et à la présence des professeurs cliniciens[64]. En somme, le doyen s'est entouré d'une forte équipe reconnue pour ses compétences et son intégrité.

Fidèle à la tradition qui prévaut à la Faculté depuis les années 1970, le cabinet du doyen procède à une vaste consultation afin de valider auprès des professeurs certaines orientations que l'on souhaite mettre en place lors du second mandat. La réponse des intéressés aux intentions inscrites dans le « livre vert du doyen » a été pour le moins « généreuse ». À la direction, on est inondé d'une cinquantaine de mémoires dont la moitié proviennent des départements et des services, les autres étant répartis entre les grands organismes de la Faculté, les associations étudiantes et les interventions personnelles. Analysés et discutés lors d'une retraite tenue le 1er mai 1992, ces mémoires permettent de dégager les consensus, d'établir les priorités futures et de préparer un plan d'action quinquennal. Et elles sont ambitieuses ! De fait, on envisage d'entreprendre un important « virage » qui aura pour effet d'améliorer les performances de la Faculté, non seulement en recherche, mais aussi au niveau des services à la communauté. Ce consensus doit aussi s'arrimer au cadre plus large de la planification de l'Université de Sherbrooke que le recteur et son équipe avaient adoptée sous le chapeau *Choisir et Exceller*. Ce ne sera guère difficile tellement certaines orientations se rejoignent.

Cependant, les impératifs internes ne sont pas seuls en jeu et on doit tenir compte à la fois des pressions externes exercées par les grands organismes médicaux — CRMCC, CMFC, CRMC, FRSQ — de celles qui découlent de la réforme des services de santé et des nouvelles politiques du ministère de l'Enseignement supérieur et de la Science à l'égard des universités. On le constate, les marges de manœuvre se rétrécissent et sont toujours dépendantes des conjonctures économiques et politiques. Quelques bonnes idées se perdent donc en cours de route. Même les équipes de direction les plus expérimentées ne peuvent guère prévoir plus qu'au-delà de quelques années.

Soumis et approuvé « dans ses principes » par le cabinet élargi du doyen en septembre et octobre 1992, le Plan de développement 1992-1996 a ceci de particulier qu'il marque une nette volonté d'orienter la Faculté vers les sciences de la santé, et ce, tant au niveau de l'enseignement aux trois cycles, de l'enseignement continu qu'à celui de la recherche et des services à la communauté. On songe donc à instaurer d'autres programmes « tels que l'ergothérapie, la physiothérapie et l'informatique médicale[65] ».

Évidemment, un tel plan doit aussi reposer sur des acquis solides et la plupart des professeurs souhaitent que soit maintenu le « leadership » de la Faculté en matière de pédagogie médicale. À cette fin, on souhaite élargir les recherches, en collaboration avec la Faculté de l'éducation, vers la pédagogie des sciences de la santé. Cette ouverture vers une meilleure intégration des disciplines émergentes dans le secteur de la santé s'inscrit dans un mouvement plus vaste qui est déjà solidement implanté à l'Université de Montréal depuis les années 1980 ainsi qu'à l'Université Laval[66]. Cette fois, la Faculté, handicapée par sa taille et sa situation régionale, est à la traîne en ce domaine.

Le département des sciences infirmières

L'orientation vers les sciences de la santé est une bonne nouvelle pour le département des sciences infirmières qui pourra, selon les énoncés du plan, développer un baccalauréat de formation initiale, un programme de maîtrise et un nouveau programme en Montérégie. Le département des sciences infirmières, qui avait connu un bon développement durant les années 1980, était le principal volet des sciences de la santé. Ses cohortes avaient connu une hausse substantielle entre 1981-1982 et 1989-1990, passant de 165 à 243 étudiants. C'est lors de cette dernière année que l'Association canadienne des écoles universitaires des sciences infirmières accorde au programme, toujours orienté vers le perfectionnement des infirmières diplômées, un agrément de sept ans. Entre-temps, on avait aboli les certificats en évaluation et promotion de la santé et en gestion d'unités de soins au profit d'un nouveau certificat en soins infirmiers qui

Inscriptions à la Faculté de médecine (en nombre absolu) 1988-1994

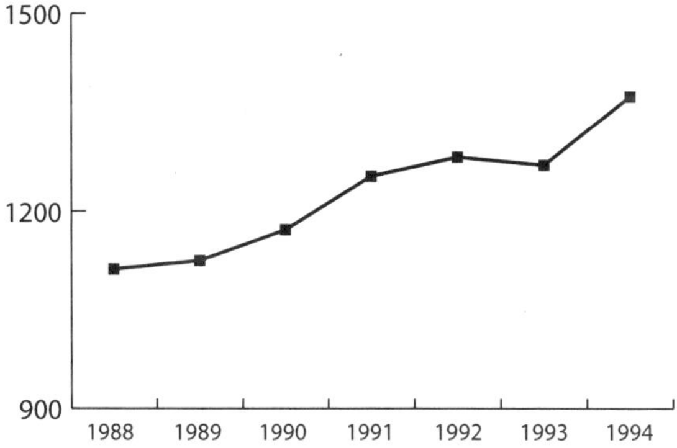

avait débuté en septembre 1986[67]. Il permet ainsi de mieux répondre aux besoins d'apprentissage des infirmières qui souhaitent parfaire rapidement leur formation dans un secteur spécialisé.

La croissance du département de sciences infirmières, dirigé par le Pr Louise Chartier à partir de 1991, est accompagnée de l'émergence de nouveaux certificats — toxicomanie, santé et sécurité au travail en 1990 et intervention de première ligne en 1992 — qui diversifient les programmes de formation à la Faculté et diminuent quelque peu la part accordée au secteur médical. En effet, le certificat en toxicomanie, qui répond à des besoins sociaux criants, connaît du succès dès l'automne 1990. Avec le certificat en santé et sécurité au travail, cela représente de nombreux étudiants de plus pour la Faculté.

LE CERTIFICAT EN TOXICOMANIE DE LA FACULTÉ DE MÉDECINE

L'Université de Sherbrooke avait privilégié, depuis la fin des années 1950, l'instauration de programmes axés sur la formation professionnelle. C'est ainsi que grâce à l'initiative du Dr André Boudreau, fondateur de l'Office de la prévention du traitement de l'alcoolisme et des autres toxicomanies, l'Université de Sherbrooke avait lancé des cours universitaires d'été en toxicomanie sous la forme de stages intensifs de deux semaines. Jusqu'au début des années 1970, ils constituaient la seule source de formation universitaire en toxicomanie au Québec francophone et se poursuivront jusqu'en 1988. Entre-temps, l'Université avait lancé, en 1973, le programme de formation pour les intervenants en alcoolisme et toxicomanie offert dans plusieurs régions du Québec qui est à la fois le pionnier de la formation hors campus au Québec et l'ancêtre de l'actuel certificat offert à la Faculté. Onze ans plus tard, l'Université crée le certificat de premier cycle en toxicomanie qui est rapidement diffusé sur tout le territoire québécois. Le programme est alors sous la responsabilité de la Direction générale de l'enseignement permanent. En 1988, il est transféré à la Faculté de médecine, sous la responsabilité du Département des sciences de la santé communautaire et il démarre en 1990. Évalué et révisé au fil des ans, l'Université créera, en 1996, les microprogrammes et le diplôme de 2e cycle en toxicomanie. Dans cette foulée, l'Université de Sherbrooke s'associera avec l'Université du Québec à Montréal pour offrir un premier programme de maîtrise en intervention sociale avec une concentration en toxicomanie. D'autres cheminements vers la maîtrise seront par la suite développés. De 1991 à 2004, on comptera plus de 3600 diplômés dans un des programmes d'études en toxicomanie de la Faculté, et cela à l'échelle du Québec.

C'est ainsi qu'entre 1989-1990 et 1993-1994, si l'on exclut le certificat en toxicomanie, la proportion des étudiants (en nombre absolu) des secteurs paramédicaux grimpe de 26 % à 32 %. Du reste, de nouveaux partenariats, outre celui qui existe déjà avec l'Institut universitaire de gériatrie, sont conclus, notamment à partir de 1991, avec le CLSC de Sherbrooke et l'Hôpital Charles-LeMoyne puis, en 1992, avec la direction des soins infirmiers du CHUS qui permet la création de postes conjoints. Cette initiative, qui prend sa source en 1989 et dans un contexte de rareté des ressources, permet de « renforcer la congruence entre la pratique, l'éducation et la recherche en soins infirmiers[68] ». Une telle collaboration permet à une infirmière d'exercer des fonctions universitaires et cliniques qui répondent aux exigences du département et de la direction des soins infirmiers.

Une accentuation de la recherche

Au moment où l'administration Reid prend la direction de l'Université, la performance de l'Université de Sherbrooke en matière de recherche est pour le moins impressionnante. Son indice d'intensité, calculé à partir du pourcentage des dépenses de la recherche subventionnée et commanditée par rapport à ses dépenses totales, la situe au 4e rang derrière l'Université de Montréal, l'Université McGill et l'École polytechnique. Ses travaux en recherche biomédicale, en chimie, en génie et en physique lui ont permis d'occuper une place importante dans le réseau de la recherche au Québec.

À la Faculté de médecine, le volet recherche grimpe d'un cran, passant de « forte à très forte priorité ». Désormais, « tous ont la mission de faire progresser les connaissances en sciences de la santé et de diffuser ce nouveau savoir[69] ». La phase de croissance qui s'est intensifiée lors du premier mandat sera difficile à conserver à moins qu'on ne prenne de nouvelles mesures pour assurer la relève et développer de nouveaux secteurs. La compétition entre les universités est devenue féroce et les facultés de médecine de Montréal et de Québec connaissent une croissance inédite en recherche. Il faut se tailler une place dans des créneaux originaux et miser sur les forces en présence. Divers moyens sont donc prévus pour assurer une meilleure performance pour les années à venir. Parmi ceux-ci, on sent une forte volonté de solidifier les assises en formant des centres ou des groupes de recherche interdisciplinaire et, dans certains cas, interfacultaire.

Le Centre de recherche en géronto-gériatrie

Créé officiellement en 1989 par le Pr Réjean Hébert, du département de médecine de famille, le centre de recherche en gérontologie et en gériatrie localisé à l'Hôpital d'Youville avait adopté dès le début une forte approche multidisciplinaire et il regroupe des professeurs provenant de plusieurs facultés, notamment de la Faculté des lettres et sciences humaines. Cette reconnaissance officielle suit de peu l'accueil des premiers étudiants à la maîtrise en gérontologie à l'automne 1988, soit dix ans après le début du certificat dans ce secteur. La progression de ses activités de recherche se fait à partir de trois stratégies : initier les cliniciens à la préparation d'un projet de recherche, regrouper les chercheurs en gérontologie de l'Université et des organismes sociosanitaires et créer un noyau de chercheurs autonomes par une phase de recrutement.

L'objectif général du centre est « de développer la recherche évaluative, épidémiologique, clinique et psychosociale visant le maintien, la promotion et la restauration de l'autonomie des personnes âgées[70] ». Avec le vieillissement de la population et l'allongement de l'espérance de vie, le centre répond fort bien à la mission première de la Faculté qui doit, plus que jamais, s'efforcer de répondre aux besoins de la population en matière de santé. Pour la direction, la création d'un Institut universitaire de gériatrie à l'Hôpital d'Youville constitue un objectif majeur. Idem pour l'Université, qui recommande aux ministres de l'Enseignement supérieur et de

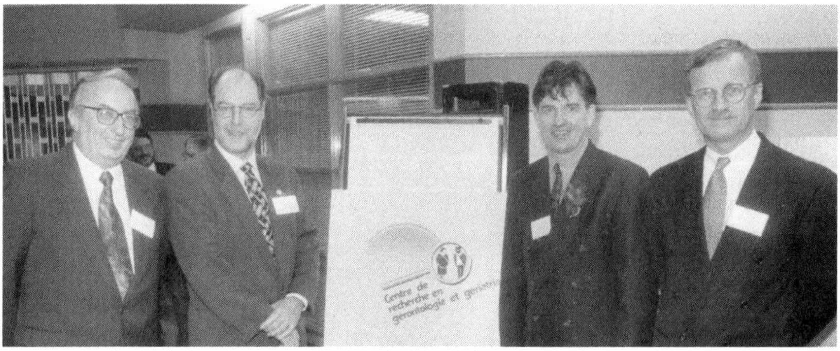

Inauguration du Centre de recherche en gériatrie et gérontologie. De gauche à droite : Pr Bernard Bénard, vice-recteur à la recherche, Université de Sherbrooke ; M. Alain Émond, président du Conseil d'administration, Hôpital D'Youville ; Pr Réjean Hébert, directeur du centre de recherche en gériatrie et gérontologie ; Pr Pierre Reid, vice-recteur à l'administration, Université de Sherbrooke.

la Science et de la Santé une telle reconnaissance. On l'espère pour l'année 1992, mais on se montre trop optimiste[71].

Signe d'un démarrage rapide, le centre reçoit, dès 1991, une importante subvention d'équipe en émergence de 370 000 $ du ministère de la Santé et du Bien-être social du Canada[72]. Désormais, le centre a besoin de locaux qui répondent mieux à sa mission. L'obtention de 3,9 millions de dollars du ministère de la Santé, sur la recommandation du FRSQ, permet d'entreprendre la construction d'une aile de deux étages. Les nouveaux locaux du centre sont inaugurés le 24 janvier 1995, ce qui permet aux chercheurs d'horizons divers — une quinzaine de chercheurs « actifs » et une vingtaine de chercheurs associés — de bénéficier de laboratoires bien équipés (biogérontologie, de posture et de locomotion, performance sensori-motrice, clinique de la mémoire, etc.)[73]. Plus de 1,5 million de dollars en subventions et contrats de recherche sont administrés annuellement par le Centre[74]. Quelques mois plus tard, il obtient un financement de 730 000 $ du FRSQ à titre de Groupe de recherche[75]. Un nouveau centre de recherche en santé mentale à l'Hôpital Saint-Vincent-de-Paul est aussi envisagé, mais certains bouleversements dans la structure régionale des soins modifieront quelque peu le paysage. En effet, ce sera l'Hôpital d'Youville qui héritera de ce volet. Ce sont là des étapes importantes vers la désignation de cette institution comme Institut universitaire en 1996. Quant à son centre de recherche, après une forte expansion, il deviendra, en 2001, le Centre de recherche sur le vieillissement.

Une idée originale : l'Institut de pharmacologie de Sherbrooke

Plus ambitieux encore est le projet de créer un Institut de pharmacologie qui permettrait, à partir d'une collaboration avec l'industrie pharmaceutique, d'établir une synergie entre « la chimie médicinale et la pharmacologie ». À cet égard, la Faculté entend bien suivre la voie tracée par l'Université vers l'établissement d'un partenariat université-industrie dans la recherche biomédicale et qui en avait fait depuis quelques années son orientation principale. Le fameux parc biomédical tant souhaité par le directeur général du CHUS, Normand Simoneau, est à l'horizon.

Ce projet avait pris naissance en 1992 grâce aux efforts du Pr Pierre Sirois de la Faculté de médecine qui, le premier, devant des besoins urgents de nouveaux espaces de recherche, en avait défini le concept puis avait convaincu le Pr Pierre Deslongchamps de la Faculté des sciences à se joindre à lui. L'idée, fortement appuyée par le doyen Bureau, par le directeur de la Société de développement économique de la région sherbrookoise, Raynald Mercier, et par le maire de Fleurimont, Francis Gagnon, était alors de regrouper deux secteurs de pointe reconnus internationalement, la chimie et la pharmacologie, pour les adapter aux besoins de l'industrie afin de préparer des produits commercialisables. En regard des performances de l'Université de Sherbrooke en ces domaines, largement reconnues dans la communauté scientifique, le projet avait été jugé viable et cohérent. Le Pr Deslongchamps venait tout juste de recevoir la Médaille d'or du CRSNG pour sa contribution remarquable en chimie, alors que le département de pharmacologie, dirigé par le Pr Sirois, est l'une des équipes les plus productives au Canada, grâce notamment à l'équipe de recherche dirigée par le Pr Regoli, et s'était classé premier au Canada pour son impact en ce domaine[76].

Le contexte financier est aussi favorable à la suite de l'adoption de la loi fédérale C-91, liée aux brevets des médicaments, qui oblige l'industrie pharmaceutique à investir 10 % du revenu de ses ventes de médicaments dans la recherche en pharmacologie. Ce qui augure une plus grande synergie des centres de recherches universitaires et de l'industrie. D'autant que le Québec s'était bien tiré d'affaire en recueillant une part importante des investissements en recherche et développement dans ce secteur. Il est déjà entendu qu'il sera situé sur le campus de Fleurimont où on profitera de la proximité physique de la Faculté, du CHUS, du centre de recherche clinique, de l'animalerie et d'un parc biomédical pouvant accueillir de nouvelles entreprises. Tout paraît donc favorable à la réussite du projet. Le projet avait

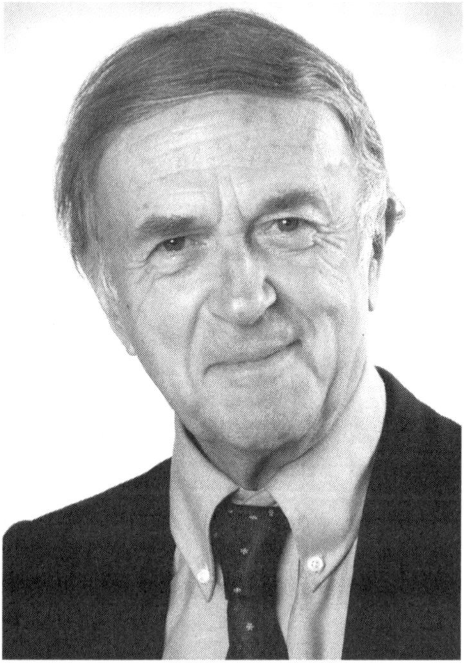

Le Pr Domenico Regoli.

été présenté au bureau du vice-rectorat à la recherche au printemps 1994[77]. Malgré quelques irritants pour la direction de l'Université, qui n'accepte guère que la future corporation ait une charte autonome, et les relations acrimonieuses entre le doyen et le recteur, le projet suit son cours. Demeure toutefois à trouver le financement nécessaire qui prendra quelques années. Le doyen Bureau devra laisser ce dossier à son successeur.

Un nouveau Centre de recherche clinique

Au CHUS, le Centre de recherche clinique oriente principalement son développement vers la radiobiologie, la pharmacologie, l'immuno-inflammation, la physiopathologie ostéo-articulaire et cardio-pulmonaire, l'endocrinologie, auxquelles s'ajouteront la génétique, l'oncologie et l'évaluation des technologies de la santé[78]. La mission de ce centre est largement axée « sur le transfert des progrès de la recherche vers la mise au point de nouvelles approches diagnostiques et thérapeutiques bénéfiques à la population[79] ». Or on attend toujours un avis favorable du FRSQ et de son directeur, Patrick Vinay, concernant la construction d'un nouveau pavillon.

En 1992, le concept de « mégacentre » de recherche est retenu par le Fonds de recherche en santé du Québec qui délie les cordons de sa bourse, mais il n'alloue encore aucun budget de fonctionnement et de soutien au futur centre.

L'année suivante, le gouvernement fédéral, grâce au travail formidable du Pʳ LeBel, accepte de contribuer au financement de la construction d'un édifice de quatre étages qui abritera le Centre de recherche ainsi qu'un centre d'imagerie de haute technologie[80]. En effet, le doyen et le Pʳ LeBel s'étaient entendus afin d'associer l'installation du centre d'imagerie médicale au sein du nouveau bâtiment du centre. Il aurait été difficile, semble-t-il, de convaincre le gouvernement fédéral et d'autres intervenants de financer un tel projet sans cet élément innovateur[81]. Les coûts de construction et de l'équipement sont évalués à près de 20 millions de dollars et on espère amorcer le chantier rapidement. En vain, car les travaux ne débuteront qu'en 1996.

D'autres efforts pour maintenir le niveau de la recherche

Du côté de la direction, certaines initiatives permettent d'accroître le soutien à la recherche telle que le Fonds de la campagne de souscription qui sert à rehausser les installations des laboratoires de recherche. Des débats sont aussi soulevés sur la création de postes de recherche et la création d'unités académiques destinées exclusivement à ce volet. Malgré ces efforts opérationnels, un problème fondamental demeure aux yeux du doyen : il manque « des champions de la recherche » tel Jacques Genest[82]. Mais il est vrai qu'il faut aussi assurer une solide relève qui doit moins reposer sur les épaules d'un seul chercheur que sur des équipes solides. En appliquant le vieux précepte de la phénoménologie à l'effet « que le tout est plus que la somme des parties », le départ d'un chercheur ne mettra pas en péril les efforts du groupe.

Malgré l'optimisme du doyen Bureau et de son vice-doyen Bénard, il est impossible de conserver la croissance fulgurante des années antérieures, l'Université connaissant une autre crise financière importante. Alors qu'entre 1993 et 1996 les fonds de recherche plafonnent, la part des commandites est à la hausse, ce qui laisse espérer, à court terme, grâce à la construction du nouveau Centre de recherche clinique et au démarrage de l'Institut de pharmacologie, une hausse significative des fonds en commandites. Du reste, à l'instar de l'Université, la Faculté entend bien « inclure la recherche orientée vers les découvertes commercialisables[83] ».

LE Pr DOMENICO REGOLI

Parmi les chercheurs de l'Université de Sherbrooke, il y en a qui reçoivent des distinctions individuelles à l'échelle internationale pour souligner l'excellence et l'originalité des travaux de recherche. À la Faculté des sciences, il y a le professeur Deslongchamps qui accumule les honneurs de ce genre. Mais l'une des plus originales est accordée au professeur Domenico Regoli, du département de pharmacologie de la Faculté de médecine. À la suite d'une étude de l'*Institute for Scientific Information* publiée dans la revue *Current Contents,* il se voit classé parmi les auteurs les plus cités en pharmacologie, se classant au 22e rang dans le monde. Prolifique, il signe 60 % des 157 articles (la plupart sur l'hypertension) publiés par l'Université dans cette discipline. Grâce à lui, la Faculté de médecine se classe au 1er rang au Canada et 34e au monde pour l'impact de ses recherches en pharmacologie. Le Pr Regoli avait été l'un des pionniers de la pharmacologie à la Faculté. Il sera aussi l'un des acteurs importants d'un nouvel institut qui verra le jour quelques années plus tard.

De façon plus générale, on s'efforce de favoriser l'exposition des étudiants et la participation des résidents à la recherche, d'augmenter la clientèle aux études avancées par une diversification des bourses et la création de nouveaux programmes, de recruter de nouveaux chercheurs et, enfin, d'améliorer le programme de biochimie, dirigé depuis 1992 par le Pr Marcel Bastin, en y introduisant les stages coopératifs et l'apprentissage par problème.

Un rôle accru dans la distribution des soins

Au niveau des services à la communauté, la Faculté entend désormais jouer un rôle plus important dans l'élaboration des politiques de santé. Cette orientation s'inscrit fort bien dans l'énoncé de position de la Faculté à l'effet que Sherbrooke doit se donner une infrastructure de ville universitaire en sciences de la santé de même que dans la trame historique de la ville de Sherbrooke, comme le souligne Kesteman, où « la ville universitaire semblait prendre le relais de la ville industrielle[84] ». Cet important projet, caressé par le doyen et son cabinet, vise à résoudre le problème des relations de la Faculté avec ses hôpitaux affiliés, problème qui remonte à la création de la Faculté. Or un préalable est posé à son redéploiement à ce niveau :

> La ville de Sherbrooke par ses infrastructures de sciences de la santé doit desservir un bassin de population régionale et suprarégionale évaluée à 750 000 dans les domaines de soins spécialisés et ultraspécialisés. Ces domaines sont le cancer, la neurochirurgie, la cardiologie, la chirurgie cardiaque, l'hémodialyse, la transplantation, l'hémodynamique, certains secteurs de santé mentale, de pédiatrie d'obstétrique et d'autres disciplines ultraspécialisées et spécialisées et la recherche clinique. Seule cette vision peut justifier la croissance de la Faculté de médecine et son déploiement dans la ville de Sherbrooke[85].

Un tel a priori doit être accepté par les autorités hospitalières, le CRSSSE et les intervenants politiques locaux et provinciaux. La position de la Faculté, qui pose de fermes conditions aux hôpitaux affiliés — nombre minimal d'unités d'enseignement, nombre adéquat de PTG et de lits d'enseignement, structures académiques susceptibles de protéger le sentiment d'appartenance institutionnel, ententes conclues de bonne foi, protection prioritaire aux objectifs de la Faculté, protection des droits acquis des professeurs PTG déplacés dans les hôpitaux affiliés —, marque un tournant important qui montre l'assurance, sinon l'arrogance, d'une faculté de plus en plus sûre d'elle-même et qui, conjointement à sa mission « suprarégionale », entend désormais dicter les conditions de son implication dans le milieu sherbrookois. Un document interne « à diffusion restreinte » en donne le ton et souligne que « ce débat dure depuis suffisamment longtemps[86] ». En effet ! Une mise en contexte permettra de mieux saisir la portée de ce projet.

La question du développement de la Faculté de médecine dans la ville de Sherbrooke avait fait l'objet de nombreuses consultations, en 1990 et 1991, qui impliquaient le cabinet élargi du doyen, le CRSSS de l'Estrie et un comité de l'APECFMUS. Plusieurs principes « immuables » furent alors exigés par la Faculté : entente durable avec les professeurs et les institutions, atteinte de masse critique d'étudiants et de professeurs dans un même service, professeurs PTG dans toutes les unités, régime de financement propice pour soutenir l'enseignement, la recherche et les soins. En regard de l'histoire des relations entre la Faculté et les hôpitaux du centre-ville, la barre est haute et de difficiles négociations sont en vue.

La position adoptée par la Faculté est tout à fait cohérente. Le CHUS avait permis d'offrir des soins tertiaires qui n'existaient pas auparavant et il assurait à la population depuis plusieurs années des soins en neurochirurgie, en chirurgie cardiaque, en radio-oncologie, en immunologie, en néonatalogie et en transplantation rénale. Il est aussi le seul centre de la région qui offre des services d'hospitalisation en pédiatrie, possède un département de santé communautaire et gère les grossesses à risque. Le champ de rayonnement de la Faculté s'étend bien au-delà de Sherbrooke et permet à la population de l'Estrie de bénéficier de soins qu'on ne retrouve nulle part dans des régions semblables. Du reste, son programme de formation en médecine interne, unique au Québec et toujours un des meilleurs au Canada, a fait en sorte que la majorité des internistes, dont la présence est essentielle dans les régions, ont fait leur résidence ou se sont installés dans les hôpitaux de Sherbrooke, à l'Hôpital Sainte-Croix de Drummondville, à l'Hôtel-Dieu d'Arthabaska ou à l'Hôpital Régional de Thetford-Mines.

Mais c'est surtout au niveau de la médecine de famille que la Faculté s'est le plus affirmée à l'extérieur du campus, grâce aux efforts du Pr Roch Bernier jusqu'en novembre 1988 et de son remplaçant à la direction du département, le Pr Grand'Maison. À partir de juillet de cette même année, à la suite d'une entente entre le ministère de la Santé et le Collège des médecins du Québec, l'internat multidisciplinaire est aboli au profit d'un programme de résidence en médecine de famille obligatoire de deux ans. Le législateur ne fait alors qu'entériner l'orientation prise par la Faculté depuis 1985. En effet, le programme, le plus ancien et le plus important au Québec, permet, par des stages dans les unités de soins primaires, notamment dans les CLSC et les cliniques privées situés dans les régions périphériques et éloignées, de favoriser l'implantation des résidents de médecine de famille dans ces régions.

En 1990, il compte 15 professeurs à plein temps, plusieurs professeurs d'enseignement clinique et près de 120 résidents. Ce département, en pleine expansion, avait inauguré le 27 octobre 1988 une nouvelle unité de médecine de famille à l'Hôpital Sainte-Croix de Drummondville. Dirigée par le Dr Marcel Jutras, elle accueille déjà cinq résidents[87]. On avait aussi inauguré une unité de médecine de famille à l'Hôpital de Chicoutimi qui accueille ses premiers résidents en 1988. Principal ambassadeur de la Faculté, le département utilise vingt-cinq sites répartis dans des unités d'enseignement principales (CHUS, Sherbrooke Hospital, Drummondville, Chicoutimi, Moncton) et des unités communautaires (Sherbrooke, Granby, Drummondville, Thetford-Mines, Lac-Saint-Jean, Edmunston, etc.)[88].

Selon un rapport interne de la Faculté, 50 % des médecins de famille formés à Sherbrooke « se sont installés dans des régions autres que Québec, Montréal et l'Estrie » et 60 % des spécialistes formés à la Faculté « se sont installés dans des régions en pénurie d'effectifs». Outre l'Estrie, le tiers d'entre eux se sont installés en Montérégie, au Saguenay, dans le Bas-Saint-Laurent, à Trois-Rivières, dans les Laurentides, dans le Nord-Ouest et sur la Côte-Nord[89]. En matière de contrat social pour les besoins médicaux des régions, difficile de faire mieux!

L'attitude plus ferme de la Faculté tient aussi au fait que l'Hôpital Charles-LeMoyne, qui «est un campus acquis dont l'objectif est d'abriter dix programmes d'enseignement», et l'Hôpital d'Youville, qu'on songe à transformer en institut universitaire de gériatrie/gérontologie, constituent désormais des pôles majeurs dans ce vaste programme de redéploiement. Il n'est toutefois pas question de laisser tomber ses vieux partenaires de Drummondville et d'Arthabaska et la Faculté protégera ces milieux. Mission «suprarégionale» oblige. Cependant, un nouveau site est dans le décor depuis peu, l'Hôpital de Chicoutimi, qui est en compétition avec les deux précédents pour le choix de deux sites prioritaires du réseau d'enseignement en région. En effet, il semble impossible en regard du nombre de résidents de maintenir les trois centres d'enseignement. On suspendra temporairement les activités à Drummondville en 1993.

À Sherbrooke, dans le sillon du projet «Sherbrooke Ville universitaire en sciences de la santé», certaines options prévues dans le Plan de développement pour consolider son rôle à l'Hôtel-Dieu sont appliquées en 1992 avec la création des unités d'enseignement en cardiologie, en pneumologie et en chirurgie générale. Elles ont encore «peu de force», mais c'est un début. Il est vrai que ce projet rencontre de nombreuses résistances au sein même de la Faculté de même que de plusieurs médecins de l'Hôtel-Dieu[90]. À l'Hôpital Saint-Vincent-de-Paul, seule une unité de psychiatrie est prévue, quitte à «continuer les démarches exploratoires pour établir la pertinence d'autres unités d'enseignement[91] ».

De nouveaux partenaires sont aussi dans la mire de la Faculté. C'est le cas du CLSC Gaston-Lessard qu'on souhaite convertir en CLSC universitaire, vieux projet qui, nous l'avons souligné, avait été envisagé au milieu des années 1970. L'implantation et le développement en son sein d'activités de recherche en services de première ligne répondent fort bien aux objectifs de services à la communauté. Au milieu des années 1990, le CLSC possède une équipe de recherche «Arrimages», qui regroupe les départements universitaires de médecine de famille, de nursing, de service social et de psychologie.

Problèmes budgétaires et reconnaissance du CHUS

Au niveau du CHUS, les projets de développement avaient été limités par une situation financière difficile. Toujours sous-financé par le ministère de la Santé et des Services sociaux, il n'arrivait pas à boucler son budget et cumulait les déficits. Au point qu'en 1991, s'alarmait le quotidien *La Tribune*, un plan de redressement soumis au ministère « mena[çait] de ramener la région 20 ans en arrière[92] ». Plusieurs élites de la région réclamaient un niveau de financement « égal à ce qu'on paie ailleurs au Québec[93] ». Reflet de l'appréciation de la population des services offerts par le CHUS, les campagnes de souscription de la Fondation hospitalière avaient pourtant connu de spectaculaires succès. En 1988, on avait dépassé le million de dollars alors que l'objectif était fixé à 900 000 $. Même chose l'année suivante, alors que le 10e téléthon annuel du CHUS avait rapporté 955 471 $ pour doter l'institution d'équipement spécialisé. Depuis 1979, la Fondation y avait consacré 6,5 millions[94].

On peut ainsi accroître ou améliorer les ressources disponibles. En 1990, on avait modernisé la salle d'urgence et l'hôpital s'était doté d'un héliport pour accélérer le transport d'organes. C'est le premier du genre pour une institution hospitalière québécoise. Ses efforts pour assurer des soins de qualité et prendre en charge les malades atteints de cancer avaient été récompensés lorsque l'Association des hôpitaux du Québec lui avait décerné son « Prix 1991 » pour son programme « Qualité de vie ».

Autre bonne nouvelle, à l'automne de la même année, le ministre Côté avait versé 14,7 millions de dollars dans le réseau estrien des centres hospitaliers dont 10 millions revenaient au CHUS. Cependant, les sommes annoncées n'arrangeaient en rien le déficit du CHUS, car elles devaient être consacrées à l'acquisition d'un tomographe et d'un appareil de résonance magnétique qui seront logés dans le nouveau bâtiment du Centre de recherche. Or le président du CHUS, Jean Roch Perron, n'avait guère adopté un ton diplomatique en soulignant qu'une « grosse partie des deux millions de dollars que le ministre débloque pour la sous-budgétisation des hôpitaux de l'Estrie[95] » suffirait à mettre fin au déficit. Après une dure négociation avec le CRSSSE, le CHUS avait remporté la mise en obtenant 60 % des sommes disponibles qui seront consacrées principalement à la traumatologie, aux services d'urgence, à l'informatisation des services médicaux et à la cardiologie. Cette répartition des budgets était d'autant la bienvenue que la direction du CHUS avait reçu de sévères critiques des professeurs cliniciens qui lui reprochaient sa passivité à défendre ses intérêts à Québec et qui n'avaient plus guère confiance à son leadership.

C'est dans ce contexte que l'obtention du statut de ville universitaire en sciences de la santé permettra, selon le doyen, non seulement de conserver les acquis et de résoudre les problèmes de financement, mais aussi de « restructurer les services de cardiologie, de créer un Centre mère-enfant incluant la génétique médicale et plusieurs spécialités liées à la pédiatrie ». Manifestement, le CHUS, qui aura des choix à faire sur l'exclusivité de ses services, n'entend pas accéder à la demande de l'Hôpital Saint-Vincent-de-Paul, formulée en 1990, qui désirait obtenir l'exclusivité de la néonatalogie et de l'obstétrique[96]. On projette aussi de créer des centres d'oncologie, de sciences de la santé mentale et de transplantation d'organes[97]. Tout un programme, dont la réalisation nécessite de nombreux partenariats avec la Ville, les hôpitaux de Sherbrooke, les hôpitaux régionaux affiliés, le CRSSS de l'Estrie, la Société de développement industriel, la Chambre de commerce, les municipalités, les médecins et les professionnels de la santé. Est-ce vraiment réaliste alors que chacun tire de son bord pour obtenir la localisation du parc biomédical dans sa cour ?

Demeurent aussi les inquiétudes soulevées par la nouvelle loi 120 qui met en place d'importantes réformes dans le monde de la santé et qui prévoit, dans un effort de rationalisation et de regroupement des institutions, la réduction de 17 à 11 le nombre d'établissements qui auront le statut de « centre hospitalier universitaire ». Les nombreux efforts de la Faculté, et dans une moindre mesure du CHUS, font en sorte que le ministre annonce le 18 juin 1992, dans le cadre de la loi 120, que le CHUS, qui répond aux dix-neuf critères de désignation, devient officiellement un « centre hospitalier universitaire ». Cette désignation confirme ses missions régionales et suprarégionales.

Cette réussite tient en partie aux solides plans d'orientation de la Faculté et du CHUS qui misent sur une intégration des soins régionaux et sur la collaboration accrue des hôpitaux affiliés. Il ne s'agit pas d'un statu quo puisque cette annonce est accompagnée de subventions spéciales et que le CHUS, en vertu de la réforme, bénéficie alors « d'une longueur d'avance pour le partage des budgets alloués à la modernisation et aux ressources[98] ». On ne s'étonnera pas que le doyen Bureau en soit particulièrement fier, soulignant que c'est l'heureux résultat « d'une institution traditionnellement forcée à l'originalité » et qui possède une grande souplesse acquise par le plan de pratique. Les efforts pour enraciner la Faculté et le CHUS dans la communauté ont aussi favorisé cette précieuse reconnaissance du ministère de la Santé.

Par ailleurs et toujours dans cette problématique d'affirmation régionale et provinciale, la Faculté adopte deux nouvelles orientations qui marquent la volonté de participer plus activement à l'organisation des soins dans la région. Primo, il lui faudra « s'infiltrer » dans les mécanismes de participation avec les organismes médicaux et gouvernementaux tels que les ministères de la Santé et des Services sociaux, de l'Éducation supérieure et de la Science, le Collège des médecins, le Conseil de recherche médicale du Canada et le FRSQ. Secundo, on souhaite établir un partenariat avec la Régie régionale « pour jouer un rôle dans la planification des services de santé[99] ». Heureusement, c'est la directrice du département des sciences infirmières, la P^re^ Denise Lalancette, qui préside le Conseil d'administration de la Régie, ce qui ne peut que faciliter les choses[100].

À partir de 1993, la Faculté consolide sa position dans le réseau de la santé et développe des alliances avec les planificateurs et les décideurs régionaux et provinciaux. Plusieurs professeurs occupent désormais des postes importants au sein du réseau : les P^rs^ Juan Roberto Iglesias et Roch Bernier accèdent à la présidence respective du Conseil médical du Québec, nouvellement formé, et du Collège des médecins du Québec, le doyen Bureau au terme de son second mandat en 1995 accédera à la présidence du FRSQ, le Pr Pierre Blanchard à la présidence de la Commission médicale régionale, le Pr Rola-Pleszczynski à la nouvelle direction régionale du CRMC et le Pr Michel Baron au Conseil d'administration de la FMSQ et au Conseil d'administration provisoire du comité de fusion des hôpitaux de Sherbrooke. Ce niveau de représentation au sein du réseau est inédit dans l'histoire de la Faculté. Des alliances avec les villes de Sherbrooke et de Fleurimont permettront aussi de pousser certains dossiers importants tels que le parc biomédical qui se concrétisera avec la construction de l'Institut de pharmacologie.

Quelques changements administratifs

Au niveau des structures, des réformes sont attendues, lesquelles, on le sait, ne font jamais l'affaire de tous. Tout en maintenant une gestion centrale forte — ce qui semble indispensable dans une Faculté aussi impétueuse —, le Plan de développement prévoit tout de même la décentralisation des processus de décision et de gestion par un rehaussement du rôle décisionnel des directeurs de département et la création du comité des pairs fondamentalistes qui s'ajoute à celui des cliniciens.

Depuis 1992, le mécanisme de gestion départementale s'est quelque peu modifié, non seulement au niveau du renforcement de son autorité, mais aussi du transfert des outils de gestion, les ERGAP, qu'avait instaurés le doyen Pigeon[101]. La croissance de la faculté et son développement hors campus nécessitent, selon le doyen, une gestion départementale plus forte. Au niveau du plan de pratique, on procède en 1995 au renforcement des comptabilités départementales qu'avait instaurées le doyen Pigeon et à une décentralisation des décisions[102].

La responsabilité de la direction se limite donc à s'assurer, soit par une entrevue avec le directeur ou par une réaction écrite sommaire[103], que les objectifs (ERGAP) départementaux soient respectés, que les ressources soient disponibles et que les décisions rendues soient équitables. La Faculté conserve tout de même une structure de gestion assez bien hiérarchisée. Dans l'ensemble, les sondages de l'APPFMUS montrent que les professeurs sont plutôt satisfaits du mode de gestion même si cela n'exclut pas certaines frictions entre les parties.

Là où la Faculté demeure très performante, c'est au niveau des mécanismes de planification et de prise de décision dont certaines bases avaient été posées puis renforcées par les doyens précédents. En effet, de nombreuses tribunes permettent à toutes les parties de se faire entendre : les aspects généraux à l'Assemblée facultaire, les aspects départementaux à l'Assemblée des directeurs de départements et de service, la recherche à l'Assemblée des chercheurs, la gestion des finances et des rémunérations des professeurs aux comités des pairs cliniciens et fondamentalistes, la gestion des revenus des cliniciens à la Société des médecins de l'Université de Sherbrooke et, enfin, les conditions de carrière des professeurs à l'APPFMUS. C'est ce qu'on appelle à l'interne les « organismes piliers » de la Faculté qui délèguent leur président au cabinet élargi. Ce dernier, qui se réunit deux fois par année, constitue donc la tribune pour discuter des grandes orientations de la Faculté. Mais encore faut-il que tous les « piliers » fonctionnent correctement. En quittant la présidence de l'Assemblée facultaire en 1989, le Pr Daniel-B. Ménard souhaitait que son successeur, le Pr Patrick Loisel, puisse bénéficier d'un regain d'intérêt des professeurs sur « ce qui se passe à la Faculté[104] ».

L'encadrement des étudiants a toujours été une préoccupation importante pour la Faculté. Depuis quelques années, le Pr Henry Haddad, vice-doyen aux activités professionnelles et étudiantes, souhaitait établir une collaboration plus étroite avec les associations et les services étudiants pour améliorer leur qualité de vie et leur offrir des services d'aide et de défense en cas de litige. C'est ainsi que sont créés en 1993 deux nouveaux postes d'adjoint à la vie étudiante qui sont confiés aux P^rs^ Solange Beauregard et Gilles Boire[105].

À cet égard, le visage de la Faculté s'était passablement transformé dans les années 1980 avec un nombre croissant de femmes admises en médecine, au point qu'elles constituent au début des années 1990 les deux tiers des étudiants inscrits, proportion qu'elles conserveront durant la décennie. Une profonde féminisation de la profession médicale est en cours. Si l'on ajoute la très forte proportion des femmes en sciences infirmières, qui constituent plus de 90 % de la clientèle, on constate que la Faculté de médecine est composée d'une clientèle étudiante à forte dominance féminine. Ainsi, en 1994, la Faculté de médecine, pour l'ensemble de ses programmes, compte 71 % de femmes, ce qui est tout de même singulier. Une telle proportion laisse présager dans le futur une plus grande représentation des femmes à la direction, notamment au cabinet du doyen.

De tels objectifs administratifs, fort ambitieux, ne seront pas tous atteints, mais plusieurs d'entre eux auront permis d'amorcer une sensible modernisation de la structure à la fois sur le plan informatique et sur la gestion des unités administratives. En somme, malgré les attentes élevées formulées dans le Plan d'orientation, le doyen « compte bien le réaliser au maximum pour donner à [la] Faculté son image, son réseau institutionnel » et lui insuffler un « dosage correct de l'enseignement et de la recherche[106] » pour les vingt prochaines années.

En attendant, d'autres problèmes sont soulevés en regard du plan de pratique qui est remis en cause par les cardiologues et les radiologistes, lesquels jugent que leurs revenus sont insuffisants par rapport au marché provincial de rémunération. De telles tensions résultent en grande partie, selon le doyen, « de l'incompréhension de ce système par les jeunes professeurs[107] ». Le débat est houleux. Mais la direction adopte une ligne dure et n'entend pas remettre en cause les principes du plan de pratique. Le dossier est transmis au comité des pairs qui maintient la décision. Les insatisfaits doivent quitter la Faculté ou accepter le maintien du mode de rémunération. Cependant, comme le souligne le doyen Bureau, « à chacune des épreuves de force où il est remis en cause, la Faculté et le plan de pratique n'en ressortent que renforcés[108] ».

L'intense recrutement dans les années 1968-1972, notamment de professeurs ayant atteint la quarantaine, a fait en sorte que, vingt ans plus tard, le doyen doit soutenir un plan de fin de carrière équitable pour eux. En leur permettant de réduire progressivement leurs fonctions facultaires, on laisse ainsi à la Faculté l'opportunité de renouveler progressivement le corps professoral. Heureusement, le plan de fin de carrière de l'Université jumelé à celui du plan de pratique des médecins favorisèrent cette transition sans trop de heurts. Le Pr Maurice Langlois et monsieur Claude H. Paré ont grandement contribué à développer ce plan « qui est devenu un facteur très important dans l'évolution de la Faculté[109] ».

Cependant, les plus jeunes professeurs (souvent sans poste ferme) doivent payer pour les aînés, ce qui ne manque pas de créer certaines tensions temporaires. Car, en revanche, le départ de ceux-ci libère des postes permanents qu'ils pourront ainsi obtenir et permet de nouveaux recrutements. Tous y gagnent à moyen terme. Là aussi, la discussion qui entoure la mise en vigueur d'un régime de retraite constitue un signe de maturité pour une Faculté qui fête ses trente ans. Parmi ceux qui ont tracé la voie aux autres en adoptant ce régime, mis en place en 1991 et 1992, il y a, entre autres, les P[rs] Jean de Margerie, Maurice Langlois, Yves Lamarche, Étienne LeBel et Jean-Marc Pépin qui sont des pionniers de la Faculté. Avec leur départ, une autre page de l'histoire de la Faculté est tournée. Jusqu'en décembre 1995, une quarantaine de professeurs profiteront de ce régime de retraite.

Le CUSE et la fusion des hôpitaux de Sherbrooke

La nomination du Dr Jean Rochon, ex-doyen de la Faculté de médecine de l'Université Laval, au poste de ministre de la Santé, à la suite de l'élection du Parti québécois en 1995, laisse entrevoir la mise en application de certaines recommandations contenues dans son rapport qui avait été déposé en 1988. Parmi celles-ci, il y a la question du regroupement de certains centres hospitaliers. Pourtant, celui des hôpitaux de la ville de Sherbrooke n'a pas été imposé. Au niveau local, la Régie régionale, dirigée par Jean-Pierre Duplantie, a vite réalisé que la ville ne pouvait pas soutenir quatre hôpitaux en compétition pour l'équipement et le recrutement. Or depuis quelques années le CHUS avait pris un ascendant sur les autres et, dans ce jeu compétitif, il sortait gagnant. Dans un tel contexte, la Faculté et le CHUS se sont vite ralliés à cette idée[110]. Le projet du Pr Bureau et de son cabinet concernant la transformation de Sherbrooke en ville universitaire en sciences de la santé prend forme.

Cela ne se fera pas sans problèmes d'autant que, faut-il le rappeler à nouveau, les Québécois n'apprécient guère les fusions. L'Université reste d'une neutralité désarmante pour la Faculté. Au centre-ville, on sait bien que les exigences de Fleurimont — directeurs universitaires pour les départements, plan de recherche, importance de l'enseignement — porteront atteinte à l'organisation qui règne dans ces institutions et aux orientations qui seront adoptées. En revanche, cela peut comporter certains avantages.

Deux regroupements sont retenus par la Régie régionale de l'Estrie. Le premier, pour les soins aigus, regroupe le CHUS, l'Hôtel-Dieu de Sherbrooke et l'Hôpital Saint-Vincent-de-Paul. Cependant, il est déjà entendu que ce dernier hôpital cessera ses activités « sur le site King » à l'automne 1997[111]. Suite à cette importante décision, la nouvelle institution, formée en 1995, devient officiellement le Centre universitaire de Santé de l'Estrie (CUSE). Cette dénomination administrative, probablement adoptée pour ne pas donner l'impression d'une intégration de l'Hôtel-Dieu, ne fera pas long feu. Dans la langue courante, tous continueront à le dénommer CHUS au point qu'en l'an 2000, le CUSE reprendra officiellement cette appellation.

Affilié à l'Université de Sherbrooke et doté d'une administration unique, le nouvel hôpital universitaire compte au départ 1100 lits, mais il est prévu, avec le virage ambulatoire privilégié par le ministre Rochon, que sa capacité sera réduite à 720 lits, dont 405 seront à Fleurimont et 315 au centre-ville. Le CUSE constitue donc un aboutissement majeur qui prend ses racines au début des années 1960. Les deux sites conservent une salle d'urgence, mais l'installation du Centre Mère-Enfant (obstétrique, néonatalogie, pédiatrie et gynécologie) se fait à Fleurimont.

Le second volet de cette vague de fusion regroupe l'Hôpital d'Youville au Sherbrooke Hospital. Ce dernier, qui desservait la communauté anglophone, se trouve ainsi intégré à un hôpital et à son centre de recherche qui sont des chefs de file en gériatrie et en gérontologie. Deux ans auparavant, la direction de l'Hôpital d'Youville avait annoncé la mise en place d'un milieu universitaire unique au Québec en collaboration avec l'Université de Sherbrooke. On avait ainsi créé un campus interfacultaire et interdisciplinaire d'enseignement, de recherche et de développement de l'expertise en gériatrie et en gérontologie. À ce moment, deux autres facultés sont associées au projet : la Faculté des lettres et sciences humaines et la Faculté d'éducation physique et sportive. S'ajouteront par la suite les Facultés de droit et d'administration. Cette intégration conduira enfin à la reconnaissance officielle de l'Institut universitaire de gériatrie de Sherbrooke qui regroupera les pavillons d'Youville et Argyll.

Ces fusions entraînent une importante refonte du réseau d'enseignement de la Faculté et consolide sa position régionale. En revanche, elle regroupe des secteurs professionnels qui ont des cultures et des aspirations différentes. Rappelons que le CHUS était exclusivement constitué de professeurs PTG dont la mission universitaire était prépondérante. Ce ne sera plus le cas avec le CUSE, qui devra tout de même conserver un minimum de 75 % de médecins plein temps géographique, et ces professeurs devront, à court terme, côtoyer des professeurs d'enseignement clinique dont la pratique privée domine la fonction universitaire. À la Faculté, on sait qu'il faudra agir prudemment sans précipiter les déplacements de service. En attendant, une autre page importante de l'histoire de la Faculté vient d'être tournée.

Le prochain doyen héritera donc d'un dossier difficile à gérer. Deux candidats sont sur la liste : les Prs Baron et Iglesias. Le premier, qui a siégé sur plusieurs conseils d'administration (CHUS, Hôpital d'Youville, FMSQ) et qui est l'un des pionniers de la gériatrie à Sherbrooke, est bien connu dans le milieu médical de la ville[112]. Le second, membre du département des sciences de la santé communautaire, avait occupé plusieurs fonctions au sein de la Faculté de même qu'au ministère de la Santé. Mais ce qui joue en leur faveur est surtout le fait qu'ils sont des produits de la Faculté de Sherbrooke où ils ont fait leurs études de médecine avec pour conséquence que quasi tous les directeurs de département étaient leurs anciens collègues de classe. Pour actualiser les fusions, plusieurs pensent qu'il faut désigner un doyen qui sera accepté par ses collègues et avec lequel ils seront à l'aise[113]. Le choix se porte sur le Pr Baron au grand soulagement du Pr Iglesias qui préfère ne pas occuper le premier rôle[114]. Il obtiendra le second.

Au moment où le doyen Bureau s'apprête donc à quitter le décanat en décembre 1995, il a relevé en grande partie son triple pari de laisser une Faculté de médecine renforcée sur le plan académique, en croissance sur le plan de la recherche et en expansion territoriale avec l'implantation de la Faculté en Montérégie. En effet, de remarquables progrès ont été accomplis dans les structures de recherche, dans la reconnaissance des programmes d'enseignement médical, dans la consolidation de son réseau d'enseignement et dans l'intégration des sciences de la santé. En somme, même si plusieurs projets demeurent en suspens faute de financement, il faut reconnaître au doyen Bureau, à son équipe du cabinet et aux organismes piliers de la Faculté d'avoir tenu le pari de la faire passer du niveau de la « petite dernière fragile » au créneau « d'une jeune faculté forte ». Heureusement, car les années qui s'annoncent seront pour le moins difficiles.

CHAPITRE VIII

« Une Faculté au service d'une société en mutation »

Les décanats du Pr Michel Baron (1996-2003)

La nomination du Pr Michel Baron au poste de doyen constitue un événement singulier, car il est le premier diplômé de la Faculté à occuper cette fonction. Après y avoir terminé ses études de médecine en 1971, il obtient sa spécialisation en médecine interne quatre ans plus tard puis en gériatrie. Professeur agrégé à la Faculté en 1980, il se rend les deux années suivantes à l'Université de Californie à titre de professeur invité. En 1988, il devient directeur du département de médecine, poste qu'il occupe jusqu'à sa nomination au décanat. Fortement impliqué dans l'émergence de la gériatrie au Québec, il avait été membre fondateur de la Société québécoise de gériatrie et président de la Société canadienne de gériatrie. Un tel profil de carrière fait en sorte que la Faculté insistera davantage sur l'aspect communautaire de sa mission.

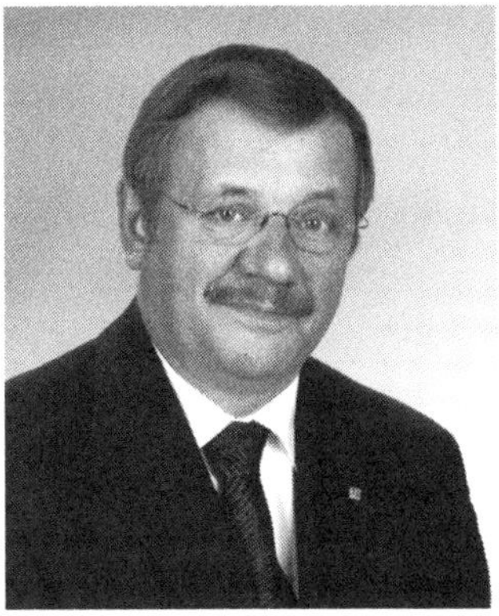

Michel Baron, huitième doyen de la Faculté de médecine, 1996. (AUS)

Les diplômés de la Faculté assurent la direction

Dès son entrée en fonction, et même s'il plaide pour la continuité, il met en place un cabinet renouvelé par cinq nouveaux venus : les P^rs^ Jean-Pierre Bernier (vice-doyen aux études de premier cycle), Lucie Brazeau-Lamontagne (secrétaire et vice-doyenne au personnel), Denis Lepage (vice-doyen aux études médicales postdoctorales), Daniel Ménard (vice-doyen à la recherche et aux études supérieures) et Raymond Calvert (vice-doyen adjoint aux études de 2e et 3e cycles). Le Pr Iglesias demeure au cabinet à titre de vice-doyen aux sciences cliniques. Autre singularité importante, plusieurs membres du cabinet sont des diplômés de la Faculté. Enfin, signe de la présence de plus en plus marquée des femmes au sein du corps professoral de la Faculté, la P^re^ Brazeau-Lamontagne est la première femme à se joindre au cabinet du doyen depuis Mme Côté qui avait siégé à titre officieux au début de la Faculté. Devant les défis qui s'annoncent, notamment l'organisation de la nouvelle structure hospitalière qui est en rodage, chaque membre du cabinet obtient des pouvoirs élargis et ce sont eux qui auront l'entière responsabilité d'assurer la liaison avec les directeurs de département qui, eux aussi, obtiennent des responsabilités accrues. Les interventions du doyen se limiteront à « s'assurer que les ERGAP de leur secteur sont conformes aux objectifs poursuivis par la Faculté[1] » ou à régler certains litiges. Les vice-doyens reçoivent donc des mandats élargis.

Quant au doyen, il entend jouer un rôle « d'animateur » tout en s'assurant que « chaque département et service assume ses missions d'enseignement et de recherche » et que les étudiants sont « au cœur des préoccupations quotidiennes[2] ». On souhaite ainsi éviter que « les préoccupations cliniques priment sur les missions académiques et sur la qualité de l'enseignement ». En conséquence, la pédagogie médicale, qui est une force de la Faculté, demeure un élément prioritaire assumé par le Centre de pédagogie médicale depuis 1992. Reflet de cette importance, quelques mois après le début de son mandat, le cabinet décide de donner à l'ancien directeur du département de médecine de famille, le Pr Grand'Maison, la direction de ce centre. Ce dernier avait reçu, l'année précédente, le prix W.-Victor-Johnston du Collège des médecins de famille du Canada pour souligner son leadership en ce domaine[3].

Afin de mieux refléter l'ensemble des missions du Centre et des programmes de la Faculté, ce dernier propose une nouvelle dénomination : ce sera désormais le Centre de pédagogie des sciences de la santé[4] qui se donne comme mission de mieux former les professionnels de la santé et de développer leurs compétences professionnelles « en réponse aux besoins des populations ». Dès son entrée en fonction, et à la suite d'une consultation des membres du Comité de coordination du Centre composé des P^rs^ Martine Chamberland, Bernard Charlin, Paul-André Desmarais et André Plante, le Pr Grand'Maison se propose, par la formation pédagogique des professeurs, le soutien aux programmes et professeurs de la Faculté et la participation à l'avancement des connaissances en éducation en sciences de la santé, de « maintenir et de cultiver l'avance pédagogique » de la Faculté[5].

Le Dr Iglesias, tout en étant responsable du recrutement des professeurs pour tous les départements cliniques, se voit confier la difficile tâche de coordonner la fusion des hôpitaux et d'implanter un plan de pratique pour le CHUS. Le Pr Daniel Ménard, responsable du recrutement en sciences fondamentales, dirigera le cabinet de la recherche où siègent les directeurs du Centre de recherche clinique, du CHUS et du Centre de recherche clinique de l'Institut universitaire de gériatrie de Sherbrooke. Le Pr Jean-Pierre Bernier, tout en étant coordonnateur du programme des études médicales prédoctorales, assumera la liaison avec les programmes de sciences infirmières, le certificat de toxicomanie et le programme de CLSC de première ligne. Le Pr Denis Lepage, tout en complétant le processus de révision des études médicales postdoctorales, doit, lui aussi, préparer la fusion. Le Pr Raymond Calvert, tout en assumant le développement, fort important depuis quelques années, des études supérieures, doit veiller à ce que celui-ci s'étende à toutes les sciences de la santé.

Le choix de ce cabinet tient en grande partie à la volonté du doyen d'assurer une coordination serrée de la fusion, mais aussi de faire en sorte qu'elle se fasse avec le moins de dégâts possible. Or le doyen s'était déjà entendu avec le Pr Iglesias afin que tous deux soient étroitement associés dans la planification serrée et la coordination de la fusion qui s'annonce. Les talents de stratège du Pr Iglesias lui seront fort utiles. Pendant que débute ce long processus, le doyen se retrouve déjà dans une situation difficile. Non seulement n'a-t-on pas accumulé toutes les sommes nécessaires pour construire le nouveau Centre de recherche clinique et l'Institut de pharmacologie de Sherbrooke, mais, pis encore, en raison de la crise financière qui affecte les milieux de l'éducation et de la santé, on envisage à nouveau de fermer l'une des quatre facultés de médecine du Québec. Temporairement, le dossier prioritaire ne sera pas celui de la fusion comme le pense le nouveau doyen.

Une faculté en péril ?

La nouvelle direction hérite certes d'une faculté qui a connu une forte croissance depuis huit ans, mais elle devra composer avec un climat économique difficile qui est devenu récurrent dans les universités québécoises. Pire, ce sont les secteurs de la santé et de l'éducation sur le plan national qui écopent avec des coupures qui dépasseront 1,5 milliard de dollars. Elles commencent, dès 1995, à taxer sérieusement les ressources de l'Université et de la Faculté.

Alors que les dépenses de l'Université avaient grimpé de 9 millions en 1993-1994[6], la subvention du ministère de l'Éducation avait subi une compression de 1,6 million. Difficile dans ces conditions de maintenir l'équilibre financier. S'annoncent à l'horizon la plus importante période de compressions budgétaires de l'histoire de l'Université et, en corollaire, une vaste opération de restructuration des programmes et de l'administration. En 1995-1996, on procède à une importante réduction de ses dépenses : plus de 6 millions sont ainsi amputés du budget de l'Université. L'année suivante, elle doit réduire ses dépenses de 13,5 millions de dollars pour faire face à la diminution des subventions gouvernementales. Désormais, il faut gérer la décroissance. Le recteur invoque même la « mutation » prochaine de l'Université, qui s'inscrit dans une « transformation radicale » du monde universitaire occidental.

Dans un tel contexte, l'Université de Sherbrooke, qui fait partie des 15 grandes universités canadiennes qui offrent les trois cycles d'enseignement ainsi qu'un programme de médecine, risque de quitter ce groupe sélect. Des mesures draconiennes sont prises pour éviter le pire. On décide que « chaque unité administrative de l'Université devra contribuer, proportionnellement à son budget, à l'absorption de cette réduction des ressources budgétaires et soumettre, à cet effet, un plan de redressement ».

Mais la crise qui frappe l'Université n'est pas seulement financière. Elle comporte aussi plusieurs volets idéologiques, parfois à caractère populiste, qui remettent en question l'importance des universités et surtout leur utilité publique. Certains intervenants les jugent dépensières et inefficaces. Ce sont trop souvent les perceptions qui l'emportent au détriment des faits. Ceci n'explique peut-être pas cela, mais il demeure que, pendant quasi une décennie, le Québec se retrouve sans politique des universités et, surtout, sans réelle volonté d'éviter la décroissance de celles-ci. Le cas de l'Université de Sherbrooke illustre les effets malheureux d'un tel laisser-faire. Tout est à la baisse : la recherche, les services à la collectivité, le soutien à l'enseignement, le soutien institutionnel, les services aux étudiants et les entreprises auxiliaires. Évidemment, la Faculté de médecine subit les contrecoups de cette crise financière.

Mais pis encore, sur le plan provincial, elle doit aussi composer avec la décroissance des admissions en médecine qui chutent de 630 à 406 étudiants pour les quatre facultés à la suite de l'annonce du décret de 1994 du gouvernement du Québec. La quote-part de cette décroissance est de 18 % pour la Faculté et il est prévu que ses admissions d'étudiants québécois en médecine passeront de 89 à 75[7]. Outre les conséquences financières de cette baisse de clientèle, se pose aussi pour Sherbrooke le problème des hôpitaux affiliés qu'on ne pourra conserver faute d'un nombre suffisant de résidents. Comme le souligne le Dr Baron, « à 75 étudiants, tu ne peux pas faire vivre 29 spécialités et soutenir la recherche[8] ». Il faudra fermer le site de Drummonville et on songe même à abandonner l'Hôpital Charles-LeMoyne. Enfin, une telle décroissance des cohortes est décidée au moment même où la Faculté est aux prises avec la fusion et qu'elle doit garder ses étudiants et résidents sur la nouvelle plate-forme de Sherbrooke. Faute d'une solution, la Faculté risque de se tirer « dans le pied et dans la tête en même temps ». Un véritable baptême de feu pour le nouveau cabinet.

Dans ce contexte, la rumeur de la fermeture d'une faculté de médecine refait surface et est même discutée au Conseil des ministres[9]. L'épée de Damoclès refait son apparition et la main qui la tient est le doyen de la Faculté de médecine de l'Université de Montréal, le Pr Patrick Vinay, qui, en février 1996, réitère à nouveau, sur les ondes de Radio-Canada, qu'il y a trop de facultés en regard des nouveaux quotas d'admission. Le doyen Baron ne manque pas de lui rappeler que les temps ont changé et que, depuis plusieurs années, les facultés de médecine ne se limitent pas à la formation de médecins :

> Pour un intellectuel, il a commis un sophisme évident. Actuellement les quatre facultés accueillent 3335 étudiants pré et postdoctoraux. À cela, il faut ajouter pour Sherbrooke 1200 étudiants des disciplines des sciences de la santé. Pour les trois autres, les chiffres sont sûrement supérieurs. Donc, on accueille dans les quatre facultés entre 8000 et 9000 étudiants. Il y a suffisamment d'étudiants pour les quatre institutions. Le vrai débat, c'est le rôle des facultés de médecine dans l'horizon québécois. Leur taille, leur spécificité, leur efficacité, leurs coûts comparatifs, leur utilité, leur implication, etc.[10]

Quelques jours plus tard, une rencontre des quatre doyens permet de remettre les pendules à l'heure. Tous, y compris celui de Montréal, conviennent que les discussions ne porteront plus sur les programmes de médecine, mais sur toutes les missions des facultés. À cet égard, la Faculté de médecine de Sherbrooke ne peut sortir perdante.

Pour l'instant en tout cas, car l'opposition ne vient pas seulement de Québec et de Montréal. Dans le cadre « de la lutte des docteurs entre l'hôpital au centre-ville et le CHUS à Fleurimont », il y avait aussi une histoire de juridiction municipale qui faisait en sorte que le maire de Sherbrooke, Paul Gervais, en butte contre celui de Fleurimont et qui craignait que le CHUS ne finisse par « appauvrir » les hôpitaux du centre-ville, affirmait, peu avant sa défaite électorale en 1994, que sa ville « n'a pas besoin d'une faculté de médecine[11] ». Enfin, cela se produit quelques années après qu'une campagne ait été entreprise par le maire pour rapatrier une partie de l'Université au centre-ville, notamment la Faculté d'administration. Le recteur Reid, lors d'un fameux discours prononcé le 4 mai 1994 devant la Chambre de commerce de Sherbrooke, avait écorché au passage le maire Gervais, à qui il reprochait, ainsi qu'à son équipe, de faire une campagne de dénigrement contre l'Université[12]. On peut comprendre que ce dernier, dans la perspective de perdre ses hôpitaux du centre-ville au profit de la ville de Fleurimont et au moment où les chicanes sur l'emplacement du parc biomédical[13] ont encore laissé des cicatrices, défendait bec et ongle son territoire.

De plus, la pénurie de résidents qui s'annonce, particulièrement en médecine de famille, à la suite des coupures des quotas d'admissions, fait en sorte qu'on demande à la Faculté de concentrer ses ressources à Sherbrooke. La demande est cohérente à court terme, mais elle pose le problème fondamental de la masse critique du bassin de population que doit conserver un hôpital universitaire qui ne peut se contenter de desservir la région de l'Estrie qui compte à peine 260 000 habitants.

Malgré les risques que cela comporte au niveau régional, on décide de préserver les pôles les plus importants du réseau des hôpitaux affiliés quitte à diminuer dramatiquement les activités d'enseignement à Drummondville et à réduire les activités à Arthabaska. Décision difficile pour le doyen et son cabinet, et surtout pour le Pr Daniel-B. Ménard qui, à titre de coordonnateur aux études médicales postdoctorales, gère les programmes de résidence[14]. D'autant qu'à Sherbrooke, on réclame l'abandon de Charles-LeMoyne[15]. Pour le doyen, cette éventualité est impensable pour le développement futur de la Faculté et sa position est claire : « On maintient Charles-LeMoyne, on maintient le Lac-Saint-Jean et on se renforce au Nouveau-Brunswick. » Au risque d'affaiblir temporairement la plate-forme de Sherbrooke.

Un tel contexte, plutôt difficile pour le doyen et son cabinet, fait en sorte que la diminution des quotas d'admission des étudiants québécois met sérieusement en péril sa viabilité à court terme. Il y a pourtant une solution temporaire qui permettrait d'absorber cette attrition en attendant qu'on fasse entendre raison au ministère de la Santé. Et elle réside du côté d'une vieille alliée, voisine du Québec. En effet, rien n'interdit d'accroître les admissions en médecine d'étudiants hors Québec.

Une entente importante avec le Nouveau-Brunswick

La longue collaboration qui s'est instaurée avec le Nouveau-Brunswick depuis les années 1970 et la fidélité de la Faculté, qui avait poursuivi l'implantation de stages postdoctoraux dans la communauté de Moncton et d'Edmunston, avait permis d'augmenter quelque peu les cohortes d'étudiants francophones de cette province en médecine. En effet, depuis plusieurs années, le programme de médecine de famille y avait implanté des unités de formation. Cependant, il n'y avait aucun accord-cadre qui permettait de concentrer ces étudiants dans une même faculté. Ils pouvaient tout aussi bien s'inscrire à Montréal ou Québec. Or la direction de la Faculté avait décidé de faire « appel aux amis du Nouveau-Brunswick[16] » afin de leur proposer une solution commune aux problèmes d'admission de Sherbrooke et aux problèmes de formation médicale des étudiants francophones de cette province.

La démarche initiale est venue des leaders en formation médicale francophone au Nouveau-Brunswick à cette date, soit les Drs Omer Doiron et Aurel Schofield. L'idée était alors de convaincre le gouvernement du Nouveau-Brunswick de lancer un appel d'offres aux universités québécoises pour concentrer la formation des étudiants dans une seule faculté, ce qui lui permettrait de mieux rationaliser sa main-d'œuvre médicale[17] et de poser certaines conditions : formation sur place intermittente aux études de médecine et régulière aux études postdoctorales. La démarche était rusée, car dans ce genre d'exercice, la Faculté avait une longueur d'avance sur ses rivales. Elle était tout de même risquée, car si l'Université de Montréal l'emporte, on perd du coup les cinq étudiants qu'on accueille généralement de cette province. Toujours est-il qu'une délégation du Nouveau-Brunswick s'était montrée impressionnée par l'offre de Sherbrooke. La Faculté a proposé un projet global qui répondait aux demandes de la province et qui avait aussi l'avantage de consolider la clientèle étudiante de la Faculté dans cette période de décroissance au Québec. Et le pari est gagné.

En avril 1996, le gouvernement du Nouveau-Brunswick porte son choix sur la Faculté et paraphe quelques mois plus tard une entente avec le gouvernement du Québec afin que les étudiants francophones qui désirent étudier la médecine soient orientés vers Sherbrooke. Cette décision est entérinée par la conférence des facultés de médecine grâce à l'appui de Laval, toujours bonne alliée de Sherbrooke, et de McGill qui se prononcent en faveur de Sherbrooke. Cela signifie que, dès l'automne de la même année, quinze étudiants se joindront à la cohorte des étudiants québécois. La même semaine, le ministre de la Santé, Jean Rochon, qui est à Sherbrooke pour officialiser la désignation de l'Institut universitaire de gériatrie en présence du monde politique et universitaire de Sherbrooke, souligne la nécessité de conserver au Québec une faculté aussi dynamique. Avec ces événements, le débat sur la fermeture de la Faculté est clos.

L'entente avec le gouvernement du Nouveau-Brunswick prévoit aussi un élargissement de la formation postdoctorale aux programmes de spécialités, l'organisation d'activités de formation médicale continue et un soutien à la recherche qui est déjà amorcé au sein de l'Unité de médecine de famille de Moncton. Cette bonne nouvelle permet de compenser la perte des étudiants québécois admis en médecine à l'automne 1996[18] et de limiter, pour les années futures, la baisse des cohortes inscrites en médecine[19]. En effet, grâce aux étudiants du Nouveau-Brunswick, les cohortes en première année remontent à 89 et la faculté rejoint McGill et échappe à la baisse de 30 % des autres facultés[20]. L'admission des étudiants est confiée à la Faculté et le programme est coordonné conjointement par le Pr Grand'Maison à Sherbrooke et le Dr Aurel Schofield à Moncton.

Le programme offrira aux étudiants la possibilité d'effectuer des stages de formation au Nouveau-Brunswick durant leurs années prédoctorales. De plus, des stages de résidence dans certaines spécialités (médecine interne, chirurgie générale, gynécologie, obstétrique, etc.) seront prévus dans les hôpitaux du Nouveau-Brunswick. À cet effet, des affiliations seront paraphées avec la Corporation hospitalière Beauséjour (le 3 juillet 1997), qui regroupe plusieurs hôpitaux de la région de Moncton dont l'Hôpital Georges-L.-Dumont de Moncton, et avec l'Hôpital d'Edmunston et l'Hôpital de Bathurst. Elles permettront d'augmenter le nombre de stages (études prédoctorales, résidences en médecine de famille et en médecine spécialisée) et d'intensifier les activités de formation continue pour les médecins francophones du Nouveau-Brunswick[21]. Ce sera une étape supplémentaire dans l'intégration des institutions du Nouveau-Brunswick francophone au réseau d'enseignement de la Faculté et dans le processus d'adaptation aux besoins de santé de cette population. Là encore, elle aura réussi son partenariat avec ses voisins acadiens.

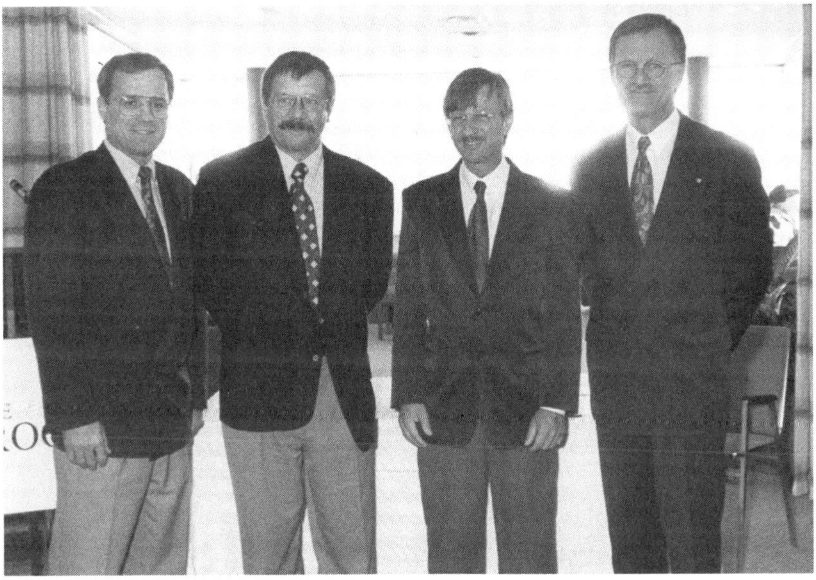

Les artisans de l'entente avec le Nouveau-Brunswick : Paul Grand'Maison, Michel Baron, Aurel Schofield et Pierre Reid, 26 septembre 1996. (AUS)

Un rapport d'agrément au goût amer

Avec l'entente de Moncton et le soutien du ministre Rochon, le débat sur la fermeture de la Faculté semble clos. Persiste tout de même le sentiment qu'elle fait l'objet de grenouillage dans certains milieux médicaux universitaires. Comme cela se produit souvent, l'arrivée du nouveau doyen coïncide à nouveau avec la visite du comité d'agrément, prévue du 24 au 28 mars, qui constitue toujours un dossier prioritaire pour la première année de mandat. Il en va du maintien de la qualité de la Faculté qui doit corriger certaines lacunes du programme d'études et revoir certaines règles d'admission. Sur ce dernier point, elle est toujours la seule à se baser exclusivement sur les résultats académiques pour l'admission des candidats[22]. De plus, des pressions de plus en plus fortes s'exercent à l'effet que la Faculté adopte, comme les autres, une année prémédicale. Mais là n'est pas le problème.

Le Comité d'agrément, qui avait pourtant adressé un rapport préliminaire fort élogieux à l'endroit de la Faculté — soulignant la qualité du programme prédoctoral, des méthodes d'apprentissage, de l'évaluation multimodale, de l'externat et des apprentissages cliniques — fait parvenir, en octobre 1996, un rapport final qui constitue une douche froide pour la Faculté. Contre toute attente, il est beaucoup plus sévère que prévu : l'agrément de sept ans est accordé, mais il est assorti d'une visite externe qui aura lieu dans vingt-quatre mois pour vérifier certains points « faibles » parmi lesquels on retrouve, à la grande surprise de tous, l'externat et l'évaluation continue du programme d'études. Outré par ces remarques manifestement injustes compte tenu de « l'évaluatite aiguë » qui prévaut à la Faculté, le doyen réagit vivement : « Politiques de bas fond ? Rancœur ? Mauvais retour d'ascenseur ? Résistances des universités ne voulant pas de l'APP ? Effet boomerang[23] ? »

Ce genre d'irritant est toutefois atténué par la réception des excellents résultats du LMCC des étudiants de la Faculté qui se classent 4e au Canada. C'est un sommet historique. Un autre sera atteint, l'année suivante, lorsque Sherbrooke se classera 1er à la deuxième partie de l'examen du même organisme axé celui-là sur l'évaluation des compétences plutôt que sur celui des connaissances[24]. Et les succès s'accumuleront. En 1998, Sherbrooke se classera 1er pour la première partie de l'examen. Bref, la réforme pédagogique, quoi qu'en pensent les évaluateurs, donnera d'heureux résultats.

Outre les menaces externes, la Faculté avait été durement éprouvée par les coupures budgétaires. Ces premières coupures, qui s'élèvent à 1,2 million de dollars pour l'année financière 1995-1996, font mal, mais la Faculté a suffisamment de ressources pour naviguer dans la tempête sans faire naufrage, grâce notamment à la collaboration de l'APPFMUS et au lancement par la Fondation de l'Université d'une campagne de souscription en février 1996 dont les fonds souscrits par le personnel de la Faculté lui seront reversés[25].

Mais encore faut-il que la tempête laisse un peu de répit à l'équipage. Or voilà qu'en janvier 1997, au moment où on se réjouit d'avoir préservé les conditions de travail et d'avoir obtenu de nombreux octrois de recherche, une nouvelle coupure de 440 000 $ est imposée par la direction de l'Université. Comme le souligne le doyen, il est « difficile de bâtir une nouvelle institution universitaire en période de décroissance[26] ».

La première année de mandat est donc difficile pour la direction et surtout pour le doyen qui s'efforce de fouetter les troupes et surtout de contrer les intérêts particuliers de certains au profit du bien commun. Dans l'ensemble, les nombreux appels en ce sens sont entendus. Trois dossiers — la fusion de l'Hôpital de Fleurimont et de l'Hôtel-Dieu, l'ajustement du plan de pratique et les coupures budgétaires — mobilisent donc les efforts de l'ensemble de la Faculté.

Heureusement, elle possède les ressources nécessaires, insoupçonnées pour plusieurs, pour affronter ce genre de tempête. Même si « la période de douce quiétude est terminée », se profilent en effet quelques embellies qui sont liées à la nature même de la Faculté et à ses orientations. Ainsi, plutôt que d'imiter les grandes facultés, il devient impératif de miser sur son originalité : implication accrue dans la région, formation des médecins dans toutes les régions du Québec, développement de la gériatrie et construction de l'Institut de pharmacologie. Du reste, ses programmes de base — médecine, baccalauréat en sciences infirmières et en biochimie — sont solidement établis, de même que ses programmes postdoctoraux qui sont en révision. Idem pour le secteur des études avancées qui comprend sept programmes de maîtrise et sept programmes de doctorat et dont les cohortes étudiantes sont en hausse. Autre élément important, les programmes non médicaux contribuent à une augmentation substantielle du budget. En effet, l'augmentation de la clientèle étudiante (études supérieures, toxicomanie, sciences infirmières) génère des revenus additionnels de 292 000 $[27]. C'est donc dire que le virage entrepris dans les années 1980 vers les sciences de la santé lui permet d'acquérir une meilleure stabilité.

Les fusions des centres hospitaliers de Sherbrooke

Pendant qu'on s'affaire à protéger la Faculté contre une décroissance dangereuse de ses admissions en médecine et qu'on consolide les autres programmes, les Prs Baron et Iglesias doivent se concentrer sur un dossier prioritaire : la fusion du CHUS avec les centres affiliés de Sherbrooke. Dans ce dédale de négociations et de réajustements, la direction craint que certains candidats nommés aux directions des départements hospitaliers ne répondent pas aux « missions d'enseignement et de recherche incombant à un centre universitaire[28] ». Quant au plan de pratique, la Faculté n'a pas l'intention de perdre son leadership en ce domaine. En conséquence, une solidarité sans faille des professeurs de la Faculté est jugée essentielle. Dans une telle conjoncture, tous les professeurs sont invités à apporter leur soutien indéfectible au projet de fusion des services de santé de la ville de Sherbrooke. Car l'enjeu est vital pour la Faculté si elle souhaite conserver une longueur d'avance sur les autres facultés avec lesquelles elle est en compétition, au niveau de sa culture et de ses structures organisationnelles[29].

L'organisation médicale et universitaire du CHUS

Dans le processus de fusion, la direction de la Faculté entreprend une série de rencontres avec le comité du plan de pratique régional. Un modus vivendi doit être trouvé pour tous les médecins à temps plein et à temps partiel du CHUS. La tâche n'est guère facile, car le nombre des PTG ne peut augmenter de façon importante et les avantages économiques entre les deux groupes doivent être équitables de même que la partage des tâches. Il est aussi difficile de bâtir une nouvelle institution universitaire en période de décroissance.

Plusieurs comités — médecine, chirurgie, santé mentale, centre mère-enfant et urgence — sont mis sur pied pour assurer la fusion des départements et services du CHUS et de l'Institut de gériatrie. Deux priorités animent ces comités: « qualité des services et intégration des programmes ». Heureusement, la collaboration entre les directions du CHUS et de la Faculté est jugée « exemplaire[30] ». C'est vital dans cette période difficile où des équipes sont brisées et des habitudes ou des lieux de travail sont modifiés.

À force de consultations, le plan de déplacement des activités cliniques est approuvé à l'hiver 1997. Parmi les décisions difficiles, il y a celle qui établit le centre de jour pour diabétiques sur le site de Fleurimont. Ce centre régional recevra une forte clientèle de toute l'Estrie et il faut assurer l'équilibre entre la clientèle extérieure et celle de Sherbrooke. Dans tout ce brouillamini, la collaboration des partenaires du réseau est précieuse et malgré certaines anicroches inévitables, elle semble acquise. Mais tout ne va pas pour le mieux. Au printemps 1997, les sciences cliniques vivent des moments difficiles. Les réformes des départements et des services entraînent des chocs de culture, alourdissent les tâches de certains, créent un sentiment d'insécurité chez d'autres.

En bon chef d'équipe, le doyen, qui profite d'un nouveau moyen d'information hebdomadaire, le courriel *Info-Doyen,* ne cesse d'encourager tout le monde comme en fait foi cet extrait: « Avec un peu de courage, beaucoup d'énergie, de la vision, de la ténacité, nous passerons à travers les difficultés. Il ne faut pas lâcher, nous sommes trop près du but[31]. » Ce cri de ralliement survient quelques jours avant la fermeture définitive de l'Hôpital Saint-Vincent-de-Paul prévue au début mai.

Dans ce nouveau cadre hospitalier universitaire, le doyen soulève deux choix qui s'offrent aux membres de la Faculté: « Tenter de perpétuer le passé dans un environnement nouveau [...] ou tenter de construire "meilleur" en se servant des leçons du passé. » Doux mots aux oreilles de l'historien. En substance, se pose pour tous les acteurs de la fusion la question historique de la fin des tensions entre Fleurimont et le centre-ville et le début d'un travail commun au sein d'une institution unifiée œuvrant dans deux sites performants où tous les professionnels seront bien intégrés et où l'atmosphère de travail sera agréable pour tous. Dans un tel cas, une page définitive de l'histoire de la Faculté sera définitivement tournée. Mais tout cela ne se construit pas d'un coup. On l'a souligné, des luttes épiques sont engagées entre les partisans des hôpitaux du centre-ville et ceux du CHUS ; une campagne de dénigrement reprend contre ce dernier alors que des employés perdent leur emploi ou changent de site de travail. Le choix de Normand Simoneau, le directeur général de l'ancien CHUS, à la direction du centre fusionné facilitera la transition, même si cela donnera l'impression qu'il s'agit d'une assimilation de l'Hôtel-Dieu par l'Hôpital de Fleurimont. En effet, le directeur des services professionnels, le Pr Paul Montambault, celui des soins infirmiers, Serge Trachy, et celui des services hospitaliers, Jacques Monette, sont eux aussi du CHUS[32]. Cependant, soucieux de constituer un cabinet de gestionnaires équilibré et représentatif, le nouveau directeur général fait appel à Richard Hébert comme directeur des services financiers, poste qu'il occupait à l'Hôtel-Dieu, à Normand Legault, ex-directeur général de l'Hôpital Saint-Vincent-de-Paul, qu'il choisit comme directeur général adjoint et directeur des services administratifs et auxiliaires, et à Michel Boudreault, comme directeur des ressources humaines, poste qu'il occupait à Saint-Vincent-de-Paul.

De telles discussions, qui débouchent inévitablement sur le plan de pratique, concernent aussi la Société des médecins. Ce débat prend une portée provinciale et des négociations sur le mode de rémunération des CHU sont entreprises à plusieurs niveaux. Le modèle de la Faculté est à maintes reprises évoqué. Au début de l'année 1997, la FMSQ met sur pied un comité stratégique pour supporter cette négociation. Au ministère de la Santé, on souhaite aussi régler la question. Dans tout cela, « les doyens nagent dans des eaux troubles et essaient d'influencer sans négocier[33] ». Or l'adoption d'un plan de pratique provincial traîne en longueur.

À l'interne, le Pr Jacques Boucher, président de la Société des médecins, réunit la majorité des chefs de départements et de services. On s'entend sur un élément important, pas question « d'abolir les principes qui ont amené la création de la société[34] ». Autrement dit, l'équité doit demeurer, de même que le soutien à la Faculté. En ces temps difficiles, la plupart comprennent la nécessité d'un front commun pour préserver certains acquis. Encore une fois, le doyen réitère la nécessité d'obtenir « la solidarité de tous ».

En mars 1997, les doyens des facultés de médecine et leurs vice-recteurs remettent leur rapport au ministre Rochon pour le 1er mars. Le processus est long et en mai 1997, on attend toujours un règlement entre la FMSQ et le gouvernement. L'enjeu est important pour la Faculté, car le Centre universitaire de santé de l'Estrie (CUSE) est son partenaire dans 70 % de l'enseignement, 70 % de la recherche et 95 % des revenus cliniques. On espère, au mieux, une stabilisation des revenus. On a fait le deuil, temporairement, d'une éventuelle augmentation[35]. Tout de même, un règlement acceptable sur les plans de pratiques en milieu universitaire permettra à la Faculté de conserver intacte sa structure sociétaire. Du reste, une entente provinciale sur tous les plans de pratique des CHU permettrait d'obtenir une plus grande équité pour les professeurs-médecins des quatre facultés, ce qui pourrait constituer un avantage pour Sherbrooke. Comme le souligne le doyen, « un plan de pratique est un outil, pas une fin en soi, mais sans cet outil nous ne pouvons construire le CUSE ». Heureusement, ce mode de rémunération n'est plus contesté que par une minorité.

Déjà, en juin 1997, la plupart des objectifs de la fusion sont atteints, soit un an avant l'échéance prévue. Les lits disponibles ont été réduits à 725, le site King (Hôpital Saint-Vincent-de-Paul) a été fermé six mois avant la date prévue, l'objectif de coupures de 20 millions de dollars a été atteint et la moyenne de séjour à l'hôpital a chuté de 10 à 7,75 jours et 27 des 32 secteurs professionnels sont « stabilisés ». C'est quasi mission accomplie[36] !

Demeurent tout de même, à l'été 1997, quelques difficultés sur le « site Hôtel-Dieu » qui en laissent plusieurs perplexes. Notamment du côté de l'urgence où les problèmes d'adaptation sont évidents. Et c'est du côté du corps médical que les tensions demeurent les plus vives : objectifs variables selon les intervenants, manque de confiance réciproque, intérêts individuels ou de groupes différents, etc. Ces difficultés sont l'affaire de tous, rappelle le doyen. « Les vieux démons probablement », explique-t-il avec lassitude. On ne refait pas l'histoire en quelques mois : la rivalité qui a opposé les deux institutions imprègne encore fortement le processus de fusion.

La fusion de l'Hôpital Rosemont et de l'Hôpital Maisonneuve en 1970 a connu la même histoire ponctuée de rivalités, de tensions professionnelles, de chocs de cultures au point que la greffe prendra des décennies à prendre[37]. Il est plus facile de changer des technologies que de changer des mentalités. Les historiens, qui ont l'habitude d'analyser les événements sur le long terme, le savent bien.

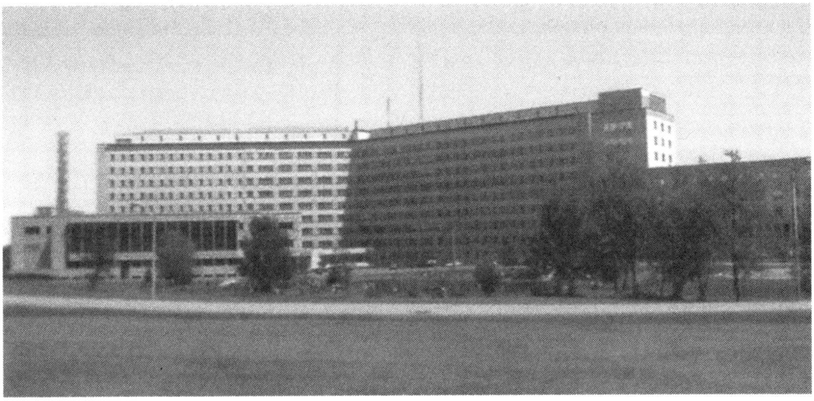

Les deux sites du CHUS : Fleurimont et Hôtel-Dieu.

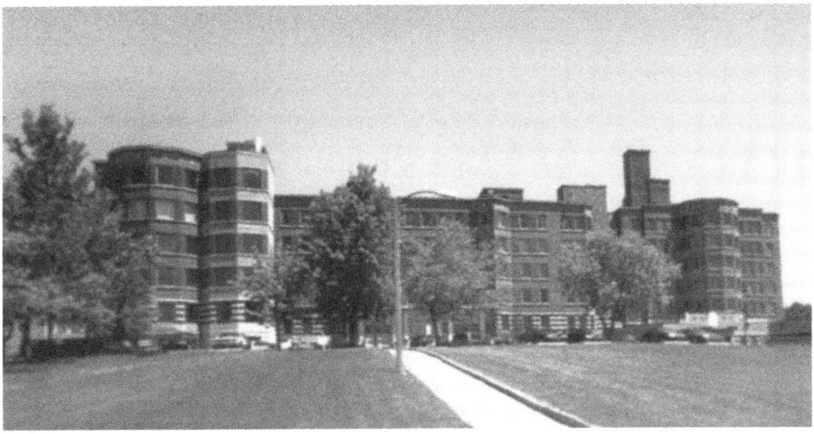

Cependant, de tels aléas, inévitables dans ce genre de fusion, permettent à la région de l'Estrie de se retrouver à l'avant-garde pour la révision de son réseau de soins et de services, particulièrement au niveau de l'organisation des services hospitaliers et des alternatives à l'hospitalisation. Le CHUS, qui compte désormais 725 lits, renforce ainsi sa vocation de soins ultraspécialisés, spécialisés et généraux, d'enseignement, de recherche et d'évaluation des technologies, de même que sa vocation suprarégionale en offrant des services à la population du Centre du Québec et de la Montérégie. En 1998, il compte 503 médecins, 354 résidents, 87 cadres et plus de 4000 employés et professionnels[38].

Le schéma des allocations de services cliniques qui est retenu à la fin de la décennie 1990 fait en sorte que le site de Fleurimont obtient 411 lits et l'exclusivité du Centre Mère-Enfant et de la plupart des soins ultraspécialisés alors que le site Hôtel-Dieu, alors dénommé « site Bowen », compte 314 lits et l'exclusivité de la médecine générale, de la psychiatrie, de l'unité des brûlés, de la chirurgie buccale et maxillo-faciale, de la chirurgie plastique et enfin de la gastro-entérologie, le premier service spécialisé de l'ancien CHUS qui est délocalisé au centre-ville[39]. Cette dernière migration ne s'est pas faite sans résistances, mais devant l'opportunité d'obtenir du nouvel équipement et de nouveaux locaux pour l'endoscopie qui est alors en plein bouleversement technique, les gastro-entérologues s'y rendent volontiers. À l'échelle provinciale, la fusion de Sherbrooke semble constituer tout de même une belle réussite et s'est faite sans trop de heurts si on la compare à celle du CHUM de Montréal qui est toujours en discussion.

Alors que se concrétisait la fusion des deux hôpitaux, on avait décidé, probablement pour éviter de donner préséance à l'un des hôpitaux en cause, de nommer le nouvel hôpital universitaire « Centre universitaire de santé de Sherbrooke » (CUSE) et de désigner les deux entités par les dénominations « site Fleurimont » et « site Bowen ». Cependant, au printemps 2000, on revient sur cette décision et le Conseil d'administration du CUSE décide, pour des raisons historiques et stratégiques, de reprendre, nous l'avons déjà mentionné, la dénomination CHUS et de renommer les deux sites « CHUS-Hôtel-Dieu et CHUS-Hôpital Fleurimont[40] ».

Vers une concentration des soins en gérontologie et gériatrie

Contrairement à ce qui se passe pour le CHUS et l'Hôtel-Dieu, et pour des raisons évidentes, l'intégration de l'Hôpital d'Youville et du Centre hospitalier de Sherbrooke (Sherbrooke Hospital) se fait de façon relativement harmonieuse. Ce regroupement cohérent des deux institutions conduit à l'inauguration, le 19 avril 1996, par le ministre Rochon, de l'Institut universitaire de gériatrie de Sherbrooke (IUGS). Des activités similaires sont réparties au pavillon D'Youville et au pavillon Argyll.

Cet institut en plein essor devient rapidement, par ses activités de soins, de prévention, d'éducation, de formation et de recherche, un fleuron de la Faculté. La même année, on décide d'installer la maîtrise en gérontologie dans les murs du centre de recherche de l'Institut. Bénéfique à plusieurs égards, cette concentration des activités permettra une meilleure coordination des nombreuses missions poursuivies par le nouvel Institut et favorisera son expansion tant au niveau de la recherche que de la formation. C'est ainsi qu'on y accueillera, en 2003, les premiers étudiants inscrits au doctorat en gérontologie. L'IUGS devient ainsi la première institution à offrir des programmes de 2e et 3e cycles en gérontologie au Canada[41].

Le processus d'intégration n'est pourtant pas achevé quelques années plus tard. En effet, comme le souligne la présidente du Conseil d'administration, la Pre Suzanne Philips-Nootens, « l'année 2003-2004 restera gravée dans [la] mémoire collective en raison, notamment, de la double décision de procéder à un regroupement, par la voie de l'intégration, avec le Centre hospitalier de soins de longue durée (CHSLD) Estriade puis avec le CLSC de Sherbrooke[42] ». Le premier regroupement, souhaité par les deux parties et concrétisé le 1er avril 2004, qui s'est fait à partir d'une stratégie commune « pour une nouvelle gouverne à Sherbrooke », permet la mise en place, en Estrie, d'une organisation majeure destinée aux personnes adultes et âgées en perte importante d'autonomie. Chacune des deux institutions pourra profiter des forces et des expertises de l'autre. Désormais, l'IUGS comptera deux pavillons de plus — le pavillon Saint-Joseph et le pavillon Saint-Vincent — issus du CHSLD Estriade.

Cependant, le deuxième regroupement est davantage imposé que désiré par les deux institutions. En effet, l'adoption de la loi 25, à l'automne 2004, qui vise à créer des réseaux locaux de services qui gravitent autour d'une instance locale responsable des services de première ligne à la population, oblige l'Institut à revoir de façon précipitée sa planification stratégique et à considérer le rôle et la place qu'il pourrait jouer dans ce nouveau contexte législatif. Après de très nombreux débats et à une série de démarches faites aux plus hauts niveaux, mais placé devant une échéance impérative, le Conseil d'administration de l'Institut donne finalement son aval à une nouvelle intégration, celle du CLSC de Sherbrooke, appuyé en cela par les conseils d'administration de ce dernier et de l'Agence de la santé et des services sociaux de l'Estrie.

Cette décision, prise dans le but « de préserver, au mieux, sa mission de soins et de services à l'endroit des personnes en perte d'autonomie, sa mission universitaire de portée nationale et sa corporation propriétaire historique[43] » est officialisée le 1er février 2005 et donnera naissance au Centre de santé et de services sociaux (CSSS)-Institut universitaire de gériatrie de Sherbrooke (IUGS). La fusion des deux entités sera moins facile que la précédente, les deux institutions partageant des objectifs, des valeurs et des orientations différents. Se pose en effet le défi de créer à Sherbrooke une instance locale universitaire, qui servira de référence pour l'ensemble du Québec, tout en préservant les acquis cliniques et universitaires de l'Institut et du CLSC.

Ce dédale de fusion et d'intégration souhaitées ou imposées impose des ajustements nombreux et des réorganisations administratives qui ne laissent guère de répit aux acteurs en place. Cette fois, c'est le directeur général du CLSC, Denis Lalumière, et non celui de l'IUGS, Daniel Bergeron, qui est désigné par le Conseil d'administration comme directeur général de l'établissement nouvellement constitué. Une période d'ajustement sera nécessaire et l'avenir dira quels en seront les fruits.

Dans l'ensemble, les fusions réussies des hôpitaux de Sherbrooke, qui ont presque doublé les ressources disponibles pour l'enseignement, permettent à la Faculté de renforcer sa plate-forme locale. En l'occurrence, ce qui n'est pas pour déplaire au doyen et à son cabinet, elle permettra à court terme d'améliorer sensiblement la situation financière de la Société des médecins. Dans ce bilan positif, il y a aussi la hausse des quotas d'admission que la Faculté a habilement négociée avec le ministère de la Santé à la fin des années 1990, et qui a reçu une oreille attentive du ministre de la Santé et des Services sociaux, et qui permettra de consolider la base de l'enseignement à Sherbrooke sans mettre en péril son affiliation avec l'Hôpital Charles-LeMoyne et ses activités d'enseignement dans les autres hôpitaux et milieux affiliés.

Une croissance spectaculaire des activités de recherche

Au moment où s'effectuent les fusions, où les sciences cliniques vivent des moments difficiles et où l'Université affronte sa pire crise financière, les sciences fondamentales connaissent, paradoxalement, la meilleure année de l'histoire de la Faculté en ce qui regarde l'obtention de subventions par concours au CRMC et au FRSQ. Les succès obtenus par les chercheurs-boursiers permettent d'éviter les fermetures de poste. En outre, le 25 mai 1997, la Fondation Jeanne et Jean-Louis Lévesque permet à la Faculté d'obtenir la première chaire de recherche de son histoire, en radiobiologie, dotée d'une somme de 1,5 million de dollars, qui permettra « de supporter les laboratoires de recherche du Pr Johannes Van Lier, directeur du département de médecine nucléaire et de radiobiologie. Cette chaire lui permettra de poursuivre ses recherches vers le développement de nouveaux agents radiopharmaceutiques[44]. La même année, le groupe formé des Prs Lier, Daniel Houde et Léon Sanche reçoit une importante pour des travaux sur les aspects fondamentaux et biomédicaux des sciences du rayonnement[45]. Il y a aussi la remarquable contribution du Pr Gérard-E. Plante en physiologie rénale et vasculaire et qui formera de nombreux étudiants aux cycles supérieurs. En 1999, le département de médecine l'honore en créant, sur une base annuelle, la Grande Conférence Gérard-E. Plante. Il obtiendra, trois ans plus tard, le titre de Grand Mentor scientifique du Club de recherche clinique du Québec.

Des programmes originaux de maîtrise et de doctorat en immunologie sont aussi offerts à partir de 1996-1997, programmes qui coïncident avec l'apparition du département de microbiologie et d'infectiologie né de la fusion de ces deux secteurs. Avec la croissance importante des cas d'allergie dans la population et l'émergence de nouvelles maladies infectieuses, le choix est judicieux et susceptible d'attirer de nouveaux chercheurs.

La croissance spectaculaire des activités de recherche est aussi largement attribuable au vice-doyen à la recherche et aux études supérieures, le Pr Daniel Ménard en poste depuis 1996 et qui avait reçu carte blanche du doyen. En effet, alors que le doyen précédent, qui était un chercheur de carrière, considérait la recherche comme son principal cheval de bataille, il en est autrement avec le doyen Baron. Pour assurer un équilibre entre les volets recherche et enseignement, un référendum auprès des chercheurs avait plébiscité un fondamentaliste, le Pr Ménard, qui entreprend dès le début de son mandat un énorme travail de planification, de soutien aux chercheurs et qui met en place des mesures concrètes pour améliorer ce secteur d'activités. Certes il bénéficie des pleins pouvoirs en ce sens, mais il en use avec doigté et intelligence[46].

Outre les nombreux dossiers qu'il mène à terme (Fonds canadien d'innovation, chaires de recherche, encouragement aux jeunes chercheurs, etc.), il réussit à recruter un nombre impressionnant de nouveaux chercheurs. Sa stratégie ne diffère de celle du Pr Bureau que par le montant de subventions de démarrage qu'il alloue aux candidats très prometteurs. De cette façon, les offres de Sherbrooke deviennent compétitives par rapport à celles des autres institutions du Québec et du reste du Canada, ce qui permet le recrutement de chercheurs exceptionnels qui obtiennent directement un salaire et des subventions importantes du CRM ou des nouveaux Instituts de recherche en santé du Canada (IRSC)[47]. Lui aussi bénéficie des ressources disponibles qui proviennent du CRMUS et du Fonds de dotation de la Faculté, grâce notamment au plan de pratique.

Le Fonds de dotation de la Faculté, qui provient de l'argent du corps professoral administré par le CRMUS, permet, en effet, d'améliorer la bibliothèque, de câbler les locaux de la Faculté par un réseau éthernet unique au Québec, de finaliser la construction du CRC et éventuellement

Fonds de recherche, Faculté de médecine 1988-2001

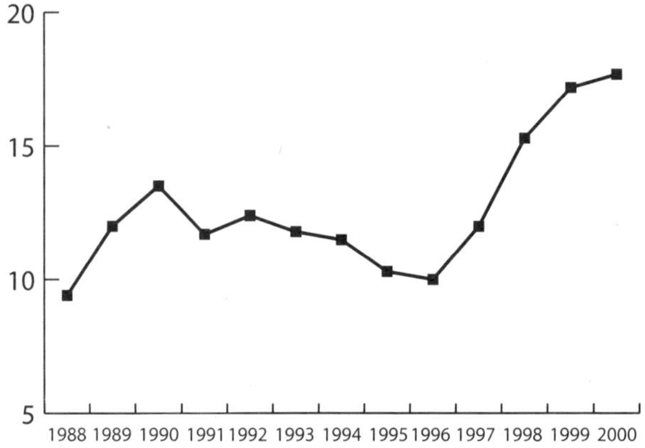

de boucler le financement manquant pour l'IPS. Tous ces projets importants permettront de passer à travers les trois prochaines années de compression en protégeant les missions et les emplois. De fait, sans l'actualisation des projets du CRC et de l'IPS mis en branle par le doyen Bureau, on craint de devoir couper trente postes.

Un nouveau bâtiment pour le Centre de recherche clinique

La construction du nouveau bâtiment du CRC du CUSE est enfin amorcée en juillet 1996 au coût de 20 millions de dollars. Sous la direction du Pr Rola-Pleszczynski à partir de 1993, le montage financier n'a pas été une sinécure, mais on y est parvenu. Outre les contributions fédérales et provinciales qui s'élèvent à près de 14 millions, les professeurs de la Faculté de médecine, via le CRMUS et la Société des médecins, versent une imposante contribution de 4 millions de dollars[48]. Ils sont suivis du CUSE qui verse 1,6 million, de la Fondation de l'Université avec 1 million et du Centre de recherche clinique qui contribue près de 750 000 $. Quant à l'équipement pour l'imagerie médicale qui y sera logé, son financement est déjà assuré. Le nouveau bâtiment du CRC abritera notamment un centre d'imagerie médicale « unique dans l'Est du Canada[49] » composé d'équipement de résonance magnétique, particulièrement d'un cyclotron et d'un tomographe à émission de positrons (TEP scan) pour le diagnostic et la recherche.

Mieux encore, le même CRC, à la suite d'une rencontre des directions du CUSE et de la Faculté avec le président et directeur général du FRSQ, le Pr Michel Bureau, reçoit une bonne nouvelle qui met un peu de baume sur les malheurs de la Faculté. En effet, le rehaussement de son budget est jugé prioritaire tout comme celui du CRC de l'Hôpital Sainte-Justine. En conséquence, sa quote-part passera de 7 à 9 %, ce qui permettra à 15 à 20 nouveaux chercheurs d'entreprendre leur carrière.

Les nouveaux locaux du CRC et du Centre d'imagerie métabolique et fonctionnelle (CIMF), d'une superficie totale de 7700 mètres carrés, sont inaugurés le 24 septembre 1998, en présence du ministre de la Santé, Jean Rochon. Il réunit sous un même toit de nombreuses activités de recherche — physiopathologie, immunologie, génétique, radiobiologie, santé mentale, etc. —, ce qui facilite non seulement la coordination des équipes, mais aussi les collaborations entre le CUSE et la Faculté de médecine. Du côté de la radiobiologie, l'imagerie médicale est en pleine expansion et l'Université obtient en 1999 un contrat de recherche et de développement de 6,2 millions de dollars de l'industrie dans ce domaine. Bref, avec ce nouveau bâtiment et les instalations qui lui sont associées, le CRC du CUSE hérite d'un outil important, notamment en ce qui regarde la coopération entre les résidents et les programmes d'études supérieures en sciences. En l'honneur de celui qui avait initié et développé la radiobiologie à la Faculté, on décidera en 2005 de le nommer Centre de recherche clinique Étienne-Le Bel.

L'ouverture de l'Institut de pharmacologie de Sherbrooke

Autre élément majeur dans le développement de la Faculté, la direction poursuit toujours, conjointement avec la Faculté des sciences, le projet de construction de l'IPS qui est dirigé par le vice-recteur à la recherche, Alain Caillé. Dès juin 1994, l'Université avait reçu ses premières subventions et le plan de construction, piloté par les Prs Haddad et Sirois, avait été adopté en novembre 1995[50]. Mais le coût du projet, qui s'élève à près de 12,5 millions de dollars, nécessite l'établissement de solides partenariats. On avait obtenu le soutien financier des gouvernements canadien et québécois (8,8 M), de la Ville de Fleurimont (1 M), du Conseil régional de développement de l'Estrie (1 M), de la Faculté (840 000 $)[51], de la Fondation de l'Université (500 000 $) et de la Faculté des sciences (100 000 $)[52]. On avait presque réussi à réunir la somme nécessaire, mais il y avait tout de même un manque à gagner de 400 000 $ que devait assumer la Faculté de médecine. N'ayant pas les fonds nécessaires, elle avait demandé à l'Université de garantir l'emprunt de cette somme. Cependant, les relations entre le recteur et le doyen Bureau étaient pour le moins tendues, ce qui ne facilitait guère l'appui de l'Université à ce projet. Le recteur Pierre Reid avait décidé finalement d'appuyer la demande de la Faculté de médecine et l'Université avait accepté de couvrir, par le biais de sa Fondation, le montant demandé.

La première pelletée de terre a lieu le 18 septembre 1996 en présence du recteur, des membres fondateurs de l'IPS et du maire de Fleurimont, Francis Gagnon. Les travaux démarrent donc quasi conjointement avec ceux du CRC. Deux importants chantiers de construction sont donc en cours sur le campus Est. Demeurent à préciser les modalités de fonctionnement de l'IPS, notamment en ce qui regarde son fonctionnement et ses relations avec les futures compagnies de recherche-développement. Ce qui est visé particulièrement est l'établissement de liens entre la recherche et l'industrie. Cette nouvelle philosophie largement défendue par l'Université depuis plusieurs années et qui est devenue le credo de l'industrie et des gouvernements met en cause le rôle fondamental du chercheur qui est appelé à devenir un entrepreneur. À cet égard, la pharmacologie constitue un créneau prometteur. Or les règles qui régissent la rémunération des professeurs-chercheurs font en sorte que la plupart des revenus provenant des redevances sur des brevets sont versés au CRMUS. Ce qui pose le problème de la propriété intellectuelle. Des ajustements sont donc à prévoir pour encourager les initiatives au niveau de la recherche biomédicale appliquée.

Afin d'encourager le développement de ce secteur, un baccalauréat en pharmacologie est aussi envisagé. Le Pr Raymond Calvert, alors adjoint aux études supérieures, reçoit le mandat, en 1996, de piloter la création d'un programme multidisciplinaire en ce domaine. Le projet se concrétisera quelques années plus tard, Se pose aussi le problème des relations directes entre l'Institut et l'industrie pharmaceutique qui poursuivent des missions très différentes. Dès 1994, un document de travail, rédigé par les P^rs Nawar, Sirois, Rouleau, Lussier, Langlois et Beaudry, posait les bases d'un code d'éthique régissant les relations avec l'industrie pharmaceutique[53].

L'Institut de pharmacologie de Sherbrooke (IPS), officiellement créé le 26 mai 1997[54], est inauguré le 25 novembre suivant par le premier ministre Lucien Bouchard et en présence de plusieurs dignitaires[55]. La plupart des principaux dirigeants de l'industrie pharmaceutique canadienne sont présents, car par la même occasion, l'Association canadienne de l'industrie du médicament (ACIM) réunit son Conseil exécutif et son Conseil d'administration à la Faculté. Le recteur se réjouit déjà des nouveaux transferts technologiques vers les industries biomédicales. Objet de fierté pour la région, le quotidien *La Tribune* titre à la une : « Un symbole est né ».

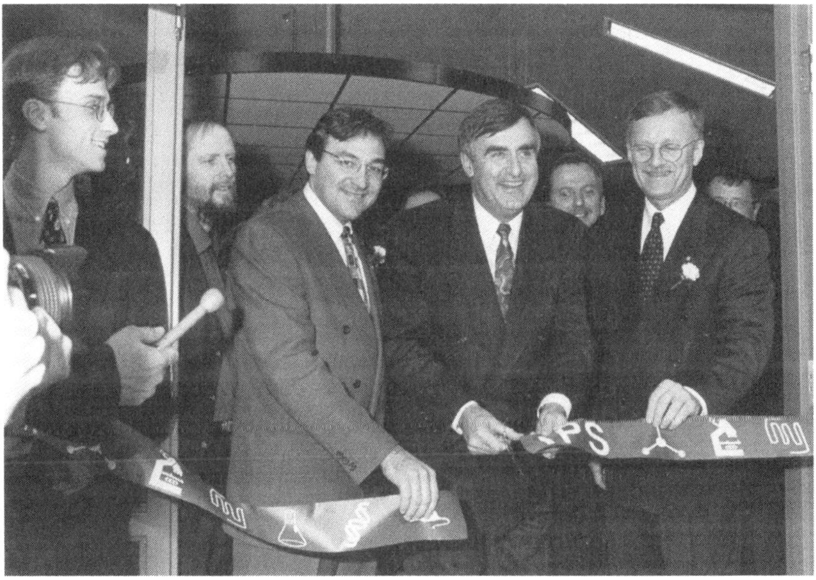

Inauguration de l'Institut de pharmacologie de Sherbrooke,
25 novembre 1997. (FMSSUS)

L'édifice de quatre étages compte vingt-quatre laboratoires, regroupe le département de pharmacologie de la Faculté de médecine et le laboratoire du Pr Deslongchamps du département de chimie de la Faculté des sciences et loge les deux équipes de recherche dirigées par les fondateurs de cet institut. Élément architectural intéressant, les murs du bâtiment « intelligent » de l'IPS ont été conçus pour être facilement déplacés et il est programmé pour contrôler certains paramètres de l'environnement interne. On peut donc réaménager les laboratoires en fonction de l'espace nécessaire.

Le rêve caressé depuis plusieurs années d'établir un parc biomédical est devenu une réalité et ce nouveau pôle majeur de développement scientifique s'inscrit fort bien dans la transformation industrielle de Sherbrooke qui doit s'ajuster à la nouvelle économie du savoir[56]. L'Institut regroupe l'équipe de recherche en pharmacologie dirigée par le Pr Sirois et celle en chimie organique du Pr Deslongchamps. C'est la première fois qu'une telle cohabitation, nouvelle à l'Université, de cohortes d'étudiants de deux facultés est établie sur le campus de Fleurimont. D'autres unités de recherche, notamment en endocrinologie, en radiobiologie et en biologie cellulaire, s'y installeront. Cependant, cette réunion des secteurs de la pharmacologie et de la chimie organique ne se fait pas facilement. Les équipes des chercheurs Deslongchamps et Sirois ne tardent pas à se trouver en conflit ouvert[57]. L'interdisciplinarité demeure un objectif difficile, mais son harmonisation est nécessaire pour affermir la recherche.

Pôle important pour l'Université, cette dernière décide, à l'été 1999, de consacrer une somme de 4,7 millions de dollars, provenant en partie de la Fondation canadienne pour l'innovation et du ministère de la Recherche, de la Science et de la Technologie du Québec et de la Fondation de l'Université. Cette somme permet d'accroître le potentiel de recherche de l'Institut et d'ainsi permettre l'établissement de partenariat avec l'industrie[58]. Car on lui confie trois missions principales: recherche fondamentale en fonction des besoins de l'industrie, transfert de technologie université/industrie et contribution à la formation de chercheurs[59]. De fait, l'un des buts caressés par son initiateur, le Pr Sirois, est d'augmenter les postes de recherche pour les étudiants de 2e et 3e cycles et d'attirer des chercheurs reconnus. Recherche fondamentale, transfert de technologie et formation des chercheurs en pharmacologie constituent les objectifs principaux de l'Institut.

En cette période de vaches maigres, la construction de ces importants centres de recherche constitue un baume, non seulement pour l'Université mais aussi pour l'économie régionale. Un véritable complexe biomédical prend forme au Centre universitaire de santé de l'Estrie, lequel regroupe désormais une faculté de médecine, un hôpital universitaire, une animalerie moderne, une bibliothèque médicale, un centre de recherche clinique et un institut de recherche en pharmacologie. D'autres projets d'expansion sont déjà en l'air.

Le Centre de recherche de l'Institut universitaire de gériatrie de Sherbrooke

Pendant que se concrétisent ces deux importants développements, le Centre de recherche en gérontologie et gériatrie de l'IUGS connaît lui aussi un essor spectaculaire. À l'occasion de la grande campagne de souscription *Un parti pris pour l'Université* lancée le 11 novembre 1996 sous la présidence d'Henri-Paul Rousseau, le milieu des affaires annonce un investissement d'un million de dollars pour le Centre, ce qui lui permet d'embaucher seize nouveaux chercheurs. La moitié de cette somme servira à créer une nouvelle chaire de recherche en pharmaco-gériatrie, confiée à la Pre Danielle Pilon[60]. Grâce à ce partenariat économique, les travaux de recherche qui tournent autour de quatre axes — biologie et physique, population et services, réadaptation gériatrique, psychologie et social — sont ainsi renforcés, ce qui permet à l'Institut, souligne le Pr Hébert, de conserver son rôle de « tête de pont de la recherche en gériatrie au Québec ». En effet, un an plus tard, le doyen Baron souligne que l'Institut « s'affirme de plus en plus sur la scène nationale et internationale[61] ».

La Faculté au début de la décennie 2000

Au moment où tous se préparent au changement de millénaire, l'Université est toujours aux prises avec la pire crise financière de son histoire. Ce qui a pour effet de restreindre les marges de manœuvre de la Faculté et, malgré les efforts consentis du côté des organismes piliers de la Faculté, des coupures de poste sont à l'horizon. Jusque-là, les postes défrayés par l'Université avaient chuté de 161 à 139. Cependant, des octrois de toutes sortes ont permis de conserver les postes perdus, et ce, même si la subvention de base de la Faculté a diminué de 28 % depuis 1995. Et c'est grâce à un effort collectif et aux avantages liés au plan de pratique que tout le monde est sur le même pied. C'est ainsi que les professeurs consentent une réduction de salaire de 2 et 3 % pour les années 1996 et 1997 alors même que la croissance des cohortes d'étudiants des cycles supérieurs grimpe de près de 15 %, ce qui augmente la charge de travail[62]. Ils acceptent aussi une diminution du budget de formation continue de 1,2 %. Ces efforts permettent de maintenir la qualité de l'enseignement. On attend tout de même avec impatience une réinjection de fonds du gouvernement à l'enseignement supérieur. Cela ne saurait tarder.

Le deuxième mandat qui débute en cette année symbolique marque l'arrivée de trois nouveaux membres du cabinet : Paul Grand'Maison (vice-doyen à la communauté et secrétaire), Denis Bergeron (vice-doyen aux études médicales postdoctorales) et André Plante (vice-doyen aux études médicales prédoctorales). Demeurent en poste les Prs Iglesias, Ménard et Calvert. Le nouveau vice-décanat assumé par le Pr Grand'Maison vise à « soutenir le développement et la consolidation des partenariats entre la Faculté et les milieux d'enseignement affiliés ». Cependant, à la suite de la retraite du Pr Plante deux ans plus tard, le Pr Grand'Maison laisse son poste de secrétaire à son collègue, le Pr Marc Paquet, pour cumuler le poste de vice-doyen aux études médicales prédoctorales.

Le nouveau cabinet entreprend son mandat avec une nouvelle devise, « Pour une faculté de médecine au service d'une société en mutation », et sous de nouveaux auspices budgétaires. En effet, en ce début du deuxième millénaire, la tempête est passée. Après cette dure période de restrictions budgétaires, les gouvernements à Ottawa et à Québec ont enfin réinvesti dans la santé, l'enseignement supérieur et la recherche. De nouveaux programmes de support pour la recherche ont été mis sur pied par le gouvernement fédéral. Au niveau de l'Université, les ajustements du ministère de l'Éducation — subventions supplémentaires de 17,5 millions — et l'adoption de mesures parfois draconiennes pour réduire les dépenses et améliorer la gestion de certains services permettent au recteur d'annoncer « enfin ! », en l'an 2000, un surplus financier de 4,7 millions.

Quant à la Faculté, qui s'était fort bien tirée d'affaire, elle peut désormais envisager une nouvelle période de croissance. Le vent a définitivement tourné. Au point que le ministère reconnaît la nécessité d'accroître les quotas d'admissions en médecine pour l'automne 2000, ce qui permet à la Faculté de hausser de 92 à 111 l'accueil de nouveaux étudiants parmi lesquels 91 proviennent du Québec. L'année suivante, la cohorte s'élève à 123 étudiants. Cette spectaculaire hausse des admissions, qui montre qu'il n'y a pas « une faculté de trop », est certes une bonne nouvelle qui permet de solidifier les assises de la Faculté sur la scène provinciale. En revanche, toute croissance rapide a ses inconvénients. Il faut s'adapter rapidement à cette hausse et l'APP ne permet guère de fonctionner avec des groupes élargis. Du reste, une importante réforme est en cours qui modifie sensiblement l'approche pédagogique de l'externat et qui lui aussi exige des ressources humaines supplémentaires.

Étudiants inscrits au programme de médecine 1996-2004

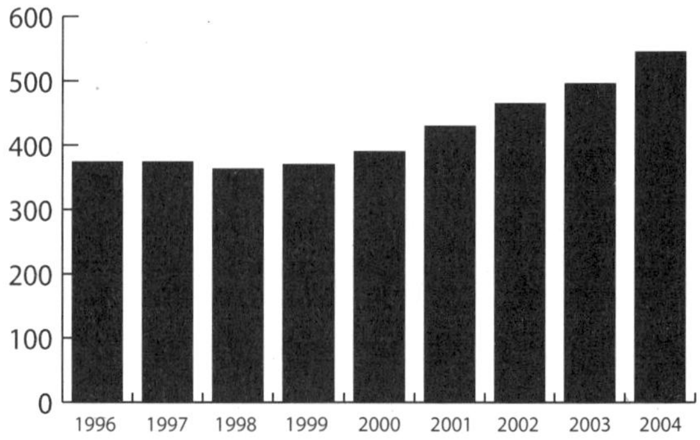

La Faculté peut tout de même compter sur une structure performante pour piloter l'adaptation des professeurs à ces changements. En effet, elle reçoit une nouvelle reconnaissance nationale en éducation médicale. Cette fois, c'est le Centre de pédagogie en sciences de la santé qui reçoit le Prix AFMC-Astra Zeneca 2002 pour sa « contribution exemplaire au perfectionnement du corps professoral au Canada ». Ce prix honore particulièrement la directrice du Centre, Martine Chamberland, le vice-doyen aux études médicales de premier cycle, André Plante, le conseiller scientifique, René Hivon, et le directeur de 1996 à 2000, Paul Grand'Maison[63]. À ce tableau, tout de même réjouissant, s'ajoute une hausse des clientèles à la suite de l'ouverture de nouveaux programmes.

Celui du baccalauréat en pharmacologie, le premier au Québec, a démarré en septembre 2001 avec une cohorte de 65 étudiants et intègre « la méthode sherbrookoise » : formation théorique et pratique, diversité des disciplines, collaboration de facultés (médecine, sciences, génie et administration), utilisation de ressources multidisciplinaires et réponse aux demandes de l'industrie. Ce projet qui a pris naissance, nous l'avons souligné, en 1996, s'est concrétisé grâce à l'équipe dirigée par le Pr Calvert composée des Prs Claude Asselin, Alain Cadieux et Gaétan Guillemette de la Faculté de médecine, des Prs Claude Déry et Claude Spina de la Faculté des sciences et du Pr Gilles Saint-Pierre de la Faculté d'administration. Il a ceci de particulier qu'il est encadré par des professeurs de quatre facultés (médecine, sciences, administration et génie) et que les trois premières

Inscriptions au département des sciences infirmières 1994-2004

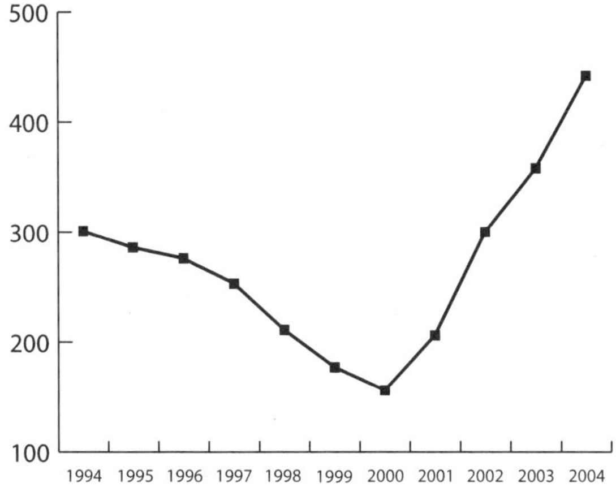

sessions sont données à la Faculté des sciences et les trois dernières à la Faculté de médecine. À partir de là, les étudiants ont donc accès aux trois cycles d'études en pharmacologie, ce qui est inédit dans la province.

Au département des sciences infirmières, on ajoute au campus universitaire de Longueuil un nouveau programme régulier de premier cycle destiné aux professionnels et qui accueille 54 étudiants dont 34 sont à temps plein. Cette cohorte s'ajoute à celle qu'on accueille à Fleurimont et qui compte 52 étudiants. Le département double d'un coup sa clientèle et son territoire d'influence[64]. C'est heureux, car la clientèle était en chute depuis 1997.

Toujours en Montérégie, l'Hôpital Charles-LeMoyne, après avoir signé un contrat d'affiliation avec l'Université de Sherbrooke en 1999, est officiellement reconnu l'année suivante par le MSSS comme un centre hospitalier universitaire affilié (CHA). Il compte alors 25 médecins professeurs à plein temps, une quarantaine de médecins adjoints pour l'enseignement clinique et offre plus de 400 stages aux étudiants et aux résidents.

Le processus de fusion des sites Fleurimont et Bowen est toujours en cours et le CHUS est engagé dans un processus de reconfiguration des deux hôpitaux. Heureusement, il existe, selon le doyen Baron, « une volonté commune des deux institutions pour que les deux hôpitaux soient complémentaires et participent pleinement aux missions universitaires[65] ». De fait, des thématiques de recherche ont été harmonisées, « des besoins de recrutement ont été identifiés et des secteurs d'enseignement à développer ont été précisés[66] ». Après plus de trente ans de carrière, celui qui avait piloté avec succès la fusion administrative des trois hôpitaux de Sherbrooke, Normand Simoneau, tire sa révérence. Le nouveau directeur général, Jean-Pierre Chicoine, entre en fonction en 1999.

Au niveau de la recherche, la consolidation amorcée à la fin des années 1990 permet d'assurer une croissance rapide des fonds et de nouvelles activités sont en émergence rapide. De 1996 à 2003, on double le nombre de « supports salariaux externes par concours » qui passe de 32 à 64. Les fonds de recherche connaissent une croissance spectaculaire de 15 à 47 millions de dollars. Avec de tels succès, les axes prioritaires de recherche sont multipliés, axes parmi lesquels on retrouve évidemment les forces de la Faculté : pharmacologie, science des radiations, imagerie médicale et gériatrie[67]. Cependant, s'ajoutent désormais, parmi les axes prioritaires, les sciences infirmières, la santé mère-enfant et la recherche évaluative/ santé des populations.

En pharmacologie, les succès se poursuivent et le professeur-chercheur Pedro d'Orléans-Juste, à la suite du Pr Regoli, devient l'universitaire québécois le plus cité dans ce domaine, et le 6e au Canada. Ce qui ne peut que favoriser la reconnaissance de l'Institut de pharmacologie de Sherbrooke. De nouveaux programmes mis en place par le gouvernement du Canada, à la suite de la reprise économique et des surplus accumulés, font en sorte que la recherche subventionnée, qui a subi une décroissance dans les années 1990, reprend de la vigueur au tournant de l'an 2000. Le gouvernement du Canada avait créé un programme pour mettre en place des instituts canadiens de recherche en santé (ICRS). Parmi ceux qui en profitent, il y a les Prs Sanche (radiobiologie), D. Ménard (anatomie et biologie cellulaire) et d'Orléans-Juste (pharmacologie). Ils obtiennent à eux trois, en 2002, un renouvellement de leur subvention de recherche de près de 500 000 $/an pour les cinq prochaines années[68]. De plus, l'année précédente, la Faculté de médecine avait obtenu la direction scientifique de l'ICRS sur le vieillissement grâce au Pr Hébert qui en assume la présidence et coordonne une partie importante de la recherche en ce domaine. Le Centre de recherche de l'IUGS accueille le secrétariat de cet institut. De plus, une équipe dirigée par le Pr Hébert du centre de recherche en gérontologie et gériatrie de l'IUGS reçoit près de 1,7 million de dollars en fonds de recherche « pour développer et évaluer un modèle intégré d'organisation des services de santé destinées aux personne âgées en perte d'autonomie[69] ».

D'autres fonds de recherche fédéraux voient aussi le jour. Un important budget est mis en place pour appuyer la création de 2000 chaires de recherche dans les universités canadiennes. Ce programme leur permet de soutenir les activités en recherche fondamentale et en recherche appliquée. L'obtention de chaires de recherche fait contrepoids aux grands centres de recherche et permet à des individus ou à de petits groupes de participer au processus créatif[70]. Les chaires de recherche du Canada de niveau 1, renouvelables après sept ans, sont détenues par des chercheurs exceptionnels reconnus par leurs pairs comme des chefs de file mondiaux dans leur domaine. À la Faculté, entre 2000 et 2005, de telles chaires sont obtenues en sciences des radiations (Léon Sanche) ; en génomique (Jean-Pierre Perreault) ; en inflammation (Marek Rola-Pleszczynski), en endocrinologie de la glande surrénale (Nicole Gallo-Payet) ; en physiopathologie digestive (Jean-François Beaulieu) ; en génomique fonctionnelle (Benoît Chabot), en génétique, mutagenèse et cancer (Régen Drouin), en utilisation des acides gras alimentaires et en fonctions cognitives au cours du vieillissement (Stephen Cunnane).

Des chaires de niveau 2, détenues par de nouveaux chercheurs qui sont reconnus par leurs pairs comme étant susceptibles de devenir des chefs de file dans leur domaine, sont aussi obtenues en signalisation intracellulaire et physiopathologie digestive (Nathalie Rivard), en mécanismes de l'expression génique (Brendan Bell), en nanopharmacologie et microscopie à force atomique (Michel Grandbois), en soins de santé de première ligne dans la population (Jeannie Haggerty), en pharmacologie cellulaire (Christine Lavoie) et en imagerie par résonance magnétique (Martin Lepage). Pour la même période, outre celle en pharmaco-gériatrie, d'autres chaires privées sont aussi obtenues en réadaptation au travail (Patrick Loisel) et en santé respiratoire (Pierre Larivée).

D'autres initiatives méritent d'être soulignées pour leur originalité et surtout pour leur utilité publique. C'est le cas du partenariat avec l'UQAT qui permet de mettre sur pied une chaire de recherche conjointe en physiopathologie de la douleur attribuée au Pr Serge Marchand de la Faculté et à un de ses collègues de l'Abitibi. Cette heureuse collaboration permet de concilier les objectifs de la recherche fondamentale et de la recherche clinique. Les études sur les mécanismes de la douleur ayant été largement négligées par la recherche clinique, on ne peut qu'applaudir les tentatives de réduire, sinon de contrôler, ce pénible symptôme. Autre reconnaissance intéressante, à l'échelle québécoise, la revue *Québec Science* sélectionne, parmi les dix découvertes scientifiques de l'année 2002, les travaux du Pr Claire Dubois et de son équipe sur le rôle de la furine dans l'inflammation et l'arthrite[71].

Répartition des revenus de subventions d'organismes avec comités de pairs (moyenne cumulative 2002, 2003 et 2004)

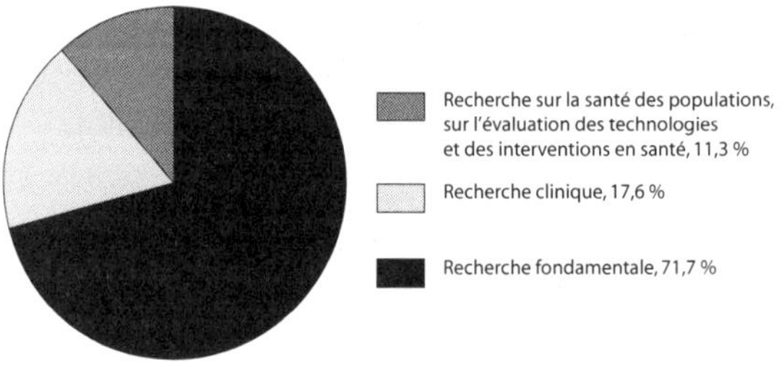

Avec un tel bilan, inespéré il y a à peine deux ans, les ressources humaines, tant en termes de professeurs, de chercheurs et de personnel de soutien, suivent l'expansion de la Faculté. Mais encore faut-il les loger convenablement. C'est pourquoi, en 2001, la direction décide de construire un nouveau bâtiment polyvalent tout juste à côté de la Faculté. Ce bâtiment de deux étages, temporairement nommé Z-7, qui ouvre ses portes le 26 août 2002, comprend cinq auditoriums et une salle de vidéoconférence. Il permet aussi d'aménager les locaux destinés aux étudiants (café, zone de repos, carrefour, salles de travail, infocentre) ainsi que plusieurs espaces pour l'enseignement et bureaux pour les professeurs. Il est conçu pour une expansion de deux étages supplémentaires. Bonne idée, car, dès novembre 2003, on entreprend la construction des deux étages supplémentaires pour y loger les départements de médecine de famille et des sciences infirmières. Ce n'est pas un luxe, car la croissance se poursuit à un rythme étonnant. Qu'on en juge.

En septembre 2003, on accueille 149 étudiants en première année de médecine parmi lesquels les candidats du Nouveau-Brunswick sont aussi en hausse avec 23 admissions. Il faut donc prévoir à court terme des lieux de résidence suffisant pour répondre à ceux qui, dans une proportion moyenne de 87 %, finiront leurs études médicales dans quatre ans. D'autant que le programme de médecine est en hausse avec des cohortes qui grimpent de 390 en 2000 à 545 en 2004. Pour la même période, les femmes constituent toujours 70 % de la clientèle totale. En ce qui concerne le programme de médecine, la clientèle féminine est toujours largement dominante et cette tendance s'accroît de 62 % en 1999 à 68 % en 2004. Si cette tendance se maintient à l'échelle provinciale, il y aura sous peu une inversion démographique des effectifs médicaux au Québec au profit des femmes médecins qui constitueront en 2020, selon certains, 58 % des médecins pratiquant au Québec.

Pourcentage des inscriptions en médecine par sexe 1994-2004

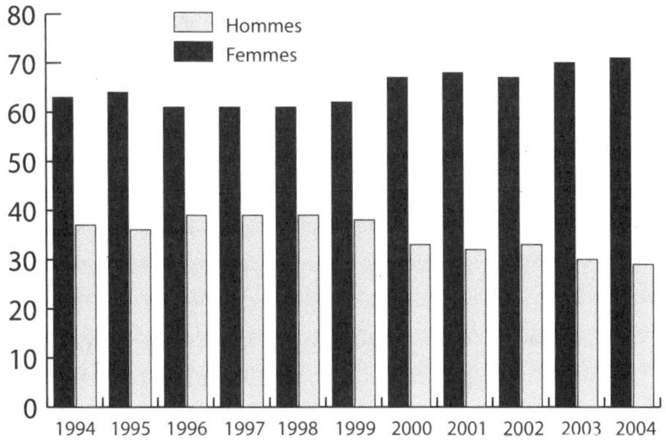

Les admissions en sciences infirmières sont aussi en hausse dans les deux campus. Au niveau du baccalauréat, on compte 156 inscriptions en 2000 alors qu'elles grimpent à 442 en 2004. Or la demande pour le programme de baccalauréat en sciences infirmières dépasse largement l'offre et nécessite un contingentement à moins qu'on augmente les ressources professorales et matérielles. Le processus est déjà commencé. Le nombre d'inscriptions au baccalauréat en biochimie se maintient tandis que celui en pharmacologie ne cesse de croître avec 70 étudiants en première année attendus pour l'automne, les croissances de clientèle se poursuivent à un rythme de 5 % par année aux études supérieures alors que le nouveau programme de 2e cycle en toxicomanie implanté en 1999 et celui de réadaptation en Montérégie connaissent un grand succès. En somme, au total pour la Faculté, on est passé de 1168 étudiants en 1996 à plus de 1753 en septembre 2004, soit une hausse de 50 %[72]. En ce qui regarde les études de 2e et 3e cycles, les inscriptions grimpent pour la même période de 213 à 440 étudiants.

Étudiants inscrits aux cycles supérieurs 1996-2004

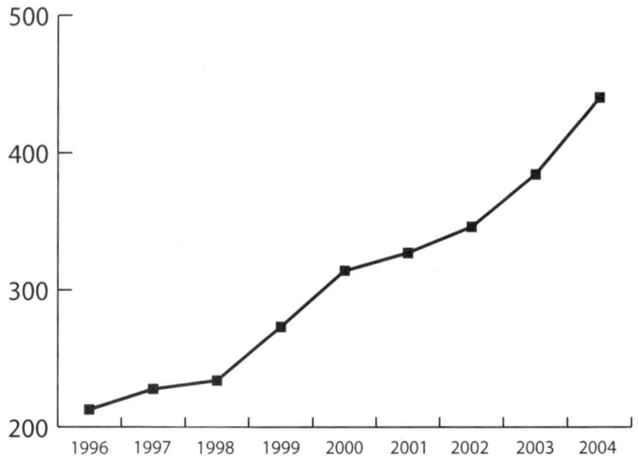

Autre élément important, le virage entrepris vers les sciences de la santé se reflète grandement dans les statistiques d'inscriptions. Alors qu'en 1996 les étudiants en médecine et les résidents comptaient pour 65 % de l'ensemble des cohortes de la Faculté, ils ne comptent plus que pour 44 % en 2004, et cela malgré la hausse récente des admissions en médecine. Cette hausse des inscriptions dans tous les secteurs et, surtout, la diversification des programmes et des clientèles entraînent la mise sur pied d'une navette gratuite qui relie six fois par jour le campus principal et le campus de la santé.

Pourcentage des inscriptions en médecine, Faculté de médecine 1996-2003

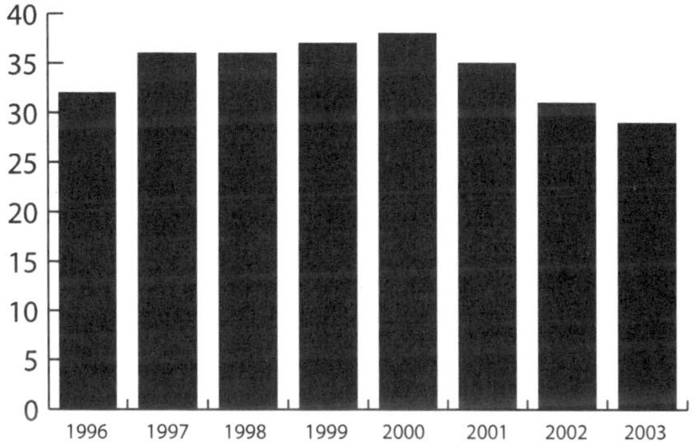

Heureusement, l'embauche de 164 nouveaux professeurs à plein temps entre 1996 et 2003 qui fait grimper l'effectif de 278 à 355 et l'obtention de 16 chaires du Canada permet de répondre, en partie, à cette hausse des cohortes étudiantes. Quant au nombre de postes défrayés par l'Université, il grimpe, entre 1999 et 2003, de 133 à 175, ce qui est tout de même pas mal. Si on ajoute à cela les postes liés au plan de pratique et aux subventions externes, le nombre de professeurs PTG atteindra le cap des 400 alors que celui des professeurs d'enseignement clinique, qui ne cesse de croître, se chiffre à 375. Au niveau des finances, la Faculté affiche même un bilan positif, ayant terminé l'année avec un surplus d'un million, ce qui lui vaut en caisse un surplus accumulé de cinq millions. Entre 1996 et 2002, les ressources financières sont passées de 64 à 105 millions de dollars[73].

Autre changement important, la Faculté compte maintenant des sociétaires à l'extérieur du CHUS, notamment à l'IUGS, au CLSC universitaire et même à l'extérieur de Sherbrooke (Montégégie et Saguenay). À cet égard, le plan de pratique fait encore l'objet de quelques remises en question, mais le doyen demeure convaincu que « le point de rencontre entre l'argent de la RAMQ, celui de l'Université et des organismes subventionnaires » permet de minimiser « les tensions entre les objectifs institutionnels et les objectifs professionnels[74] ».

Se pose donc la question de l'infrastructure organisationnelle et des ressources nécessaires pour répondre à cette rapide expansion. L'intégration des technologies de l'information, l'encadrement adéquat et similaire des étudiants dans de multiples sites de formation clinique ainsi que l'obtention des ressources professorales nécessaires pour conserver l'orientation communautaire de la Faculté constituent des défis importants, mais certainement plus agréables que ceux qui ont été relevés depuis la crise de 1995. Cependant, souligne le doyen Baron, une telle période de croissance « crée de l'éparpillement, fragilise les structures administratives de support et entraîne un surcroît de travail » pour les professeurs et le personnel. On est donc contraint de faire appel à nouveau à la solidarité facultaire et à l'esprit d'innovation.

Le département des sciences infirmières : un nouvel essor

Au milieu de la décennie 1990, le département de sciences infirmières avait atteint le cap de 350 inscriptions. Cependant, faute de ressources professorales suffisantes, on avait été contraint de plafonner les admissions. Dirigé par Louise Chartier, en poste de 1991 à 1999, le département avait connu une belle croissance, mais qui avait été quelque peu freinée par les ennuis financiers de l'Université qui était peu encline à embaucher du nouveau personnel. Au niveau pédagogique, la création des postes conjoints en 1992 avait favorisé le partage des ressources entre le CHUS et le département et renforçait le partenariat établi depuis 1978 entre le département et la direction des soins infirmiers. Cette initiative permettait l'embauche par l'Université de professeurs et favorisait « un lien concret entre la théorie et la pratique[75] ». Par la suite, d'autres ententes ont été conclues « avec le Centre hospitalier Charles-LeMoyne, le CLSC universitaire de Sherbrooke et l'Institut universitaire de Sherbrooke[76] ». De tout cela ressortent des collaborations accrues entre le milieu d'enseignement et les milieux cliniques d'où émergent de nouvelles initiatives en recherche. Pratique, formation et recherche en soins infirmiers sont ainsi devenues des volets importants de la Faculté.

Cependant, le virage amorcé vers les sciences de la santé favorise son développement et l'oriente, grâce notamment à la présence de la P^re^ Denise Paul au Comité de programmes des sciences cliniques entre 1987 et 1995, vers le développement de la formation graduée. Un premier grade de maîtrise en sciences cliniques avait été décerné à une infirmière puis, en 1993, une nouvelle mention « sciences infirmières » avait été ajoutée au diplôme. Cela ne constituait qu'une prémice à la création d'un véritable programme d'études graduées en sciences infirmières. C'est finalement en 1997 qu'il voit le jour et que débutent véritablement les premières activités de recherche. Parmi celles-ci, la P^re^ Paul assume la direction scientifique d'une équipe de recherche qui provient de plusieurs facultés et CLSC puis préside le comité de la recherche du CLSC universitaire Gaston-Lessard affilié à l'Université depuis 1996.

Un an auparavant, avaient débuté les travaux pour l'évaluation institutionnelle du programme de baccalauréat et sa soumission pour un second agrément national. On saisit cette occasion pour opérer une refonte en profondeur du programme qui doit s'ajuster aux profonds changements socioéconomiques dans le domaine de la santé, aux besoins de la clientèle étudiante et aux nouveaux rôles que seront appelées à jouer les infirmières dans le contexte du virage ambulatoire et dans l'élargissement des politiques concernant la délégation des actes médicaux. C'est ainsi qu'on décide de modifier le cursus des études vers les interventions en milieux spécialisés en ajoutant des cours en sciences biologiques, en sociologie et en anthropologie. C'est à l'automne 1999 que le nouveau programme de baccalauréat est mis en application et qu'il offre des cheminements avec des concentrations cliniques en santé communautaire, en soins critiques, en santé et vieillissement auxquels s'ajoutent des stages.

Le département s'en trouve ainsi doublement consolidé par la hausse des cohortes d'étudiants et par l'essor de la recherche. De plus, reflet de la qualité de son programme de baccalauréat, il avait reçu de l'Association canadienne des écoles universitaires de nursing un nouvel agrément complet de sept ans en 1997. Le comité avait été fort élogieux et soulignait, non sans raison, le leadership de la direction et du corps professoral et surtout « son appartenance à une Faculté de médecine où il a su se tailler une place enviable tout en gardant une identité distincte[77] ». Il est vrai qu'une telle collaboration est rare. Du reste, l'approche pédagogique, qui est fortement

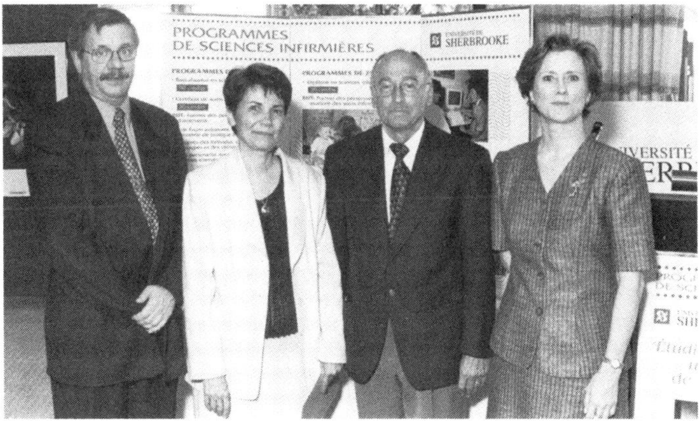

Inauguration du programme renouvelé du département des sciences infirmières : Michel Baron (doyen), Denise Paul, (directrice du département), Denis Marceau (vice-recteur à l'enseignement) et Gyslaine Desrosiers, présidente de l'OIIQ, mai 1999. (FMSSUS)

imprégnée de la formule sherbrookoise, s'appuie sur l'apprentissage par situation clinique, qui est une variante de l'APP, et sur la pratique auprès d'une clientèle privée. Cette approche exerce un grand attrait et accroît les demandes d'admission au point qu'on est bientôt contraint, faute de ressources matérielles et humaines, d'instaurer un contingentement. Heureux problème de croissance en ce début de la décennie 2000, qui sera bientôt résolu par l'embauche de nouveaux professeurs et par l'installation du département dans de nouveaux locaux[78].

Après l'intérim de la P^re^ Louise Chartier à la direction du département de 2000 à 2001, après le décès de la P^re^ Denise Paul, c'est la P^re^ Lise Talbot qui prend la relève. Chercheure d'expérience, la nouvelle directrice renforcera le secteur de la recherche et consolidera le travail de ses prédécesseures. Les deux premières avaient créé le nouveau programme régulier à Longueuil, développé deux microprogrammes de 1er cycle en néphrologie et en soins infirmiers à l'urgence et avaient ouvert la voie à un nouveau partenariat avec les collèges de l'Estrie, de la Montérégie et de la Beauce. Piloté par la directrice Chartier, l'arrimage entre la formation collégiale en soins infirmiers et les études universitaires avait depuis longtemps été souhaité par le département. Déjà, dans les années 1980, le programme d'études avait été révisé en vue de tenir compte de la transformation du programme collégial. Mais on ne peut parler d'une véritable synergie entre les deux niveaux d'institution. Les sciences infirmières ne sont pas seules en cause. Dans le monde universitaire en général, on se préoccupe peu de cette question pourtant essentielle. C'est tout à l'honneur du département d'avoir concrétisé un tel partenariat. Mais la démarche sera longue.

En 1996, l'Université et le Collège de Sherbrooke produisent un premier document d'orientation afin d'intégrer la formation collégiale et universitaire. L'idée est originale et fort intéressante pour les étudiants. Une invitation est aussi lancée à plusieurs collèges des régions mentionnées ci-haut. Deux ans plus tard, un protocole d'entente est signé. Plutôt que la fin d'un long processus, ce n'est que le début de l'aventure. Dans le contexte de réaffirmation de la profession et des pénuries de ressources, les universités sont invitées à dessiner un programme complémentaire entre les cégeps et les universités. La directrice et ses collègues s'empressent de mettre sur pied un programme de formation infirmière intégrée (FII), dénommé DEC-BAC, qui assurera un arrimage plus étroit entre les études collégiales et universitaires et dont le volet universitaire sera confié au département. Ce consortium Université de Sherbrooke/Cégep comptera dans le futur pour 20 % de la formation des infirmières du Québec. La structuration de ce nouveau programme, amorcée en 2001, débute dans les cégeps l'année suivante, et les premiers étudiants seront admis à l'Université en septembre 2005.

La consolidation des centres hospitaliers affiliés en région

Le maintien de la qualité de l'enseignement, tout en tenant compte des approches pédagogiques qui privilégient la formation en petits groupes, n'est pas une tâche facile. Pour les stages à l'externat, des actions avaient déjà été entreprises à la suite de la planification pour les années 2002-2006 de l'expansion des milieux de formation pour répondre à l'augmentation de la clientèle. Même si on souhaite conserver la majeure partie de l'enseignement au CHUS, le plan d'expansion mise par ailleurs sur le réseau d'institutions affiliées.

À partir d'avril 2003, de nouveaux stages d'externat sont mis en place au Centre hospitalier La Sagamie (psychiatrie et médecine spécialisée) et à l'Hôpital Sainte-Croix de Drummondville (psychiatrie et gynécologie-obstétrique). D'autres sont prévus pour l'année 2004 en chirurgie générale, en pédiatrie et en gynécologie-obstétrique en Abitibi-Témiscamingue (Val-d'Or et La Sarre), en médecine de famille à Victoriaville (Centre hospitalier d'Arthabaska) et en médecine interne à l'Hôpital Charles-LeMoyne. Les stages de santé communautaire dans la région de Sherbrooke et de la Montérégie ont aussi été consolidés[79]. De 2003 à 2006, de deux à quatre nouveaux milieux de formation sont annuellement développés. Ce développement accéléré des milieux affiliés s'exprime, par ailleurs, par l'inauguration, le 5 septembre 2004, en présence du doyen, des nouveaux locaux de l'unité de médecine de famille, dirigée par le Dr Sharon Hatcher, au Centre hospitalier La Sagamie.

Ce dernier complexe hospitalier, qui offre des soins généraux, spécialisés et ultraspécialisés aux populations du Saguenay-Lac-Saint-Jean et d'une partie de la Côte-Nord, est l'un des plus importants centres du Québec avec 2400 employés et près de 200 médecins parmi lesquels 69 sont médecins de famille. Affilié à l'Université Laval de 1952 à 1978, il avait repris ses activités d'enseignement en 1988 lors de la création d'une unité de médecine de famille de l'Université de Sherbrooke, ce qui va conduire à la signature en septembre 1999 d'un contrat d'affiliation avec celle-ci. Il accueille une quarantaine d'étudiants en médecine qui y font des stages et peut accueillir vingt-quatre résidents annuellement en urgentologie, pédiatrie, gynécologie-obstétrique, psychiatrie, médecine de famille et médecine interne. Chose singulière, la Faculté de médecine de l'Université de Montréal y est aussi présente pour des stages en spécialités de base. On se serait attendu à ce que ce soit l'Université Laval qui offre de tels programmes d'enseignement, mais il semble que l'abandon de celle-ci en 1978 ait laissé une méfiance qui rend difficile une telle entente avec cette université. Pour Sherbrooke, c'est une belle opportunité d'élargir son rayonnement régional. De fait, un projet plus ambitieux se mijote dans les bureaux de la Faculté. Nous y reviendrons.

Autre développement important, à Sherbrooke cette fois, le nouveau CLSC universitaire de La Région-Sherbrookoise est né en 1999 avec la fusion de deux institutions, le CLSC Gaston-Lessard et le CLSC Sud-Ouest-Centre (SOC). À la suite de démarches entreprises dès 1991 par le doyen Bureau, qui avait pris la forme d'une collaboration interfacultaire sous la présidence du Pr Grand'Maison, impliquant la Faculté de médecine (médecine de famille et sciences infirmières) et la Faculté des lettres et sciences humaines (service social et psychologie), le CLSC Gaston-Lessard avait accueilli en 1995 l'Unité de médecine de famille de l'Estrie, jusque-là localisée au CHUS. L'année suivante, la collaboration entre le vice-doyen Iglesias, le vice-doyen à l'éducation de la FLSH, André Normandeau, et le directeur général du CLSC, Denis Lalumière, avait permis la signature du contrat d'affiliation, le 15 mai 1997, par le recteur Reid et le président du Conseil d'administration du CLSC, Georges Allard[80]. Cette affiliation permettait de mieux arrimer les missions d'enseignement et de recherche de la Faculté avec ce milieu communautaire de première ligne. Un an plus tard, ce vieux projet prenait forme avec l'obtention du statut de « centre affilié universitaire » (CAU), le deuxième au Québec après celui du CLSC Côte-des-Neiges de Montréal affilié à l'Université McGill.

L'Unité de médecine de famille du CLSC de La Région-Sherbrookoise, qui compte en 2001 douze professeurs plein temps et dix professeurs d'enseignement clinique, jouit d'une clientèle diversifiée et de plusieurs lieux de pratique et d'enseignement : soins à domicile, périnatalité, clinique des jeunes, services médicaux sur et sans rendez-vous, hospitalisation de la clientèle au CHUS-Hôtel-Dieu, services à l'urgence du CHUS-Hôpital Fleurimont, etc. Là aussi, les activités de recherche sont en plein essor. Des comités conjoints ont donc été formés pour encadrer et intensifier les collaborations en enseignement et en recherche, lesquels permettent d'harmoniser les objectifs complémentaires du milieu universitaire et du milieu d'intervention.

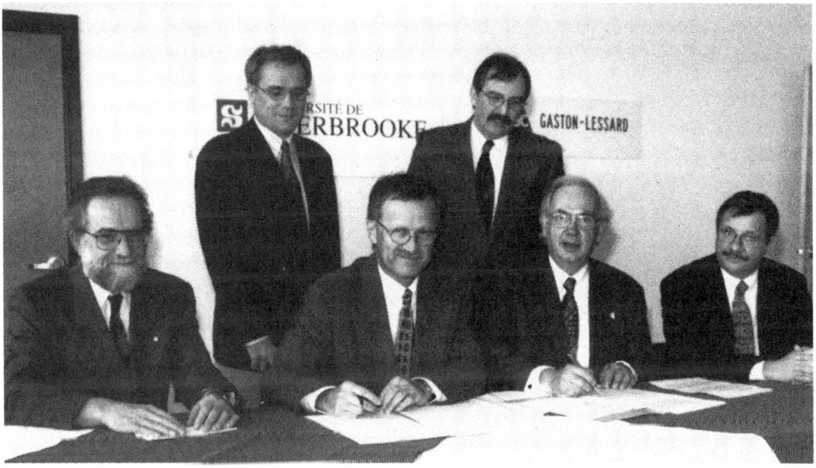

« En voie vers la désignation du CLSC Gaston-Lessard comme CLSC universitaire. » Signature du contrat d'affiliation, le 15 mai 1997, entre l'Université et le CLSC en présence de Normand Wener (doyen de la Faculté des lettres et sciences humaines), Paul Grand'Maison (directeur du Centre de pédagogie en sciences de la santé), Pierre Reid (recteur), Denis Lalumière, directeur général du CLSC Gaston-Lessard, Georges Allard, président du Conseil d'administration, et Michel Baron (doyen), 1997. (FMSSUS)

Parmi les institutions affiliées à la Faculté, l'Hôtel-Dieu d'Arthabaska est la doyenne du réseau. Déjà en 1974, les liens très étroits qui unissent les deux institutions augurent l'importante contribution de la Faculté à l'implantation de médecins en région. De fait, plusieurs diplômés de Sherbrooke, à la suite de stages dans cette institution, ont décidé d'y faire leur carrière. Ce centre hospitalier de soins généraux et secondaires de 200 lits sera, dans les années 1990, un précurseur du virage ambulatoire et considéré, à partir de 1997, comme un modèle de soins intégrés en gériatrie. Sa contribution à la formation se situe au niveau d'un large éventail de spécialités de base qui permet aux étudiants et résidents (une soixantaine), encadrés par une quinzaine de professeurs, de s'initier à des pratiques médicales et chirurgicales sans le support immédiat des surspécialités.

L'institut universitaire de gériatrie constitue un élément clé du réseau de la Faculté. Outre les intenses activités de recherche qui s'y déroulent au Centre de recherche dirigé par le Pr Hébert, son offre des soins généraux et spécialisés en gériatrie, en gérontopsychiatrie et en réadaptation fonctionnelle pour personnes âgées permet à de nombreux étudiants et résidents en médecine familiale et spécialisée de recevoir une formation très pointue dans ce secteur en pleine évolution. L'ouverture récente du Centre d'expertise de l'Institut, à vocations nationale et internationale, joue un rôle important de formation pratique, d'éducation populaire et de soutien du réseau de la santé par rapport aux défis que posent les développements de la gériatrie et de la gérontologie[81]. En février 2002, l'Institut, qui inaugurait les nouveaux locaux du Centre de recherche en gérontologie et en gériatrie, est rebaptisé Centre de recherche sur le vieillissement, ce qui, de fait, correspond mieux aux travaux qui y sont menés[82].

On le constate, la Faculté, malgré les embûches de toutes sortes liées entre autres à la fusion et aux difficultés de recrutement, a réussi à implanter un solide réseau de formation en région et à se faire reconnaître à l'échelle nationale grâce en bonne partie à la collaboration de la Faculté avec le Nouveau-Brunswick. Demeure maintenant à obtenir une reconnaissance institutionnelle sur la scène internationale.

Une importante reconnaissance de l'Organisation mondiale de la santé

Le parcours historique de la Faculté, depuis sa fondation en 1961 — où on s'était alors donné comme mission initiale de moduler l'enseignement « en relation avec les besoins actuels de la société » et depuis le milieu des années 1960 où on s'était fixé comme objectif d'initier les étudiants à une médecine communautaire et à des approches sociomédicales multidisciplinaires — avait posé les germes d'une reconnaissance internationale de la Faculté dans la formation et la pratique des professionnels de la santé. Dans cette foulée, des liens de plus en plus étroits s'étaient noués entre la Faculté et l'Organisation mondiale de la santé (OMS) à partir des années 1980.

En effet, l'accent mis sur la réforme de la pédagogie médicale avait permis d'établir une collaboration avec le Dr Jean-Jacques Gilbert, de l'OMS, qui avait animé, en 1985, « les premiers ateliers d'introduction à la pédagogie médicale » et qui avait été, par la suite, évaluateur externe du programme[83]. La réforme réussie du programme de la Faculté, son rayonnement international en pédagogie médicale et sa participation active au *Network of Community-Oriented Educational Institutions for Health Sciences*, avait accru ses relations avec l'OMS. Cependant, outre les modèles proposés, cette dernière, par l'intermédiaire du Dr Gilbert, n'avait pas manqué de rappeler que la formation médicale doit impérativement « s'orienter vers les besoins de santé des populations à desservir ». Cet important leitmotiv, que la Faculté s'était efforcée de suivre, non sans mal, répondait, en effet, à l'une des grandes missions de l'OMS.

Les efforts de la Faculté, dans les années 1990, pour instaurer un solide réseau d'institutions affiliées tant sur le plan universitaire que communautaire dans plusieurs régions du Québec, participent de cette volonté d'arrimer la formation des professionnels de la santé aux besoins de la population et aux services disponibles. À cet égard, les démarches du Pr Grand'Maison et du Dr Schofield pour implanter le programme de formation médicale pour les francophones du Nouveau-Brunswick et l'organisation de la Conférence internationale Acadie-Sherbrooke centrée sur « la formation des professionnels de la santé en réponse aux besoins des individus et des communautés[84] » avaient placé la Faculté en bonne position pour entreprendre, sous la direction du Pr Grand'Maison, des démarches à la fin de la décennie 1990 afin qu'elle soit désignée « Centre collaborateur de l'Organisation mondiale de la santé ».

Cette importante désignation constitue une reconnaissance de l'expertise et du leadership d'un centre médical dans un domaine précis. Dans le cas de Sherbrooke, son principal atout est la formation régionale dans les sciences de la santé. En effet, l'OMS avait lancé en Thaïlande en 1999 un volet stratégique, « Vers l'unité pour la santé » (VUPS), qui vise principalement à promouvoir l'orientation des systèmes de santé vers des prestations de soins et de services adaptés aux besoins des personnes et des populations. Cela semble évident, mais ce n'est pas toujours le cas, surtout à l'échelle mondiale. Même au Canada des efforts sont à faire en ce sens. Ce volet poursuit les orientations générales mises de l'avant en 1981 par l'OMS sous le slogan *Santé pour tous,* qui affirmait le droit de tout individu de bénéficier d'une bonne santé quel que soit le lieu de résidence.

Une telle intégration des besoins et des services, de la demande et de l'offre de soins, implique une forte complémentarité des activités de santé individuelle et de santé populationnelle, d'importantes transformations dans l'éducation et la pratique des professionnels de la santé et la création de partenariats durables[85] qui met en présence de nombreux partenaires : décideurs politiques, professionnels et gestionnaires de santé, institutions universitaires, groupes communautaires. Or la Faculté de médecine, qui s'était engagée dès 1997 à promouvoir cette stratégie, répondait à plusieurs de ces critères, particulièrement en ce qui regarde son approche singulière de la formation et de la pratique en sciences de la santé dans les régions. Deux projets majeurs de démonstration, qui répondent aux principes de la stratégie VUPS, avaient donc permis de poser sa candidature à cette prestigieuse reconnaissance.

Le premier est le programme de formation médicale francophone du Nouveau-Brunswick qui avait été présenté comme un modèle en session plénière lors de la conférence internationale de lancement du VUPS en Thaïlande en 1999. Évidemment, ce programme a adopté la stratégie VUPS comme cadre de référence de son développement[86]. Le second est le programme intégré régional en santé cardiovasculaire pour la région de l'Estrie en collaboration avec le CHUS qui vise l'amélioration du bien-être physique et psychologique des patients « en maximisant la réponse aux besoins des personnes et l'intégration des services ». Là aussi, l'équipe composée de Marie-Claire Pelletier, Danielle St-Louis, Nicole Bolduc, Michel Nguyen et Paul Grand'Maison poursuivait des objectifs conformes à ceux prônés par l'OMS. La candidature de la Faculté était donc solide et on se montrait optimiste. Non sans raison.

Le 8 novembre 2001, en présence de membres de la direction de l'Université, de dignitaires locaux, de représentants de Santé Canada et du ministère de la Santé et des Services sociaux du Québec, le Dr Charles Boelen, coordonnateur des ressources humaines pour la santé à l'OMS à Genève, désigne officiellement la Faculté comme « Centre collaborateur de l'OMS » dans le domaine « du développement des ressources humaines pour la santé[87] » et plus spécifiquement sur le thème de « la formation et la pratique de professionnels de la santé répondant aux besoins de santé des communautés ». Au niveau mondial, le réseau des Centres collaborateurs actifs dans ce domaine comprend une vingtaine de facultés de médecine, dont quelques-unes en Amérique[88]. La chose n'est pas banale, car en devenant ainsi non seulement la seule faculté de médecine canadienne mais aussi la seule faculté francophone dans le monde à obtenir une telle désignation, elle se voit reconnaître un rôle de chef de file en ce domaine.

Comme centre collaborateur, la Faculté doit s'engager à atteindre les objectifs suivants : participer à la promotion aux niveaux national et international de la stratégie de l'OMS ; promouvoir la formation et la pratique de professionnels de la santé répondant aux besoins de santé des individus et des communautés : mettre en place des activités de formation et de soins mieux adaptés à ces besoins ; diffuser des informations scientifiques et techniques à cet effet. Comme le souligne le Pr Paul Grand'Maison, coordonnateur de la collaboration entre la Faculté et l'OMS, « les engagements actuels et futurs de la Faculté comme centre collaborateur de l'OMS ne sont que le prolongement naturel de ceux qu'elle a pris depuis sa fondation[89] » et qui ont été confirmés en 1996 lorsqu'elle s'est dotée de la devise *Pour une faculté au service d'une société en mutation.*

Le volet Acadie-Sherbrooke : une fructueuse collaboration

La reconnaissance de la Faculté par l'OMS découle en partie, on l'a souligné, de son partenariat qui s'est raffermi au fil des ans avec le Nouveau-Brunswick. À la suite de l'entente qui lie cette province avec la Faculté et qui lui permet de recevoir 15 des 20 admissions annuelles au Québec, le programme connaît un fort développement et une soixantaine d'étudiants inscrits à la Faculté proviennent de cette collaboration. À partir d'avril 1999, l'ensemble du programme de résidence en médecine de famille est offert au Nouveau-Brunswick et on ajoute un stage d'externat de médecine de famille et de soins de première ligne ainsi qu'un de gynécologie-obstétrique. Au niveau des spécialités, déjà une dizaine de stages sont offerts dans cette province et à partir de juillet 2000, tous les résidents en spécialités de base peuvent y compléter jusqu'à trois mois de formation[90].

Évidemment, le programme de formation médicale ciblait, depuis ses débuts, la population francophone de cette province localisée en grande majorité dans des zones rurales et qui était défavorisée en matière d'accès aux services de santé. Le développement du programme, fortement axé sur la médecine de famille, permet bientôt d'accroître le pourcentage de médecins francophones qui grimpe, de 1980 à 1999, de 18 à 30 %. Quant au ratio médecin francophone/patients, il passe de 1/1742 à 1/791, ce qui constitue une amélioration notable de la distribution des médecins de famille dans les territoires francophones. Cela résulte du fait que 90 % des diplômés en médecine de famille retournent pratiquer au Nouveau-Brunswick. En somme, comme le souligne le Dr Schofield, « le programme de formation médicale francophone du Nouveau-Brunswick affilié à l'Université de Sherbrooke a démontré ses capacités et son succès à répondre à la demande de services de santé d'une population francophone[91] », laquelle, au demeurant, était nettement défavorisée par rapport à la population anglophone. C'est là certainement une belle confirmation qu'un engagement innovateur au niveau de la formation médicale permet de mieux répondre « aux besoins des communautés ». C'est ce que l'OMS a voulu souligner. La Faculté pourra bientôt approfondir cette collaboration, car ce programme, dont la pertinence est éprouvée, est le prélude à l'implantation d'un véritable programme de médecine francophone, le premier dans l'histoire du

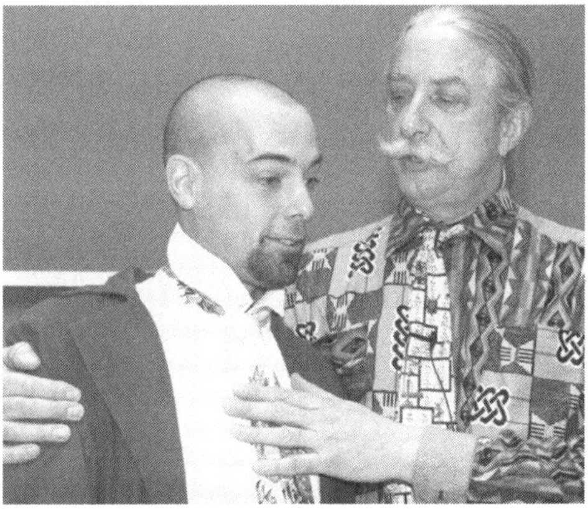

La détermination et le travail acharné d'un étudiant, Maxime Douziech, lui ont permis de réaliser un rêve qu'il caressait depuis de nombreuses années. Ainsi, le 24 novembre 2003 les étudiants et les professeurs ont eu l'honneur de bénéficier des enseignements d'un médecin humaniste de réputation internationale : le véritable Docteur Hunter « Patch » Adams.

Nouveau-Brunswick, qui verra le jour à Moncton en 2006. Et puis, d'autres collaborations, plus singulières celles-là, voient aussi le jour.

C'est ainsi qu'est organisée, en marge du Sommet de la Francophonie tenu en septembre 1999, la Conférence Acadie-Sherbrooke, réunion internationale francophone en sciences de la santé, qui regroupe plus de 200 activités scientifiques et attire des participants de 14 pays[92]. Parrainée par l'Organisation mondiale de la santé et par le Network, cette conférence multiprofessionnelle, coprésidée par deux médecins (Schofield et Grand'Maison) et deux infirmières (Nicole Bolduc et Lucille Auffray), rassemble plus de 600 participants de divers milieux qui discutent des meilleures avenues pour assurer le respect de l'équité, de la qualité, de la pertinence et de l'efficience dans l'orientation des systèmes de santé.

La transition vers une nouvelle équipe de direction

Au terme d'un deuxième mandat, le doyen Baron et son équipe du cabinet ont donc toutes les raisons de se réjouir de l'essor que connaît la Faculté :

> Notre Faculté a le vent dans les voiles. Elle est reconnue comme dynamique, innovatrice et à l'avant-garde. Ses programmes sont reconnus pour leur qualité. Notre Faculté est considérée comme un « leader » en pédagogie médicale. Elle jouit d'une santé financière solide, le recrutement va très bien, les

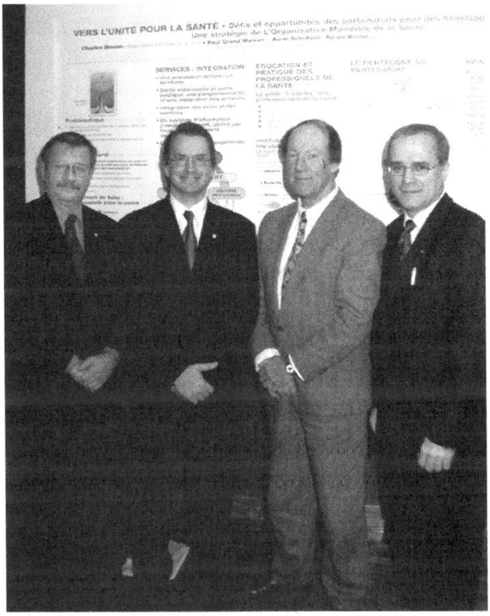

Désignation de la Faculté de médecine de l'Université de Sherbrooke
comme collaborateur de l'OMS :
De gauche à droite : Pr Michel Baron, doyen de la Faculté de médecine,
Pr Bruno-Marie Béchard, recteur de l'Université de Sherbrooke,
Dr Charles Boelen, coordonnateur des ressources humaines pour la santé, OMS,
Pr Paul Grand'Maison, vice-doyen à la communauté et secrétaire de la Faculté.

clientèles sont à la hausse, les activités de recherche croissent à un rythme étourdissant et le transfert des technologies s'accélère[93].

À ce bilan se greffe aussi la satisfaction d'avoir conservé les acquis fondamentaux de la Faculté. Du reste, le doyen, tout au long de son mandat, n'a pas manqué une occasion, tant en période de décroissance que de croissance, d'en souligner l'importance. En effet, le plan de pratique constitue toujours, avec quelques ajustements et malgré les menaces qui ont pesé sur lui pendant la période de fusion, un élément clé de l'organisation financière. Il répond toujours aux objectifs de la Faculté et contribue au développement de l'institution. Quant au Centre de recherche médicale de l'Université de Sherbrooke, il demeure un important investisseur en recherche à Sherbrooke avec « plus de 40 millions de dollars au cours des dix dernières années pour le développement des missions académiques ». Maillon essentiel de la Faculté, il « encourage l'excellence des chercheurs », permet les premiers investissements en infrastructures et soutient les études graduées. Enfin, le CHUS, après une fusion difficile, une redéfinition et une consolidation de son partenariat avec la Faculté, demeure un partenaire privilégié avec 60 % des activités d'enseignement et 90 % des activités de recherche.

Sur ces bases traditionnelles, se sont greffées une importante expansion territoriale, un accroissement et une diversification des clientèles et une croissance sans précédent des infrastructures : IPS, nouveau CRC du CHUS, magasin, centre de traitement des produits dangereux, centre de quarantaine et unité de confinement pour souris transgéniques à l'animalerie, nouveau pavillon d'enseignement et rénovation de huit étages de l'aile IV. Même chose au centre-ville avec le nouveau Centre de recherche sur le vieillissement de l'Institut universitaire de gériatrie de Sherbrooke

UN CYCLOTRON ET LA TOMOGRAPHIE D'ÉMISSION PAR POSITRONS À SHERBROOKE

Dès son arrivée à la Faculté de médecine à la fin des années 1960, le Dr Étienne LeBel caressait le projet d'installer un cyclotron à Sherbrooke pour la production d'isotopes destinés à la recherche médicale. Après avoir mis sur pied une équipe de recherche de grand calibre au fil des ans en médecine nucléaire et en radiobiologie, composée notamment des Prs Roger Lecomte et Johan E. Van Lier, ce grand rêve s'est finalement réalisé avec l'ouverture, en 1998, du centre d'imagerie au Centre de recherche clinique du CHUS. L'équipe est complétée avec le recrutement du Pr François Bénard, clinicien-chercheur, qui a démarré les activités cliniques et la recherche clinique en imagerie du cancer en 1998, et par celui du recrutement des Prs M'hamed Bentourkia (modélisation pharmacocinétique) et Martin Lepage (IRM).

Les succès de l'équipe deviennent rapidement apparents tant du côté de la recherche fondamentale et appliquée que du côté clinique. Avec une expertise reconnue en imagerie fonctionnelle et moléculaire sur de petits animaux, de même qu'au niveau du développement de nouveaux radiopharmaceutiques et de nouveaux détecteurs pour l'imagerie associés à la recherche clinique, les chercheurs du centre d'imagerie ont acquis une réputation qui dépasse les frontières canadiennes. Ces efforts profitent rapidement à la population de l'Estrie et du Québec. Grâce aux infrastructures du centre d'imagerie, le CHUS fut le premier à offrir un service clinique en tomographie d'émission par positrons en oncologie et en cardiologie au Québec et il est rapidement devenu le chef de file en tomographie d'émission par positrons et le centre le plus actif dans ce domaine au Canada.

et les nouveaux locaux d'enseignement au site Bowen (Hôpital Hôtel-Dieu) ainsi qu'en Montérégie avec l'ajout d'espaces de recherche à l'Hôpital Charles-LeMoyne. Malgré tout, se plaint le doyen, « la croissance va plus vite que [le]s capacités de construire[94] ».

En filigrane de cet essor formidable lié à la fois aux efforts internes et aux conjonctures externes, un changement profond s'est produit à partir de la fin des années 1990 : la Faculté jouit désormais d'une excellente réputation tant au niveau local, provincial, national, qu'international. En Estrie, la plupart des décideurs locaux et régionaux reconnaissent la qualité de ses services et l'importance de ses impacts économiques, apprécient son rôle majeur dans l'économie du savoir et formulent à son endroit des « commentaires favorables et même élogieux[95] », ce qui ne manque pas de surprendre le doyen. C'est dire le chemin parcouru depuis les querelles des années antérieures. Pas question cependant de se limiter à la région de l'Estrie :

> L'Estrie est une magnifique région. Un bassin démographique de 300 000 personnes. Une région dotée de deux universités dont une avec une Faculté de médecine, un Centre hospitalier universitaire et un Institut de gériatrie et deux centres de recherche (CRC et IPS). Sur le plan économique, tout cela équivaut à 450 millions de retombées annuellement. C'est beaucoup d'infrastructures pour un bassin de population aussi petit. C'est une situation unique au Canada et au Québec. Nos infrastructures doivent progressivement se mettre au service d'une région beaucoup plus grande. En santé comme en éducation, nous devons exporter notre savoir.

La nouvelle équipe de direction, qui prendra les rennes de la Faculté en 2004, poursuivra dans cette voie et héritera d'une faculté qui repose sur des bases solides et diversifiées. Nul doute à cet égard que le doyen Baron et ses collègues du cabinet, les Prs Calvert, Bergeron, Iglesias, Grand'Maison, Ménard et Plante, ainsi que les directeurs de départements ont largement contribué à laisser à leurs successeurs une institution qui, loin « d'être de trop », constitue désormais un élément majeur et incontournable du système de santé. L'équipe qui suit celle du Pr Baron, dirigée par un acteur important du département de médecine de famille, saura poursuivre la lancée des premières années de la décennie 2000.

Épilogue

La Faculté de médecine et des sciences de la santé 2004-2006

Le doyen Réjean Hébert, qui entre en fonction en janvier 2004, est lui aussi un produit de la Faculté de médecine. Après avoir complété ses études de médecine en 1979 et fait sa résidence en médecine de famille, il complète des études de 2e cycle en gérontologie et en épidémiologie. Il entreprend sa carrière de professeur en 1984 et prend la direction, dès l'année suivante et jusqu'en 1988, du programme de résidence en médecine de famille. Il est l'un des premiers médecins à détenir la spécialité de gériatrie lors de sa création au Québec en 1988. Comme nous l'avons mentionné dans les chapitres précédents, il entreprend, au tournant des années 1990, une fructueuse carrière de chercheur et de clinicien en gérontologie, cumule les subventions de recherche, fonde et assume la direction scientifique du centre de recherche sur le vieillissement, du Réseau québécois de recherche sur le vieillissement du Fonds de recherche en santé du Québec et de l'Institut du vieillissement des Instituts de recherche en santé du Canada (IRSC). Bref, la Faculté se dote d'un jeune doyen brillant, véritable pionnier de la gériatrie moderne, et qui, fidèle à la tradition de l'institution, ne craint pas les innovations. Du reste, il est le premier doyen issu du département de médecine de famille.

Son expérience en gestion, en recherche et en pratique, de même que ses orientations le prédisposent à accroître l'orientation de la Faculté vers les sciences de la santé. Aussi, dès son entrée en fonction, parmi les valeurs qu'il entend défendre (excellence, innovation, transparence, responsabilité), se retrouvent l'interdisciplinarité et l'ouverture aux réseaux de l'éducation et de la santé. La formation de son cabinet reflète clairement cette approche.

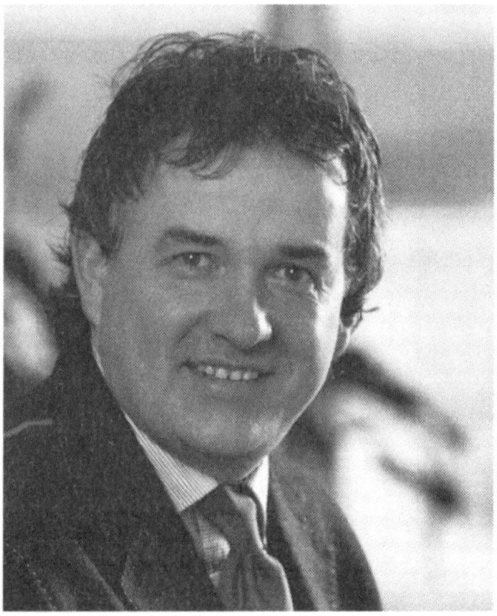

Le doyen Réjean Hébert, 2004-

Au vice-décanat aux études supérieures, il choisit le Pr Claude Asselin, Ph. D. en microbiologie, qui reçoit comme mandat principal de consolider les programmes de baccalauréat en biochimie et pharmacologie, de développer de nouveaux programmes, d'améliorer la formation doctorale et, enfin, d'augmenter le nombre d'inscriptions aux études de 2e et 3e cycles. Au secrétariat et au vice-décanat à la vie étudiante, le choix se porte sur la P^re Jocelyne Faucher, qui avait suivi le même parcours que le doyen (études et résidence en médecine de famille à Sherbrooke), pour ensuite se spécialiser en administration des services de santé. À la recherche, c'est la P^re Nicole Gallo-Payet, Ph. D. en biologie cellulaire de la Faculté et dont le champ d'expertise est l'endocrinologie. Aux études médicales prédoctorales, le choix logique se porte sur le Pr Paul Grand'Maison, déjà titulaire du poste de vice-doyen depuis près de deux ans, spécialiste en pédagogie médicale et grand artisan des réseaux d'enseignement. Il reçoit le mandat de coordonner l'implantation de la délocalisation des études médicales à Saguenay et Moncton. Aux études médicales postdoctorales, ce sera le Pr François Lajoie, premier résident à compléter sa formation en gynécologie-obstétrique à la Faculté en 1979. Le nouveau poste de doyen adjoint et de vice-doyen aux ressources est confié au Pr Gilles Faust, diplômé de la Faculté en 1979 et spécialiste en gastro-entérologie. Enfin, le doyen Hébert décide de créer le poste de vice-doyenne aux sciences infirmières qui revient naturellement à la P^re Lise Talbot, directrice du département. Cette nomination, qui est une première au Canada, marque la volonté du doyen d'orienter la Faculté vers une plus grande intégration de cette discipline et de reconnaître la croissance importante du département des sciences infirmières au sein de la Faculté. L'équipe est complétée par René Gagnon, adjoint administratif au doyen depuis de nombreuses années, et par Marc Lauzière à la suite de la création du poste de directeur du cabinet. Dans le but d'améliorer la visibilité de la Faculté, elle se dote, de concert avec le service des communications de l'Université de Sherbrooke, d'une responsable des communications. Ce défi est confié à Caroline Morneau, qui entre en fonction en février 2005.

Autre élément significatif, le doyen Hébert entreprend, peu après son arrivée à la direction de la Faculté, des démarches pour ajouter les sciences de la santé à l'ancienne désignation de la Faculté. Adoptée le 11 janvier 2005 par le conseil d'administration de l'Université, la nouvelle dénomination « Faculté de médecine et des sciences de la santé » reflétera mieux la diversité des programmes d'études, des secteurs de recherche et des activités professionnelles des professeurs et des étudiants. De plus, le doyen entend bien élargir les champs d'activités de la Faculté au domaine de la réadaptation avec l'ajout de nouveaux programmes en physiothérapie et en ergothérapie. L'élargissement à l'ensemble des sciences de la santé est, à ses yeux, un élément stratégique important[1]. Mais il lui faut obtenir l'appui de l'ensemble de ses collègues.

En harmonie « avec la direction stratégique adoptée par l'Université de Sherbrooke », le doyen Hébert entreprend une vaste consultation, échelonnée entre février et octobre 2004, qui vise, après avoir brossé un bilan complet de la Faculté, à confirmer et à redéfinir la mission, la vision et les valeurs de la Faculté autour du thème *Grandir et innover pour une société en santé.* Structuré autour de cinq axes de développement, ce plan stratégique 2005-2009 est fort ambitieux et touche à tous les aspects de la vie facultaire. Les initiatives de la Faculté viseront à répondre « de façon inventive aux nouveaux défis et besoins en santé[2] », pour maintenir et élever la qualité des programmes de formation, pour consolider la recherche, notamment au niveau de la recherche appliquée, pour accroître ses ressources financières, humaines et matérielles et, enfin, pour améliorer le milieu de travail et d'études tout en renforçant le sentiment d'appartenance à la Faculté. En regard de son histoire, ce dernier objectif semble plutôt aisé à atteindre, mais les périodes de forte croissance entraînent parfois un relâchement à ce niveau.

De tels axes, loin d'être irréalistes, s'inscrivent dans un contexte très favorable. La Faculté connaît alors un accroissement sans précédent du nombre de ses étudiants dans tous les programmes, ce qui entraîne le recrutement de nombreux professeurs. De nouveaux programmes sont aussi à l'étude et la Faculté se prépare à un renforcement de son déploiement en Estrie et dans les régions de la Montérégie, de la Sagamie et de l'Acadie.

Création du Réseau universitaire intégré de santé (RUIS)

La crise que la Faculté avait traversée au milieu des années 1990 avait révélé la nécessité d'étendre son réseau et d'accroître son bassin de desserte pour mettre fin aux périodiques remises en question de son rôle dans le champ de la santé au Québec. Le doyen Hébert, tout comme ses prédécesseurs les P^rs^ Bureau et Baron, savait que la Faculté et son CHUS ne pouvaient se contenter d'un bassin de 450 000 personnes sur une population de près de 8 millions et il doit consolider une fois pour toutes son réseau d'intervention[3]. Le doyen Hébert et son équipe de direction héritent donc de la responsabilité, après le processus de fusion du CHUS, de concrétiser et de développer de nouvelles initiatives. Pour le doyen, il s'agit là aussi d'un élément stratégique majeur, car il en va de la pérennité de la Faculté[4]. Dès la première rencontre avec les doyens des autres facultés de médecine à Drummondville, il laisse fermement entendre qu'il faut désormais cesser d'associer la Faculté à la seule région de Sherbrooke et qu'elle consolidera ses activités en Montérégie, au Saguenay-Lac-Saint-Jean et au Nouveau-Brunswick.

Or au ministère de la Santé et des Services sociaux à Québec, on est plutôt en accord avec cette vision et on est résolu, pour des raisons d'économie d'échelle, à partager les territoires du Québec entre les quatre centres hospitaliers universitaires. La synergie qui s'installe entre les objectifs de la Faculté et ceux du ministère fait en sorte qu'émerge l'idée, à la suite du Rapport Carignan de 2002, de créer des réseaux universitaires intégrés de santé, les RUIS. Mais alors que les RUIS doivent être initialement limités à l'enseignement et à la recherche, le Dr Michel Bureau, à titre de directeur des affaires médicales universitaires au ministère, défend l'idée que chacun des CHU devrait avoir un territoire de desserte et convainct, en juin 2003, le nouveau ministre de la Santé, Philippe Couillard, professeur à la Faculté, d'étendre le rôle du RUIS au secteur clinique. Après une première réunion de lancement présidée par le Dr Bureau le 2 juillet suivant, le processus mène, en 2004, à la création des RUIS et donc, au partage des territoires du Québec, par le ministère, entre les quatre facultés de médecine « pour l'offre de services de 3e et 4e lignes, ainsi que pour les activités d'enseignement, de recherche et d'évaluation des technologies[5] ».

En ce qui concerne la Faculté, la table du RUIS est codirigée par le doyen Hébert et la directrice générale du CHUS, Patricia Gauthier, qui font appel à la participation des directions du CSSS-IUGS, de l'Hôpital Charles-LeMoyne et du CSSS de Chicoutimi, du CSSS de la Pommeraie, du CSSS de la Haute-Yamaska, du CSSS Richelieu-Yamaska, du CSSS d'Arthabaska-Érable, du CSSS Haut-Richelieu-Rouville et du CSSS Drummond ainsi que des agences de santé et des services sociaux de ces territoires[6]. Le déploiement historique amorcé dans les années 1970 est désormais fortement consolidé. À l'exception toutefois de la région de l'Amiante qui est exclue du réseau alors que la Faculté a longtemps été présente à Thetford-Mines. Selon le doyen, il faut un redécoupage de la région administrative de l'Estrie qui inclurait le territoire historique des Cantons-de-l'Est, incluant Granby, les Bois-Francs, Cowansville et même Saint-Hyacinthe[7]. Le RUIS, qui est une seconde étape importante après celle de la fusion pour l'avenir de la Faculté, pourrait permettre d'amorcer ce débat. Demeure toutefois pour le doyen Hébert et son équipe une troisième étape à franchir qui consiste à implanter des programmes de la Faculté au Québec et au Canada francophone[8].

Un programme : trois sites

Conformément au mouvement amorcé par ses deux prédécesseurs, les P^rs^ Bureau et Baron, le doyen Hébert entend accélérer le mouvement de décentralisation de la formation médicale. C'est ainsi qu'est entreprise en 2004, sous la direction du doyen Hébert et du vice-doyen Grand'Maison et grâce à la collaboration des Drs Aurel Schofield et Mauril Gaudreault, une audacieuse délocalisation de la formation médicale prédoctorale intitulée « un programme, trois sites ». On souhaite donc implanter le programmes des études médicales de la Faculté dans les villes de Moncton et de Saguenay. Le doyen Hébert aurait souhaité étendre l'initiative à la ville de Trois-Rivières, mais lors de son entrée en fonction, les négociations avec l'Université de Montréal sont déjà trop engagées[9]. À l'échelle canadienne, l'Université de la Colombie-Britannique avait aussi implanté un programme délocalisé à Victoria et à Prince George en 2004. Cette expérience est précieuse pour la Faculté et on s'empresse d'y envoyer une délégation en avril 2005 qui confirme « la faisabilité d'un tel projet ». Du reste, émerge déjà l'idée d'un partenariat entre les deux institutions qui s'est concrétisé depuis[10].

Déjà en novembre 2004, les deux projets sont déposés aux ministères de l'Éducation et de la Santé et des Services sociaux des gouvernements du Québec et du Nouveau-Brunswick. Dans l'ensemble, ils sont accueillis avec enthousiasme. À Saguenay, on se réjouit d'une telle opportunité qui ne peut qu'accroître le prestige de l'Université du Québec à Chicoutimi, augmenter les ressources du Centre de Santé et des Services sociaux de Chicoutimi et surtout favoriser « chez les futurs médecins une meilleure préparation pour répondre aux besoins des populations en région[11] ». Selon les données recueillies depuis dix ans auprès des résidents en médecine de famille qui ont effectué leur résidence dans la région de Saguenay, on espère qu'environ 85 % des 24 étudiants inscrits choisiront de pratiquer en région[12]. La Faculté accroît ses admissions en médecine et poursuit ainsi l'expansion de son réseau universitaire en santé. Tout le monde y gagne. Du côté de l'Université de Moncton, ce projet est mis en compétition avec le projet d'une faculté de médecine bilingue qui avait été mis de l'avant en 2003. Malgré quelques résistances, le projet ne rencontre guère d'obstacles, fait consensus dans la communauté francophone et reçoit l'appui de l'Hôpital Georges-L.-Dumont de même que des médecins francophones de la région. Cependant, le recteur de l'Université de Moncton, qui demeure réticent à cette initiative, insiste afin qu'elle soit l'œuvre conjointe des deux universités. Comme le souligne le vice-doyen Grand'Maison, « le partenariat de longue date de ces milieux dans la formation médicale et l'intérêt de professeurs expérimentés déjà en place » sont des gages de succès[13].

Dès lors que toutes les approbations sont acquises, des efforts soutenus de nombreux partenaires, y compris des professeurs, des membres du personnel de la Faculté, notamment de Mme Sylvie Lamarche, coordonnatrice de l'implantation du programme délocalisé, ainsi que les membres des comités régionaux de coordination de Saguenay et de Moncton, sous le chapeau du Comité central d'implantation qui tient sa première réunion officielle le 26 mai 2005, permettent de mettre en place rapidement les infrastructures d'enseignement, de tenir compte des projets de formation médicale dans le développement des effectifs médicaux de ces régions et, enfin, d'établir les mécanismes de gestion facultaire et de gestion de programme[14]. Tout va rondement, et dès l'automne 2006, on procède, avec fierté, à l'inauguration des deux programmes qui sont entièrement donnés par des professeurs sur place sous la coordination de la Faculté. En effet, cette dernière conserve l'entière responsabilité d'un seul programme établi dans trois sites : Sherbrooke, Saguenay et Moncton[15]. C'est le Comité de coordination, présidé par le Dr Guy Waddell, qui assume cette responsabilité.

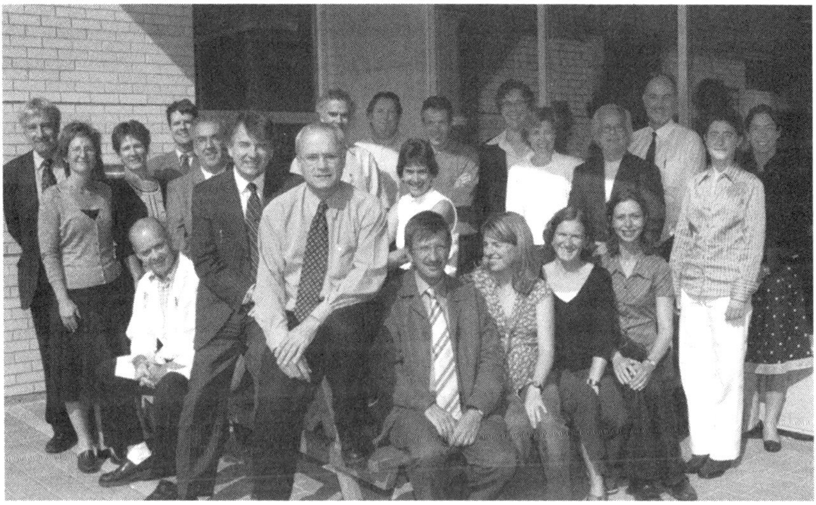

Plusieurs responsables et artisans de la délocalisation des études médicales à Saguenay et à Moncton, lors d'une journée de formation professorale. À l'avant-plan, de gauche à droite : le doyen Réjean Hébert, le vice-doyen Paul Grand'Maison et le doyen associé Aurel Schofield, 2005.

Cette double initiative permet à la Faculté, au moment où elle renforce ses liens avec la Montérégie, de consolider son réseau et d'étendre significativement ses partenariats. Aussi, la direction décide-t-elle, en 2005, de réviser ses structures facultaires et de nommer un doyen associé dans les trois régions où existe un partenariat majeur avec la Faculté : Michel Duplessis (Montérégie), Mauril Gaudreault (Saguenay) et Aurel Schofield (Moncton). Avec ses quatre pôles, comprenant l'Estrie, elle constitue un véritable réseau et couvre un bassin de desserte pour l'enseignement de près de 1,8 million d'individus.

La consolidation du rôle de la Faculté en Acadie s'inscrit par ailleurs dans une perspective plus large, défendue depuis longtemps par le vice-doyen Grand'Maison et appuyée par le doyen Hébert, qui consiste à mieux « répondre aux besoins de formation médicale des francophones hors Québec[16] ». Elle joue aussi un rôle majeur dans l'élaboration du projet national de l'Association des facultés de médecine du Canada intitulé « Des médecins et des soins de qualité pour les communautés francophones minoritaires du Canada[17] » piloté par le Pr Grand'Maison. De plus, depuis 2005, elle offre trois candidatures destinées à des francophones de l'Ouest canadien.

Total des étudiants, Faculté de médecine et des sciences de la santé, Université de Sherbrooke, 1966-2006

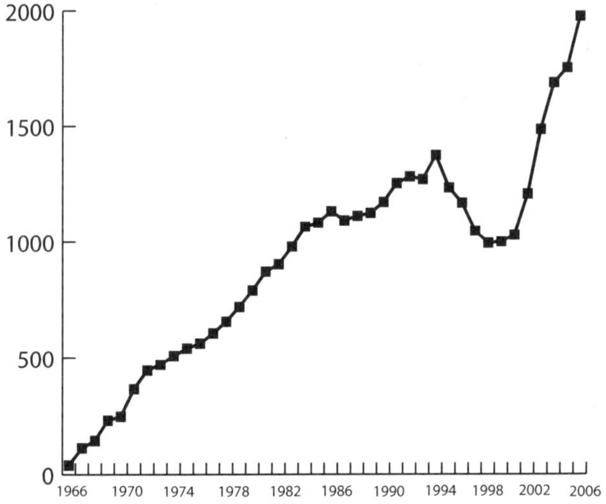

Inscriptions aux cycles supérieurs, Faculté de médecine et des sciences de la santé, Université de Sherbrooke, 1966-2006

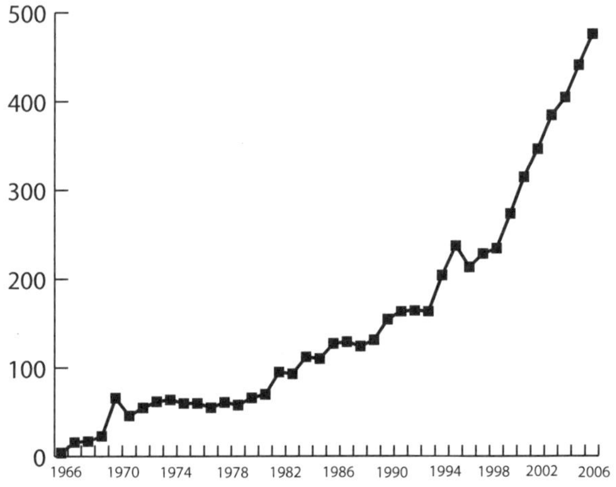

Avec ses deux nouveaux sites délocalisés, une troisième étape, après la fusion du CHUS et la création du RUIS, est donc franchie, ce qui permet de consolider la position de la Faculté dans l'échiquier de la santé. De 1998 à 2006, le nombre d'étudiants inscrits en première année de médecine passe de 90 à 192. Pour l'ensemble de ses programmes, ses cohortes grimpent de façon significative. Il semble bien que l'épée de Damoclès, qui a plané à plusieurs reprises au-dessus du campus de la Santé, demeurera dès lors dans son fourreau.

Demeure tout de même la difficile tâche de gérer cette formidable croissance humaine et territoriale qui implique d'importantes modifications des structures de la Faculté. En effet, la direction souhaite que ce ne soit plus la maison-mère qui possède des succursales, mais que ce soit l'ensemble du réseau qui constitue la Faculté de médecine et des sciences de la santé. Et cela impose de revoir les processus administratifs tels que l'utilisation des visioconférences, l'élargissement de la composition du conseil de la Faculté et l'implantation d'un mode de votation électronique pour l'assemblée facultaire. De fait, une autre transition importante est en mouvement : la Faculté passe d'une entreprise familiale à une administration entrepreneuriale[18].

Il faut aussi repenser le fameux Plan de pratique pour l'adapter au réseau lequel, du reste, ne cesse de donner ses fruits et s'apprête, peut-être, à faire « des petits » dans les autres universités. Depuis les débuts de la Faculté, nous l'avons souligné à maintes reprises, le Plan de pratique, qui a subi quelques modifications au fil des ans, mais dont la philosophie de gestion demeure basée sur la mise en commun des ressources financières de la Faculté et de la Société des médecins de l'Université de Sherbrooke (SMUS) provenant de l'enseignement, de la recherche et des activités cliniques, constitue l'une forces de la Faculté et est toujours un modèle du genre au Québec et au Canada.

La comptabilité départementale et le système de détermination des objectifs individuels et départementaux selon les missions facultaires, le système ERGAP des années 1980 à 2003 et, depuis 2004, le système REGARD (objectifs liés à la recherche, à l'enseignement, à la gestion, aux activités professionnelles, au rayonnement et au développement professionnel), demeurent les outils privilégiés qui assurent une rémunération compétitive à tous les membres du corps professoral, facilite le recrutement, favorise le partage optimal des tâches cliniques, d'enseignement, de recherche et de gestion et soutient, grâce à un « processus d'incitatifs », le fonctionnement des départements et le développement professionnel des membres[19]. Cependant, il lui faudra, comme dans le passé, s'adapter aux conditions changeantes de la pratique médicale et être probablement modifié « pour accueillir les professeures et professeurs des nouveaux sites[20] ». Grâce à ces outils et à la politique de décentralisation budgétaire de l'Université, la Faculté est donc en bonne santé financière. Or voilà que le ministre Couillard, qui connaît bien le plan de pratique et qui souhaite son implantation dans les autres facultés de médecine du Québec, invite le doyen à le présenter à ses collègues.

Le vice-décanat des sciences de la santé et l'École des sciences infirmières

Deux ans après la création d'un vice-décanat aux sciences infirmières, la Faculté décide, en 2006, d'élargir sa vocation en créant le vice-décanat des sciences de la santé, confié à la Pre Lise Talbot, qui inclut, outre les sciences infirmières, la réadaptation, l'éthique, la toxicomanie, la gestion de cas, la santé internationale et la collaboration interprofessionnelle. Créé en 2005, le département de la réadaptation naît du service de physiatrie, du secteur de la réadaptation au travail à Longueuil, développé par le Dr Patrick Loisel, et de la réadaptation gériatrique à l'IUGS. La nouvelle directrice de ce département, la Pre Johanne Desrosiers, aura la tâche de mettre en route les programmes d'ergothérapie et de physiothérapie[21]. Ces programmes sont développés par une équipe dirigée par la Pre Desrosiers (ergothérapie) et le Pr Michel Tousignant (physiothérapie) et sont déposés au conseil universitaire puis au comité d'évaluation des programmes de la Conférence des recteurs et principaux d'universités du Québec (CREPUQ) en 2005. Après évaluation, la CREPUQ en recommande la mise en œuvre au ministère en juin 2006. Ces programmes comportent plusieurs innovations: interdisciplinarité, intégration baccalauréat-maîtrise, stages cliniques et le modèle pédagogique de l'APP. Ils devraient accueillir leurs premiers étudiants en septembre 2007.

Toujours en 2005, on avait mis sur pied le bureau de développement de l'éthique confié au Pr Jean-François Malherbe, celui-là même qui en a érigé les fondements avec son équipe. On espère ainsi rallier de nombreux professionnels de la santé autour de programmes d'enseignement et d'ateliers de réflexion sur des problèmes d'éthique. Quant aux programmes de toxicomanie, ils ont été regroupés en service sous la gouverne de la Pre Élise Roy, ce qui permet de doubler les ressources enseignantes et de poursuivre le développement des cours à distance et d'un programme de maîtrise. Enfin, trois autres programmes sont en cours d'actualisation: la gestion de cas développé par le Pr Luc Mathieu et qui accueillera ses premiers pupilles en 2006; le microprogramme de 2e cycle en santé internationale qui sera lancé en 2006; enfin, des activités de collaboration interprofes-

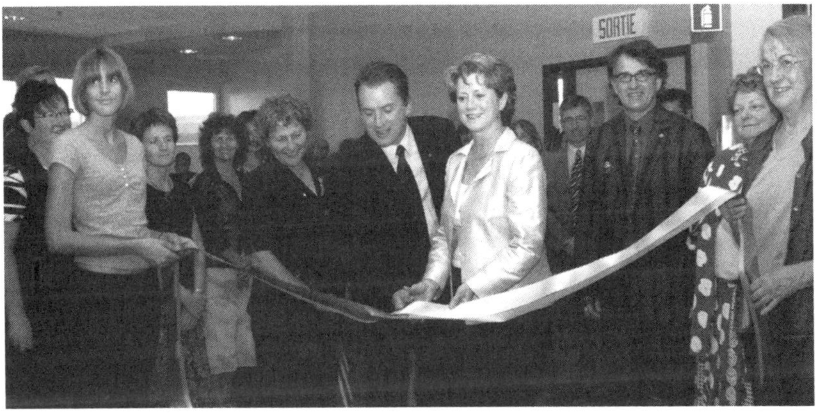

Lancement de l'École des sciences infirmières. À l'avant de gauche à droite: Mme Marie-Pier Loiselle, présidente de l'ACÉÉSIUS, P^{re} Lise Talbot, vice-doyenne en sciences infirmières et directrice de l'École, Pr Bruno-Marie Béchard, recteur de l'Université de Sherbrooke, Mme Ghislaine Desrosiers, présidente de l'OIIQ, Pr Réjean Hébert, doyen de la Faculté, P^{re} Louise Chartier, directrice antérieure, P^{re} Denise Lalancette, professeure émérite.

sionnelle seront intégrées aux programmes d'enseignement respectifs des sciences infirmières, de la médecine et des sciences sociales[22].

Le développement récent du département des sciences infirmières constitue, par ailleurs, un volet important du virage vers les sciences de la santé. En effet, depuis 2001, la clientèle s'est accrue de 200 à 500 étudiants, ce qui entraîne un accroissement des ressources humaines composées de professeurs, de chargés de cours, de superviseurs de stage et du personnel de soutien. Du reste, le programme de formation infirmière intégrée (DEC-BAC), qui démarre en septembre 2004, accueille 132 étudiants, à peu près le quart de la clientèle de la province inscrite dans ce nouveau programme[23]. Cette hausse des effectifs étudiants est en bonne partie redevable à la singularité du programme (concentrations en soins critiques, en santé communautaire et en adaptation-réadaptation) et à l'originalité des méthodes d'apprentissage (approche par situation clinique, groupes restreints d'étudiants, stages organisés avec les milieux cliniques, utilisation de vidéoconférences avec le campus de Longueuil).

À la suite de la création du vice-décanat des sciences de la santé et de la croissance des activités du département, on procède à une révision en profondeur de la structure organisationnelle. C'est dans ce contexte qu'en 2005, le département prend l'appellation d'École des sciences infirmières afin d'améliorer sa visibilité à travers la province et au Canada. Elle demeure toutefois bien intégrée à la Faculté et tous souhaitent conserver les collaborations antérieures et en créer de nouvelles, notamment avec la création future des programmes d'ergothérapie et de physiothérapie[24]. Fort de ses succès récents, l'École des sciences infirmières espère concrétiser plusieurs projets qui permettront d'améliorer la planification des effectifs en sciences infirmières et la collaboration avec les autres professionnels de la santé.

Parmi ceux-ci, et suite à la création du RUIS de Sherbrooke, elle s'efforce, avec la collaboration du vice-décanat, d'obtenir une table sectorielle des sciences infirmières composée de représentants des universités ayant une faculté ou un département des sciences infirmières, de l'Ordre des infirmières et des infirmiers du Québec et des ministère de l'Éducation et de la Santé. On souhaite ainsi participer activement à résoudre le problème de la pénurie des infirmières et des ressources enseignantes. Il est vrai que les prévisions sont pour le moins alarmantes. Selon la vice-doyenne, Lise Talbot, le Québec sera en pénurie de quelque douze mille infirmières en 2011. Il faut donc « y voir immédiatement », et participer « à la réorganisation des soins et des services pour attirer de nouveaux étudiants, non seulement pour les former et les intégrer dans les unités de soins, mais aussi pour les garder en poste en établissant des politiques de rétention des ressources[25] ».

Le vice-décanat, en association avec l'École des sciences infirmières, souhaite aussi créer une nouvelle catégorie d'intervenantes, l'infirmière praticienne de première ligne, comme cela s'est concrétisé dans certaines provinces canadiennes. Certes, il existe actuellement des infirmières praticiennes spécialisées en cardiologie, en néphrologie ou en néonatalogie, mais une saine gestion des effectifs infirmiers implique aussi, selon la vice-doyenne, la création de 400 à 500 postes d'infirmières praticiennes de première ligne, à condition évidemment que le ministère de la Santé et des Services sociaux soutienne le projet[26]. Un nouveau programme innovateur de 2e cycle sera donc nécessaire et l'École des sciences infirmières pourrait ainsi élargir son recrutement à l'échelle nationale et internationale. On envisage par ailleurs, pour contrer la pénurie de ressources enseignantes, la mise au point d'un plan de pratique pour les professionnels de la santé. Bref, le vice-décanat aux sciences de la santé entend bien jouer un rôle important dans la collaboration interprofessionnelle au niveau des soins de première ligne et dans l'attrait et la rétention des ressources enseignantes.

La recherche clinique et fondamentale : vers un solide arrimage

Durant la période 2000-2005, les activités de recherche se sont fortement consolidées, notamment en ce qui regarde la recherche fondamentale. En effet, la concentration et le regroupement des thèmes de recherche améliorent les masses critiques et favorisent la constitution de forts créneaux dont les succès reposent sur les infrastructures techniques, la collaboration de plusieurs laboratoires de recherche et l'implication du Centre de recherche médicale de l'Université de Sherbrooke (CRMUS). Le financement de la recherche provient de trois grandes sources. Les revenus des subventions de fonctionnement comptent pour 56 % de ce financement alors que les revenus de commandites, d'une part, et les bourses, équipement et fonds de la Fondation canadienne pour l'innovation, d'autre part, procurent en parts égales la balance du financement. Pour l'année 2005, la recherche subventionnée par les organismes avec comités de pairs se répartit comme suit : 71 % en recherche fondamentale, 18 % en recherche sur la santé des populations, sur les services de politique de la santé et sur l'évaluation des technologies et des modes d'intervention en santé, et 11 % en recherche clinique.

En 2006, la Faculté compte neuf départements de sciences fondamentales, huit départements et services cliniques, 85 chercheurs fondamentalistes et une cinquantaine de chercheurs cliniciens. La recherche est effectuée à la Faculté et dans ses quatre centres de recherche affiliés : le Centre de recherche clinique du CHUS, le Centre de recherche sur le vieillissement de l'Institut universitaire de gériatrie de Sherbrooke, le Centre de recherche de l'Hôpital Charles-LeMoyne, le Centre d'innovation de recherche et d'enseignement de la mission CLSC du CSSS-IUGS et celui du Centre de santé et de services sociaux de Chicoutimi. Des collaborations se tiennent également avec le Centre d'innovation de recherche et d'enseignement de la mission CLSC du CSSS-IUGS. En 2005, les professeurs chercheurs détiennent en moyenne plus de deux subventions de recherche provenant d'organismes publics tels que le Fonds de la recherche en santé du Québec et les Instituts de recherche en santé du Canada ou de divers autres organismes et fondations privées. Ces professeurs supervisent les projets de recherche d'environ 300 étudiants de 2e et 3e cycles et stagiaires postdoctoraux[27]. L'obtention d'une subvention de Génome Canada de 9,9 millions de dollars par le groupe de génomique fonctionnelle est une des réalisations marquantes de l'année 2005. Toujours dominante au sein de l'Université, la Faculté obtient 46 % des revenus des subventions de recherche en 2004-2005.

Cependant, malgré la récente croissance des activités de recherche, les objectifs pour les années futures demeurent élevés. Outre la recherche de l'excellence qui constitue toujours un enjeu obligé, la Faculté, sous la direction de la vice-doyenne à la recherche, Nicole Gallo-Payet, entend ouvrir la recherche au niveau international, investir dans les fonds de démarrage de nouveaux secteurs, développer un bassin d'étudiants-chercheurs d'exception et favoriser l'application des découvertes.

De tels objectifs de développement de la recherche au sein de la Faculté nécessitent l'arrimage, l'intégration et la cohésion des plans de développement respectifs de la Faculté, de ses centres de recherche affiliés et des établissements qui les abritent. Ces plans doivent, en effet, s'articuler autour de thématiques de recherche communes qui mettront à profit les nombreuses approches disciplinaires complémentaires dont dispose la Faculté à l'intérieur de ses domaines d'expertise reconnus[28]. Neuf créneaux de recherche prioritaires sont identifiés dans le Plan stratégique 2005-2009 : cancer, vieillissement, diabète, obésité et maladies cardiovasculaires, pharmacologie moléculaire et structurale, physiopathologie du tube digestif, inflammation-immunité, croissance, développement et génétique, neurosciences et interventions novatrices en santé. On souhaite ainsi articuler les activités de recherche autour de trois axes : 1- les disciplines ; 2- les grands problèmes de santé, la recherche clinique et la santé des populations (santé de la longévité et du vieillissement, organisation des soins de santé, prévention des maladies infectieuses) ; 3- les cinq facteurs de risque identifiés par l'OMS (hypertension artérielle, hypercholestérolémie, tabagisme, alcool et surcharge pondérale).

Au cœur de cette stratégie de développement quantitatif et qualitatif, demeure un important défi à relever et qui était une préoccupation des pionniers de la Faculté : le développement de la recherche clinique et son arrimage avec la recherche fondamentale. Mais encore faut-il pour cela accroître la culture de recherche dans les départements cliniques, favoriser le recrutement et la carrière de cliniciens-chercheurs ainsi que les interactions avec leurs collègues fondamentalistes et intégrer les deux secteurs d'activités. De tels efforts sont nécessaires, comme le souligne la vice-doyenne, pour faire face « à une recherche clinique compromise par la lourdeur des tâches cliniques et celle des obligations administratives qui incombent aux cliniciens-chercheurs[29] ».

Pour réaliser un arrimage solide de la recherche fondamentale et de la recherche clinique, deux stratégies ont été mises de l'avant : d'une part, la création de postes d'adjoints à la recherche et, d'autre part, le recrutement

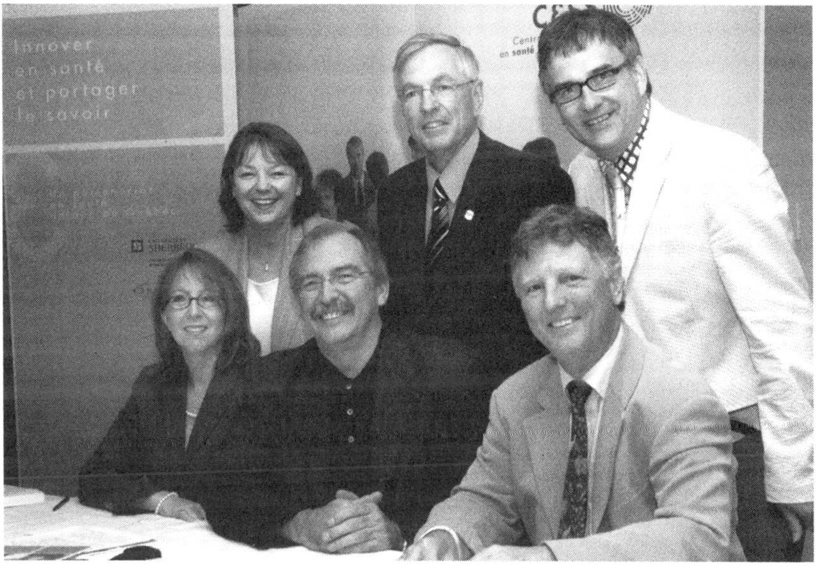

Inauguration du Centre d'expertise en santé de Sherbrooke, 2006.
En bas, de gauche à droite : Sylvie Archambault, présidente, Denis Lalumière, directeur général, CSSS-IUGS, Jacques Allard, directeur du CESS, Patricia Gauthier, directrice générale, CHUS, Jean Perrault, maire de Sherbrooke, Réjean Hébert, doyen, Faculté de médecine et des sciences de la santé.

de professeurs fondamentalistes détenteurs de Ph.D. au sein des départements cliniques, et de professeurs cliniciens au sein des départements de sciences fondamentales afin de favoriser la direction conjointe d'étudiants aux cycles supérieurs. L'ensemble des actions stratégiques permettront, espère-t-on, de former une relève hautement qualifiée, formée à des projets basés sur l'innovation, l'interdisciplinarité, et soucieuse des retombées attendues en contrepartie des ressources publiques investies dans la recherche[30].

Ces enjeux impliquent, à court terme, l'ajout de nouveaux espaces, notamment la construction d'un nouveau pavillon de recherche appliquée et l'agrandissement du Centre de recherche clinique sur le cancer. D'ambitieux projets sont encore à l'étude dont la réalisation repose autant sur une vision de recherche intégrée que sur une approche concertée entre la Faculté, l'Université et leurs partenaires.

Pour réaliser l'une des orientations stratégiques de la Faculté qui vise à améliorer le transfert des connaissances au niveau des produits, des pratiques professionnelles, des services et des politiques de santé, le doyen Hébert propose la création d'un Centre d'expertise en santé. Prenant appui sur l'expérience fructueuse du Centre d'expertise en gérontologie de l'IUGS, il propose à ses partenaires du CHUS et du CSSS-IUGS d'élargir le mandat de ce centre pour servir les trois établissements. Patricia Gauthier et Denis Lalumière accueillent cette proposition avec enthousiasme et, en juin 2006, le Centre d'expertise en santé de Sherbrooke voit officiellement le jour. On confie la présidence du conseil d'administration à Sylvie Archambault. Ce centre, unique en son genre au Canada, veillera à diffuser les produits de la recherche et de l'expertise clinique, à valoriser et mettre en marché des innovations cliniques et à structurer des services d'expertise-conseil pour le bénéfice des établissements de santé et des populations du Québec et d'ailleurs.

Quarante ans d'innovation pour une société en santé

Au moment où elle s'apprête à fêter le quarantième anniversaire de l'admission des étudiants, la Faculté de médecine et des sciences de la santé de l'Université de Sherbrooke peut compter à la fois sur une solide tradition d'innovation héritée de ses pionniers, sur des structures fortement enracinées et sur une vitalité, sinon une fougue, qui lui donnent toutes les raisons d'envisager l'avenir avec sérénité. En pleine maturité, elle possède tous les atouts pour poursuivre l'amélioration des soins, des services et de la prévention aux populations « avec lesquelles, auprès desquelles et pour lesquelles elle accomplit sa mission[31] ». En regard de son histoire et de sa contribution à la croissance de l'Université de Sherbrooke et au développement de la médecine et des sciences de la santé, la Faculté poursuivra certainement, de façon significative et avec encore plus d'assurance, sa mission essentielle qui est de favoriser « le mieux-être des communautés humaines du Québec et d'ailleurs[32] ».

ANNEXE

Doyens, vice-doyens et secrétaires de la Faculté de médecine et des sciences de la santé de l'Université de Sherbrooke

1961-1964
Doyen : Gérard-Ludger Larouche

1964
Doyen : Gérald La Salle

1965-1966
Doyen : Gérald La Salle
Vice-doyen : Jean-Marie Beauregard
Secrétaire : Madeleine-L. Côté

1966-1967
Doyen : Gérald La Salle
Vice-doyen : Jean-Marie Beauregard
Secrétaires : Madeleine-L. Côté, Thomas-J. Boudreau (août 1966)

1967-1968
Doyen : Gérald La Salle
Vice-doyens : Jean-Marie Beauregard, Maurice LeClair (octobre 1967)
Secrétaire : Paul-M. Gagnon

1968-1969
Doyen : Maurice LeClair
Secrétaire : Paul-M. Gagnon

1969-1970
Doyen : Maurice LeClair
Vice-doyen : Gilles Pigeon
Secrétaire : Bernard Thérien

1970-1972
Doyen : Jean de L. Mignault
Vice-doyen : Gilles Pigeon
Secrétaire : Bernard Thérien

1972-1973
Doyen : Gilles Pigeon
Secrétaire : Théodore-F. Lévêque

1973-1977
Doyen : Gilles Pigeon
Vice-doyen à la recherche : Jean de Margerie
Vice-doyen aux études : Marc Lavallée
Vice-doyen aux activités professionnelles : Bernard Perey
Secrétaire : Théodore-F. Lévêque

1977-1978
Doyen : Gilles Pigeon
Vice-doyen à la recherche : Jean de Margerie
Vice-doyen aux études : Pierre-Paul Demers
Vice-doyen aux activités professionnelles : Bernard Perey
Secrétaire : Théodore-F. Lévêque

1978-1979
Doyen : Gilles Pigeon
Vice-doyen à la recherche : Jean De Margerie
Vice-doyen aux études : Pierre-Paul Demers
Vice-doyen aux activités professionnelles : Jean-Marc Pépin
Secrétaire : Théodore-F. Lévêque

1979-1981
Doyen : Jean de Margerie
Vice-doyen à la recherche : Bernard Bénard
Vice-doyen aux études : Pierre-Paul Demers
Vice-doyen aux activités professionnelles : Jean-Marc Pépin
Secrétaire : Théodore-F. Lévêque

1981-1982
Doyen : Jean de Margerie
Vice-doyen à la recherche : Otto F. Schanne
Vice-doyen aux études : Pierre-Paul Demers
Vice-doyen aux activités professionnelles : Jean-Marc Pépin
Secrétaire : Théodore-F. Lévêque

1982-1983
Doyen : Jean de Margerie
Vice-doyen à la recherche : Otto F. Schanne
Vice-doyen aux études : Jacques Poliquin
Vice-doyen aux activités professionnelles et étudiantes : Henry Haddad
Secrétaire : Roger-A. Côté

1983-1986
Doyen : Gilles Pigeon
Vice-doyen à la recherche et aux études avancées : Étienne LeBel
Vice-doyen aux études : Gilbert Pinard
Vice-doyen aux activités professionnelles et étudiantes : Henry Haddad
Secrétaire : Roger-A. Côté

1986-1988

Doyen : Gilles Pigeon
Vice-doyen à la recherche et aux études avancées : Étienne LeBel
Vice-doyen aux études : Jacques E. Des Marchais
Vice-doyen aux activités professionnelles et étudiantes : Henry Haddad
Secrétaire : Roger-A. Côté

1988-1989

Doyen : Michel A. Bureau
Vice-doyen à la recherche et aux études avancées : Étienne LeBel
Vice-doyen aux études : Jacques-E. Des Marchais
Vice-doyen aux activités professionnelles et étudiantes : Henry Haddad
Secrétaire et vice-doyen aux affaires académiques : Tewfik Nawar

1989-1992

Doyen : Michel A. Bureau
Vice-doyen à la recherche et aux études avancées : Marek Rola-Pleszczynski
Vice-doyen aux études : Jacques-Étienne Des Marchais
Vice-doyen aux activités professionnelles et étudiantes : Henry Haddad
Secrétaire et vice-doyen aux affaires académiques : Tewfik Nawar

1992-1996

Doyen : Michel A. Bureau
Vice-doyen à la recherche et aux études avancées : Bernard Bénard
Vice-doyen aux études : Jacques-Étienne Des Marchais
Vice-doyen aux activités professionnelles et étudiantes : Juan-Roberto Iglesias
Secrétaire et vice-doyen aux affaires académiques : Tewfik Nawar

1996-1997

Doyen : Michel Baron
Vice-doyen à la recherche et aux études supérieures : Daniel Ménard
Vice-doyen aux études de 1er cycle : Jean-Pierre Bernier
Vice-doyen aux études médicales postdoctorales : Denis Lepage
Vice-doyen aux sciences cliniques : Juan-Roberto Iglesias
Vice-doyenne au personnel et Secrétaire : Lucie Brazeau-Lamontagne

1997-2000

Doyen : Michel Baron
Vice-doyen à la recherche et aux études supérieures : Daniel Ménard
Vice-doyen aux études de 1er cycle : André Plante
Vice-doyen aux études médicales postdoctorales : Denis Lepage
Vice-doyen aux sciences cliniques : Juan-Roberto Iglesias
Vice-doyenne au personnel et Secrétaire : Lucie Brazeau-Lamontagne

2000-2002

Doyen : Michel Baron
Vice-doyen à la recherche et aux études supérieures : Daniel Ménard
Vice-doyen aux études de 1er cycle : André Plante
Vice-doyen aux études médicales postdoctorales : Denis Bergeron
Vice-doyen aux sciences cliniques : Juan-Roberto Iglesias
Vice-doyen à la communauté et Secrétaire : Paul Grand'Maison

2001-2002

Doyen : Michel Baron
Vice-doyen à la recherche et aux études supérieures : Daniel Ménard
Vice-doyen aux études de 1er cycle : André Plante
Vice-doyen aux études médicales postdoctorales : Denis Bergeron
Vice-doyen aux sciences cliniques : Juan-Roberto Iglesias
Vice-doyen à la communauté et Secrétaire : Paul Grand'Maison

2002-2003

Doyen : Michel Baron
Vice-doyen aux études médicales prédoctorales et vice-doyen à la communauté : Paul Grand'Maison (1er avril 2002)
Vice-doyen à la recherche et aux études supérieures : Daniel Ménard
Vice-doyen aux études de 1er cycle : André Plante
Vice-doyen aux études médicales postdoctorales : Denis Bergeron
Vice-doyen aux sciences cliniques : Juan-Roberto Iglesias
Secrétaire : Marc Paquet (1er avril 2002)

2003-2004

Doyen : Michel Baron
Vice-doyen aux études médicales prédoctorales et vice-doyen à la communauté : Paul Grand'Maison
Vice-doyen à la recherche et aux études supérieures : Daniel Ménard
Vice-doyen aux études médicales postdoctorales : Denis Bergeron
Vice-doyen aux sciences cliniques : Juan-Roberto Iglesias
Secrétaire : Marc Paquet

2004-2005

Doyen : Réjean Hébert
Vice-doyen exécutif : Gilles Faust
Vice-doyen aux études supérieures : Claude Asselin
Vice-doyenne à la recherche : Nicole Gallo-Payet
Vice-doyen aux études médicales prédoctorales : Paul Grand'Maison
Vice-doyen aux études médicales postdoctorales : François Lajoie
Vice-doyenne aux sciences infirmières : Lise Talbot
Vice-doyenne à la vie étudiante et Secrétaire : Jocelyne Faucher

2005-2006

Doyen : Réjean Hébert
Doyen adjoint et vice-doyen aux ressources : Gilles Faust
Vice-doyen aux études supérieures : Claude Asselin
Vice-doyenne à la recherche : Nicole Gallo-Payet
Vice-doyen aux études médicales prédoctorales : Paul Grand'Maison
Vice-doyen aux études médicales postdoctorales : François Lajoie
Vice-doyenne aux sciences infirmières : Lise Talbot
Vice-doyenne à la vie étudiante et Secrétaire : Jocelyne Faucher

Notes

Introduction

1. Sur le développement de l'enseignement de la médecine, voir D. Goulet, « La structuration de la pratique médicale 1800-1940 », dans Goulet, D., F. Guérard, R. Lessard et A. Paradis, *L'institution médicale* (sous la dir. de N. Séguin), Coll. Atlas historique du Québec, Sainte-Foy, Presses de l'Université Laval, 1998.

2. Une telle approche médicale connaîtra ses heures de gloire à Paris durant la première moitié du XIXe siècle.

3. Voir D. Goulet, *Histoire du Collège des médecins du Québec, 1847-1997,* Montréal, Éd. CMQ, 1997, 263 p.; et D. Goulet, « De la professionnalisation à la monopolisation des soins. Le rôle du Collège des médecins du Québec », *Ruptures,* vol. X, n° 1, 2004.

4. Sur les difficultés de l'École de médecine et de chirurgie de Montréal à assurer sa viabilité sans une affiliation universitaire stable, voir D. Goulet, *Histoire de la Faculté de médecine de l'Université de Montréal 1843-1993,* Montréal, Éditions VLB, coll. « Études québécoises », 1993, 502 p.

5. D. Goulet et A. Paradis, *Trois siècles d'histoire médicale au Québec. Chronologie des institutions et des pratiques médicales (1639-1939)*, Montréal, Éditions VLB, coll. « Études québécoises », 1992, 399-402.

6. « Flexner's approach to medical education emphasized research and academic education rather than professional training. He relegated to a secondary consideration the need for medical schools to provide the nation with an adequate number of physicians and scarceley mentioned the problems confronting low income medical students », W. G. Rothstein, *American Medical Schools and the Practice of American Medicine*, New York, Oxford, Oxford University Press, 1987, p. 147.

7. Pour un bref rappel historique de la longue histoire du CHUM, voir D. Goulet, « Nouveau CHUM, vieille chicane », *Québec Science,* vol. 44, avril 2005.

Chapitre I. La période de fondation 1961-1964

1. R. Maltais, *Le Centre médical de l'Université de Sherbrooke...*

2. Entrevue avec le Dr Marcel Drolet, 12 octobre 2005.

3. Sont alors présents au Conseil d'administration, Mgr Irénée Pinard, Mgr Napoléon Pépin, les chanoines Michel Couture et Damien Lessard et les abbés Paul Gilmore et Antoine Sirois.

4. Le comité est composé de sept médecins de Sherbrooke : Clovis Dagneau, Guy Bertrand, Gaston Masson, James-T. Quintin, Gérald-L. Larouche, Jacques Sylvestre et Jean-Pierre Tremblay.

5. Entrevue avec l'abbé Antoine Sirois, 10 novembre 2005.

6. *Idem.*

7. Larouche, *Journal...*, 7. (SAUS)

8. Minutes de l'assemblée du comité provisoire de construction, 29 novembre 1960. (SAUS)

9. Lettre de J.-P. Tremblay à H.-E. Grundy, 7 juin 1960. (SAUS) Presque deux ans plus tard, le directeur médical de cet hôpital renouvelle son appui à la Faculté et offre la collaboration de son personnel médical, Procès-verbal du Conseil d'administration de l'Université de Sherbrooke (PVCAUS), 9 février 1962. (SAUS)

10. Lettre du Dr J.-P. Tremblay au Dr R. Dufresne, 27 mai 1960. (SAUS)

11. Lettre du Dr T.-J. Quintin au Dr J. Wendell MacLeod, 18 mai 1960. (SAUS)

12. Lettre de L.-P. Brousseau à J.-P. Tremblay, 8 août 1960. (SAUS)

13. Le Bishop's College de Lennoxville se dote en janvier 1871 d'une faculté de médecine, dénommée The Medical Faculty of the University of Bishop's College. Elle sera absorbée par celle de l'Université McGill en 1905. Goulet et Paradis, *Trois siècles d'histoire médicale*, 408-409.

14. PVCAUS, 9 février 1961. Six jours plus tard, le Conseil accorde au doyen un traitement annuel de 15 000 $ « incluant les dépenses », PVCAUS, 15 février 1961. (SAUS) Curieusement, certains textes mentionneront que la Faculté est fondée officiellement le 15 février 1961.

15. Curieusement, on n'a pas encore mis « officiellement le Dr Couturier, ministre de la Santé, au courant de la fondation de la Faculté de médecine », Procès-verbal du Conseil de la Faculté de médecine de l'Université de Sherbrooke (PVCFMUS), 2 mars 1961. (SAUS)

16. PVCFMUS, 2 mars 1961. Fonds Université de Sherbrooke. (SAUS)

17. Association of Canadian Medical Colleges, *Brief to the Royal Commission on Health Services*, Toronto, 1962, 8. (SAUS)

18. PVCFMUS, 21 mars 1961. (SAUS)

19. Larouche, *Journal...*, 55. (SAUS)

20. R. Maltais, *Le Centre médical...*, p. 38.

21. PVCFMUS, 2 mars 1961. (SAUS)

22. Larouche, *Journal...*, 56. (SAUS)

23. PVCFM, 18 et 25 avril 1961. (SAUS)

24. Larouche, *Journal...*, 243. (SAUS)

25. Larouche, *Journal...*, 55.

26. Larouche, *Journal...*, 53.

27. Lettre du Dr G.-L. Larouche à J. Lemieux, 22 mars, 1961. Correspondances, 53481, AUS.

28. PVCFM, 25 avril 1961. Fonds Université de Sherbrooke, AUS.

29. Larouche, *Journal...*, 79. (SAUS)

30. Larouche, *Hôpital universitaire*, Mémoire présenté au recteur Pinard, 1er avril 1961. (SAUS)

31. PVCFMUS, 4 juillet 1961. (SAUS)

32. Larouche, *Journal...*, 141. (SAUS)

33. PVCFMUS, 20 juin 1961. (SAUS)

34. PVCFMUS, 22 août 1961. (SAUS)

35. PVCFMUS, 1er août 1961. (SAUS)

36. La cérémonie de la première pelletée de terre met en présence, entre autres personnalités, Mgr Cabana et le ministre John S. Bourque. Maltais, *Le Centre médical...*, 43.

37. *Rapport sur le Pavillon Saint-Georges, Sherbrooke,* Québec, 14 mai 1965. (SAUS)

38. *Idem.*

39. *Idem.*

40. Les plans de charpente « en béton armé ou autres » sont confiés à la firme Côté, Lemieux, Carignan et Bourque. *Rapport sur le Pavillon Saint-Georges, Sherbrooke,* Québec, 14 mai 1965. (SAUS)

41. Lorsque la vocation du pavillon sera changée, on retirera de la pierre angulaire le coffret de plomb qu'on y avait scellé le 3 août 1961, Maltais, *Le Centre médical...*, 39, note 3.

42. Larouche, *Journal...*, 153. (SAUS)

43. Procès-verbal d'une réunion conjointe du Conseil d'administration et du Conseil de la Faculté de médecine, 21 novembre 1961. Cette rencontre suit de peu celle que le Dr Larouche avait eue avec les membres de la Commission d'étude des hôpitaux psychiatriques.

44. PVCFMUS, 17 octobre 1961. (SAUS)

45. La rencontre des Drs Larouche et Genest a lieu quelques heures plus tard dans un restaurant de Montréal.

46. *Mémoire de l'Université de Sherbrooke à la Commission royale d'enquête sur l'enseignement,* 31 mai 1962, 11.

47. PVCFMUS, 31 octobre 1961. Fonds Université de Sherbrooke. (SAUS)

48. Lettre de J.-P. Tremblay à L.-P. Brousseau, 7 juillet 1960. (SAUS)

49. Curieusement, on souhaite rencontrer la Corporation « avant de mettre officiellement le Dr Couturier, ministre de la Santé, au courant de la fondation de la Faculté de médecine », Procès-verbal du Conseil de la Faculté de médecine (PVCFMUS), 2 mars 1961. (SAUS)

50. PVCAUS, 10 novembre 1961. (SAUS)

51. Larouche, *Journal...*, 169.

52. Procès-verbal d'une réunion conjointe du Conseil d'administration et du Conseil de la Faculté de médecine, 21 novembre 1961. (SAUS)

53. Procès-verbal d'une réunion conjointe du Conseil d'administration et du Conseil de la Faculté de médecine, 21 novembre 1961. (SAUS)

54. Celui-ci expliquera son geste en invoquant la confidentialité des négociations, Larouche, *Journal...*, 186. (SAUS)

55. Cette décision du Conseil d'administration prise le 21 novembre 1961 est confirmée lors de l'assemblée du 30 novembre suivant, PVCAUS, 21 et 30 novembre 1961. (SAUS)

56. Larouche, *Journal...*, 202. (SAUS)

57. Selon ses prévisions, l'hôpital universitaire pourrait compter 300 lits (médecine : 90, chirurgie : 90, obstétrique : 30, pédiatrie : 60, maladies chroniques : 30) et le département de psychiatrie, 120 lits, PVCFMUS, 9 janvier 1962. (SAUS)

58. Maltais, *Le Centre médical...*,R. Maltais, p. 53.

59. Larouche, *Journal...*, 246. (SAUS)

60. *Rapport de Jean-Marie Martin à MM. Lesage et Gérin-Lajoie,* cité par R. Maltais, Maltais, *Le Centre médical...*, p. 54.

61. PVCAUS, 9 février 1962. (SAUS)

62. Larouche, *Journal...*, 261. (SAUS)

63. Larouche, *Journal...*, 281. (SAUS)

64. *Rencontre du Comité spécial de l'enseignement médical de la Commission Royale d'enquête sur les services de santé,* 22 mars 1962. (SAUS)

65. Lettre du Dr G.-L. Larouche à J.-M. Martin, 23 mars 1962. (SAUS)

66. Lors d'une rencontre du Dr Larouche avec le Dr Genest, le 16 mars 1962, ce dernier lui promet de « voir M. Gérin-Lajoie au sujet du Pavillon Saint-Georges et [de lui] téléphoner s'il reçoit des renseignements intéressants », Larouche, *Journal...*, 257. (SAUS)

67. Larouche, *Journal...*, 272. (SAUS)

68. Larouche, *Journal...*, 300. (SAUS)

69. Larouche, *Journal...*, 333. *La Tribune* mentionne que « les autorités de l'Université de Sherbrooke reviendraient alors sur leurs positions pour se tourner désormais vers leur premier projet, soit celui de faire construire un imposant édifice, sur le campus même, qui servirait les fins d'un hôpital universitaire », 14 mai 1962. (SAUS)

70. Larouche, *Journal...*, 303. (SAUS)

71. Larouche, *Journal...*, 323. (SAUS)

72. *Rapport sur le Pavillon Saint-Georges, Sherbrooke,* Québec, 14 mai 1965. (SAUS)

73. *Idem.*

74. Larouche, *Journal...*, 358. (SAUS)

75. Larouche, *Journal...*, 359. (SAUS)

76. Procès-verbal du Comité spécial de construction (PVCSC), 13 novembre 1962, et *Deuxième mémoire présenté à l'Honorable Carrier Fortin,* 9 septembre 1963. Maltais, *Le Centre médical...*, R. Maltais, p. 60. (SAUS)

77. *La Tribune,* 22 décembre 1962. Le comité avait envisagé l'opportunité que le gouvernement construise la faculté de médecine et un hôpital universitaire au coût de 26 millions $ plutôt que d'investir 21 millions $ pour la faculté et un hôpital psychiatrique de 200 lits. PV du comité de construction, 13 novembre 1962. (SAUS)

78. *Mémoire de la Faculté de médecine présenté à l'Honorable Carrier Fortin,* 7 janvier 1963. (SAUS)

79. *Réunion préliminaire du comité de construction de la Faculté de médecine,* 3 janvier 1963. (SAUS)

80. PV du comité de construction, 2 avril 1963. (SAUS)

81. PV du comité de construction, 2 avril 1963. (SAUS)

82. Larouche, *Journal...*, 568. (SAUS)

83. *La Tribune,* 16 octobre 1963. (SAUS)

84. *Mémoire de la Faculté de Médecine de l'Université de Sherbrooke à l'Honorable ministre de la Santé,* 20 février 1964. (SAUS)

85. *La Tribune,* 12 octobre 1963. (SAUS)

86. Larouche, *Journal...*, 532. (SAUS)

87. *La Tribune,* 30 octobre 1963. (SAUS)

88. Maltais, *Le Centre médical...*, R. Maltais, p. 69.

89. Lettre du Dr Larouche à Mgr Pinard, 4 mars 1964. (SAUS)

90. « [...] dans le but de trouver des professeurs, il est plutôt proposé d'écrire au président du Bureau médical des hôpitaux locaux et régionaux pour demander le curriculum vitæ et les titres de tous les médecins. Une telle demande sera envoyée aussi aux médecins pratiquant à la campagne », PVCFMUS, 28 mars 1961. (SAUS)

91. *Mémoire de l'Université de Sherbrooke à la Commission Royale d'enquête sur l'enseignement,* 31 mai 1962, 18. (SAUS)

Chapitre II. Une Faculté de médecine au service de la population

1. « Séance orageuse », *La Tribune,* 7 avril 1964.

2. Le Dr La Salle est né en 1915 à l'Île-du-Grand-Calumet dans le comté de Pontiac.

3. Voir D. Goulet, « Nouveau CHUM, vieille chicane », *Québec Science,* vol. 44, avril 2005.

4. *Voir à ce propos,* D. Goulet, *Histoire du CMQ, Collège des Médecins...*

5. Durant l'une de ces rencontres tenue le 4 janvier 1963, le Dr La Salle avait fortement insisté pour que le doyen Larouche demande un hôpital de 300 lits doté d'un département d'obstétrique et d'un département de soins intensifs, Larouche, *Journal...*, 440.

6. Maltais, *Le Centre médical...*, R. Maltais, p. 78.

7. Sa nomination est officiellement annoncée le 1er octobre 1964.

8. Lettre de Gérald La Salle à Andrew Pattulo de la Fondation Kellogg, 24 octobre 1956.

9. « À la fondation Kellogg, le Dr Kinde, directeur des affaires médicales, a été très cordial. Il n'a pas présenté d'objections à notre demande. Peut-être viendra-t-il à Sherbrooke avant de donner une réponse », procès-verbal du Conseil de la Faculté de médecine de l'Université de Sherbrooke (PVCFMUS), 22 août 1961. Il est fort probable que cette demande ait été rejetée.

10. *La Tribune,* 14 avril 1965.

11. Lettre du Dr La Salle au Dr Kinde, 21 septembre 1964. (SAUS)

12. Lettre du Dr Kinde au Dr La Salle, 29 mars 1965. (SAUS) L'octroi demandé fait suite à quelques visites du Dr La Salle au siège de la Fondation à Battle Creek au Michigan.

13. *Le Journal de Sherbrooke,* 19 avril 1965.

14. « The announcement of the W. K. Kellogg grant was the turning point in the organization of our School of Medicine », lettre du Dr La Salle à Kinde, 17 mars 1966.

15. « Elle rendra possible, dès la première année, la réunion d'une équipe de spécialistes pour la planification des programmes et le choix des équipements », *La Tribune,* 14 avril 1965.

16. Mgr Parent, *Rapport de la Commission,* 227.

17. Lettre du Dr La Salle au premier ministre Lesage, 25 novembre 1964.

18. *La Tribune,* 15 juin 1965. Cette somme sera consacrée à la toiture, aux planchers, aux divisions intérieures, à l'électricité, à la plomberie et à la peinture.

19. Maltais, *Le Centre médical...*, R. Maltais, p. 89.

20. Maltais, p. 315 et « Clinique de l'Université de Sherbrooke », 8 juin 1968 (AUS, 54383-33).

21. *La Tribune,* 27 août 1965.

22. *Rapport de la visite à la Fondation W. K. Kellogg par le docteur Gérald La Salle, doyen, le vendredi 18 mars 1966* (AUS, 53481-40).

23. *La Tribune,* 28 juin 1965.

24. Voir à ce propos D. Goulet, *Histoire de la Faculté de médecine de l'Université de Montréal...*

25. *Le Devoir,* 15 avril 1965.

26. Citation du Dr La Salle dans Maltais, *Le Centre médical...*, R. Maltais, p. 87.

27. Le Dr Beauregard est embauché officiellement le 1er juin alors que le Dr LeClair est en poste officiellement à partir du 1er nombre 1965.

28. Entrevue avec le Dr Maurice LeClair, 21 novembre 2005.

29. « Mayo était le modèle de l'hôpital universitaire. Il y avait cinq cents fellows, deux immenses hôpitaux et on recevait plus de cinq mille patients en clinique externe. Le virage ambulatoire, les frères Mayo l'ont inventé en 1899 quand ils ont amorcé leur carrière. Quand on va à Mayo, on n'est pas hospitalisé, à moins d'une stricte obligation. Là, j'ai vu comment ça pouvait fonctionner un centre universitaire et c'est ça que je voulais avoir à Montréal. Mais cela a été impossible et je me suis dit qu'à Sherbrooke, je pouvais prendre une chance », entrevue avec le Dr Maurice LeClair, 21 novembre 2005.

30 Entrevue avec le Dr Maurice LeClair, 21 novembre 2005. De fait, lorsqu'il ira aux États-Unis, peu après son arrivée à la Faculté de médecine de l'Université de Sherbrooke, pour recruter des cliniciens, il leur parlait de la future clinique universitaire qui, leur soulignait-il, allait être « un genre de petite clinique Mayo », entrevue avec le Dr René Beaudry, 4 mai 2005.

31. Entrevue avec le Dr Maurice LeClair, 21 novembre 2005.

32. *Clinique de l'Université de Sherbrooke,* 8 juin 1968, 3, et M.-L. Côté, *Centre hospitalier universitaire de Sherbrooke,* 1972, 1. (SAUS)

33. L'intégration des sciences de base et des sciences cliniques ainsi que l'importance à accorder aux facteurs sociaux et économiques dans la formation des étudiants en médecine demeurera longtemps une préoccupation majeure du D[r] La Salle. Dans un article publié en espagnol en 1970, il présente longuement la philosophie qui a présidé au programme de médecine de la Faculté ; G. La Salle, « Nuevos modelos en la formacion profesional del personal de la salud : Universidad de Sherbrooke », *Educacion Médica y Salud,* vol. 4, n° 4, 1970, 295-309.

34. Voir à ce propos D. Goulet, *Histoire du Collège des médecins…*

35. L'échelle adoptée par le comité de direction est la suivante : professeur titulaire (18 000 $), professeur agrégé (15 000 $), assistant-professeur (12 000 $), PVCDFMUS, 1er décembre 1965. (SAUS)

36. Texte rédigé en collaboration avec le Dr Jean de Margerie.

37. À l'Hôpital Notre-Dame, le Dr Charles-Émile Grignon, qui s'efforce de développer les spécialités de la médecine interne, introduit le poste de professeur « plein temps géographique » (PTG) dès 1957. Voir D. Goulet, *Histoire de la gastro-entérologie au Québec…*

38. Entrevue avec le Dr Gilles Pigeon, 1er mars 2006.

39. En 1966, le Dr de Margerie avait obtenu une promotion accélérée à l'agrégation et devenait directeur du nouveau service d'ophtalmologie à l'Hôtel-Dieu de Kingston, entrevue avec le Dr Jean de Margerie, 23 janvier 2006.

40. Le poste de professeur à temps plein est distinct de celui de professeur d'enseignement clinique qui est réservé aux médecins qui enseignent à forfait et à temps partiel et qui conservent leur statut de cliniciens en pratique privée.

41. PVCDFMUS, 29 juin 1966. (SAUS)

42. Entrevue avec le Dr Gérard Plante, 8 mars 2006.

43. Le Dr Gagnon remplacera le Dr Beaulnes en février 1967, PV du Comité des études supérieures, 7 février 1967. Le Dr Marc Lavallée, qui se joindra à la Faculté le 1er juin 1966, était aussi membre de ce comité.

44. Lettre de G. La Salle à M.-R. Kinde, 21 juillet 1966. (SAUS)

45. *Rencontre des Drs J.-A. Macfarlane, Wendell McLeod et Roger Dufresne du comité spécial de l'enseignement médical de la Commission royale d'enquête sur les services de santé, avec Mgr Pinard, les abbés Gilmore et Sirois et le Dr Larouche,* 22 mars 1962. (SAUS)

46. Rapport annuel de la Faculté de médecine de l'Université de Sherbrooke (RAFMUS), 1967-68, 10. (SAUS)

47. Le Dr Gagnon quittera la Faculté en 1970.

48. Selon le rapport annuel de l'Université, ils sont tous embauchés en 1965-66. Selon Maltais, « il n'y avait guère moins d'un an que le docteur Victor Marchessault, pédiatre, travaillait assidûment à la Faculté de médecine de Sherbrooke lorsqu'il décida, en juillet 1967, de s'y agréger formellement par contrat », *Panorama de la recherche à l'Université de Sherbrooke,* octobre 1981, 115. (SAUS)

49. PVCDFMUS, 10 mai 1966. Le Dr Fournier apparaît dans la liste des professeurs adjoints dans le rapport annuel de la FMUS de 1967-68, 10. Elle obtiendra un Ph. D. en médecine expérimentale en juin 1973. Le Dr Massey avait joint les rangs de la Faculté le 1er mai 1966.

50. J. de Margerie, texte manuscrit, 2006.

51. « Le docteur Marc Lavallée a été nommé professeur agrégé de biophysique et entre en fonction le 1er juin 1966. Il transférera son laboratoire à l'Université de Sherbrooke au début du mois de mai. Toutes les mesures ont été prises en vue de l'aménagement de ce laboratoire et des achats des appareils scientifiques et de l'équipement nécessaire à cette installation », Procès-verbal du Comité de direction de la Faculté de médecine de l'Université de Sherbrooke (PVCDFMUS), 9 février 1966. (SAUS)

52. *Report on University of Sherbrooke Faculty of Medicine,* 29-30 mai 1967, 16. (SAUS)

53. Entrevues avec les Drs Bernard Bénard (24 octobre 2005) et Maurice LeClair, Madeleine Côté, Gilles Pigeon, 21 novembre 2005.

54. Jean de Margerie, texte manuscrit, juin 2006.

55. Entrevue avec le Dr Jean de Margerie, 23 janvier 2006 et BFMUS, juin 1989.

56. Lettre du Dr Roch Boivin au recteur Maltais, 24 août 1966. (SAUS)

57. *Liaison,* « Ouverture officielle de la Faculté de médecine », 13 janvier 1967. Les ailes III et IV sont terminées à la fin décembre 1967, G. La Salle, *Rapport sur l'expérience de l'Université de Sherbrooke,* 187. (SAUS)

58. G. La Salle, *Rapport annuel de la Faculté de médecine de l'Université de Sherbrooke,* 7 octobre 1966. (SAUS)

59. Le 17 novembre 1965, Mme Côté et le D[r] LeClair rejoignent le D[r] La Salle à la Corporation et à l'Assemblée des administrateurs du CUS, procès-verbal du Conseil d'administration de la Clinique de l'Université de Sherbrooke (PVCACUS), 17 novembre 1965.

60. Entrevue avec le Dr Jean de Margerie, 23 janvier 2006.

61. *Liaison,* Dr Beauregard, « Ouverture officielle de la Faculté de médecine », 13 janvier 1967. (SAUS)

62. *Idem.*

63. « Le Docteur Maurice LeClair soutient que les honoraires professionnels devraient être "poolés" pour chaque département », PVCDFMUS, 9 février 1966. (SAUS)

64. J. de Margerie, *Suggestions RE: plafonds, argent supplémentaire, surplus, emploi de surplus,* 30 juin 1966, Annexe du compte rendu de la réunion des chefs de départements cliniques, 12 juillet 1966. (SAUS)

65. Compte rendu de la réunion des chefs de départements cliniques, 12 juillet 1966. (SAUS)

66. Lettre du D[r] La Salle aux membres du Conseil de la Faculté de Médecine, 27 juillet 1966. (SAUS)

67. Entrevue avec le Dr Maurice LeClair, 21 novembre 2005.

68. Entrevue avec le Dr Maurice LeClair, 21 novembre 2005.

69. « Les médecins ne doivent pas être au courant des surplus qu'ils ont gagnés d'une façon individuelle », Dr M. LeClair, *Suggestions RE : rémunération des plein-temps*, n.d. (*circa* octobre 1966). (SAUS)

70. Selon le Dr de Margerie, le partage des surplus (à ne pas confondre avec les honoraires) devrait se faire avec le département d'origine, sous l'autorité conjointe du directeur et du doyen selon un pourcentage convenu ; la Faculté disposerait de sa composante à la discrétion du doyen, ce qui pourrait inclure des bourses salariales pour les non-cliniciens, J. de Margerie, *Suggestions RE : plafonds, argent supplémentaire, surplus, emploi de surplus,* 30 juin 1966, Annexe du compte rendu de la réunion des chefs de départements cliniques, 12 juillet 1966. (SAUS)

71. Compte rendu de la réunion des chefs de départements cliniques, 24 novembre 1966. (SAUS)

72. Compte rendu de la réunion des chefs de départements cliniques, 24 novembre 1966. (SAUS)

73. Compte rendu de la réunion des chefs de départements cliniques, 1er décembre 1966. (SAUS)

74. Compte rendu de la réunion des chefs de départements cliniques, 12 juillet 1966. (SAUS)

75. Lettre du Dr La Salle au Dr de Margerie, 25 septembre 1967. (SAUS)

76. Entrevue avec le Dr Jean de Margerie, 23 janvier 2006.

77. Se joint aussi au comité le Pr Thomas Boudreau embauché au printemps 1966, lettre du Dr La Salle au Dr de Margerie, 25 septembre 1966. (SAUS)

78. Lettre du Dr La Salle au Dr de Margerie, 25 septembre 1967. (SAUS)

79. Entrevue avec le Dr Gilles Pigeon, 21 novembre 2005.

80. Dr de Margerie, *Texte manuscrit,* 2006.

81. *Rapport de la visite à la Fondation W. K. Kellogg par le docteur Gérald La Salle, doyen, le vendredi 18 mars 1966,* (AUS, 53481-40). (SAUS)

82. « Il est proposé d'organiser la première réunion du comité du curriculum le mardi, 15 mars, et d'y convier les personnes suivantes : les docteurs Maurice LeClair, Louis-Paul Dugal, Marc Lavallée, Jules Lamarre, Gilles Cousineau, Jean Fontaine, Victor Marchessault, Mario Giroux, Gisèle Fournier, Roger Dufresne ainsi que M. Thomas Boudreau », PVCDFMUS, 8 mars 1966. (SAUS)

83. *La Tribune,* 10 février 1966. (SAUS)

84. « Après reconsidération des espaces disponibles, il a été décidé qu'il serait possible d'admettre un maximum de 32 étudiants », PVCDFMUS, 11 juillet 1966. (SAUS)

85. J. de Margerie, texte manuscrit, 2006.

86. Entrevue avec Mme Madeleine Côté, 21 novembre 2005.

87. Entrevues avec les Drs Bernard Bénard et Marcel Drolet, 24 octobre 2005 et 12 octobre 2005.

88. Lettre de J.-M. Beauregard à Gérald La Salle, 10 août 1966 et J.-M. Beauregard, *University of Sherbrooke. Objectives of the Faculty of Medicine,* Université d'Illinois, Chicago, 10 août 1966. (SAUS) Au niveau des besoins en personnel et en espace pour les départements, le Dr La Salle s'inspire du modèle défini par la Rutgers Medical School, *Preliminary draft – Confidential Personnel and space needs, preclinical science departments Rutgers Medical School,* 22 juillet 1965.

89. Le Dr Georges Miller publiera en 1980: *Educating Medical Teachers,* Harvard University Press.

90. Entrevue avec le Dr Gilles Pigeon, 1er mars 2006.

91. Dr Beauregard, « Ouverture officielle de la Faculté de médecine », *Liaison,* 13 janvier 1967. (SAUS)

92. À partir de 1966, le doyen de la Faculté de médecine de McMaster, le Dr Evans, s'efforce de recruter des professeurs « who shared his vision of an integrated curriculum, problem-based teaching and a new faculty organization ». Cependant, la faculté n'accueille ses premiers étudiants qu'en 1969, N. Tait Mcphedran, *Canadian Medical Schools,* 211-212.

93. « La visite de la Faculté de Médecine de l'Université Western Reserve à Cleveland fournit une autre preuve que le genre d'enseignement se traduit dans les plans. À Cleveland, on n'était pas satisfait de la fragmentation de l'enseignement médical par départements, de la séparation des années pré-cliniques et cliniques et de la formation trop technique des étudiants. Depuis 1952, un Comité d'Éducation, composé d'un membre de chaque département, est responsable des programmes d'études. L'enseignement se fait par système en y intégrant toutes les différentes disciplines », PVCFMUS, 30 mai 1961. (SAUS)

94. PVCFMUS, 22 août 1961. (SAUS)

95. *Discours du doyen de la Faculté de médecine, Dr Gérald La Salle,* 13 janvier 1967. (SAUS)

96. Dr J.-M. Beauregard, « Ouverture officielle de la Faculté de médecine », *Liaison,* 13 janvier 1967. Les laboratoires polyvalents avaient été prévus dès l'année 1965. (SAUS)

97. Dr J.-M. Beauregard, « Ouverture officielle de la Faculté de médecine », *Liaison,* 13 janvier 1967. (SAUS)

98. PVCDFMUS, 20 octobre 1966. (SAUS)

99. Ce n'est que le 17 avril 1967, lors de la réunion du comité de direction, qu'est officiellement adoptée une résolution à l'effet que les structures de la faculté seront basées sur trois divisions : « la Divison des sciences fondamentales, la Division des sciences cliniques et la Division de médecine sociale », PVCDFMUS, 17 avril 1967. (SAUS)

100. N. Tait McPhedran, *Canadian Medical Schools,* 203.

101. T.-J. Boudreau, *La division de médecine sociale de la Faculté de médecine de l'Université de Sherbrooke,* octobre 1968 (AUS, 10-05-01-01). (SAUS)

102. Texte rédigé en collaboration avec le Dr Jean de Margerie.

103. J.-M. Beauregard, *Buts du Centre hospitalier universitaire,* 28 décembre 1966. (SAUS) Une autre version anonyme, rédigée en 1969, fait état de l'influence du Rapport Flexner dans le choix des objectifs. Or rappelons que ce rapport avait été rédigé au début du XXe siècle.

104. Entrevue avec les Drs Gilles Pigeon, Maurice LeClair et Madeleine Côté, 21 novembre 2005.

105. Entrevue avec le Dr Marcel Drolet, 19 octobre 2005.

106. Entrevue avec Mme Madeleine Côté, 21 novembre 2005. Elle acceptera le poste de secrétaire de la Faculté en attendant sa nomination comme directrice-adjointe du centre médical.

107. *La Tribune,* « Vers l'aboutissement », 21 mai 1979. Il s'agit d'un compte rendu d'une entrevue avec Mgr Maltais. (SAUS)

108. *La Tribune,* 28 décembre 1966. (SAUS)

109. Lettre du Dr R. Gingras au Dr G. La Salle, 21 septembre 1966. (SAUS)

110. Témoignages des Dres Chantal Beaudet et Louise Galarneau, respectivement des cohortes de septembre 1966 et 1967.

111. Maltais, *Le Centre médical...*, R. Maltais, p. 96.

112. PVCFMUS, 29 juin et 28 août 1966 et RAFMUS, 1967-68, 16; entrevue avec le Dr Bernard Bénard, 24 octobre 2005; *Liaison*, Dr Beauregard, « Ouverture officielle de la Faculté de médecine », 13 janvier 1967 (SAUS); entrevue avec le Dr Hubert Wallot, 25 janvier 2006.

113. En novembre 1967, le Dr LeClair s'efforce de convaincre le président du CRMC, le Dr Malcolm Brown, d'envisager la construction d'un centre de primates à la Faculté.

114. R. Maltais, *Panorama de la recherche...*, 109. (SAUS)

115. Dr J. de Margerie, texte manuscrit, 2006.

116. « Je n'ai jamais, pour ma part, eu l'impression d'être *homme orchestre* autant qu'à cette époque qui se prolongea jusqu'en 1968 - 69, alors qu'une troisième cohorte d'étudiants s'ajoutait aux deux premières... Je voyais des patients dans ma salle d'examen dans l'Aile I, faisais de la recherche dans mon laboratoire attenant à ma salle d'examen, et faisais ma chirurgie oculaire dans les trois hôpitaux de la ville. Et je fus président ou secrétaire de plusieurs comités en faculté ou à l'hôpital, dont notamment ceux des études avancées, de l'audiovisuel et des directeurs de départements cliniques », Dr J. de Margerie, *Texte manuscrit*, 2006.

117. *Règlements pédagogiques. Doctorat en médecine*, PVCDFMUS, 6 décembre 1966. (SAUS)

118. PVCDFMUS, 11 novembre 1966. (SAUS)

119. PVCDFMUS, 28 mars 1967. (SAUS)

120. PVCDFMUS, 17 avril 1967. (SAUS)

121. *Communiqué de presse*, 11 janvier 1967. (SAUS)

122. *Discours du ministre de la Santé–Québec–Honorable Jean-Paul Cloutier*, 1967. (SAUS)

123. *Idem.*

124. Témoignage de Mgr Maltais rapporté par la journaliste de *La Tribune*, Lise Ouellette. (SAUS)

125. « Mesdames et messieurs, vous devinez bien qu'au cours des deux dernières années, nous avons travaillé ardûment. Mais ce fut dans le climat toujours agréable d'une jeune famille », *Discours du Dr Gérald La Salle– doyen*, 13 janvier 1967. (SAUS) Le recteur, Mgr Maltais, est très sobre dans son discours et rend hommage à son prédécesseur, Mgr Pinard, ainsi qu'au Dr Larouche.

Chapitre III. Une intense période de démarrage

1. RAUS, 1966-1969, 32.

2. « Il est proposé, dûment appuyé et approuvé à l'unanimité 1- que soit formé un comité d'admission composé des Drs J.-M. Beauregard, Jean de Margerie, Jules Lamarre, Roger Dufresne, Jules Brodeur et Léon Tétreault 2- que le maximum d'étudiants admis pour l'année 1967-68 soit de 64, à condition toutefois que les ailes 3 et 4 soient complétées », PVCDFM, 6 décembre 1966. Les Drs Brodeur et Tétreault ne sont pas membres de la Faculté et siègent à titre d'invités de l'extérieur.

3. Le ministre de la Santé, Jean-Paul Couturier, accorde à la Faculté, en juillet 1968, la possibilité d'augmenter à 64 le nombre des admissions en première année de médecine, lettre de Jean-Paul Couturier au recteur Roger Maltais, 8 juillet 1968.

4. Voir à ce propos, D. Goulet, *Histoire de la gastro-entérologie au Québec...*
5. Entrevue avec le Dr Marcel Drolet, 12 octobre 2005.
6. RAFMUS, 1967-68, 11-12.
7. Entrevue avec le Dr Marcel Drolet, 12 octobre 2005.
8. R. Maltais, *Panorama de la recherche...*, 115.
9. Outre le texte sur les buts du centre hospitalier, c'est lui qui rédige les objectifs de la formation médicale et les règlements pédagogiques, PVCDFM, 27 juin et 10 juillet 1967.
10. Dr Beauregard, *Buts du Centre hospitalier universitaire,* annexe du PVCDFM, 27 juin 1967.
11. *Idem.*
12. Entrevue avec le Dr Maurice LeClair et Mme Madeleine Côté, 21 novembre 2005.
13. *Idem.*
14. RAFMUS, 1970-1971, 11.
15. *Liaison,* 19 mai 1967.
16. *La Tribune,* 20 mai 1967.
17. Le Pr Thomas Boudreau sera nommé sous-ministre adjoint à la planification au ministère fédéral de la Santé et du Bien-être social en janvier 1975, *Liaison,* 23 janvier 1975.
18. T. Boudreau, *Division de médecine sociale, Rapport annuel 1969-1970* (AUS, 54383-33).
19. R. Maltais, *Le Centre médical,* 117.
20. Entrevue avec le Dr Maurice LeClair, 21 novembre 2005.
21. La création de départements dans les division cliniques et fondamentales se fait rapidement alors que la division de médecine sociale n'obtient la permission de créer des départements qu'en novembre 1967, PVCDFM, 27 novembre 1967.
22. Entrevue avec le Dr Bernard Bénard, 24 octobre 2005.
23. *Idem.*
24. Lettre du D^r^ La Salle à A.-M. McIntyre, 23 janvier 1967 (AUS, 54383-33).
25. Il demande en plus un octroi de « 300 000 $ pour le centre bio-médical », lettre du D^r^ La Salle à A.-M. Vincent, 3 février 1967 (AUS, 54383-33).
26. Lettre du D^r^ La Salle au Dr Dugal, 13 décembre 1967 (AUS, 54383-33).
27. PVCDFM, 12 décembre 1967.
28. PVCDFM, 14 et 28 août 1967. Dans une lettre adressée au Dr J. Gélinas le 5 mai 1967, le D^r^ La Salle souligne que les travaux de l'aile VI ne pourront commencer avant septembre 1967 et que donc, on ne pourra ouvrir l'hôpital avant le printemps 1969 (AUS, 54383-33).
29. Lettre du D^r^ La Salle au recteur Maltais, 6 mars 1967.
30. *D^r^ La Salle – Chronologique 1967,* (AUS, 54383-33).
31. *Idem.*
32. À son arrivée en juillet 1967, il n'y a que deux « internistes » à l'Hôtel-Dieu de Sherbrooke qui font surtout de la cardiologie et quatre à l'Hôpital Saint-Vincent-de-Paul, lesquels ne peuvent répondre à une demande croissante de soins. Entrevue avec le Dr René Beaudry, 28 avril 2005.
33. Entrevue avec le Dr Maurice LeClair, 21 novembre 2005.
34. Le 17 novembre 1965, Mme Côté et le D^r^ LeClair avaient rejoint le D^r^ La Salle à la Corporation et à l'Assemblée des administrateurs du CUS, PVCACUS, 17 novembre 1965.

35. Entrevue avec le Dr Maurice LeClair, 21 novembre 2005.

36. PVCAUS, 3 et 10 avril 1968.

37. Entrevue avec le Dr Maurice LeClair, 21 novembre 2005.

38. Le Dr LeClair avait été nommé vice-doyen à l'hiver 1967 et c'est le Dr Perey qui l'a remplacé à la direction de la division des sciences cliniques, PVCDFMUS, 2 novembre 1967. (SAUS)

39. En 1969 et 1970, on en embauche respectivement 48 et 49.

40. Le Dr Dilenge sera en poste jusqu'à son décès en 1979.

41. « LeClair, qui était un collègue que j'admirais beaucoup, m'avait dit : "Si tu viens à Sherbrooke, tu feras ce que tu voudras. On te donnera carte blanche sur tout" », entrevue avec le Dr Étienne LeBel, 12 juillet 2005.

42. Texte rédigé en collaboration avec le Dr Jean de Margerie.

43. En septembre 1969, la Faculté compte « environ 125 professeurs, au-delà de 180 étudiants en médecine et une trentaine de candidats à la maîtrise et au doctorat », Rapport annuel de la Faculté de médecine de l'Université de Sherbrooke, RAFMUS, 1969-70, 8. (SAUS)

44. Entrevue avec le Dr Gérard E. Plante, 8 mars 2006.

45. Jean de Margerie, *texte manuscrit,* 2006.

46. Les achats d'équipement scientifique sont confiés à un comité composé des Drs Lamarche et Léo Cousineau, *Dr LeClair – Chronologique.* (SAUS)

47. Exceptionnellement, on avait accepté que « les cliniciens de la Polyclinique de Sherbrooke, les docteurs Marcel Drolet, Maurice Langlois, Bernard Longpré et Jean-Marc Pépin, maintien[nent] leur système de perception [...] à la Polyclinique jusqu'à ce qu'il soit pratique de l'intégrer au système des cliniciens du CHU », *Réunion spéciale des cliniciens à temps plein,* 12 septembre 1967. (SAUS) Assistent à cette réunion les Drs LeClair, Beaudry, Bénard, Drolet, Lamarre, Langlois, Longpré, Marchessault, Massey, Papageorges, Pépin, Perey et de Margerie. Mais, selon le Dr Pépin, cela ne sera jamais mis en pratique.

48. Lettre du Dr LeClair au Dr La Salle, 14 septembre 1967. (SAUS)

49. Une clause du contrat des sociétaires prévoit que, à la majorité de 66 %, ils pourront empêcher que la Société soit automatiquement abolie après ses dix premières années d'existence, soit le 31 décembre 1979.

50. *La Société des médecins de l'Université de Sherbrooke, 21e anniversaire,* 1990, 5 ; et Maltais, 187-189.

51. Procès-verbal de la Société des médecins, 31 décembre 1968. (SAUS)

52. Les activités de la Société des médecins débutent officiellement le 1er janvier 1970.

53. Cette compagnie de gestion se dénommera *Les Cliniciens du Centre hospitalier universitaire (CHU) Inc.,* puis prendra l'appellation GESMUS.

54. On établira par la suite que la Société regroupe « tous les cliniciens à temps complet ou à temps partiel avec l'exclusivité de service à la Faculté de médecine », *La Société des médecins de l'Université de Sherbrooke, 21e anniversaire,* 1990, 6.

55. Entrevue avec le Dr René Beaudry, 2 mars 2006.

56. Entrevue avec Normand Simoneau, 23 février 2006.

57. *La Société des médecins de l'Université de Sherbrooke, 21e anniversaire,* 1990, 7.

58. « Il s'agit d'un fonds de capitalisation assujetti, comme tous les autres fonds de charité et de recherche, reconnu par le fisc, à la règle du 10 % des dépenses annuelles », J. de Margerie, *La capitalisation du fonds dit de « de dotation » de la Faculté de Médecine,* 1988, 2.

59. *La Société des médecins de l'Université de Sherbrooke, 21e anniversaire,* 1990, 7.

60. Maltais, *Le Centre médical…*, 193.

61. Ministère de la Santé et des Services sociaux, *Pour améliorer la santé et le bien-être au Québec. Orientations,* Gouvernement du Québec, avril 1989, 77.

62. En 1969, la Faculté compte déjà 26 professeurs titulaires, 36 agrégés et 57 adjoints. Les salaires sont de 24 300 $ par année pour un professeur titulaire et de 22 300 $ pour un professeur agrégé.

63. Faculté de médecine, Université de Sherbrooke, *Addenda à l'inventaire des formules d'inscription en vue de la publication du deuxième index des projets de recherche actuellement en cours dans les université du Québec,* 5 juin 1968. (SAUS)

64. RAUS, 1969-1970, 16. (SAUS)

65. Voir, entre autres, Procès-verbal du Comité exécutif de la Faculté de médecine de l'Université de Sherbrooke (PVCEFMUS), 9 avril 1968. (SAUS)

66. Entrevue avec le Dr Bernard Bénard, 24 octobre 2005.

67. Marc Lavallée, *La recherche médicale à l'Université de Sherbrooke,* annexe du PV du Conseil de la Faculté, 19 juin 1968. (SAUS)

68. Le Conseil d'administration de la Clinique de l'Université de Sherbrooke est formé en 1965.

69. Selon Mgr Maltais, le premier coffret et son contenu sont conservés au secrétariat de la Faculté. Maltais, *Le Centre médical…*, 39, note 3.

70. *Les historiens de l'avenir,* document anonyme, probablement de Mme Madeleine Côté, cité par Maltais, 150.

71. *Dr LeClair– Chronologique.* (SAUS)

72. R. Maltais, *Panorama de la recherche…*, 107.

73. Cet achat fait après l'émission, quelques jours plus tôt, de 10 millions $ en obligations. PVCACUS, 6 et 20 août 1968.

74. Maltais, *Le Centre médical…*, 142.

75. *Assemblée du comité spécial pour l'ouverture du CHU,* 31 octobre 1968. (SAUS)

76. Procès-verbal du Conseil d'administration de la Clinique de l'Université de Sherbrooke (PVCACUS), 23 juillet 1969. (SAUS)

77. Le Dr Le Clair, soucieux de l'unité des deux institutions, souligne à Mme Côté qu'il « serait urgent que tous soient endoctrinés afin d'être sur la même longueur d'ondes ». Celle-ci lui répond que cet endoctrinement relève de la Faculté, *Assemblée du comité spécial pour l'ouverture du CHU,* 31 octobre 1968. (SAUS)

78. *Dr LeClair – Chronologique* (AUS, 54383-33). (SAUS)

79. *Notes de Mgr Maltais,* « Conseil d'administration de la Clinique de l'Université de Sherbrooke ». (SAUS)

80. Entrevue avec le Dr René Beaudry, 1er mars 2005.

81. *Faculté de médecine, Rapport annuel juin 1966 à février 1970.* (SAUS)

82. PVCACUS, 29 octobre 1968. (SAUS)

83. PVCACUS, 7 janvier 1969. (SAUS)

84. Maltais, *Le Centre médical…*, 153.

85. Beauregard, *Conférence prononcée devant l'Association médicale du Québec,* 10 juin 1966. (SAUS)

86. Entrevue avec Normand Simoneau, 23 février 2006.

87. *Mémorandum du comité d'ouverture de l'Hôpital,* 30 avril 1969. (SAUS)

88. L.-M. Tard, « Le CHUS ou la médecine à l'ère de l'espace », *Le Devoir,* 22-24 juillet 1968. (SAUS)

89. Au 31 décembre 1970, les 432 lits ne sont pas encore tous ouverts, procès-verbal du Comité exécutif du Centre hospitalier universitaire, Procès-verbal du Comité exécutif du Centre hospitalier universitaire (PVCECHU), 25 janvier 1971.

90. *Centre hospitalier universitaire,* 1969. (SAUS)

91. L.-M. Tard, *art. cit.*

92. *Ibid.*

93. « Le recrutement du personnel infirmier a été un des problèmes majeurs qui a été résolu au cours de l'année 1969 », *Faculté de médecine, Rapport annuel juin 1966 à février 1970.* (SAUS)

94. PVCACUS, 15 août 1969. (SAUS)

95. *Mme Côté– Chronologique.* (SAUS)

96. PVCECHU, 11 juin 1969. (SAUS)

97. *Faculté de médecine, Rapport annuel juin 1966 à février 1970.* (SAUS)

98. *Faculté de médecine, Rapport annuel juin 1966 à février 1970.* (SAUS)

99. Elle démissionne en 1972, PVCACUS, 15 août 1969. (SAUS)

100. PVCACUS, 23 septembre 1969 et 5 mars 1974. (SAUS)

101. RAFMUS, 1971-72, 25. (SAUS)

102. PVCECHU, 18 janvier 1971. (SAUS)

103. « Horaire des autobus pour le centre hopitalier universitaire », *Liaison,* 20 septembre 1968. (SAUS)

104. Les documents d'affiliation sont signés par le recteur Maltais, le doyen LeClair, les présidents respectifs des conseils d'administrations des trois hôpitaux, Lorne Campbell (Sherbrooke Hospital), Georges Sylvestre (Saint-Vincent-de-Paul), Roger Larose (Hôtel-Dieu) ainsi que par Donald Fish, et les Drs Fernand Tanguay et Carol Côté, *La Tribune,* 3 octobre 1969. (SAUS)

105. Liaison Committee on Medical Education, *Report of the...,* 1970, 11. (SAUS)

Chapitre IV. Le double décanat du Pr Gilles Pigeon

1. C'est le Dr Michel Baron qui s'y retrouve au milieu des années 1980, entrevue avec le Dr Juan-Roberto Iglesias, 27 février 2006.

2. Entrevue avec Normand Simoneau, 23 février 2006.

3. Maltais, *Le Centre médical...,* 197.

4. *Le Mot du Doyen,* 17 mars 1970.

5. PVCAUS, 17 juin 1970.

6. *Curriculum Vitæ, Docteur Jean de L. Mignault.* (AUS)

7. RAFMUS, 1970-71, 12.

8. Maltais, *Le Centre médical...,* 200 et entrevues avec les Drs Maurice LeClair et Gilles Pigeon, 21 novembre 2005.

9. *La Tribune,* 25 mars 1970.

10. *Ibid.*

11. Mgr Maltais, *Dr Mignault – Chronologique,* 12 novembre 1970 (AUS, 54383-33).

12. Notes manuscrites du Dr Évelyne de Médicis, avril 2006.

13. Entrevue avec Normand Simoneau, 23 février 2006.

14. Guy Lamarche, *Enseignement et compétence médicale,* cité par Maltais, *Le Centre médical...,* 276.

15. Entrevue avec le Dr Hubert Wallot, 25 janvier 2006.

16. Entrevue avec le Dr Gilles Pigeon, 1er mars 2006.

17. *Idem.*

18. Le Dr Pigeon avait grandement apprécié le Dr Beauregard lorsque ce dernier était vice-doyen à la Faculté de médecine de l'Université de Montréal. Celui-ci avait été un de ses maîtres tout comme le fut par la suite le Dr Jacques Genest. Tous deux avaient comme leitmotiv la poursuite de l'excellence.

19. Entrevue avec le Dr Gilles Pigeon, 1er mars 2006.

20. Le Pr Johnson avait joint la Faculté en 1969.

21. M.-A. Bureau, *Notes historiques n° 1 de la Faculté de médecine de l'Université de Sherbrooke*, 26 décembre 1991.

22. CV du Dr Gilles Pigeon (AUS) et entrevue avec le Dr Gilles Pigeon, 1er mars 2006.

23. Entrevue avec Normand Simoneau, 23 février 2006.

24. *Journal des débats,* 25 novembre 1971, p. B-5315.

25. *Ibid.*

26. *Document de travail. Priorités au CHU. Orientations du doyen,* 21 janvier 1972.

27. *Commentaires soumis par le Centre hospitalier universitaire de Sherbrooke concernant le projet de règlement en vertu de la Loi sur la santé et les services sociaux,* août 1972.

28. *Commentaires soumis par le Centre hospitalier universitaire de Sherbrooke concernant le projet de règlement en vertu de la Loi sur la santé et les services sociaux,* août 1972.

29. En janvier 1973, l'exécutif du CUS décide de procéder à la nomination d'un DG via un comité ad hoc, PVCACUS, 9 janvier 1973.

30. PVCACUS, 20 mars 1973.

31. Entrevue avec Normand Simoneau, 24 février 2006.

32. PVCACUS, 18 janvier 1972.

33. Maltais, *Le Centre médical...*, 218.

34. Pour une description détaillée des transformations administratives de la Clinique, voir Maltais, 216-220.

35. PVCFMUS, 30 mai 1973.

36. *La Tribune,* « Le CHUS – Sa structure corporative et administrative », 19 mai 1979.

37. PVCACUS, 5 février 1974.

38. Entrevue avec Normand Simoneau, 23 février 2006.

39. *Idem.* Cela est confirmé par une note du procès-verbal du Conseil d'administration de la Clinique datée du 25 septembre 1973 où il est souligné que « lui et le doyen se rencontrent chaque semaine ».

40. *CHUS,* brochure du service de l'information du CHUS, 1980.

41. L'abolition des trois divisions est entérinée par le Conseil d'administration en 1973, PVCAUS, 1972-1973, résolution A-6087.

42. Entrevue avec le Dr Gilles Pigeon, 1er mars 2006.

43. Maltais, *Le Centre médical...*, 221.

44. *Idem.*

45. Entrevue avec le Dr Pigeon, 1er mars 2006.

46. CV du Dr Pigeon. (SAUS) Il sera aussi vice-président de l'Association des facultés de médecine du Canada.

47. Entrevue avec le Dr Gilles Pigeon, 1er mars 2006.

48. *Idem.*

49. *Report of the Accreditation Survey of the Faculty of Medicine, University of Sherbrooke*, 16-19 février 1975, 6. (SAUS)

50. *Ibid.*

51. Lettre adressée au Dr Pigeon, 6 mars 1973. PVCEFM, 21 mars 1973. Voir aussi les procès-verbaux du 22 août et du 17 octobre 1973. (SAUS)

52. PVCFMUS, 22 août 1973. (SAUS)

53. PVCFMUS, 11 octobre 1984. (SAUS)

54. Lettre de C. Galéano à G.-E. Plante, 3 novembre 1975. (SAUS)

55. Une seconde lettre du Dr G.-E. Plante est adressée au doyen Pigeon le 7 novembre 1975 dans laquelle le directeur détaille les causes de l'échec. (SAUS)

56. PVCFMUS, 12 novembre 1975. (SAUS)

57. *Loi sur les services de Santé et des Services sociaux,* 1971, chap. 48.

58. PVCFMUS, 5 mai 1976 et Annuaire de la Faculté de médecine de l'Université de Sherbrooke (AFMUS), 1978-79. (SAUS)

59. *Rapport sur la situation financière de l'Université de Sherbrooke,* juillet 1972, 55. (SAUS)

60. En 1977, la Faculté de médecine de Paris accueillait déjà 50 % de femmes, Poirier, J., et J. L. Poirier (dir.), *Médecine et philosophie à la fin du XIXe siècle,* Cahier de l'Institut de recherche universitaire d'histoire de la connaissance, des idées et des mentalités, Université de Paris-Val de Marne, 1978, 25.

61. *Liaison,* 12 octobre 1972. (SAUS)

62. D. Goulet, *Histoire de la Faculté de médecine...*, 404.

63. Ministère de l'Éducation et ministère des Affaires sociales, *Rapport de l'Opération sciences de la santé,* Québec, avril 1976.

64. *La Tribune,* 10 octobre 1972. (SAUS)

65. Maltais, *Le Centre médical...*, 222.

66. À défaut de s'en inquiéter directement, ce sera le ministère de l'Éducation, le ministère des Affaires sociales et certains membres de la communauté universitaire sur le campus Ouest qui se chargeront, les premiers avec rigueur, les derniers avec un brin de démagogie, de rappeler la Faculté de médecine à ses devoirs de bonne gestion financière.

67. *Rapport Charbonneau,* p. 1, bibl. 15. (SAUS)

68. Maltais, 223-224.

69. *La Tribune,* 15 février 1973. Voir aussi Maltais, « Sous le signe de CERFAMUS (1972-1974) », 223-232. (SAUS)

70. *La Tribune,* 22 novembre 1973. (SAUS)

71. R. Dauphin *et al.*, *Les sources du déficit de l'Université de Sherbrooke,* 17 novembre 1974, 45. (SAUS)

72. *Liaison,* 28 novembre 1974. (SAUS)

73. *Ibid.*

74. Entrevue avec le Dr Bénard, 24 octobre 2005.

75. Rappelons toutefois que depuis 1948 que le CMCPQ (CPMQ) avait le pouvoir de « faire abroger, modifier et exécuter des règlements en vue de décerner des certificats de spécialités aux médecins ». S'ajouteront aussi plus tard les exigences du code des professions. Voir D. Goulet, *Histoire du Collège...*

76. D. Goulet, *Histoire de la Faculté de médecine de l'Université de Montréal,* 416-417.

77. N. Tait McPhedran, *Canadian Medical Schools...*

78. PV de la réunion spéciale du département de médecine communautaire, 22 août 1972. (SAUS)

79. PVCAUS, 14 février 1977. (SAUS)

80. PVCAUS, 26 avril 1982, 24 septembre 1984 et AFMUS, 1981-1980, 1985-1986. (SAUS)

81. Entrevue avec le Dr Bénard, 24 octobre 2005.

82. Mgr Maltais, *Mme Côté – Chronologique,* 12 avril 1970. (SAUS)

83. Comité ad hoc sur l'orientation des soins, *Rapport final,* annexe du PVCEFMUS, 24 janvier 1973. (SAUS)

84. Entrevue avec le Dr Juan Roberto Iglesias, 27 février 2006.

85. Jusqu'au début des années 1970, l'urgence est exclusivement réservée aux médecins spécialistes, aux chirurgiens et aux résidents qui se partagent inégalement les tâches cliniques et académiques. Depuis la naissance de l'Hôpital Maisonneuve-Rosemont en 1954, l'urgence était considérée comme un élément essentiel pour la formation des étudiants en médecine interne et des résidents. En effet, la priorité est accordée aux chirurgiens qui, en conséquence, opposent une forte résistance à l'intégration des omnipraticiens dans les salles d'urgence. Voir à ce propos D. Goulet, *Une histoire médicale de l'Hôpital Maisonneuve-Rosemont.*

86. *Comité ad hoc type de médecins à former à la Faculté de médecine de Sherbrooke,* annexe du PVCFMUS, 18 octobre 1972. Le comité est composé des Drs Claude Lanctôt, Paul Montambault, Louis-Philippe Lejeune, Jean de L. Mignault, Antoni Trias, Léonard Langlois, Jules Josselin, Ghislain Devroede, Théodore Lévêque, Jacques Bourque, James T. Quintin et Mlle Lucie Brazeau.

87. PVCFMUS, 28 février 1973. (SAUS)

88. En vertu de la Loi sur les services de Santé et des Services sociaux, 1971, chap. 48.

89. Comité ad hoc sur l'orientation des soins, *Rapport final,* annexe du PVCEFMUS, 24 janvier 1973. (SAUS)

90. Texte rédigé en collaboration avec le Dr Gilles Pigeon.

91. Annexe du PVCFMUS, 23 mai 1973. (SAUS)

92. PV de la réunion spéciale du département de médecine communautaire, 22 août 1972. (SAUS)

93. M. Lavallée, *Le département de médecine familiale,* annexe du PVCFMUS, 16 septembre 1975. (SAUS)

94. *Idem.*

95. *Idem.*

96. Entrevue avec le Dr Juan Roberto Iglesias, 27 février 2006.

97. *Idem.*

98. Le tout se résoudra avec la création au sein de la Fédération d'une association définissant la rémunération à taux fixes équivalant à des honoraires professionnels. Le Dr Jean Rodrigue est devenu le premier président de l'Association des médecins de CLSC et le Dr Iglesias, le premier secrétaire-trésorier. La première entente est signée en 1975, entrevue avec le Dr Juan Roberto Iglesias, 27 février 2006.

99. *Département de médecine communautaire. Document présenté au doyen,* 27 mars 1974. (SAUS)

100. Entrevue avec le Dr Juan Roberto Iglesias, 27 février 2006.

101. Bulletin de la Faculté de médecine de l'Université de Sherbrooke (BFMUS), juin 1992. (SAUS)

102. En 1972, Claude A. Lanctôt devient directeur de la division de médecine sociale, Annuaire de la FMUS, 1972-1973.

103. M. Lavallée, *Le département de médecine familiale,* annexe du PVCFMUS, 16 septembre 1975. (SAUS)

104. Lettre du doyen Pigeon au Dr Lavallée, 4 février 1975.

105. PVCAUS, 10 novembre 1975. (SAUS)

106. PVCEFMUS, 10 et 12 novembre 1975. (SAUS)

107. Un contrat avait été offert à « la Clinique du Richelieu de Tracy, en 1974-75 », lettre du doyen Pigeon au Dr Lavallée, 4 février 1975. (SAUS)

108. Entrevue avec le Dr Paul Grand'Maison, 7 novembre 2005.

109. D. Goulet, *Histoire de la Faculté de médecine...*, 416-417.

110. Entrevue avec le Dr Paul Grand'Maison, 7 novembre 2005.

111. Entrevue avec le Dr Paul Grand'Maison, 7 novembre 2005.

112. Tout comme l'avait fait l'Hôpital Maisonneuve de Montréal qui avait créé lors de sa fondation en 1954 une école d'infirmières particulière où les étudiantes recevaient une formation sur mesure pour les activités spécialisées de l'Hôpital. Voir D. Goulet, *L'Hôpital Maisonneuve-Rosemont...*

113. Procès-verbal de la réunion spéciale du comité de construction, 22 décembre 1963. (SAUS)

114. PVCECHU, 24 mars 1969. (SAUS)

115. BFMUS, octobre 1989. (SAUS)

116. *Département de médecine communautaire. Document présenté au doyen,* 27 mars 1974. (SAUS)

117. D. Lalancette, *Historique du département – des débuts à 1991,* 2004, 2.

118. D. Lalancette, *Historique du département – des débuts à 1991,* 2004, 1.

119. RAUS, 1978-1979, 11. (SAUS)

120. D. Lalancette, *Historique du département – des débuts à 1991,* 2004, 1.

121. PVCEFMUS, 10 mars 1978. (SAUS)

122. PV de l'Assemblée facultaire, 8 novembre 1978.

123. Entrevue avec le Dr Bernard Bénard, 24 octobre 2005.

124. Voir à ce propos D. Goulet, *Histoire de la gastro-entérologie au Québec...*

125. Entrevue avec le Dr René Beaudry, 28 avril 2005.

126. « Ce programme permet d'en savoir davantage sur la mutation génétique de l'ADN ; lorsqu'un gène problématique est identifié, les chercheurs peuvent reconnaître le défaut. La connaissance du type de mutation impliqué permet de savoir quel enzyme ne fonctionne pas. Dans bien des cas, une simple diète suffit : les aliments contenant l'enzyme déficient sont retirés de l'alimentation de l'enfant et remplacés par autre chose. » M. Aubé, « L'ADN de la recherche », *Sommets,* vol. 12, n° 2, 1999. (SAUS)

127. Le Dr Simard occupera aussi la présidence du CRSQ avant de devenir recteur de l'Université de Montréal.

128. La situation est-elle à ce point idéale ? Pas vraiment, si l'on en croit un rapport, préparé par le Comité de l'assemblée des chercheurs de la Faculté de médecine présidé par le Pr Léon Sanche et composé des Drs Léo Cousineau, Gilles Dupuis, André Lussier et Lucien Laforest. À partir d'une enquête menée chez les chercheurs, on se rend compte qu'au-delà des statistiques réconfortantes, cette expansion rapide, trop peut-être, cache certains problèmes conjoncturels. Ce rapport reprend certaines recommandations du Comité de la recherche présidé par le Pr Lamy en 1972.

129. Comité de l'assemblée des chercheurs de la Faculté de médecine, *La situation de la recherche à la Faculté de médecine de Sherbrooke,* 15 décembre 1975. (SAUS)

130. *Liaison,* 10 octobre 1974. (SAUS)

131. Il préside aussi le Comité de recherche de candidatures, à travers le Canada. À ce titre, il recommande en 1978 à Mme Monique Bégin, ministre de la Santé, la nomination

de son ancien collègue, le Dr René Simard. L'accession de celui-ci à la présidence du CRMC ne pouvait être qu'une bonne chose pour Sherbrooke et le Québec en général.

132. Conseil de recherches médicales du Canada, *La déontologie de l'expérimentation chez l'humain,* Rapport n° 6, 1978.

133. Notes manuscrites du Dr Éveline de Médicis, 2006.

134. *Renseignements généraux,* Université de Sherbrooke, 1970-71. (SAUS)

135. Entrevue avec Normand Simoneau, 23 février 2006.

136. Entrevue avec Normand Simoneau, 23 février 2006.

137. Faculté de médecine de l'Université de Sherbrooke, *Mémoire sur le projet d'une politique québécoise de la recherche scientifique,* annexe du PVCFM, 5 décembre 1979, 11. (SAUS)

138. Faculté de médecine de l'Université de Sherbrooke, *Mémoire sur le projet d'une politique québécoise de la recherche scientifique,* annexe du PVCFM, 5 décembre 1979, 5. (SAUS)

139. Faculté de médecine de l'Université de Sherbrooke, *Mémoire sur le projet d'une politique québécoise de la recherche scientifique,* annexe du PVCFM, 5 décembre 1979, 12. (SAUS)

140. *La Tribune,* « La Fondation du CHUS Inc. », 19 mai 1979. (SAUS)

141. *La Tribune,* 12 juin et 28 juillet 1978. (SAUS) Le Conseil d'administration de la Fondation est composé, outre le D[r] La Salle, du président du Conseil d'administration du CHUS, Marc Leclerc, du doyen Pigeon, du directeur général Simoneau, de l'adjoint au recteur, Raymond Vachon, de Jean-Prosper Gauthier et de Normand Y. Thériault.

142. *La Tribune,* 28 septembre 1989. (SAUS)

143. Maltais, 271-272.

144. Texte rédigé en collaboration avec le Dr Jean de Margerie.

Chapitre V. Le décanat du Pr de Margerie (1979-1983)

1. Université de Sherbrooke, *Étudiants inscrits à la Faculté de médecine de l'Université de Sherbrooke,* 1966-1994. (SAUS)

2. *La Tribune,* 18 mars 1981. (SAUS)

3. Rapport annuel de l'Université de Sherbrook (RAUS), 1984-85, 8. (SAUS)

4. En conséquence, il exige un rapport d'étape pour la fin de l'année 1981 et impose une visite « à but limité » en novembre 1982.

5. Texte rédigé en collaboration avec le Dr Jean de Margerie.

6. *Évaluation et révision du programme des études médicales prédoctorales,* janvier 1979. (SAUS)

7. Groupe de travail sur le programme, *Résumé des entrevues des professeurs de la Faculté de médecine,* 1979. (SAUS)

8. *Idem.*

9. Girard, Roy et Associés inc., *L'environnement intermédiaire : statistiques comparatives des facultés de médecine au Québec,* Rapport n° 4, 1986, 15. (SAUS)

10. M. Drolet, *Politique d'admission à la Faculté de médecine de l'Université de Sherbrooke* et *Profil du cégepien,* 1979. (AUS) (SAUS)

11. P. Montambault, *Rapport du sous-comité du programme : visite d'agrément du LCME 1980.* (SAUS)

12. *Idem.*
13. *Idem.*
14. *Idem.*
15. *Idem.*
16. *Idem.*
17. J. de Margerie, *texte manuscrit,* 2 juin 2006.
18. Ainsi, en 1982-1983, « considérant les orientations budgétaires et le plan d'équilibre budgétaire, le Conseil d'administration autorise le Conseil exécutif à mettre à pied cinq professeurs de la Faculté de médecine en cas de nécessité », PVCAUS, 10 février 1983. (SAUS)
19. En 1983, on procède à l'abolition des programmes suivants : certificat de gestion bancaire, certificat de gestion hospitalière, gestion du transport et gestions des coopératives, PVCAUS, 27 juin 1983. (SAUS)
20. J. de Margerie, *texte manuscrit,* 2 juin 2006.
21. *Idem.*
22. Entrevue avec le Dr Jean de Margerie, 15 février 2006.
23. Entrevue avec le Dr René Beaudry, 1er mars 2006.
24. Il s'agit des professeurs avec des contrats à terme (CAT) ou « sans reconduction tacite » (CRST), extrait du PV de la réunion de l'Assemblée des directeurs de département et de service, 4 mars 1980. (SAUS)
25. Extrait du PV de la réunion de l'Assemblée des directeurs de département et de service, 4 mars 1980.
26. J. de Margerie, *texte manuscrit,* 2 juin 2006.
27. *Programme de maintien et de développement (prudent) du corps professoral à temps plein,* 25 mai 1981. (SAUS) Le doyen présente ce plan, en mai 1981, à une assemblée générale de tous les professeurs, et ensuite séparément aux organismes majeurs de la Faculté et, enfin, à tout regroupement de professeurs qui souhaitent en discuter. En fin de processus, un vote secret tenu le 18 juin 1981 lors d'une assemblée facultaire qui regroupe tous les professeurs à temps plein de la Faculté dégage un appui favorable à plus des deux tiers pour l'implantation du Plan de pratique.
28. *Administration de la Faculté de médecine de l'Université de Sherbrooke, Maintien et développement du corps professoral à plein temps de la Faculté et se rémunération globale 1984-1987,* 28 mai 1984. (SAUS)
29. « [...] les effectifs professoraux et autres sur lesquels pouvait compter la Faculté de médecine le 1er juin 1981 étaient de 186,5 personnes plein temps tandis qu'au 19 janvier 1984 elles étaient de 181,9 », *Administration de la Faculté de médecine de l'Université de Sherbrooke, Maintien et développement du corps professoral à plein temps de la Faculté et sa rémunération globale 1984-1987,* 28 mai 1984, 6. (SAUS)
30. J. de Margerie, *texte manuscrit,* 2 juin 2006.
31. Le doyen conserve un modeste fonds dont il peut disposer à sa guise. Durant le mandat du doyen de Margerie, l'essentiel de ce fonds sera consacré à l'amorce de l'informatisation des secrétariats départementaux et des laboratoires.
32. J. de Margerie, *texte manuscrit,* 2 juin 2006.
33. *Administration de la Faculté de médecine de l'Université de Sherbrooke, Maintien et développement du corps professoral à plein temps de la Faculté et sa rémunération globale 1984-1987,* 28 mai 1984, 6. (SAUS)
34. De 1981 à 2006, CRMUS contribuera généreusement au développement de la recherche à la Faculté, notamment pour le financement de la construction du Centre de recherches cliniques et de l'Institut de pharmacologie.

35. J. de Margerie, *texte manuscrit,* 2 juin 2006.
36. *Idem.*
37. PVCFMUS, 1er décembre 1982. (SAUS)
38. *Idem.*
39. Lettre de la sous-ministre adjointe de l'Enseignement supérieur, Michèle Fortin, au recteur Claude Hamel, 4 mai 1982. (SAUS)
40. Lettre du doyen de Margerie au recteur Claude Hamel, 4 janvier 1983. (SAUS)
41. *Idem.*
42. « L'AGEMUS proteste », *Liaison,* 11 mars 1982.
43. Lettre du doyen de Margerie au recteur Claude Hamel, 4 janvier 1983. (SAUS)
44. *Idem.*
45. *Idem.*
46. *La Tribune,* 23 avril 1983. (SAUS)
47. PVCAUS, 25 avril 1983. (SAUS)
48. *Le Courrier médical,* 24 mai 1983. (SAUS)
49. *Avis du Conseil des universités au ministre de l'Éducation sur le projet de nouveau programme de doctorat en radiobiologie de l'Université de Sherbrooke dont l'implantation est prévue à compter de l'automne 1981,* avis n° 80.10, 23 avril 1980. (SAUS)
50. *Recommandation du Comité conjoint des programmes au Conseil des universités et à la Direction générale de l'enseignement supérieur sur l'opportunité d'implanter à l'Université de Sherbrooke un programme de doctorat en radiobiologie,* 10 mars 1981. (SAUS)
51. « Les facultés de médecine plus encadrées par l'État », *Le Soleil,* 12 février 1982. (SAUS)
52. Entrevue avec le Dr Jean de Margerie, 15 février 2006.
53. « Les facultés de médecine plus encadrées par l'État », *Le Soleil,* 12 février 1982. (SAUS)
54. R. Bernier, *Programme de médecine de famille de Sherbrooke,* juillet 1979. (SAUS)
55. *Idem.*
56. PVCFMUS, 27 octobre 1982. (SAUS)
57. PVCFMUS, 1er février 1984. (SAUS)
58. PVCFMUS, 26 octobre 1983. (SAUS)
59. Entrevue avec le doyen Réjean Hébert, 20 avril 2006.
60. Entrevue avec le Dr Michel Baron, 19 octobre 2005.
61. Le Dr Bernard Bénard, qui est nommé vice-recteur à la recherche en juin 1981, est remplacé au poste de vice-doyen à la recherche par le Dr Otto Schanne, PVCFMUS, 30 juin 1981. (SAUS)
62. Entrevue avec le Dr Bernard Bénard, 24 octobre 2005.
63. RAUS, 1982-1983, 40. (SAUS)
64. *Allocution prononcée par le doyen Jean de Margerie lors de la cérémonie de signature du contrat du Groupe CRMC en sciences biomédicales des radiations le 10 décembre 1982,* archives personnelles du Dr de Margerie.
65. Entrevue avec le Dr Bernard Bénard, 24 octobre 2005.
66. Entrevue avec le Dr Jean de Margerie, 15 février 2006.
67. RAUS, 1982-1983, 41. (SAUS)
68. RAUS, 1985-86, 13. (SAUS)
69. RAUS, 1983-1984, 15. (SAUS)
70. M. Aubé, « L'ADN de la recherche », *Sommets,* vol. 12, n° 2, 1999. (SAUS)

71. *Le Courrier médical,* « Création d'une industrie pharmaceutique québécoise », 4 janvier 1983. (SAUS)

72. Université de Sherbrooke, *Projet d'implantation en 1981-1982 d'un nouveau programme de doctorat en radiobiologie,* juin 1980. (SAUS)

73. *Avis du Conseil des universités au ministre de l'Éducation sur le projet de nouveau programme de doctorat en radiobiologie de l'Université de Sherbrooke dont l'implantation est prévue à compter de l'automne 1981,* avis n° 80.10, 23 avril 1981. (SAUS)

74. PVCFMUS, 10 mars 1982. (SAUS)

75. Voir à ce propos D. Goulet, *Histoire de la gastro-entérologie...*

76. *Statuts du Centre de recherches en physiopathologie digestive de l'Université de Sherbrooke,* PVCFMUS, 10 mars 1982. (SAUS)

77. Selon le témoignage de l'ancien vice-recteur à la recherche, le Dr de Margerie a fait d'importantes contributions « sur le plan de la reconnaissance des activités professorales, sous forme d'unité, et sur l'impulsion qu'il a tenté de donner à la recherche pendant son court séjour à la direction de la Faculté », entrevue avec le Dr Bernard Bénard, 24 octobre 2005.

78. Entrevue avec le Dr Jean de Margerie, 15 février 2006.

79. M.-A. Bureau, *Notes historiques n° 1– Faculté de médecine de l'Université de Sherbrooke,* 26 décembre 1991. Le Dr Michel Baron confirme ce témoignage et affirme que le doyen de Margerie « a sauvé la Faculté » en jetant les bases d'un nouveau système financier, entrevue avec le Dr Michel Baron, 19 octobre 2005.

80. Entrevue avec le Dr Gilles Pigeon, 1er mars 2006.

81. PVCFMUS, 29 août 1979, annexe « Extraits des statuts de l'Université de Sherbrooke ». (SAUS)

82. Entrevue avec le Dr Gilles Pigeon, 1er mars 2006.

Chapitre VI. Vers une réforme majeure des études médicales prédoctorales

1. PVCFMUS, 6 juillet 1983. (SAUS)

2. *Administration de la Faculté de médecine de l'Université de Sherbrooke....,* 18. (SAUS)

3. *Programme de maintien et de développement...,* 7. (SAUS)

4. J.-E. Des Marchais, *Apprendre à devenir...,* 304.

5. De façon plus générale, on souhaite « provoquer chez les diplômés et le corps professoral un engagement aux plus hauts standards et à l'exemplarité », *Objectifs de la Faculté de médecine de l'Université de Sherbrooke,* 4 janvier 1984. (SAUS)

6. *Objectifs de la Faculté de médecine de l'Université de Sherbrooke,* 4 janvier 1984. (SAUS)

7. Texte rédigé en collaboration avec le Dr Bertrand Dumais.

8. Association of American Colleges, *Physicians for the Twenty-first Century, GPEP Report,* Washington, 1984. (SAUS)

9. *Rapport du comité d'orientation sur la révision du curriculum en médecine,* Faculté de médecine de Sherbrooke, juin 1985. (SAUS)

10. J.-E. Des Marchais, *Apprendre à devenir...,* 26.

11. *Rapport du comité d'orientation sur la révision du curriculum en médecine,* Faculté de médecine de Sherbrooke, juin 1985. (SAUS)

12. *Idem.*

13. J.-E. Des Marchais, *Apprendre à devenir...*, 26.

14. J.-E. Des Marchais, *Apprendre à devenir...*, 26.

15. J.-J. Guibert publiera en 1990 son *Guide pédagogique pour les personnels de santé,* Genève, OMS, n° 35, 1990.

16. L'Université Laval avait été la première au Québec à se doter en 1973 d'un bureau de pédagogie médicale.

17. D. Goulet, *Histoire de la Faculté de médecine de l'Université de Montréal...*, 408. Déjà, vers la fin des années 1950, des programmes de recherche en pédagogie médicale avaient été mis sur pied dans certaines facultés médicales des États-Unis (Buffalo, Virginie, Illinois, Stanford), J.-E. Des Marchais, « L'Unité de recherche et de développement en éducation médicale. L'URDEM », *Infomed,* Faculté de médecine de l'Université de Montréal, janvier-février 1982, vol. 5, n° 3, p. 5.

18. Les trois publieront un texte sur l'initiation à l'apprentissage par problèmes entre 1985 et 1987 par 60 professeurs des facultés de médecine des universités de Montréal et de Sherbrooke, P. Delorme, P. Jean, J.-E. Des Marchais, « Des professeurs expérimentent l'apprentissage par problèmes », *L'Union médicale du Canada,* 1987.

19. J.-E. Des Marchais, *Apprendre à devenir...*, 26, 15.

20. Entrevue avec le Dr Jacques-E. Des Marchais, 24 octobre 2005.

21. PVCFMUS, 27 novembre 1985. (SAUS)

22. J.-E. Des Marchais, *Apprendre à devenir...*, 26.

23. Le Dr Dumais avait été, selon le témoignage du Dr Des Marchais, « l'âme du programme prédoctoral », J.-E. Des Marchais, 17.

24. Entrevue avec le Dr Gilles Pigeon, 1er mars 2006.

25. J.-E. Des Marchais, *Apprendre à devenir...*, 23.

26. *Notre Faculté,* vol. 1 n° 1, mai 1986. (SAUS) Le Dr Des Marchais mentionne que le comité est composé du président de la Commission de révision, d'un professeur des sciences fondamentales et du Dr Dumais, qui prend alors la direction du projet.

27. Le groupe chargé de proposer un canevas du curriculum révisé est composé des Drs Daniel-B. Ménard, Carolle Bernier, Michel Landry, Carlos A. Brailovsky, Léonard Langlois, Christian Blais, Gilbert Matte, Daniel Blouin, Denis Lepage, Francis Rioux, Gilles Dupuis, André Plante, André Rioux, Paul Montambault, Léon Tétrault, Michel Carmel, Michel LeBel et Danie J. Côté, *Notre Faculté,* vol. 1, n° 1, mai 1986. (SAUS)

28. Entrevue avec le Dr Jacques-E. Des Marchais, 24 octobre 2005.

29. J.-E. Des Marchais, *Apprendre à devenir...*, 29.

30. En 1990, la Faculté de médecine de l'Université de Montréal adopte des objectifs pédagogiques spécifiques « qui devront permettre aux étudiants d'acquérir la maîtrise du raisonnement clinique, l'autonomie de l'apprentissage, la pratique de l'analyse critique et du raisonnement scientifique, de même que qu'ils devront favoriser les aptitudes à la communication et au travail d'équipe et assumer le développement personnel incluant la discipline et l'humanisme », D. Goulet, *Histoire de la Faculté de médecine de l'Université de Montréal,* 458.

31. J.-E. Des Marchais, *Apprendre à devenir...*,30.

32. Ce mensuel sera publié au moins jusqu'en février 1988.

33. *Notre Faculté,* vol. 1 n° 3, juillet 1986. (SAUS)

34. J.-E. Des Marchais, *Apprendre à devenir...*, 33.
35. J.-E. Des Marchais, *Apprendre à devenir...*, 259.
36. J.-E. Des Marchais, *Apprendre à devenir...*, 34.
37. J.-E. Des Marchais, *Apprendre à devenir...*,34-35. La Southern Illinois University School of Medicine est une jeune faculté avant-gardiste qui ouvre ses portes en 1973.
38. Il publiera en 1988 *The Tutorial Process*, Springfield, Southern Illinois University School of Medicine.
39. J.-E. Des Marchais, *Apprendre à devenir...*, 36.
40. Entrevue avec le Dr Jacques-E. Des Marchais, 24 octobre 2005.
41. J.-E. Des Marchais, *Apprendre à devenir...*, 37.
42. J.-E. Des Marchais, *Apprendre à devenir...*, 314.
43. J.-E. Des Marchais, *Apprendre à devenir...*, 315.
44. *Notre Faculté*, vol.1 n° 5, novembre 1986. (SAUS)
45. *Notre Faculté*, vol. 2 n° 1, janvier 1987. (SAUS)
46. *Notre Faculté*, vol. 2 n° 3, août 1987. (SAUS)
47. *Ibid.*
48. J.-E. Des Marchais, *Apprendre à devenir...*, 37.
49. J.-E. Des Marchais, *Apprendre à devenir...*, 38.
50. J.-E. Des Marchais, *Apprendre à devenir...*, 73.
51. Texte rédigé en collaboration avec le Dr Bertrand Dumais.
52. J.-E. Des Marchais, *Apprendre à devenir...*, 228.
53. *Notre Faculté*, vol. 3, n° 1, février 1988. (SAUS)
54. Texte rédigé en collaboration avec le Dr Bertrand Dumais.
55. D. Goulet, *Histoire de la FMUM...*, 458-459.
56. Voir à ce propos le *Rapport du Comité d'études de rationalisation des programmes de spécialisation médicale* du Conseil des universités publié en 1981. (SAUS)
57. PVCFMUS, 11 octobre 1984. (SAUS)
58. « Il est proposé, dûment appuyé et adopté à l'unanimité qu'on mette fin au Département fusionné de physiologie et de pharmacologie », PVCFMUS, 11 octobre 1984. (SAUS)
59. PVCFMUS, 20 mai 1987. (SAUS)
60. PVCFMUS, 27 novembre 1985. (SAUS)
61. *Idem.*
62. *Idem.*
63. Université de Sherbrooke, *Plan quinquennal d'investissements universitaires. Addition d'une animalerie à la faculté de médecine*, 28 septembre 1984. (SAUS)
64. Université de Sherbrooke, *Plan quinquennal d'investissements universitaires. Addition d'une animalerie à la faculté de médecine*, 28 septembre 1984. (SAUS)
65. E. LeBel, « L'animalerie centrale, une réalité après 20 ans », *Le Bulletin de la Faculté de médecine. Université de Sherbrooke*,vol. 2, n° 3, décembre 1989. (SAUS)
66. Entrevue avec le Dr Étienne LeBel, 12 juillet 2005.
67. Lettre du Dr Étienne LeBel à Luc Lamoureux, 1er mai 1985, archives personnelles du Dr LeBel.
68. « Le Conseil est saisi de la bonne nouvelle provenant du Comité d'agrément du LCME-CAFMC. Le Comité dans son rapport préliminaire au recteur et vice-recteurs de l'Université de Sherbrooke, en présence du doyen de la Faculté, leur a annoncé qu'il va recommander aux instances d'agrément, un agrément complet pour une période de cinq

ans, sans visite intérimaire, pourvu que la Faculté de médecine reçoive l'agrément du Conseil canadien de la protection des animaux. Cette visite d'agrément pour l'Université de Sherbrooke, incluant la Faculté de médecine, doit se faire vers la mi-mai 1985 », PVCFMUS, 13 mars 1985. (SAUS)

69. Université de Sherbrooke, *Plan quinquennal d'investissements universitaires. Addition d'une animalerie à la faculté de médecine,* 28 septembre 1984. (SAUS)

70. RAUS, 1987-88, 28. (SAUS)

71. M. Bastin, *Points forts et points faibles de la recherche à la Faculté de médecine,* PVCDFM, 26 octobre 1987. (SAUS)

72. *Idem.*

73. *Idem.*

74. *Avis des chercheurs sur le projet du Vice-doyen à la recherche et aux études avancées intitulé « Projet de programme à l'augmentation de la fréquentation et de la diplomation des étudiants inscrits aux cycles supérieurs à la Faculté de médecine »*, PVCDFMUS, 26 octobre 1987. (SAUS)

75. *La Tribune,* 27 novembre 1984. (SAUS)

76. Il s'agit ici des étudiants en nombre absolu.

77. G. Pigeon, *1961-1986.* (SAUS)

78. PVCFMUS, 14 août 1985. (SAUS)

79. *Notre Faculté,* vol. 1 n° 4, octobre 1986.

80. G. Pigeon, *1961-1986.* (SAUS)

81. *Idem.*

82. Texte rédigé en collaboration avec le Dr Gilles Pigeon et M. Bernier, *Doctorats honorifiques de l'Université de Sherbrooke, 1955-2004.*

83. « Fermeture d'une faculté de médecine », *L'Actualité médicale,* 6 août 1986.

84. *La Tribune,* 15 juillet 1986. (SAUS)

85. *La Tribune,* 11 juillet 1986. (SAUS)

86. *Ibid.*

87. *La Tribune,* 22 août 1986. (SAUS)

88. Entrevue avec Normand Simoneau, 23 février 2006.

89. *La Tribune,* 11 octobre 1988. (SAUS)

90. Entrevue avec Normand Simoneau, 23 février 2006.

91. *Notre Faculté,* vol. 2, n° 5, décembre 1987. (SAUS)

92 PVCFMUS, 13 mars 1991. (SAUS)

Chapitre VII. Les décanats du Pr Michel Bureau

1. M.-A. Bureau, *Notes historiques...*

2. *Curriculum Vitæ du Dr Michel A. Bureau* et *Liaison,* 9 juillet 1987. (SAUS)

3. M.-A. Bureau, Notes.... Citation « le défi ».

4. *The Gourman Report,* 1989. (SAUS)

5. M.-A. Bureau, *Notes historiques n° 1 de la Faculté de médecine de l'Université de Sherbrooke,* 26 décembre 1991.

6. « [L'Université Laval] retient une stratégie similaire à celle qu'esquissait *Bâtir le Québec*: miser sur les secteurs où l'Université excelle pour provoquer "un effet général d'entraînement et une amélioration de l'ensemble de ses activitiés" », Hamelin, 289.

7. M.-A. Bureau, *Notes historiques nº 1 de la Faculté de médecine de l'Université de Sherbrooke,* 26 décembre 1991.

8. Elle passe de 79,5 millions $ en 1987-1988 à 93 millions $ en 1989-1990.

9. *Une démarche nouvelle,* PVCFMUS, 21 février 1990. (SAUS)

10. *Idem.*

11. Les six professeurs invités sont Bertrand Dumais, Bernard Charlin, Denis Bergeron, Daniel-J. Côté, Jacques Corcos et Jacques-E. Des Marchais, BFMUS, avril 1991. (SAUS)

12. La délégation est composée des Drs Michel Bérard (Conseil médical du Canada), Pierre jean (Centre McLaughlin), Maurice Beaulieu (Université d'Ottawa), W. Albert Sullivan Jr (Université du Minnesota) et Louis Dufresne (CMQ).

13. *Réforme de l'enseignement médical à Sherbrooke,* 1990. (SAUS)

14. J.-E. Des Marchais, *Apprendre à devenir...,* 317.

15. *Idem.*

16. BFMUS, octobre 2004.

17. P. Grand'Maison et R. Iglesias, « Historique de la coopération entre la Faculté de médecine de l'Université de Sherbrooke et l'Organisation mondiale de la Santé », dans P. Grand'Maison, *La Faculté de médecine de l'Université de Sherbrooke : un centre collaborateur de l'Organisation mondiale de la Santé (OMS),* Faculté de médecine, Université de Sherbrooke, 2001, 21.

18. BFMUS, juin 1994. (SAUS)

19. *L'Actualité médicale,* « Réforme pédagogique : la politique de table rase est excessive », vol. 14, nº 1, 6 janvier 1993.

20. *Ibid.*

21. Les dix-neuf salles de cours sont inaugurées le 18 juin 1992, BFMUS, septembre 1992. (SAUS)

22. *Faculté de médecine de l'Université de Sherbrooke. Bilan des progrès accomplis depuis 1988,* 29 décembre 1995. (SAUS)

23. BFMUS, juin 1994. (SAUS)

24. J.-E. Des Marchais, *Apprendre à devenir...,* 324.

25. M.-A. Bureau, *Notes historiques nº 1 de la Faculté de médecine de l'Université de Sherbrooke,* 26 décembre 1991.

26. Faculté de médecine de l'Université de Sherbrooke, *Livre blanc sur la recherche,* 10 avril 1989.

27. BFMUS, octobre 1989. (SAUS)

28. *Idem.*

29. *Liaison,* décembre 1989. (SAUS)

30. BFMUS, avril 1989. (SAUS)

31. M. Aubé, « L'ADN de la recherche », *Sommets,* vol. 12, nº 2, 1999.

32. BFMUS, juin 1990. (SAUS)

33. R.-A. Côté, *The Evolution of SNOP to SNOMED International. A 30 Years History,* Secrétariat francophone international de nomenclature médicale, 2004.

34. Discours du doyen prononcé lors de l'Assemblée facultaire de la Faculté de médecine de l'Université de Sherbrooke, 7 janvier 1991, 3.

35. Faculté de médecine de l'Université de Sherbrooke, *Livre blanc sur la recherche,* 10 avril 1989.

36. Entrevue avec le Dr Michel Bureau, 22 mai 2006.

37. Faculté de médecine de l'Université de Sherbrooke, *Livre blanc sur la recherche,* 10 avril 1989.

38. M.-A. Bureau, *Notes historiques n° 1 de la Faculté de médecine de l'Université de Sherbrooke,* 26 décembre 1991.

39. *Idem.*

40. Texte rédigé en collaboration avec le Dr Gilles Pigeon et « The Computer-Based Patient Record Challenges Towards Timeless and Spaceless Medical Practice », *Journal of Medical Systems,* vol. 22, n° 4, 1998, 237-256.

41. *La Faculté de médecine de l'Université de Sherbrooke. Particularisme et bilan,* février 1990. (SAUS)

42. *Idem.*

43. Procès-verbal du Cabinet du doyen de la Faculté de médecine de l'Université de Sherbrooke (PVCDDFMUS), 20 février 1989.

44. Procès-verbal de l'Assemblée facultaire de la Faculté de médecine de l'Université de Sherbrooke (PVAFFMUS), 6 mars 1990.

45. *Discours du doyen prononcé lors de l'Assemblée facultaire. Faculté de médecine de l'Université de Sherbrooke,* 7 janvier 1991, 10. (SAUS)

46. Afin d'accentuer son implantation dans la région de la Montérégie, l'Université crée le 30 mai 1994 le Bureau de la Montérégie qui devient, en 2002, le campus de Longueuil.

47. D. Goulet, *Histoire de l'Université de Sherbrooke...*

48. M.-A. Bureau, *Notes historiques n° 1 de la Faculté de médecine de l'Université de Sherbrooke,* 26 décembre 1991.

49. À l'interne, le Dr Bertrand Dumais lance un débat intéressant et propose à la place de ce deuxième CHU une formule innovatrice. S'appuyant sur plusieurs recommandations dans le monde de la santé à l'effet de sortir les soins ambulatoires des hôpitaux afin de donner priorité aux soins aigus, il propose l'instauration de polycliniques universitaires insérées dans la communauté et où seraient offerts à la fois des soins ambulatoires primaires et spécialisés. Au sein de ces polycliniques, « les professionnels-professeurs assumeraient la triple mission de soins, d'enseignement et de recherche ». Cette proposition originale a-t-elle reçu une oreille attentive ? BFMUS, juin 1989.

50. PVAFFMUS, 27 mai 1991. (SAUS)

51. M.-A. Bureau, *Notes historiques n° 1 de la Faculté de médecine de l'Université de Sherbrooke,* 26 décembre 1991.

52. PVAFFMUS, 16 octobre 1990. (SAUS)

53. Ce sont les Drs Stéphane Groulx, Carol Valois et Robert Williams (médecine de famille), Luc Boileau, Serge Daneault, Louis Jacques, Serge Marquis et Alain Poirier (santé communautaire), Marc Lonergan (psychiatrie), Ewa Sidorowiczm, Jeffrey G. Wiseman, Lorainne Déry (médecine interne), Robert Filiatrault, Michel Duplessis (neurologie).

54. BFMUS, septembre 1991. (SAUS)

55. *Statistiques concernant l'agrément sur l'ensemble des programmes, agrément 1986.* (SAUS)

56. Lettre du vice-doyen aux études médicales postdoctorales, le Dr Denis Lepage, au vice-doyen aux études, le Dr Jacques-É. Des Marchais, 11 octobre 1991. (SAUS)

57. *Idem.*

58. *Idem.*

59. PVCFMUS, 19 juin 1991. Lettre du vice-doyen aux études médicales postdoctorales, le Dr Denis Lepage, au vice-doyen aux études, le Dr Jacques-É. Des Marchais, 11 octobre 1991. (SAUS)

60. PVCDDFMUS, 10 juin 1991. (SAUS)

61. PVCDDFMUS, 19 juin 1991. (SAUS)

62. PVCFMUS, 19 juin 1991. (SAUS)

63. Lettre du vice-doyen aux études, le Dr Jacques-É. Des Marchais au vice-doyen aux études médicales postdoctorales, le Dr Denis Lepage, 18 juin 1992. (SAUS)

64. Notes manuscrites du Dr Michel Bureau, 21 mai 2006.

65. *Plan de développement de la Faculté de médecine 1992-1996,* janvier 1993. (SAUS)

66. Sur l'orientation de la Faculté de médecine de l'Université de Montréal vers les sciences de la santé, voir D. Goulet, *Histoire de la Faculté de médecine de l'Université de Montréal...*

67. RAUS, 1985-86, 6. (SAUS)

68. N.-S. Fortier, *25 ans d'histoire 1979-2004. Le Département des sciences infirmières,* 17.

69. On ajoutera dans le plan de 1996 la mention suivante : « et d'en favoriser l'intégration à l'environnement clinique », *Plan de développement de la faculté de médecine 1992-1996,* janvier 1993. (SAUS)

70. BFMUS, décembre 1991. (SAUS)

71. PVCDDFMUS, 2 avril 1990. (SAUS)

72. BFMUS, avril 1991. (SAUS)

73. BFMUS, 3 mars 1995. (SAUS)

74. *Idem.*

75. BFMUS, 4 juin 1995. (SAUS)

76. *Institut de pharmacologie de Sherbrooke (IPS),* PVCFMUS, 9 mars 1994. (SAUS)

77. *Institut de pharmacologie de Sherbrooke,* 8 mars 1994. (SAUS)

78. BFMUS, octobre 1993. (SAUS)

79. *CHUS, Plan d'orientation,* janvier 1991. (SAUS)

80. L'annonce officielle de la construction du Centre de recherche clinique du CHUS a lieu le 19 août 1993.

81. Entrevue avec le Dr Étienne LeBel, 12 juillet 2005.

82. M.-A. Bureau, *Notes historiques n° 2 – Transition 1992-1993, 3.*

83. BFMUS, mars 1994. (SAUS)

84. J.-P. Kesteman, *Histoire de Sherbrooke. De la ville ouvrière à la métropole universitaire,* tome 4, GGC Éditions, 2002, 345.

85. *Énoncé de position III. Sherbrooke, ville universitaire en sciences de la santé,* 6 décembre 1991. (SAUS)

86. *Idem.*

87. BFMUS, novembre 1988. (SAUS)

88. BFMUS, février 1990. (SAUS)

89. *Impact de la Faculté de médecine sur la distribution des soins,* 22 février 1990. (SAUS)

90. « Les résistances internes sont nombreuses (le directeur du Département de médecine, le Dr Michel Baron) et les résistances à l'Hôtel-Dieu aussi », Bureau, Notes historiques n° 2 – Transition 1992-1993, 7.

91. *Plan de développement de la Faculté de médecine 1992-1996,* janvier 1993. (SAUS)

92. *La Tribune,* 4 mai 1991. (SAUS)

93. *La Tribune,* 16 mai 1991. (SAUS)

94. *La Tribune,* 28 septembre 1989 et 2 décembre 1989. (SAUS)

95. *La Tribune,* 23 octobre 1991. (SAUS)

96. *La Tribune,* 12 juin 1989. (SAUS)

97. M.-A. Bureau, *Énoncé de position. Sherbrooke ville universitaire en sciences de la santé,* 6 février 1991 et 28 mars 1991. (SAUS)

98. *La Tribune,* 19 juin 1992. (SAUS)

99. *Plan de développement de la Faculté de médecine 1992-1996,* janvier 1993. (SAUS)

100. BFMUS, novembre 1988. (SAUS)

101. Cependant, le système de gestion ERGAP, particulier à la Faculté, ne fait pas l'unanimité et certains n'acceptent guère que les activités professionnelles fassent l'objet d'une évaluation, lesquelles activités n'ont rien à voir, selon eux, avec les tâches professorales. Le président de l'Assemblée facultaire, le Dr Patrick Loisel, pose les questions suivantes à ses membres : « Peut-on évaluer un professeur sur ses activités non professorales ? Le monde de la Faculté de médecine doit-il être jugé selon ERG ou selon ERGAP ? » Un autre juge qu'il y a un « risque à revenir constamment sur le rôle du professeur et sur le calcul des ERGAP » et qu'on « finit par donner trop d'importance aux choses frivoles », BFMUS, mai 1989. (SAUS)

102. « Le dernier changement remonte à 1995 avec le renforcement des comptabilités départementales et la décentralisation des décisions », *Info-Doyen,* 26 septembre 1999.

103. *Faculté de médecine de l'Université de Sherbrooke. Bilan des progrès accomplis depuis 1988,* 29 décembre 1995. (SAUS)

104. BFMUS, janvier 1989. (SAUS)

105. BFMUS, février 1993. (SAUS)

106. M.-A. Bureau, *Notes historiques n° 2 – Transition 1992-1993.*

107. BFMUS, mars 1994. (SAUS)

108. M.-A. Bureau, *Notes historiques n° 2 – Transition 1992-1993.*

109. *Notes manuscrites du Dr Michel Bureau,* mai 2006.

110. Entrevue avec le Dr Michel Baron, 19 octobre 2005.

111. BFMUS, 2 décembre 1995. (SAUS)

112. BFMUS, octobre 1995. (SAUS)

113. Entrevue avec le Dr Michel Baron, 19 octobre 2005.

114. *Idem.*

Chapitre VIII. « Une Faculté au service d'une société en mutation »

1. *Allocution du doyen,* 9 janvier 1996.

2. *Idem.*

3. BFMUS, juin 1995. (SAUS)

4. Lettre du Dr Paul Grand'Maison au doyen Michel Baron, 6 mai 1996. (SAUS)

5. Lettre du Dr Paul Grand'Maison au doyen Michel Baron, 6 mai 1996 et BFMUS, octobre 2004. (SAUS)

6. L'Université de Sherbrooke doit entre autres verser aux facultés et services subventionnés des allocations correspondant à la croissance des clientèles. Elle doit aussi assumer les coûts occasionnés par les départs à la retraite. Bref, la croissance des dépenses est de 5 % alors que celle des revenus se chiffre à 3,5 %.

7. Entrevue avec le Dr Michel Baron, 19 octobre 2005.

8. *Idem.*

9. *Allocution du doyen,* 9 janvier 1996.

10. *Info-doyen,* 2 février 1996.

11. « Dans l'esprit du maire, le CHUS et la Faculté de médecine c'était la même chose. Or le CHUS était perçu comme un hôpital qui voulait centraliser tous les services à Fleurimont, avec pour conséquence qu'il finirait par appauvrir le site Bowen jusqu'à sa fermeture éventuelle. Il est vrai que cela paraissait logique », entrevue avec le Dr Michel Baron, 19 octobre 2005.

12. D. Goulet, *Histoire de l'Université de Sherbrooke...*

13. La Ville de Sherbrooke « propose de concentrer l'industrie biomédicale à l'intérieur d'un parc d'affaires régional, dans son projet de plan d'urbanisme », « Sherbrooke veut aussi l'industrie biomédicale... mais Fleurimont entend conserver son projet », *La Tribune*, 22 mai 1990. (SAUS)

14. Ne pas confondre le vice-doyen à la recherche, Daniel Ménard, et le coordonnateur aux études médicales postdoctorales, Daniel-B. Ménard.

15. « Maintenir Charles-LeMoyne pendant tout ce temps-là, c'était une méchante bataille parce que Sherbrooke voulait le fermer », entrevue avec le Dr Michel Baron, 19 octobre 2005.

16. Entrevue avec le Dr Michel Baron, 19 octobre 2005.

17. *Idem.*

18. Sherbrooke en perd 7, Montréal en perd 14, Laval, 10 et McGill seulement 9, *Info-doyen*, 17 novembre 1995.

19. Elles passent de 397 étudiants à l'automne 1995 à 363 en 1998.

20. *Info-doyen*, 24 novembre 1997.

21. *Liaison*, 3 juillet 1997. (SAUS)

22. Le comité d'agrément lui adresse de sévères reproches à cet égard et la Faculté décide en mai 1996 d'implanter un nouveau mode d'évaluation, le test d'aptitudes pour l'admission en médecine (TAAMUS) qui est mis en vigueur le 26 avril 1997, BFMUS, juin 1997. (SAUS)

23. *Info-doyen*, 27 octobre 1996.

24. BFMUS, juin 1997. (SAUS)

25. Le Dr André Plante siège au comité central de la campagne et reçoit la collaboration de la D[re] Lucie Brazeau-Lamontagne qui met sur pied une équipe de volontaires.

26. *Info-doyen*, 18 janvier 1997.

27. *Info-doyen*, 20 janvier 1996.

28. *Allocution du doyen*, 9 janvier 1996.

29. BFMUS, février 1996. (SAUS)

30. *Info-doyen*, 29 janvier 1996.

31. *Info-doyen*, 30 mars 1997.

32. *Le Centre universitaire de santé de l'Estrie. Rapport annuel d'activités, 1998-1999.*

33. *Info-doyen*, 18 janvier 1997.

34. *Idem.*

35. *Info-doyen*, 10 mai 1997.

36. *Info-doyen*, 22 juin 1997.

37. Voir à ce propos D. Goulet, *Histoire de l'Hôpital Maisonneuve-Rosemont...*

38. *Le Centre universitaire de santé de l'Estrie*, 1997-1998.

39. Le virage ambulatoire permet de fermer, dès 1999, une quarantaine de lits pour un total de 662 lits. *Le Centre universitaire de santé de l'Estrie. Rapport d'activités, 1997-1998 et 1999-2000.*

40. *Le Centre universitaire de santé de l'Estrie. Rapport annuel d'activités, 1999-2000.*

41. Entrevue avec le doyen Réjean Hébert, 20 avril 2006.

42. Institut universitaire de gériatrie de Sherbrooke, *Rapport annuel de l'année 2003-2004.*

43. Institut universitaire de gériatrie de Sherbrooke, *Rapport annuel de l'année 2003-2004.*

44. « Création de la chaire Jeanne et J.-Louis Lévesque en radiobiologie », Communiqué du Service des communications et du soutien institutionnel, Université de Sherbrooke, 21 octobre 1997.

45. Il s'agit d'une subvention « pour une période d'un an » de 888 613 $, *Liaison,* 25 septembre 1997.

46. Entrevue avec le Dr Paul Grand'Maison, 9 mai 2006, et notes manuscrites du Dr Marcel Bastin, mai 2006.

47. Notes manuscrites du Dr Marcel Bastin, mai 2006.

48. BFMUS, octobre 1998.

49. « Le CRC rend hommage à ses pionniers », *La Tribune,* 9 avril 2002.

50. Le recteur annonce les subventions de 11 millions de dollars pour la construction de l'Institut de pharmacologie, PVCAUS, 27 juin 1994. (SAUS)

51. Il s'agit de la part de la Faculté de médecine qui est versée par la Fondation, *Provenance du financement de l'IPS,* 24 janvier 2000, vice-rectorat à la recherche, 1997. (SAUS)

52. *Provenance du financement de l'IPS,* 24 janvier 2000, vice-rectorat à la recherche, 1997 (AUS-108-53114) et lettre du recteur Reid au premier ministre Bouchard, 12 août 1997.

53. *Relations avec l'industrie pharmaceutique,* PVCFMUS, 18 avril 1995. (SAUS)

54. PVCAUS, 26 mai 1997. (SAUS)

55. Parmi ces dignitaires, on retrouve le ministre délégué à l'industrie et au commerce, Roger Bertrand, du secrétaire d'État, Martin Cauchon, et la sénatrice et présidente de l'Association canadienne de l'industrie du médicament, Judy Erola.

56. Voir à ce propos J.-P. Kesteman, *Histoire de Sherbrooke...*

57. Entrevue avec le Dr Michel Baron, 19 octobre 2005.

58. BFMUS, juillet 1999.

59. *Liaison,* 4 décembre 1997.

60. *Liaison,* 5 novembre 1998.

61. *Info-doyen,* 22 février 1997.

62. C. Pellerin, « Les professeurs de médecine volent au secours de leur faculté », *L'Actualité médicale,* 1997, 6.

63. BFMUS, juin 2002.

64. BFMUS, octobre 2001.

65. *Allocution du doyen Michel Baron,* 15 janvier 2001.

66. *Allocution du doyen Michel Baron,* 15 janvier 2001.

67. *Pour une faculté de médecine au service d'une société en mutation 2000 - 2003,* Faculté de médecine, Université de Sherbrooke, 7.

68. BFMUS, octobre 2002 et note du Dr Marcel Bastin, juin 2006.

69. BFMUS, février 2001.

70. Les chaires obtenues entre 1999 et 2003 à l'Université de Sherbrooke sont les suivantes : sciences des radiations ; génomique fonctionnelle ; robotique mobile et systèmes intelligents autonomes ; histoire du livre et de l'édition ; inflammation ; chimie

computationnelle et photonique; intervention éducative; observation de la Terre; signalisation intracellulaire et physiopathologie digestive; matériaux quantiques; génie parasismique; matériaux d'avant-garde en génie; en endocrinologie de la glande surrénale; en physiopathologie digestive; en physiopathologie de la douleur; en fiscalité et finances publiques; transcription génique; nanopharmacologie et microscopie à force atomique.

71. BFMUS, juin 2002.

72. *Statistiques 1994-2005,* FMUS, 2005.

73. *Info-doyen,* 24 novembre 2002.

74. *Info-doyen,* 26 septembre 1999.

75. N.-A. Sara Fortier, *25 ans d'histoire 1979-2004. Le Département des sciences infirmières,* Université de Sherbrooke, 2004, 14.

76. *Ibid.*

77. *Ibid.*

78. *BFMUS,* octobre 2003.

79. *BFMUS,* octobre 2003.

80. Lettre du Dr Paul Grand'Maison à la D[re] Lucie Brazeau-Lamontagne, 17 juin 1996 et « Nouvelle étape vers un CLSC universitaire. Le CLSC Gaston-Lessard s'affilie avec l'Université de Sherbrooke », Communiqué du Service des communications et du soutien institutionnel, Université de Sherbrooke, 13 mai 1997.

81. *BFMUS,* octobre 2002.

82. *L'Actualité médicale,* 27 mars 2002.

83. P. Grand'Maison et R. Iglesias, « Historique de la coopération entre la Faculté de médecine de l'Université de Sherbrooke et l'Organisation mondiale de la santé », dans P. Grand'Maison, *La Faculté de médecine de l'Université de Sherbrooke : un centre collaborateur de l'Organisation mondiale de la santé (OMS),* Faculté de médecine, Université de Sherbrooke, 2001, 20.

84. *Ibid.,* 20-21.

85. *BFMUS,* février 2001.

86. A. Schofield *et al.,* « Le programme de formation médicale francophone du Nouveau-Brunswick », dans P. Grand'Maison, *La Faculté de médecine de l'Université de Sherbrooke : un centre collaborateur de l'Organisation mondiale de la santé (OMS),* Faculté de médecine, Université de Sherbrooke, 2001, 41.

87. La désignation officielle est la suivante : « Centre collaborateur sur le thème de la formation et la pratique des professionnels de la santé répondant aux besoins de santé des communautés », BFMUS, octobre 2001 et janvier 2002.

88. P. Grand'Maison, *La Faculté de médecine de l'Université de Sherbrooke : un centre collaborateur de l'Organisation mondiale de la santé (OMS),* Faculté de médecine, Université de Sherbrooke, 2001.

89. *BFMUS,* janvier 2002.

90. A. Schofield *et al.,* « Le programme de formation médicale francophone du Nouveau-Brunswick », dans P. Grand'Maison, *La Faculté de médecine de l'Université de Sherbrooke : un centre collaborateur de l'Organisation mondiale de la santé (OMS),* Faculté de médecine, Université de Sherbrooke, 2001, 41.

91. *Ibid.,* 2001, 44.

92. Le thème de la conférence est « La pratique et la formation des professionnels de la santé en réponse aux besoins des individus et des communautés », BFMUS, juillet 1999.

93. *Allocution du doyen Michel Baron,* 14 janvier 2003.
94. *Idem.*
95. *Info-doyen,* 8 février 2003.

Épilogue

1. Entrevue avec le doyen Réjean Hébert, 20 avril 2006.
2. *Rapport annuel 2004-2005, Faculté de médecine et des sciences de la santé,* Université de Sherbrooke, 2006, 1.
3. Entrevue avec le Dr Michel Baron, 19 octobre 2005 et entrevue avec le doyen Réjean Hébert, 20 avril 2006.
4. Entrevue avec le doyen Réjean Hébert, 20 avril 2006.
5. *Rapport annuel 2004-2005, Faculté de médecine et des sciences de la santé,* Université de Sherbrooke, 2006, 4.
6. *Rapport annuel 2004-2005, Faculté de médecine et des sciences de la santé,* Université de Sherbrooke, 2006, 5.
7. Entrevue avec le doyen Réjean Hébert, 20 avril 2006.
8. *La Presse,* « Des étudiants en médecine formés à Saguenay et Moncton », 19 janvier 2005.
9. Entrevue avec le doyen Réjean Hébert, 20 avril 2006.
10. *BFMUS,* juin 2005.
11. *Rapport annuel 2004-2005,* Faculté de médecine et des sciences de la santé de l'Université de Sherbrooke, 8.
12. *La Presse,* « Des étudiants en médecine formés à Saguenay et Moncton », 19 janvier 2005.
13. *BFMUS,* juin 2005.
14. *BFMUS,* juin 2005.
15. *BFMUS,* juin 2005.
16. *Grandir et innover pour une société en santé, Plan stratégique 2005-2009,* Faculté de médecine, Université de Sherbrooke, 2004, 25.
17. *Grandir et innover pour une société en santé, Plan stratégique 2005-2009,* Faculté de médecine, Université de Sherbrooke, 2004, 25.
18. Entrevue avec le doyen Réjean Hébert, 20 avril 2006.
19. *Grandir et innover pour une société en santé, Plan stratégique 2005-2009,* Faculté de médecine, Université de Sherbrooke, 2004, 23.
20. *Grandir et innover pour une société en santé, Plan stratégique 2005-2009,* Faculté de médecine, Université de Sherbrooke, 2004, 3.
21. *Notes manuscrites du P[re] Lise Talbot,* juillet 2006.
22. *Notes manuscrites du P[re] Lise Talbot,* juillet 2006.
23. Département des sciences infirmières, Faculté de médecine et des sciences de la santé de l'Université de Sherbrooke, *Bilan 2004-2005,* août 2005 et entrevue avec la P[re] Lise Talbot, 12 juillet 2006.
24. Entrevue avec la P[re] Lise Talbot, 12 juillet 2006.
25. Entrevue avec la P[re] Lise Talbot, 12 juillet 2006.
26. Entrevue avec la P[re] Lise Talbot, 12 juillet 2006.
27. Site internet, http://www.usherbrooke.ca/medecine_recherche/Portrait_de_la_recherche/, 2006.

28. *Plan d'action stratégique pour la recherche 2005-2009,* Faculté de médecine, Université de Sherbrooke, 2005.

29. *Plan d'action stratégique pour la recherche 2005-2009,* Faculté de médecine, Université de Sherbrooke, 2005.

30. *Plan d'action stratégique pour la recherche 2005-2009,* Faculté de médecine, Université de Sherbrooke, 2005.

31. *Grandir et innover pour une société en santé, Plan stratégique 2005-2009,* Faculté de médecine, Université de Sherbrooke, 2004, 68.

32. *Grandir et innover pour une société en santé, Plan stratégique 2005-2009,* Faculté de médecine, Université de Sherbrooke, 2004, 68

Bibliographie

Sources

Fonds d'archives

Faculté de médecine de l'Université de Sherbrooke, Service des archives, Université de Sherbrooke.

Cabinet du doyen de la Faculté de médecine de l'Université de Sherbrooke, Université de Sherbrooke.

Documents administratifs et juridiques

Université de Sherbrooke

Annexes des procès-verbaux du Conseil d'administration
Annuaires
Communiqués
Procès-verbaux du Conseil d'administration
Rapports administratifs et financiers
Rapports annuels
Statistiques des admissions et du personnel

Faculté de médecine

Annexes des procès-verbaux
Procès-verbaux de l'Assemblée facultaire
Procès-verbaux du Cabinet du doyen
Procès-verbaux de l'Assemblée des directeurs de département et de service
Procès-verbaux du Comité de direction de la Faculté de médecine
Procès-verbaux du Comité exécutif de la Faculté de médecine
Procès-verbaux du Conseil de la Faculté de médecine
Minutes de l'assemblée du comité provisoire de construction
Rapports annuels de la Faculté de médecine
Rapports des visites d'agrément

Rapports internes
Rapports annuels
Allocutions du doyen
Statistiques des inscriptions et du personnel
Comptes rendus des réunion des chefs de départements cliniques
Discours inauguraux des doyens
Info-Doyen

Pavillon Saint-Georges et Centre hospitalier de l'Université de Sherbrooke

Minutes de l'Assemblée du comité provisoire de construction
Procès-verbaux du Conseil d'administration de la Clinique
Procès-verbaux du Comité exécutif du Centre hospitalier universitaire
Rapports d'activités du Centre hospitalier de l'Université de Sherbroooke et du Centre universitaire de santé de l'Estrie
Rapports sur le Pavillon Saint-Georges
Rapports annuels de l'Institut universitaire de gériatrie de Sherbrooke

Autres

Journal des débats de l'Assemblée législative du Québec

Rapports annuels du Conseil des universités

Plans généraux d'orientation de l'Université de Sherbrooke

Le devenir de l'Université, Université de Sherbrooke, 1977.

L'avenir de l'Université de Sherbrooke, Université de Sherbrooke, 1984.

Choisir et exceller, Université de Sherbrooke, 1987.

Paver la voie à l'initiative, Université de Sherbrooke, 1994.

Plan d'action stratégique 2001-2005, Université de Sherbrooke, 2001.

Plans généraux d'orientation, rapports, études et autres (cités), Faculté de médecine

Administration de la Faculté de médecine de l'Université de Sherbrooke. Maintien et développement du corps professoral à plein temps de la Faculté et sa rémunération globale 1984-1987, 28 mai 1984.

Avis des chercheurs sur le projet du vice-doyen à la recherche et aux études avancées intitulé « Projet de programme à l'augmentation de la fréquentation et de la diplomation des étudiants inscrits aux cycles supérieurs à la Faculté de médecine », 26 octobre 1987.

Avis du Conseil des universités au ministre de l'Éducation sur le projet de nouveau programme de doctorat en radiobiologie de l'Université de Sherbrooke dont l'implantation est prévue à compter de l'automne 1981, avis nº 80. 10, 23 avril 1981.

Bastin, Marcel, *Points forts et points faibles de la recherche à la Faculté de médecine,* 26 octobre 1987.

Beauregard, Jean-Marie, *Buts du Centre hospitalier universitaire,* 28 décembre 1966 et 27 juin 1967.

Beauregard, Jean-Marie, *Conférence prononcée devant l'Association médicale du Québec,* 10 juin 1966.

Beauregard, Jean-Marie, *University of Sherbrooke. Objectives of the Faculty of Medicine,* Université d'Illinois, Chicago, 10 août 1966.

Bernier, Roch, *Programme de médecine de famille de Sherbrooke,* juillet 1979.

Boudreau, Thomas-J., *La division de médecine sociale de la Faculté de médecine de l'Université de Sherbrooke,* octobre 1968.

Bureau, Michel-A., *Énoncé de position. Sherbrooke ville universitaire en sciences de la santé,* 6 février 1991 et 28 mars 1991.

Bureau, Michel-A., *Notes historiques nº 1 de la Faculté de médecine de l'Université de Sherbrooke,* 26 décembre 1991.

Bureau, Michel-A., *Énoncé de position III. Sherbrooke, ville universitaire en sciences de la santé,* 6 décembre 1991.

Comité de l'assemblée des chercheurs de la Faculté de médecine, *La situation de la recherche à la Faculté de médecine de Sherbrooke,* 15 décembre 1975.

Commentaires soumis par le Centre hospitalier universitaire de Sherbrooke concernant le projet de règlement en vertu de la Loi sur la santé et les services sociaux, août 1972.

Côté, Madeleine-L., *Centre hospitalier universitaire de Sherbrooke,* 1972.

Drolet, Marcel, *Politique d'admission à la Faculté de médecine de l'Université de Sherbrooke et profil du cégepien,* 1979.

Faculté de médecine de l'Université de Sherbrooke, *Mémoire sur le projet d'une politique québécoise de la recherche scientifique,* 1979.

Faculté de médecine de l'Université de Sherbrooke. Bilan des progrès accomplis depuis 1988, 29 décembre 1995.

Grand'Maison, Paul, *La Faculté de médecine de l'Université de Sherbrooke : un centre collaborateur de l'Organisation mondiale de la santé (OMS),* Faculté de médecine, Université de Sherbrooke, 2001.

Grandir et innover pour une société en santé, Plan stratégique 2005-2009, Faculté de médecine, Université de Sherbrooke.

Groupe de travail sur le programme, *Résumé des entrevues des professeurs de la Faculté de médecine,* 1979. (SAUS)

La Faculté de médecine de l'Université de Sherbrooke. Particularisme et bilan, février 1990.

La Société des médecins de l'Université de Sherbrooke, 21e anniversaire, 1990.

Larouche, Gérard-Ludger, *Journal du docteur Gérard-Ludger Larouche en ce qui concerne la Faculté de médecine de l'Université de Sherbrooke, 1955-1964.*

LeBel, Étienne, « L'animalerie centrale, une réalité après 20 ans », *Le Bulletin de la Faculté de médecine. Université de Sherbrooke,*vol. 2, nº 3, décembre 1989.

Liaison Committee on Medical Education, *Report of the Accreditation Survey of the University of Sherbrooke Faculty of Medicine,* 1967, 1968, 1970, 1975.

Mémorandum du comité d'ouverture de l'Hôpital, 30 avril 1969.

Montambault, Paul, *Rapport du sous-comité du programme: visite d'agrément du LCME 1980.*

Objectifs de la Faculté de médecine de l'Université de Sherbrooke, 4 janvier 1984.

Plan de développement de la faculté de médecine 1992-1996, janvier 1993.

Plan quinquennal d'investissements universitaires. Addition d'une animalerie à la faculté de médecine, 28 septembre 1984.

Pour une faculté de médecine au service d'une société en mutation 2000-2003, Faculté de médecine, Université de Sherbrooke,

Programme de maintien et de développement (prudent) du corps professoral à temps plein, 25 mai 1981.

Projet d'implantation en 1981-1982 d'un nouveau programme de doctorat en radiobiologie, juin 1980.

Rapport annuel 2004 -2005, Faculté de médecine, Université de Sherbrooke, 2005.

Rapport du comité d'orientation sur la révision du curriculum en médecine, juin 1985.

Recommandation du Comité conjoint des programmes au Conseil des universités et à la Direction générale de l'enseignement supérieur sur l'opportunité d'implanter à l'Université de Sherbrooke un programme de doctorat en radiobiologie, 10 mars 1981.

Autres

Conseil de recherches médicales du Canada, *La déontologie de l'expérimentation chez l'humain,* Rapport n° 6, 1978.

Conseil des universités, *Rapport du Comité d'études de rationalisation des programmes de spécialisation médicale,* 1981.

Girard, Roy et Associés inc., *L'environnement intermédiaire: statistiques comparatives des facultés de médecine au Québec,* Rapport n° 4, 1986, 15.

Harvey, Valérien, *L'Université de Sherbrooke en Montérégie: une opportunité de développement,* 1987.

Le service des bibliothèques: 30 ans au service du savoir, novembre 1994.

Maltais, Roger, *Panorama de la recherche à l'Université de Sherbrooke (1960-1980),* octobre 1981.

Ministère de l'Éducation et ministère des Affaires sociales, *Rapport de l'Opération sciences de la santé,* Québec, avril 1976.

Ministère de la Santé et des Services sociaux, *Pour améliorer la santé et le bien-être au Québec. Orientations,* Gouvernement du Québec, avril 1989, 77.

Rutgers Medical School, *Preliminary draft – Confidential Personnel and space needs, preclinical science departments Rutgers Medical School,* 22 juillet 1965.

Service des archives de l'Université de Sherbrooke, *Dates de création des unités administratives,* 2003.

Tard, Louis-Martin, «Le CHUS ou la médecine à l'ère de l'espace», *Le Devoir,* 22-24 juillet 1968.

Journaux et périodiques

Liaison

Bulletin de la Faculté de médecine de l'Université de Sherbrooke

La Tribune

Monographies

Association of Canadian Medical Colleges, *Brief to the Royal Commission on Health Services,* Toronto, 1962.

Barber, J.-H., et J. Roland (dir.), *La Faculté de médecine face à ses responsabilités sociales et éthiques,* CIDMEF, 2004.

Barrows, Howard, *How to Design a Problem-Based Curriculum for the Preclinical Years,* New York, Springer, 1985.

Barrows, Howard, *The Tutorial Process,* Springfield, Southern Illinois University School of Medicine, 1988.

Côté, Roger-A., *The Evolution of SNOP to SNOMED International. A 30 Year History,* Secrétariat francophone international de nomenclature médicale, 2004.

Fortier, Naomie-Sarah, *25 ans d'histoire 1979-2004. Le Département des sciences infirmières, Département des sciences infirmières,* Université de Sherbrooke, 2004.

Goulet, Denis, *Histoire de la gastro-entérologie au Québec, 1880-2005,* Montréal, Éditions Carte blanche, 2005.

Goulet, Denis, « Nouveau CHUM, vieille chicane », *Québec Science,* vol. 44, avril 2005.

Goulet, Denis, *Histoire de l'Université de Sherbrooke, 1954-2004,* Sherbrooke, Les Éditions de l'Université de Sherbrooke, 2004.

Goulet, Denis, *L'Hôpital Maisonneuve-Rosemont. Une histoire médicale,* Sillery, Septentrion, 2004.

Goulet, Denis, « De la professionnalisation à la monopolisation des soins. Le rôle du Collège des médecins du Québec », *Ruptures,* vol. X, n° 1, 2004.

Goulet, Denis, François Guérard, Rénald Lessard et André Paradis, *L'Institution médicale (sous la dir. de N. Séguin),* Coll. « Atlas historique du Québec », Sainte-Foy, Presses de l'Université Laval, 1998.

Goulet, Denis, *Histoire du Collège des médecins du Québec 1847-1997,* Montréal, Éd. CMQ, 1997.

Goulet, Denis, *Histoire de la Faculté de médecine de l'Université de Montréal, 1843-1993,* Montréal, Éditions VLB, coll. « Études québécoises », 1993.

Goulet, Denis, François Hudon et Othmar Keel, *Histoire de l'Hôpital Notre-Dame de Montréal 1880-1980,* Montréal, Éditions VLB, coll. « Études québécoises », 1993.

Goulet, Denis, et André Paradis, *Trois siècles d'histoire médicale au Québec. Chronologie des institutions et des pratiques médicales (1639-1939),* Montréal, Éditions VLB, coll. « Études québécoises », 1992.

Kesteman, Jean-Pierre, *Histoire de Sherbrooke. De la ville ouvrière à la métropole universitaire,* tome 4, GGC éditions, 2002.

L'Actualité médicale, « Réforme pédagogique : la politique de table rase est excessive », vol. 14, n° 1, 6 janvier 1993.

La Salle, Gérald, « Nuevos modelos en la formacion profesional del personal de la salud : Universidad de Sherbrooke », *Educacion Médica y Salud,* vol. 4, n° 4, 1970, 295-309.

Maltais, Roger, *Panorama de la recherche à l'Université de Sherbrooke (1960-1980),* octobre 1981.

McPhedran, N. Tait, *Canadian Medical Schools, Two Centuries of Medical History 1822-1992,* Montreal, Harvest House, 1993.

Miller, George, *Educating Medical Teachers,* Harvard, Harvard University Press, 1980.

Parent, Alphonse-Marie, *Rapport de la Commission royale d'enquête sur l'enseignement dans la province de Québec,* Québec, Imprimeur du Gouvernement, 5 vol., 1963-1966.

Poirier, Jacques, et Jean-Louis Poirier (dir.), *Médecine et philosophie à la fin du XIXe siècle,* Cahier de l'Institut de recherche universitaire d'histoire de la connaissance, des idées et des mentalités, Université de Paris-Val de Marne, 1978, 25.

Rothstein, W. G., *American Medical Schools and the Practice of American Medicine,* New York, Oxford, Oxford University Press, 1987.

Sicotte, C., J.-L. Denis, P. Lehoux et F. Champagne, « The Computer-Based Patient Record Challenges Towards Timeless and Spaceless Medical Practice », *Journal of Medical Systems,* vol. 22, n° 4, 1998, 237-256.

Index

D

I

Q

R

S

Table des matières